U0228158

NATIONAL PUBLICATION FOUNDATION

生物材料科学与工程丛书

王迎军　总主编

海洋生物材料

周长忍 等　著

科学出版社

北京

内 容 简 介

　　本书为"生物材料科学与工程丛书"之一。海洋生物材料主要来源于海洋动物、海洋植物和海洋微生物,其化学组成主要为多糖、蛋白质、脂类和无机盐类。浩瀚的海洋生活着 20 余万种大小不同、形态各异的生物,是开发利用海洋资源的巨大宝库,必将成为生物医用材料的重要源泉。本书将主要介绍海洋多糖、蛋白质、脂类和无机盐类在生物医用领域的研究与应用,主要包括海洋生物材料的生物学活性,甲壳素及其衍生物,海藻酸盐及其衍生物、海洋胶原及其衍生物、琼脂糖及其衍生物、珊瑚、贝壳等在医疗器械、人工器官、组织工程、组织修复、药物载体等领域的应用及其相关的探索性研究成果。

　　本书可作为从事与海洋生物材料相关领域的企业人员、医务人员、科研工作者以及高等学校师生的一本较系统的参考书,为研究开发海洋生物材料及其医疗制品提供较系统的基础知识和基本技能。

图书在版编目(CIP)数据

海洋生物材料 / 周长忍等著. —北京:科学出版社,2022.12
(生物材料科学与工程丛书/王迎军总主编)
国家出版基金项目
ISBN 978-7-03-073685-7

Ⅰ. ①海… Ⅱ. ①周… Ⅲ. ①海洋生物－生物材料 Ⅳ. ①R318.08

中国版本图书馆 CIP 数据核字(2022)第 203658 号

丛书策划:翁靖一
责任编辑:翁靖一 孙 曼 / 责任校对:杜子昂
责任印制:师艳茹 / 封面设计:东方人华

科 学 出 版 社 出版
北京东黄城根北街 16 号
邮政编码:100717
http://www.sciencep.com

北京汇瑞嘉合文化发展有限公司 印刷
科学出版社发行 各地新华书店经销

*

2022 年 12 月第 一 版 开本:B5(720 × 1000)
2022 年 12 月第一次印刷 印张:21 1/4
字数:411 000

定价:198.00 元
(如有印装质量问题,我社负责调换)

编 委 会

学 术 顾 问：周 廉 张兴栋 Kam W. Leong 付小兵 丁传贤

总 主 编：王迎军

常务副总主编：王 均

丛书副总主编（按姓氏汉语拼音排序）：

曹谊林 常 江 陈学思 顾忠伟 刘昌胜 奚廷斐

丛 书 编 委（按姓氏汉语拼音排序）：

陈 红 陈晓峰 崔福斋 丁建东 杜 昶

樊瑜波 高长有 顾 宁 憨 勇 计 剑

刘宣勇 孙 皎 孙 伟 万怡灶 王春仁

王云兵 翁 杰 徐福建 杨 柯 尹光福

张胜民 张先正 郑玉峰 郑裕东 周长忍

◧◧ 总　序 ◧◧

　　生物材料科学与工程是与人类大健康息息相关的学科领域，随着社会发展和人们对健康水平要求的不断提高，作为整个医疗器械行业基础的生物材料，愈来愈受到各国政府、科学界、产业界的高度关注。

　　生物材料及其制品在临床上的应用不仅显著降低了心血管疾病、重大创伤等的死亡率，也大大改善了人类的健康状况和生活质量。因此，以医治疾病、增进健康、提高生命质量、造福人类为宗旨的生物材料也是各国竞争的热点领域之一。我国政府高度重视生物材料发展，制定了一系列生物材料发展战略规划。2017 年科技部印发的《"十三五"医疗器械科技创新专项规划》将生物材料领域列为国家前沿和颠覆性技术重点发展方向之一，并将骨科修复与植入材料及器械、口腔种植修复材料与系统、新型心脑血管植介入器械及神经修复与再生材料列为重大产品研发重点发展方向，要求重点开展生物材料的细胞组织相互作用机制、不同尺度特别是纳米尺度与不同物理因子的生物学效应等基础研究，加快发展生物医用材料表面改性、生物医用材料基因组学、植入材料及组织工程支架的个性化 3D打印等新技术，促进生物材料的临床应用，并从国家政策层面和各种形式的经费投入为生物材料的大力发展保驾护航。

　　生物材料的发展经历了从二十世纪的传统生物材料到基于细胞和分子水平的新型生物材料，以及即将突破的如生物 3D 打印、材料基因组等关键技术的新一代生物材料，其科学内容、研究范围和应用效果都发生了很大的变化。在科技快速迭代的今天，生物材料领域现有的重要专著，已经很难满足我国生物材料科学与工程领域科研工作者、教师、医生、学生和企业家的最新需求。因此，对生物材料科学与工程这一国际重点关注领域的科学基础、研究进展、最新技术、行业发展以及未来展望等进行系统而全面地梳理、总结和思考，形成完整的知识体系，对了解我国生物材料从基础到应用发展的全貌，推动我国生物材料研究与医疗器械行业发展，促进其在生命健康领域的应用，都具有重要的指导意义和社会价值。

为此，我接受科学出版社的邀请，组织活跃在科研第一线的生物材料领域刘昌胜、陈学思、顾宁等院士，教育部"长江学者"特聘教授、国家杰出青年科学基金获得者等近四十位优秀科学家撰写了这套"生物材料科学与工程丛书"。丛书内容涵盖了纳米生物材料、可降解医用高分子材料、自适应性生物材料、生物医用金属材料、生物医用高分子材料、生物材料三维打印技术及应用、生物材料表界面与表面改性、生物医用材料力学、生物医用仿生材料、生物活性玻璃、生物材料的生物相容性、基于生物材料的药物递送系统、海洋生物材料、细菌纤维素生物材料、生物医学材料评价方法与技术、生物材料的生物适配性、生物医用陶瓷、生物医用心血管材料与器械等生物材料科学与工程的主要发展方向。

本套丛书具有原创性强、涵盖面广、实用性突出等特点，希望不仅能全面、新颖地反映出该领域研究的主流和发展趋势，还能为生物科学、材料科学、医学、生物医学工程等多学科交叉领域的广大科技工作者、教育工作者、学生、企业家及政府部门提供权威、宝贵的参考资料，引领对此领域感兴趣的广大读者对生物材料发展前沿进行深入学习和研究，实现科技成果的推广与普及，也为推动学科发展、促进产学研融合发挥桥梁作用。

在本套丛书付梓之际，我衷心感谢参与撰写、编审工作的各位科学家和行业专家。感谢参与丛书组织联系的工作人员，并诚挚感谢科学出版社各级领导和编辑为这套丛书的策划和出版所做出的一切努力。

中国工程院院士

亚太材料科学院院士

华南理工大学教授

前 言

　　海洋生物材料（marine biomaterials）是以海洋中的天然材料为基质，能用于人工器官制造、人体组织修复或再生、理疗康复、诊断检查、疾患治疗等医疗、保健领域，而对人体无不良影响的功能性材料。

　　我国有关海洋生物材料的研究已有近 30 年历史，研发、产业、人才、市场及监管等相对成熟，是生物材料及其临床应用领域的佼佼者，也许能成为我国生物材料及其制品研发与临床应用水平的制高点。尽管我国有关海洋生物材料的研究论文、研究成果以及临床应用取得了较显著的成绩，但有关海洋生物材料的专著至今未见有出版。本书较系统地总结了海洋生物材料的国内外研究现状及其相关的应用，既包含了较系统的理论知识，也介绍了目前的应用实例，为从事与海洋生物材料相关领域的企业人员、医务人员、科研工作者以及高等学校的师生提供一本较系统的参考书。

　　本书共有 7 章。第 1 章 绪论，主要介绍海洋生物材料的基本概念、基本类型和基本特性以及海洋生物材料研发新进展，由周长忍等撰写；第 2 章 海洋生物材料的生物学活性，主要介绍海洋生物材料的血液相容性、组织相容性及其免疫调节性能等，由焦延鹏、鲁路共同撰写完成；第 3 章 甲壳素及其衍生物，主要介绍甲壳素及其衍生物的类型、制备方法以及临床应用现状，由韩宝芹和彭燕飞撰写；第 4 章 海藻酸盐及其衍生物，主要介绍海藻酸盐及其衍生物的制备方法、基本理化和生物学性能以及临床应用现状，由于炜婷撰写；第 5 章 海洋胶原及其衍生物，主要介绍海洋胶原的基本性能及其相关生物医用材料制品的研发现状，由位晓娟撰写；第 6 章 琼脂糖及其衍生物，主要介绍琼脂糖的制备方法、基本理化和生物学性能及其临床应用现状，由汤顺清撰写；第 7 章海洋无机生物材料，主要介绍海洋无机生物材料的结构和生物特性，并重点介绍羟基磷灰石和碳酸钙盐的临床应用，由潘浩波和赵晓丽撰写。全书最后由周长忍统一审阅定稿。

尽管作者查阅了大量资料，反复对内容进行修改完善，但限于时间仓促、水平有限，不足之处在所难免，敬请读者批评指正。

周长忍

2022 年 7 月于暨南园

目　　录

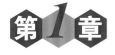

第1章

绪　论

1.1 ▶ 海洋资源及其利用

　　海洋资源是指海洋中的生产资料和生活资料的天然来源，不仅是人类食物不可或缺的来源，也是人类生产资料的丰富资源，如海域具有丰富的油气及矿产资源，且比陆域丰富得多。海洋资源可分为水体资源和非水体资源，水体资源一般是指与海水有着直接关系的物质和能量资源，包括化学资源、生物（水产）资源和动力资源等。非水体资源一般是指水体之外的资源，如港湾、海洋交通运输、水产加工、海上风能、海底地热、海洋旅游、海洋空间等都被视为海洋资源。海洋生物材料基本来源于海洋中的水体资源。

　　海洋化学资源包括海水化学资源和海洋矿物资源。海水化学资源主要涉及氯、钠、镁、钾、硫、钙、溴、碳、锶、硼和氟等元素，占海水中溶解物质总量的 99.8% 以上，可提取的化学物质达 50 多种。海洋矿物资源是海滨、浅海、深海、盆地和洋中脊底部的各类矿产资源的总称。矿物资源包括主要来源于陆上的岩矿碎屑，经河流、海水海流与潮汐、冰川和风的搬运与分选，最后在海滨或陆架区沉积富集而成的砂矿资源，以及经化学、生物和热液作用等在海底自生矿产。还有一部分是海底固结岩中的矿产，大多属于陆上矿床向海下的延伸部分。

　　海洋生物（水产）资源主要是海洋中蕴藏的经济动物和植物，是有生命、能自行不断更新的海洋资源，主要分为软体动物资源、鱼类资源、甲壳动物资源、哺乳类动物、海洋植物等，是海洋药物与海洋生物材料的主要来源。中国近海海洋生物物种繁多，达 21000 种以上。海洋生物种类以暖温性种类为主，其次有暖水性和冷温性及少数冷水性种类。

　　海洋动力资源主要指海水运动过程中产生的潮汐能、波浪能、海流能以及海水由温差和盐度差而引起的温差能与盐差能等。

　　海洋约占地球表面积的 71%，生物种类繁多，资源量大，具有为人类提供食物、药物和其他材料的巨大潜力。我国虽是海洋大国，但海洋资源的开发利用仍以传统海洋作业为主，80%以上是旅游、交通运输和海洋渔业（图1.1）。

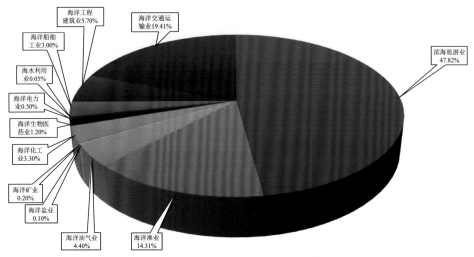

图1.1　我国海洋资源利用现状示意图

因存在四舍五入，图中数据加和不为100%

　　人类为了满足生产和生活的需要，在海上、海中和海底空间发展交通、生产、军事和其他用途的活动，这些统称为人类对海洋空间的生产活动。《中华人民共和国国民经济和社会发展第十三个五年规划纲要》提出，要拓展蓝色经济空间，发展海洋经济，科学开发海洋资源，建设海洋强国。海洋经济已成为拉动国民经济发展的有力引擎。依据国家海洋发展战略，海洋经济的重要领域之一是海洋医药，海洋生物材料及其制品是海洋医药的重点方向。随着海洋经济的发展，国际上有关海洋医药，尤其是海洋生物材料的研究日新月异，发展十分迅速。我国从事海洋生物材料研究与开发的人员和企业越来越多，研发内容大多应用了海洋物质作为基质材料、改性材料和生物活性物质，其中不少专家学者是以海洋物质作为主要研究方向。

　　本章简单介绍海洋资源及其利用现状，海洋材料的概念及其分类，重点介绍海洋生物材料的基本概念、分类以及海洋生物材料的生物活性及其安全性，为读者深入了解海洋生物材料奠定基础。

1.2　源自海洋的海洋材料

　　海洋材料是指从海洋中能提取的材料和专门用于海洋开发的各类特殊材料，

前者属于天然材料,后者大多是人工合成材料。源自海洋的材料主要包括矿物质材料和生物质材料;而用于海洋开发的材料则主要有海洋环境材料、海洋安全材料、海洋防护材料和海洋监测材料等。

1.2.1 海洋矿物质材料

海洋中不仅蕴藏着丰富的人类生存必需的生物资源,而且存在着丰富的海洋材料的基本原料——矿产资源。海洋天然材料主要来自海洋矿产资源,包括海底矿产资源和海水中矿产资源,一般仅指海底矿产资源。近年来,随着陆地矿产资源的不断减少,矿产资源开发正逐步向海洋迈进。

海洋矿物是海底沉积物和海底岩层中矿产的统称。在滨海的表层沉积矿产中有各种金属砂矿和非金属材料;在陆架区有海绿石、磷灰石等矿产和建筑材料;在深海区有锰结核和多金属软泥。海底岩层中的矿产主要有铁、煤、硫等,主要分布在大陆架。迄今,在浅海区发现和开采的矿产已达数十种。

众所周知,随着世界工业和经济的高速发展,矿产资源消耗量急剧增加,陆地矿产资源在全球范围内日趋短缺、枯竭。随着陆地矿产资源逐渐减少,人类唯有把约占地球表面积 71% 的海洋作为未来的矿产来源。目前,在海洋矿产资源开发中,最有经济意义、最具发展前景和技术含量最高的是海洋油气资源与大洋锰结核矿物资源的开发。

海底矿产资源极为丰富,如海滩中的砂矿、磷钙石和海绿石,深海底的锰结核、多金属软泥以及基岩中的矿脉等。海底锰结核是著名的深海矿产,含锰、铁、镍、钴等 20 多种元素,经济价值很大。海底多金属软泥是在海底覆盖着的一层红棕色沉积物,含有硅、氧化铝、氧化铁、锰、镍、钴、铜、钒、铅、锌、银、金等,不仅具有潜在的经济意义,也具有重要的科学研究价值。世界上海底煤矿开采早在 16 世纪就开始了,滨海砂矿已进行了工业规模的开采,其他矿产尚处于勘查研究和试验性开采阶段。1982 年通过的《联合国海洋法公约》中规定:国际海底区域(国家管辖范围以外的大洋底部)及其资源是人类共同继承的财产。目前,我国开发的海洋矿产资源主要包括海洋石油、天然气、滨海砂矿等,其中渤海油田的油气产量成为我国油气增长的主体。

滨海砂矿资源主要分为金属和非金属重矿物砂矿、砂砾石集料、工业砂、贝壳等几种类型。我国目前已探明具有工业储量的滨海砂矿矿种有钛铁矿、金红石、磷铁矿、独居石、磁铁矿、锡砂矿、铬铁矿、钽铁矿、砂金、贝壳等。经过多年的海洋调查,我国在南海海底发现了富钴结壳和锰结核矿,在东海发现了高品位的硫化热液矿床等。近年来,一种外形似冰却可燃烧的天然气水合物——"可燃冰"被认为有可能成为人类未来高效的新能源。可燃冰是天然气(主要成分是甲烷）被包进水分子中，在海底低温与高压下形成的透明结晶体。广州海洋地质调查局海洋资源调查结果显示，我国南海北部天然气水合物资源具有巨大的能源潜力。海底热液产物——热液硫化物，富含多种金属元素，是极具开发前景的潜在资源。热液活动区生物群奇异的生命表现，改变了人们对传统极端环境下无生命存在的认识，丰富了深海生物基因库，在工业、医药、环保等领域有广泛的应用前景。

海洋无机盐晶须材料具有优良的耐高温、耐腐蚀性能，良好的机械强度、电绝缘性，高弹性模量、硬度，作为塑料、金属和陶瓷的改性与增强材料时，显示出极佳的物理、化学性能和优异的机械性能，因此应积极面向海洋开发丰富的无机盐晶须材料。

锰结核是锰与铁的球状结核块，小如豌豆，大似马铃薯，尺寸一般小于 20cm，个别的则达 1m 以上，是目前发现的最重要的潜在海底多金属矿产资源。锰结核属于自生矿物，每年还在不断增加，现已在很多地方进行勘探、试采和冶炼试验，力求发挥其巨大的经济效益。锰结核的资源储量巨大，估计全球的资源储量约为 230 亿吨，在太平洋的分布面积为 1800 万 km^2。如果每年从太平洋获取 100 万吨锰结核，便可提供世界所需锰矿的 10%～12%以及钴矿的 2%～15%。

石油和天然气是两种在成因和组成上都很相近的有机矿产，由复杂的碳氢化合物组成，化学成分主要是烷烃、环烷烃和芳香烃等。据不完全统计，世界陆架区含油气盆地面积达 1500 万 km^2，已发现 800 多个含油气盆地和 1600 多个油气田，石油地质储量达 1450 亿吨，天然气地质储量达 140 万亿 m^3。

1.2.2　海洋生物质材料

按照生物系统分类，海洋生物资源可以分为海洋植物资源、海洋动物资源和海洋细菌与真菌三大类，迄今发现的海洋生物已经有 30 多个门类、约 21 万种。按照利用类型不同可以将海洋生物资源划分为水产资源、药用资源、工业资源、观赏资源等。按照海洋生物的生活范围可以将海洋生物划分为海洋浮游生物、海洋游泳生物以及海洋底栖生物等。海洋动物现知有 16 万～20 万种，分布广泛；海洋植物有 10000 多种，其中低等的海藻类以及高等的海洋种子植物只有 100 多种；海洋真菌不到 500 种，海洋细菌的种类较多。

海洋生物资源最大的特点就是通过生物个体和种下群的繁殖、发育、生长，种群不断补充，通过自我调节达到数量的相对稳定。预计海洋生物每年可以产生百亿吨以上的有机碳和 3 亿吨以上的水产品，可供人类享用五年左右，但目前海洋捕捞及养殖的面积只有大洋面积的 10%，大部分海域还没有得到开发。

海洋动物是指海洋中能自行繁衍并不断更新的可利用动物，可分为海洋无脊椎动物和海洋脊椎动物两大类。海洋动物门类繁多，各门类的形态结构和生理特点有差异，形态微小的有单细胞原生动物，庞大的有体长可超过 30m、体重可超过 190 吨的鲸类。从海面至海底，从岸边或潮间带至最深的海沟底，都有海洋动物分布。

海洋植物是指海洋中利用叶绿素进行光合作用以生产有机物的自养型生物，分为海藻和海洋种子植物两大类。海洋植物既有 2μm 大小的单细胞金藻，也有长达 60 多米的多细胞巨型褐藻；有简单的群体、丝状体，也有具有维管束和胚胎等体态构造复杂的乔木。

海藻是含有叶绿素和辅助色素的低等自养型植物，植物体为单细胞、单细胞群体或多细胞三种。海藻是海洋植物的主体，可用作食品的海洋藻类有 100 多种，是人类可利用资源的巨大财富。

海洋种子植物可分为红树植物和海草两类，约有 130 种，都属于被子植物，组成了海洋沿岸的生物群落。红树植物是一类生长在热带海洋潮间带的木本植物，如红树、秋茄树、红茄苳、海莲和木榄等。当退潮以后，红树植物在海边形成一片绿油油的"海上林地"，也有人称其为"碧海绿洲"。它们对调节热带气候和防止海岸侵蚀起了重要作用。海草的经济价值很高，像我国浅海中的海带、紫菜和石花菜，都是很好的食品，有的还可以提炼碘、溴、氯化钾等工业原料和医药原料。海草也是海洋动物的食物，有些海洋动物是靠海草来存活的。

海洋细菌是指那些只能在海洋中生长与繁殖的细菌，无真核、细胞壁坚韧，是不含叶绿素和藻蓝素的原核单细胞生物，在海洋微生物中分布最广、数量最大，其个体直径常在 1μm 以下，呈球状、杆状、螺旋状和分枝丝状。海洋中有自养和异养、光能和化能、好氧和厌氧、寄生和腐生以及浮游和附着等类型的细菌。最常见的有假单胞菌属、弧菌属、无色杆菌属、黄杆菌属、螺菌属、微球菌属、八叠球菌属、芽孢杆菌属、棒杆菌属、枝动菌属、诺卡氏菌属和链霉菌属等十多个属。

海洋真菌是能形成孢子且有真核结构的微生物，通常栖于某种基体物质而生活，少数自由生活。海洋真菌可分成木生真菌、寄生藻体真菌、红树林真菌、海草真菌以及寄生动物体真菌五种基本的生态类型。

海洋真菌和海洋细菌都参与海洋有机物的分解和无机营养物的再生过程，不断为海洋植物提供有效营养。海洋真菌是海洋动物的寄生菌和致病菌，有的能使海洋植物致病，甚至使港湾设施中的木质结构腐烂；某些海洋真菌能破坏聚氨基甲酸酯等高分子合成材料。

1.3 用于海洋开发的海洋材料

面对未知的深海极端环境，海洋材料成为深海研究的基础载体。根据海洋环境的特点和开发利用海洋资源的实际需要，以及用途的不同，用于海洋开发的海洋材料大体分为四类：海洋环境材料、海洋安全材料、海洋防护材料、海洋监测材料等。

1.3.1 海洋环境材料

海洋环境包括海水、溶解和悬浮于海水中的物质、海底沉积物和海洋生物，是生命的摇篮和人类的资源宝库。随着人类开发海洋资源的规模日益扩大，海洋环境已受到人类活动的影响并产生了一定的污染。海洋环境材料主要是指海洋环境保护材料，保护是指对自然环境和自然资源的保护。海洋自身的特点决定了海洋环境的保护和陆地环境的保护有着相当大的差别，治理的难度要大得多。目前海洋环境材料就是以保护海洋环境为主要用途的材料，如使用方便、耐风浪、易回收的油污围栏材料；低成本、高强度、具有良好油污吸收性能的油污吸附材料。

1.3.2 海洋安全材料

海洋是各国争夺的重要领域。领海是国家主权的一部分，发展用于海洋作战的装备制造材料是增强一个国家国防实力的重要保障。由于海洋和海空的特殊性，具有特殊功能的结构和功能材料是海洋高科技研究的重要组成部分。例如，舰船的隐身材料、防腐材料、甲板防滑材料、发动机排气隔热材料、阻燃材料、渗水耐压力浮力材料、舰载导弹天线罩材料、军港防卫设施建筑材料、雷达探测及其他检测传感器材料等均是寓军于民的重大物质基础。

1.3.3 海洋防护材料

海洋防护材料主要指新型防腐和防污材料，而涂料是船舶和海洋结构腐蚀控制的首要手段。海洋涂料分为海洋防腐涂料和海洋防污涂料两大类。按防腐对象材质和腐蚀机理的不同，海洋防腐涂料又可分为海洋钢结构防腐涂料和非钢结构防腐涂料。海洋钢结构防腐涂料主要包括船舶涂料、集装箱涂料、海上桥梁涂料和码头钢铁设施、输油管线、海上平台等大型设施的防腐涂料；海洋非钢结构防腐涂料则主要包括海洋混凝土构造物防腐涂料和其他防腐涂料。防污涂料是海洋涂料中的一个特殊品种，其主要目的是阻止海洋生物对海洋构筑物的附着、污损，保持船底或海洋结构的光滑、清洁。

1.3.4 海洋监测材料

海洋监测材料是指用于检测和监测海洋环境参数的功能材料及敏感器件。海洋环境监测按照手段和方式分为化学监测、物理监测及生物监测；按实施周期长短和目的性质分为例行监测、临时性监测、应急监测及研究性监测等。

1.4 海洋生物材料

1.4.1 海洋生物材料的概念

海洋生物材料（也称海洋生物医用材料）是以海洋中的天然材料为基质，能用于人工器官制造、人体组织修复或再生、理疗康复、诊断检查、治疗疾患等医疗、保健领域，而对人体无不良影响的功能性材料[1]。海洋生物材料包括海洋动物、植物和微生物，化学组成主要为多糖[2]、蛋白质、脂类和无机盐类[3]。浩瀚的海洋生活着 20 余万种大小不同、形态各异的生物，是开发利用海洋资源的巨大宝库。海洋生物材料不仅可以用来代替、修复人体病变器官和组织，使其恢复或改善相应的生理功能，具备正常器官和组织的结构及功能；而且还可用作药物载体，实现控缓释给药、靶向给药、智能给药或自我调节给药等。所以说海洋生物材料已经成为人类生命过程中不可缺少，也无法替代的重要物质基础。无论海洋生物材料如何变化，唯一的宗旨永远不会改变，那就是为不断改善人们的生活质量、延长人的寿命服务。

海洋物质具有独特的生物活性或理化性能，是生物材料的主要来源之一，具有良好的发展前景。海洋生物材料不仅涉及海洋多糖、海洋蛋白、海洋矿物，还涉及海洋生物活性物质的提取、制备及其生物相容性研究，有广泛的研发范围。海洋生物材料是具有支持细胞结构和机体形态的多功能生物大分子，分子结构具有一定规律的重复性。海洋中有 20 余万种大小不同、形态各异的动物、植物和微生物可以用于开发海洋生物材料，海洋生物材料相关企业发展迅速，但大多数科技水平一般，需要技术支持。

1.4.2 海洋生物材料的类型

海洋生物材料与生物材料的类型一样，包括金属材料、无机非金属材料、天然高分子材料以及复合材料等，其中海洋金属类生物材料有待进一步开发应用。海洋生物材料的分类也因角度不同有一定的区别。目前主要有以下四种分类方法。

1. **按材料的性质分类**

海洋金属材料：海洋金属材料目前研发得不多，尚无临床应用。由于海洋矿产丰富，种类繁多，相信将来一定会有海洋金属材料应用于临床。

海洋无机非金属材料：海洋无机非金属材料主要来源于大量海洋生物的骨架和其他生物。海洋珊瑚、异源骨以及贝壳被认为是海洋无机材料最主要的来源。主要的海洋无机材料有磷酸钙、碳酸钙和二氧化硅。临床使用的海洋无机非金属材料主要用于人工骨、人工关节的修复或填充。

海洋天然高分子材料：海洋天然高分子材料主要包括蛋白类和多糖类天然高分子材料，也包括一些从海洋生物中提取到的生物活性大分子，如胶原、海藻酸盐、甲壳素及其衍生物等。

复合、杂化材料：由两种或两种以上不同性质的材料通过适当的加工制备方法制得的多元复合体称为复合材料。海洋天然高分子材料最显著的缺点就是可加工性比较差，单独使用难以满足临床使用的技术要求，尤其是机械性能和宏观形状。目前海洋天然高分子材料与合成高分子材料的复合是海洋生物材料研究的重要方向之一，如细菌纤维素与海藻酸盐、壳聚糖的复合材料；陶瓷微粒或纳米材料与胶原的复合材料等。而将无生命的材料与生物活性材料，如细胞、生长因子等复合在一起的材料称为杂化材料，如组织工程支架材料、肝素化材料等。

2. 按材料的来源分类

海洋有机类材料：胶原、海藻酸盐、琼脂、卡拉胶等。
海洋无机类材料：海洋动物骨、珊瑚、贝壳等。
生物活性海洋提取物：具有促组织修复或再生功能的生物大分子。

3. 按材料的替代对象分类

硬组织材料：如骨、齿组织的替代与修复填充材料。
软组织材料：如人工皮肤、人工角膜、人工韧带等的替代材料。
心血管材料：如人工血管、血管支架以及血液等的替代材料。
膜分离材料：如血液净化、血浆分离和气体选择的功能性材料。
黏合材料：如组织黏合、缝合材料及防粘连材料。
药用材料：药物的添加剂、填料、药物缓释控释用载体材料。

4. 按与人体接触程度分类

非植入材料：只与体表接触，如创面敷料、绷带、传导涂料等。
半植入性材料：植入体腔，短期内取出，如导管、医疗器件等。
植入性材料：长期植入体内，如人工角膜、人工肾、心血管用相关材料等。

1.4.3 海洋生物材料的生物活性

健康是 21 世纪人类共同关注的话题,人们对健康问题日益重视,随之对生物活性高、毒副作用低的海洋资源的开发愈发青睐。我国海域辽阔,生物资源储量十分丰富,高压高盐的复杂生态环境造就了海洋资源这个巨大的潜在宝库。由于这些海洋衍生化合物具有独特的理化性质,因此在生物医用领域作为抗癌、抗凝血、抗炎和抗病毒药物有着巨大的应用潜力。各种海洋化合物,如多糖、脂肪酸、多酚、蛋白质或肽、维生素和某些酶等仍在不断地被探索和发现,威胁人类福祉的很多问题或许可以从作为生命起源的海洋得到解决。

世界卫生组织预测,到 2030 年每年将有 1100 万人死于癌症。据报道,从不同的海洋生物中分离出的大量的新化合物具有一定的抗癌活性。已知这些化合物依赖于 $p53$ 抗增殖基因起作用,包括诱导细胞凋亡,影响微管蛋白-微管平衡,或抑制血管生成等。

许多研究表明壳聚糖具有重要的抗菌活性,与一般消毒剂相比,壳聚糖具有抗菌活性高、活性谱广、杀灭率高、对哺乳动物细胞毒性低等优点。实际的抑制机制还没有完全被解开,目前比较受认可的解释是:带正电荷的多糖(pH 低于 6.5 的壳聚糖)与带负电荷的细胞膜相互作用导致细胞通透性的改变。硫酸化多糖,包括海藻多糖,已被证明具有免疫调节活性,在刺激免疫反应或控制免疫细胞活性以减轻如炎症等相关负面影响方面具有潜在应用。

硫酸化多糖可能影响免疫和炎症系统中的多个靶点,被认为是一类新兴的抗病毒化合物,可以模仿病毒的细胞受体,防止黏附和病毒随后的进入和感染。海藻中的硫酸化多糖能够抑制包膜病毒[包括单纯疱疹病毒(HSV)、人类免疫缺陷病毒(HIV)、人类巨细胞病毒、登革病毒和呼吸道合胞病毒(RSV)等]复制。

近年来,壳聚糖及其衍生物的抗氧化活性研究越来越受到重视。研究结果已经表明,壳聚糖及其衍生物通过清除体外检测的羟自由基、超氧自由基、烷氧自由基等氧自由基以及高度稳定的 DPPH 自由基,起到抗氧化剂的作用。

1.4.4 海洋生物材料的安全性

海洋生物材料除具有医疗功能之外,安全性也是必不可少的,即不仅要防病、诊病和治病,更要对人体健康无害,这是其他材料不一定具备的特殊要求。海洋生物材料的最起码要求是材料与活体之间的相互关系,即良好的生物相容性,其中包括对血液的反应(血液相容性)、对生物组织的反应(组织相容性)和免疫反应性能等。此外,海洋生物材料的生物老化性能,降解产品的物理、化学性能均是海洋生物材料十分重要的性能指标。材料的物理性质和化学性质的生物惰性也是海洋生物材料不可缺少的基本性能。但随着科学技术的发展，海洋生物材料的生物活性已经成为新世纪新的发展主流。

众所周知，目前还没有完全可以满足人体生理要求的体外生物材料，临床使用的材料也是为了治病救人而"勉强可用"或"不得不用"。因此，在材料的制备和制品的设计过程中要考虑如何最大限度地消除或减少由材料本身或制品的结构所导致的对人体的危害性。对于确因技术问题目前暂无法避免或不可消除的危险性应提供足够的说明和预防措施，把危害降低到最低限度。

海洋生物材料的安全性最直接和最重要的影响因素是材料的基本化学组成和结构形态。海洋生物材料及制品的设计必须确保所选材料的化学组成、结构形态、表面性能是完全无害的，所以材料理化性能评价是完全必要的。在设计海洋生物材料时，不仅要尽可能地避免材料中小分子杂质的残留，同时还要考虑环境中的杂质进入材料或制品后对材料性能引发的不良影响。

1.4.5　海洋生物材料的生物相容性

海洋生物材料的特征是与生物系统直接接触，植入体内的材料不仅与生物组织相接触，而且与血液、体液也会直接接触。所以海洋生物材料除具备一般材料的力学、机械、物理、化学等性能外，还应满足宿主体（host）的各种功能要求，即具备良好的生物相容性。生物相容性一般是指材料在生物体内与周围环境的相互适应性，也可理解为宿主体与材料之间的相互作用程度。要想真正理解生物相容性的含义还必须了解生物相容性的评价方法。

生物相容性的影响因素错综复杂，一般而言包括材料对生物体的作用和生物体对材料的作用。材料的各种变化是受环境因素的影响而做出的反应，即活体系统对材料的作用，包括生物环境对材料的浸润、腐蚀、降解、磨损等引起的材料化学变化，以及由此引起的材料或制品应有功能的降低或丢失。材料对生物系统的作用，即宿主反应，包括生物体的局部反应，也涉及全身反应和免疫反应等，其结果可能导致生物体内组织或器官的中毒和机体对材料的排斥，最终使海洋生物材料或制品失去其应有的功能，甚至对周围环境产生新的伤害。由于生物体内的各种环境性能是不能改变的，改善生物相容性的唯一途径就是研制开发新型材料。

1.4.6　海洋生物材料的功能性

海洋生物材料的功能主要包括临床诊断、治疗、组织修复或再生及其组织或器官的替换，其主要功能依据应用目的的不同而不同。有些材料及其制品可以全部植入体内，有些则可以穿透上皮表面（如皮肤）部分植入体内，有些可以放在体内的空腔中但不进入皮下（如假牙、子宫内置物、接触镜等），还有些可以放在体外而通过某种方式作用于体内组织（如与血管系统相连的体外装置）。不同用途的海洋生物材料，其性能和功能要求也不一样，主要包括以下几个方面。

（1）力学性能：一般而言，海洋生物材料的力学性能不仅要求材料的压力、拉力和剪切力等力学性能参数较好，还应具有耐疲劳性和较小的应变性能。例如，应用于骨骼系统的材料要在动态条件下多年行使功能，由于连接骨骼的肌肉作用，骨骼系统的力呈多点分布，因而材料还应具有应力分布性能，即尽可能小地干扰力的传递模式。因此在骨关节和牙的结构替换材料中多采用高强度的金属及其合金，有些情况下也使用陶瓷、复合材料等，尤其是随着高分子材料的发展，高强度的高分子材料也不断涌现。

（2）耐摩擦和磨损性能：生物体内的组织和器官在不停地运动、摩擦着。因此，所使用的材料均必须具有低摩擦和低磨损性，并要有适合运动的润滑表面。例如，自然关节不仅由滑液润滑，而且有良好的软骨-滑液的协同作用，以使摩擦系数极低。

（3）体液流动性：体液从身体的一个部位引导到另一个部位是通过组织蠕动收缩机制完成的。例如，尿液从膀胱中排泄可能是泌尿系统最重要的特点。这就要求材料不仅具有良好的表面性能，而且要具有一定的弹性，体液的流动性控制至今同样是一个复杂的问题。心血管系统尽管在客观结构上比较简单，血液沿心血管系统流动的概念也不复杂，但心血管系统组织的流体力学是个复杂的问题。同样，血液也是一种复杂的液体。因此心血管系统用材料除具有较好的血液相容性外，还必须具备控制血液流动的性能。

（4）生物降解和人体吸收性能：对于药物缓释、控释材料和新发展起来的组织工程材料，生物降解性和人体可吸收性是其不可缺少的性能。材料在体内的降解过程一般可分为酶催化、自由基作用和水解过程。

（5）组织再生的诱导作用：组织再生的诱导作用是对海洋生物材料的更高要求，它不仅要求材料具有良好的生物相容性，而且具有能诱导组织再生的作用。这种诱导作用可以借助生物工程的方法，对材料改性，尤其是引入细胞生长因子类物质等。海洋生物材料具有良好的组织再生的诱导作用。

1.4.7　海洋生物材料的产业化现状

据不完全统计，目前我国有关海洋生物材料研究的科研单位和高校超过百家，有关海洋生物材料的生产企业近千家，其中与壳聚糖或甲壳素有关的企业有 450 多家，与海藻酸有关的企业有 120 多家，与琼脂有关的企业有 320 多家，与珊瑚有关的养殖企业也有 100 多家。目前海洋生物材料的研发、生产单位多集中在华东、华南沿海发达地区。

1.5　几种常见的海洋生物材料

海洋生物材料是指由海洋生物体产生、具有支持细胞结构和机体形态作用的一类功能性生物大分子。这类材料的分子结构多数有规律重复性，化学组成主要为多糖、蛋白质、脂类。在海洋生物材料中，开发利用最多的是从甲壳动物中提取的甲壳素和海藻中提取的海藻多糖，也有从动物的组织中提取的蛋白质和脂类物质。由于这些材料量大易得，分子结构独特，用途广泛，许多国家开展了相当深入的研究，并且这些材料在工业、农业、医药、环保等领域得到广泛的应用。下面就几种海洋生物材料的开发应用进行简要介绍。

1.5.1　甲壳素及其衍生物

甲壳素的制备一般是以虾、蟹壳为原料，将虾、蟹壳洗净、晾干后用稀氢氧化钠和稀盐酸分别浸泡处理，除去蛋白质、色素、碳酸钙等杂质，再经水洗至中性得到纯净的甲壳素，得率一般在 15%～20%。甲壳素在酸中不稳定，延长酸浸泡时间可得到低分子量产品。加热条件下可生成聚合度为 2～7 个乙酰氨基葡萄糖单位的寡聚甲壳素。甲壳素在 40%以上的浓碱液中，70～130℃条件下可脱乙酰基，制成溶于稀酸溶液的壳聚糖。在壳聚糖的基础上引入离子型酸根，得到壳聚糖盐衍生物，最常见的是可溶于水的壳聚糖盐酸盐。

甲壳素、壳聚糖可经酰化、羧甲基化、羟乙基化、磺化等反应，制成不同性能和用途的产品。关于甲壳素及其衍生物产品的应用，我国古代《本草纲目》就记载了有关龟壳"消痈肿、医臁疮"，蟹壳"消积、行瘀、医冻疮、解蜂伤"的功效。在国外，早期的印第安人已知道甲壳类有助于伤口愈合。在第二次世界大战期间，英国曾用壳聚糖胶体黏合飞机翅翼。近几十年来，随着科学技术的飞速发展，甲壳素及其衍生物的研究和开发应用十分活跃，其制品应用涉及工业、农业、医药、食品、化妆品、轻工、印染、重金属提取与回收、有机物分离、环保等众多行业和领域。据报道，目前获得专利的甲壳素类产品有亲和层析介质、离子交换剂、固定化酶载体、照相底片、防火衣、液晶、手术缝合线、人工皮肤、人造肾膜、食品保鲜剂、声呐材料、植物生长调节剂、治疗皮肤病药物、固色剂等近百种。

1.5.2 海藻多糖

海藻多糖是存在于细胞壁及间质的大分子糖类物质,具有明确的分子结构、组成单位和来源。例如,褐藻胶主要存在于海带、马尾藻等褐藻类中;琼胶主要存在于江篱、石花菜、紫菜等红藻中;卡拉胶主要存在于角叉菜、麒麟菜等红藻中。这类材料的应用领域日益扩大,促进了海藻养殖业的迅速发展,据资料报道,世界每年褐藻胶的产量约 3 万吨。我国每年褐藻胶的产量达 1 万吨,琼胶的产量约 400 吨,卡拉胶的产量约 1400 吨。在应用方面,主要涉及印染、食品、日用化工等行业。各种海藻多糖的应用情况简介如下。

1. 褐藻胶

在化学组成上,褐藻胶主要是由 β-D-甘露糖醛与 α-L-古罗糖醛酸通过 1,4-糖苷键连接而成的线型聚合物。分子量一般为 30000 左右。商品主要为褐藻酸钠形式,其钠盐易溶于水,无毒性,广泛用于食品、医药、化工、生物工程等领域。在食品方面,褐藻胶可用作增稠剂、稳定剂、乳化剂,如添加在冰淇淋中作为稳定剂,其体积膨胀率提高 30%以上,同时还可改善口感,增强抗融化能力。褐藻胶也可用作牛奶的增稠剂、蛋糕乳化剂、面包膨松剂等。经化学修饰制成的褐藻酸丙二醇酯,可作为啤酒稳定剂。以褐藻酸钠为原料还可制成仿生食品如人造海蜇皮、果冻等,其用量占总量的 30%。在印染工业中,褐藻胶用作活性染料色浆,优于淀粉及其他浆料。印出的纺织品花纹鲜艳,线条清晰,渗透性和可塑性好。褐藻胶用于印染行业占 50%以上。在医药保健品方面,已开发应用的有排铅降脂饮料、海藻保健茶,以及糖尿病患者服用的降糖乐、海藻精等。褐藻胶通过化学结构修饰等工艺制成降脂、抗凝血、治疗心脑血管疾病的药物,如藻酸双酯钠、甘糖酯,制成易于服用的胃肠双重造影钡制剂等。褐藻胶在造纸工业、橡胶工业、电焊条皮材料中也有一定的应用。在生物工程方面,褐藻胶主要用作细胞固定化的包埋剂和动物贴壁细胞高密度悬浮培养的液膜微囊材料。在医用材料方面,褐藻胶可用作牙科制模材料、药片崩解黏合剂等。

2. 琼脂

琼脂主要由琼脂糖和琼脂果胶两部分组成。琼脂糖是由 D-半乳糖和 3,6-内醚-1-半乳糖两种单糖交替连接而成的多糖,本身不带电荷。琼脂果胶主要是由 D-半乳糖和 1-半乳糖-6-硫酸酯、3,6-内醚-1-半乳糖组成的多糖。琼脂主要用作酒类澄清剂、纺织浆料、感光乳剂、半透明低造价涂料等。在保健食品方面,制成陈胶、饮料、软糖果等,具有降压、利尿通便、解毒的功效。作为试验研究材料,可作为细菌、植物的培养基，电泳层析的支持物、细胞固定化和固定化酶的载体，也用于柱层析、凝胶过滤、亲和层析等。

3. 卡拉胶

天然卡拉胶往往是几种多糖的复杂混合物，是不均一多糖。80%以上的卡拉胶用于食品及其相关行业，其余用于医药和日用化工行业。由于卡拉胶带有众多的基团，具有肝素的效应，可起到抗凝血作用。卡拉胶能有效地抑制单纯疱疹病毒的 DNA，也能与人类免疫缺陷病毒的 RNA 结合，并且能专一性地抑制反转录酶，其在抗病毒药物开发方面的应用也有较多报道。

1.5.3　海洋动物多糖

从棘皮动物海参中提取的酸性黏多糖是由含硫酸根的氨基己糖、岩藻糖、己糖醛酸组成的杂多糖。试验证明，其能提高机体免疫能力，对多种肿瘤生长有抑制作用。从鲨鱼的体表分泌物和躯体软骨中提取的酸性黏多糖成分，具有增强机体免疫能力和抑制乳腺癌和多种癌症的作用，现已开发出冲剂、浸泡片等多种剂型的保健品。

1.5.4　蛋白质和脂类

海洋附着生物，是一类量大、品种多的群体，附着能力极强，海浪常年冲击，它们都安然无恙。现有研究证明，藤壶、贻贝等生物都是通过体内分泌黏性聚酚蛋白，在体外经酚氧化酶等的一系列酶催化反应，形成极其坚韧且不溶于水的蛋白质，将其牢牢地固着在附着物上。现在已将这种黏性蛋白提取制备出来，用于开发进行动物细胞培养的贴壁素、伤口粘贴剂等产品。从海洋生物材料中提取制备的生化产品，具有广阔的应用前景。近年来，随着海水养殖业的迅速发展，加工过程的下脚料大量被丢弃。据初步估计，山东沿海扇贝养殖加工后的下脚料就达十多万吨，折合干品近 2 万吨，蛋白质含量近 50%。同时，从中还可制备出卵磷脂、脑磷脂、鞘磷脂及不饱和脂肪酸等产品。综上所述，海洋是形成海洋生物材料资源的巨大宝库，应加大科学研究力度，充分利用、合理开发海洋资源，让这块宝贵的蓝色"土地"为人类生存和健康做出更大的贡献。

1.6　海洋生物材料制品及应用

海洋生物材料制品属于医疗器械的范畴，医疗器械是指直接或间接用于人体的仪器、设备、器具、体外诊断试剂及校准物、材料及其他类似或者相关的物品，主要包括医疗设备和医用耗材。海洋生物材料制品主要是医用耗材，其效果主要通过物理等方式获得，不是通过药理学、免疫学或代谢的方式获得，但含药医疗器械可以借助药理、免疫或代谢发挥药物的辅助作用。由于良好生物相容性和体内的可降解吸收性，海洋生物材料的临床使用制品已经十分广泛。

海洋生物材料的唯一宗旨就是为改善人们的生活质量和延长人的寿命服务，所以安全性是对海洋生物材料及制品来说极其重要和必不可少的，对海洋生物材料及制品最起码的要求是不能对任何人（包括患者和医生）的安全和健康产生影响。因此，在材料的制备和制品的设计过程中要首先考虑应如何最大限度地消除或减少由材料本身或制品的结构所导致的对人体的危害性，对于确实因技术问题目前暂无法避免或不可消除的危险，应提供足够的预防措施。

1.6.1 海洋生物材料的设计和生产要求

在海洋生物材料及制品的设计和生产过程中，为了保证材料的生物相容性和安全性，首先必须注意材料的化学组成、结构形态、表面性能可能对人体造成的不安全性，同时还应避免生产、包装及运输过程中的污染，以及在储存和使用过程中对人体的危害。对于带有药物的海洋生物材料及制品，其生产过程应严格执行有关药物的管理法规。在设计和生产海洋生物材料时，不仅要尽可能地避免材料中小分子的渗出，同时还要考虑环境中的小分子进入材料或制品后对材料性能引发的不良影响。总之，海洋生物材料的设计要以材料的物理、化学稳定性为基础，以生物相容性、生物活性为基本要求，以无副作用或使副作用降至最低为标准，以防病、诊病、治病为目标，真正达到性能优、副作用小。

海洋生物材料及制品的设计和生产应注意生产条件对产品性能的影响。通常应考虑材料物理特性的变化，如生产过程中的体积、压力和速率变化以及工程学特性等。生产条件的影响应包括生产器械、外部电场、静电释放、温度、湿度等对材料及制品性能的影响，以及产品在使用过程中与其他诊断和治疗器械的接触对材料性能的影响。

1.6.2 感染和微生物污染的防止

在海洋生物材料及制品的生产过程中，为了消除或减少对接触人员的危害，应最大可能地避免感染和微生物污染。对于海洋生物材料而言，应保证其来源的安全性，且能满足制品的预期使用要求和最佳的安全保证。在考虑到病毒及其可转化的特殊安全时，应加强在实际生产过程中有效地消除病毒或使病毒失活。对于生产并包装的一次性使用制品应确保在储存和运输过程中的无菌状态，并能采用适当的有效方法进行灭菌。若制品在使用前需要灭菌，在生产过程就应保证产品不低于预定洁净级。包装体系应尽量减少细菌的污染，同时要提供使用前的灭菌方法。

1.6.3　海洋生物材料及制品的质量控制

海洋生物材料及制品的质量体系规范或标准，是保证其质量的最基本要求，无论是 ISO 13485 标准还是各国的质量体系标准，其基本内容包括质量管理机构、人员、设计、文件管理、原材料供应、厂房、设备、卫生条件、生产操作、质量检验、包装和贴签、销售、服务、用户投诉记录和不良事件报告等方面的内容。在硬件方面要求有符合要求的环境、厂房、设备，在软件方面要求有可靠的生产工艺，严格的管理制度，完善的检验、确认和认可体系。海洋生物材料及制品生产过程的具体要求简介如下。

1. 生产和过程控制

生产企业应建立开发、实施、监测和控制生产过程的整个程序，其具体内容包括操作指南、标准操作规程、限定和控制生产工艺的方法。生产中各种参数和产品特征的监测、控制以及使用加工设备的审查与批准应符合相关要求。对生产过程中要改变的规范、方法、程序等，在改变之前要有足够的验证、确认，并经有关部门批准。

2. 生产环境与人员

为了避免环境对产品质量产生不利的影响，生产企业应保证适当的环境控制程序，定期检查生产环境控制系统，以保证系统及主要设备始终处于良好的生产状态。对环境控制要有明确的规定或标准，并自觉接受有关部门的检查和评审。生产操作人员应有健康的身体，良好的卫生习惯，严格的清洁行为和衣着要求，并具备与生产过程相适应的技术知识和操作技能，临时工作人员要进行适当的训练或由有经验的操作人员进行监督。

3. 厂房设备

厂房应设计合理、具有适当的洁净级别和卫生条件以及足够的空间，能保证有序的工作状态，防止混乱。同时还要保证符合规定标准，防止对环境的污染。生产企业还应保证在制造加工过程中使用的全部设备达到生产规范的要求，且放置和安装合理，同时要利于保养、清洁、调试。对保养内容、保养日期和执行人要有严格的规定，同时应依照建立的程序进行定期检查，以保证设备的正常运行。生产企业应将设备调整限度和允许偏差的说明放置在需要定期调试的设备上，从事设备调试的工作人员应具备调试资质和相关说明书。

4. 原材料控制

原材料的良好质量和性能是生产合格产品的保障，生产企业应有严格的管理制度，对生产所需的原材料进行检验、测量，并提供准确的检验报告，所用原材料的防护、搬运、储存都应有明确的要求和规定，对于易发生变质、变性的原材料应标明有效使用期且保证在使用前的合格性。

5. 质量保证

产品的质量是企业的生命，尤其是海洋生物材料及制品与人的生命息息相关，更应严把质量关。产品的质量保障，除了符合上述规定的正确性之外，还应在产品质量的检验和评价上有严格的操作程序，不仅保证每个产品的合格性，还要保证各批成品符合质量标准。产品质量的检定应达到以下要求：产品生产的主记录应符合要求，相关的数据和质量标准已经核实，有专人批准并签名、注明批准时期。对于不合格产品要有明确的标识、记录、评审、隔离和处置，同时要寻找产生不合格产品的原因并告知负责人或相关部门。对不合格产品的处理要有明确的规定，其中应包括判断某不合格品时依据的标准。在某些情况下可对不合格产品进行返工，返工之后的复试和复审应有明确的工作程序。此外，对产品的标识、包装、搬运、储存、分发、安装、服务、技术统计等均应有明确的工作程序和要求。

1.7 海洋生物材料研发新进展

1.7.1 海洋生物材料在骨组织工程中的应用

骨组织是一种不断重建的动态、高度血管化的组织，在运动中起着重要作用，保证了骨骼具有足够的承重能力，并起到保护身体内部器官的作用。除了这些结构功能外，骨还通过钙离子和磷离子的储存和调节血液中关键电解质的浓度参与内环境的调节。天然骨主要由无机的羟基磷灰石（HAp）和胶原有机成分构成。HAp 能增加骨传导性，在实际应用中主要与壳聚糖[4]、海藻酸盐[5]、岩藻多糖等海洋衍生物复合，制备性能优异的骨组织工程支架材料[6]。人工骨替代物必须能够提供具有交织孔隙的基质来促进骨组织的快速生长，要具有足够的强度以防止整合和愈合过程中由生理压力造成的破坏，替代物与周围组织相互作用会影响新细胞的生长。

Venkatesan 等[7]制备了碳纳米管接枝壳聚糖-天然 HAp（从金枪鱼中分离）复合材料，体外研究证明该支架材料有利于成骨细胞的增殖。Yoshikawa 等[8]制备了具有相互连接的多孔结构的 HAp 支架，提供了良好的血液供应，可作为一种良好的细胞因子载体，以促进缺损部位骨组织的形成。通过热诱导相分离技术合成的聚（L-乳酸）/HAp 复合支架具有高水平的成骨细胞增殖，显著表达了骨特异性标志物（mRNA 编码骨唾液酸蛋白和骨钙素）[9, 10]。3D 打印技术可以满足个性化的要求，用于制备具有特定微结构的 HAp 支架。Li 等[11]报道了一种双相混合制备 HAp 的新方法。将树脂与 HAp 和聚甲基丙烯酸甲酯（PMMA）按体积比 1:1 混合，经热分解去除 PMMA 后，得到具有多孔结构的 HAp，这种大孔 HAp 支架可用于骨组织工程。另外，采用胶原纳米纤维与纳米羟基磷灰石制备的复合支架对骨细胞的生长有比较明显的促进作用[12, 13]。

Murphy 等[14]利用胶原-糖胺聚糖支架研究了前成骨细胞的黏附、迁移和增殖所需的最佳孔径，结果显示骨组织工程支架最佳的孔隙大小在 85～325μm 之间，细胞黏附性在 325μm 达到最大。胶原-HAp 支架具有良好的骨传导和骨诱导能力，是骨组织工程的理想材料。使用脱氢热处理进行胶原交联可以降低胶原酶的降解速率，这一方法在骨组织工程中具有很大的应用潜力，可用于胶原支架的功能化[15]。

壳聚糖能促进成骨细胞的生长和大量矿化基质的沉积。采用刺激体液法测定壳聚糖/纳米羟基磷灰石的生物活性，其中磷灰石层对前成骨细胞的细胞活性、增殖和分化能力有较大的影响。壳聚糖/海藻酸盐多孔支架，压缩模量稳定，在没有成骨介质的情况下，成骨细胞附着在支架上，促进了体外矿物质沉积、血管化和组织沉积，并在支架各处形成了钙化基质。壳聚糖良好的酶生物降解性和其氨基和羟基的可重构性使得其能够形成复合物，并可根据特定用途引入所需的功能。Jiang 等[16]开发了壳聚糖/聚乳酸-乙醇酸（PLGA）微球，该材料具有足够的力学强度，适合作为承重骨组织工程支架。壳聚糖在骨组织再生过程中可作为多种生长因子的载体，这些生长因子[包括骨形态发生蛋白（BMP）、胰岛素样生长因子和血管内皮生长因子等]含有生物活性物质，能够促进骨骼愈合，控制细胞的生长和分化，触发血管生成等，它们在骨形成和骨折愈合过程中共同起作用。近年来，基于生物聚合物的纳米复合材料已被用于骨组织工程的仿生研究中。Katti 等[17]合成了一种壳聚糖/蒙脱土/羟基磷灰石复合材料，该复合材料可促进细胞增殖。同样，壳聚糖-明胶/纳米生物活性玻璃陶瓷复合材料[18]也被认为是一种潜在的牙槽骨组织工程复合材料。牙槽骨缺损常常与牙周退化有关，临床上许多治疗技术都是通过填充生物材料如生物活性玻璃来修复骨缺损。明胶是胶原的部分衍生物，与壳聚糖、β-磷酸三钙和羟基磷灰石进行充分混合后能促进细胞附着、迁移、分化和增殖。

1.7.2 海洋生物材料在心血管移植中的应用

心血管移植材料主要分为人造植入物和生物植入物。人造植入物要获得较长的使用寿命需以更复杂的药物治疗为代价，这些药物主要是抗凝血剂和抗血小板药物；而生物植入物具有耐受性，只需要预防性抗血小板治疗，但其会更快地降解，从而影响植入物耐久性。

人造材料中最常见的是金属化合物和聚合物。金属具有优异的机械性能和传导性能（导电和导热），是心脏瓣膜等高应力应用的理想材料。钛镍合金由于具有独特的性能（形状记忆效应、超弹性、高生物相容性），已成为金属心血管应用（支架和瓣膜）最常见的材料；此外，它们几乎是完全惰性和非磁性的。海洋中金属矿物质非常丰富，但用于临床治疗的海洋金属至今尚未见报道，有待于开发利用。

聚合物表现出优秀的柔韧性和良好的生物相容性，具有较强的抗生化攻击能力，其主要优势是可以根据需要进行塑形。聚四氟乙烯是一种氟碳基材料，常用于移植物、贴片和缝合线，可制成多孔网状结构，使细胞在其纤维之间生长，从而提高生物相容性，并与天然组织融合。但其耐磨性较低，可导致磨损颗粒分散，引起炎症反应[19]。海洋中的生物质大多属于高分子材料，如多糖、蛋白质等，现已用于临床治疗的海洋生物材料很多，但功能和应用范围有待进一步开拓。

心血管应用的生物材料主要来源于牛或猪[20]。它们往往有更好的耐受性，只需要较少的药物辅助，如抗凝治疗，因为在大多数情况下，抗血小板方案就足够了；然而，它们往往会随着时间的推移而降解，要么是因为再吸收，要么是因为钙沉积改变了组织的机械性能。这一过程的速度可能会因个体差异和植入部位的不同而有很大的不同[21]。

海洋中的胶原来源广泛，是陆源哺乳动物胶原的一种有价值的替代品。海洋胶原可以从多个类群中提取，如水母、海绵和鱼类。虽然有些水母是可食用水母，海绵最终也可能会被养殖，但鱼类无疑是市场上最大的海洋胶原的来源。胶原可以从鱼类身体的几个解剖部位提取，包括骨骼、皮肤、鳞片和角膜[22]。然而，与其他几种鱼源胶原的提取部位相比，鱼的角膜有如下几个优点：首先，从鱼鳞或鱼骨中提取胶原会造成鱼类可食用部分的浪费，但角膜通常被食品行业丢弃，因此可以以较低的成本用于其他用途；其次，从鱼鳞或鱼骨中提取胶原需要对原始材料进行复杂的操作,而角膜是一种可直接利用的材料[23],不需要进一步提取,可广泛应用于心血管支架材料。

虽然角膜的特性使其适合作为一种潜在的医用胶原来源,但它的体积小,尤其是陆地哺乳动物的角膜,这在很大程度上限制了它的使用[24]。北方蓝鳍金枪鱼(*Thunnus thynnus*)是一种大型远洋食肉动物,属于鲭科。北方蓝鳍金枪鱼的眼睛没有眼睑,角膜有良好的保护作用,能够承受高压和水的摩擦。金枪鱼角膜是纯胶原纤维,不含细胞成分,经戊二醛固定改善纤维交联后,将 40mm 的圆片细分为 3 个三角形部分,沿胶原纤维方向获得瓣膜小叶。然后将其缝合到一个缩醛树脂支撑环上,环上覆盖牛心包贴片以防止磨损现象。假体外缘包覆聚对苯二甲酸乙二酯(涤纶),便于心肌组织缝合,水动力和耐久性试验结果与其他生物假体的试验结果有相似性。将金枪鱼心脏瓣膜在动物模型(羊)二尖瓣的位置上进行测试,术后进行定期检查,6 个月未见瓣膜功能异常,在对瓣膜标本的组织学分析、X 射线和原子吸收光谱分析中几乎没有发现钙沉积现象[25]。

1.7.3 海洋生物材料基皮肤替代品

皮肤由表皮、真皮和皮下组织三层结构组成,并具有复杂的神经和血液供应系统。表皮很薄,主要由角质形成细胞和黑素细胞组成。真皮在伤口愈合和皮肤生物力学中起主要作用。富血管的皮下组织控制着皮肤的体温调节和力学特性。真皮是皮肤的主体,由胶原蛋白、弹性蛋白和糖胺聚糖(GAGs)组成,为成纤维细胞提供细胞外基质(ECM),成纤维细胞是真皮的主要细胞。成纤维细胞在伤口愈合过程和 ECM 重塑中起重要作用,它不仅可以产生重塑酶,如蛋白酶(如基质金属蛋白酶)和胶原酶,还可以产生 ECM 蛋白,如 I 型和III型胶原蛋白、纤连蛋白和蛋白多糖(PGs),以及产生由共价键连接而成的 GAGs 链。

GAGs 链在生物学中的重要性也得到了认可。GAGs 链与多种蛋白质相互作用并调节其功能,包括细胞因子、生长因子、酶和黏附分子,从而调节细胞的黏附、迁移、增殖和分化等过程。GAGs 和 PGs 是具有高度重塑能力的动态分子。透明质酸、硫酸软骨素和硫酸角质素是表皮中常见的 GAGs。然而,在真皮中,透明质酸是 ECM 的主要成分,并且在伤口愈合过程中起到重要的生物学作用。GAGs 在细胞信号转导和细胞发育中起主要作用,被认为在细胞增殖中起着非常重要的作用,因为它们是生长因子(GFs)的共受体,特别是成纤维细胞生长因子(FGF)。FGF 需要在细胞膜上与肝素/硫酸乙酰肝素链和高亲和力受体相互作用以实现其完全信号转导潜能。GAGs 在组织修复的复杂生化事件中发挥着多种作用,即止血、抗炎、增殖和重建。包括硫酸软骨素和透明质酸在内的 GAGs 被用作免疫抑制剂。在伤口愈合期间,表皮和真皮高度诱导透明质酸的合成。富含透明质酸的基质可能有助于实现一系列组织修复所必需的细胞功能，其中包括对细胞迁移到临时伤口基质的强化、细胞增殖和肉芽组织基质的组织化。成纤维细胞产生的 GAGs 的数量和质量在健康皮肤和肥厚性瘢痕中有显著差异。

来自海洋的胶原蛋白具有生物稳定性，海蜇胶原蛋白比其他天然衍生的胶原材料表现出对细胞更高的活性，胶原蛋白支架呈现高度多孔性和相互连接的孔结构，可用于高密度细胞接种，在 3D 基质中培养能有效地为细胞提供营养物质和氧气。将 I 型胶原蛋白交联以获得 3D 胶原膜，在大鼠创伤模型中能够有效地促进肉芽组织形成。来自鲑鱼的胶原蛋白和弹性蛋白的海绵及哺乳动物胶原海绵被移植到大鼠背部的皮肤缺损部位，不同来源的两种胶原海绵之间没有显著差异，表明来自海产品的胶原海绵可能是哺乳动物的替代品。明胶是一种不可逆的热变性和部分水解形式的胶原蛋白，可以从各种海洋生物中（如鲨鱼皮、金枪鱼鱼头和鱼皮）提取。研究表明，海蜗牛肉是生产具有理想功能特性的明胶的前沿性来源，具有高乳化稳定性和保水能力。

壳聚糖膜可以作为人造皮肤，具有完全的生物降解性、抑菌性以及细胞黏附性[26]。细胞培养试验研究表明成纤维细胞的附着和增殖与脱乙酰度相关。脱乙酰度较高的壳聚糖支架能够增加细胞的附着和增殖，脱乙酰度大于 85%壳聚糖支架在 2%（W/V）浓度时，支架材料拥有最高比生长速率，并且发现其最适合用于细胞培养研究，具有良好的组织工程应用生物稳定性和生物相容性。因为壳聚糖具有较强的组织黏接性能，所以它被认为可以加速伤口的愈合。研究表明，壳聚糖可以增强炎性细胞（如多形核白细胞、巨噬细胞和成纤维细胞）的功能，促进肉芽组织形成[27]。因此，壳聚糖可用于大开口伤口以实现其良好的再表皮化。利用天然聚合物如壳聚糖、琼脂糖和明胶设计的 3D 聚合物冷冻凝胶支架能使得细胞良好地生长和增殖。不同细胞类型（成纤维细胞和心肌细胞）的生化和显微镜分析表明，这些支架可用于皮肤和心脏组织工程。通过混合壳聚糖和明胶制备的多孔支架复合膜可用于皮肤组织工程[28, 29]。在大鼠模型中，通过切除剃毛的背部皮肤得到全层伤口，然后用明胶/壳聚糖膜覆盖 5 天后，该伤口没有明显的细菌感染迹象，表明这些薄膜有效地保护了伤口免受细菌感染。暴露于明胶/壳聚糖膜的伤口保持湿润，防止了水分蒸发流失和伤口脱水，伤口渗出物被有效吸收，并且再上皮化表明整体愈合过程增强[30]。

海藻酸钙凝胶、薄膜或纤维具有保持环境潮湿的能力以及生物相容性、黏膜黏附性、高孔隙率等，成为良好的止血剂和皮肤替代材料。此外，聚合物凝胶可以装载抗生素或伤口愈合剂，或者与其他天然聚合物如壳聚糖或明胶混合。因此，海藻酸盐、海藻酸盐衍生物或海藻酸盐混合物在药物递送[31]、细胞包裹和组织工程中有很大的应用前景。壳聚糖/海藻酸盐复合物可通过成纤维细胞黏附和增殖刺激组织生长。基于海藻酸盐、明胶和伤口愈合剂［环腺苷一磷酸（cAMP）］的复合材料已经在大鼠试验性全层伤口模型中得到了证实，这种原位生成的水凝胶能够促进伤口愈合，使伤口在 10 天内实现完全再上皮化。将由共价交联并含有碱性成纤维细胞生长因子（bFGF）的肝素和海藻酸盐组成的新基质皮下植入大鼠背部区域，两周后，由于其长时间释放生物活性 bFGF，该基质出现了促进细胞浸润和血管生成的现象，该基质可以使用创新的人工 ECM 通过组织工程刺激皮肤再生。

海洋环境提供了丰富的原始分子来源，这些分子有许多特殊结构。两亲性肽（AMPs）是参与先天免疫防御的成分，诸如软体动物和甲壳类动物等无脊椎动物会合成 AMPs。这些分子在前沿性抗菌治疗中具有作为抗菌药物的潜力；它们也被证明是先天免疫的调节剂。已经证明 AMPs 具有广泛的功能，如抗内毒素活性、趋化性、促进伤口愈合和血管生成。AMPs 可以选择性地调节促炎反应或细胞增殖和分化。

海洋生物提供了丰富的多糖来源，其具有新颖的特殊结构。例如，所有海藻都在其细胞壁中含有硫酸化多糖；它们是类肝素或类 GAGs 产品的丰富来源[32]。来自海藻的三种主要藻类（红藻、褐藻和绿藻）的硫酸化多糖已被广泛研究，以探索它们作为新一代类肝素或类 GAGs 产品的廉价和安全来源的潜力。在众多的海藻多糖中，来自红色海藻（红藻）的卡拉胶和来自褐藻的岩藻多糖与 GAGs 存在许多共同特性，它们具有很好的制备功能性皮肤替代品的潜力。海洋细菌也是新型多糖的来源，到目前为止，已经发现了超过 15 种分布在四个属的细菌菌株能产生胞外多糖（EPS）[33]。每种 EPS 都呈现出复杂的原始结构，可以对其进行修饰以设计功能性化合物并提高其特异性。因此，细菌产生的多糖不会对患者和环境造成风险。来自海洋的大部分微生物多糖仍有待发现。

1.7.4　海洋生物材料在肝组织修复中的应用

肝脏在人体内起着至关重要的作用，如新陈代谢，储存能量，解毒，合成和释放碳水化合物、维生素、脂类、蛋白质，钝化内源性和外源性物质以及活化前体。作为肝中实质细胞的肝细胞是贴壁依赖性细胞，并且会在没有理想人工 ECM 的情况下使肝丧失特异性功能和活力[34]。海洋生物天然聚合物（如壳聚糖、海藻酸盐和支链淀粉）作为肝组织工程支架材料，具有生物相容性、低免疫原性和低毒性的优点。带有半乳糖的生物材料的半乳糖部分能够与肝细胞表面去唾液酸糖蛋白受体（ASGPR）之间发生特异性相互作用。携带半乳糖的海洋生物材料通过肝细胞的 ASGPR 和支架中的半乳糖部分之间的受体介导的相互作用来调节肝细胞行为，如黏附、形态、增殖、存活、迁移和分化等[35, 36]。

利用壳聚糖连接半乳糖制备半乳糖化壳聚糖（GC），可以增强 GC 中的半乳糖和肝细胞中的 ASGPR 之间的半乳糖特异性识别[37]。通过静电纺丝技术制备的

GC 纳米纤维支架，具有 160nm 的平均直径，并且显示出缓慢的降解，具有合适的机械性能。在 GC 纳米纤维支架上培养的肝细胞形成细胞球，表现出比 GC 膜上更高的白蛋白分泌量、尿素合成量和细胞色素 P450 酶含量，表明该支架具有用于肝组织工程的潜在应用前景。GC/透明质酸混合海绵支架用于肝细胞和内皮细胞共培养[38]，透明质酸是内皮细胞表达的 CD44 的配体，与单一培养系统相比，GC/透明质酸支架显示出更好的生物相容性、更优异的生物活性和更强的肝特异性功能，如肝细胞特异性基因表达、尿素合成和药物代谢。通过新的制造工艺（如快速成型、微复制和冷冻干燥）制备的壳聚糖/明胶混合支架，可以模拟天然肝脏特定结构，支架不仅具有门静脉、中心静脉、流道网络和肝腔的类似构型，而且具有高孔隙率（90%），平均孔径为 100μm。在支架上培养的肝细胞在预定的肝腔中形成大的群落，并显示肝特异性功能，如白蛋白分泌和尿素合成。Kim 等制备了壳聚糖/透明质酸多层支架模拟肝脏窦周间隙，能够保持或增强肝细胞和肝窦内皮细胞（LSECs）的肝脏特异性行为，由于增强的异型细胞-细胞相互作用，在 3D 肝模型支架中培养的肝细胞和 LSECs 在 12 天内表现出几种关键的表型特征，壳聚糖/透明质酸支架上的肝细胞和 LSECs 增加了其 CYP1A1/2 和 CYP3A 活性，白蛋白产量增加了 3～6 倍[39]。

海藻酸盐、半乳糖化海藻酸盐（GA）、海藻酸盐杂化物和海藻酸盐微胶囊与其他人工 ECM 组合形成三维支架。在-20℃下缓慢冷冻制备的海藻酸盐微胶囊具有球形和相互连通的各向同性孔结构，而在有温度梯度的液氮中获得的海藻酸盐微胶囊则具有两种主要的孔结构，即在与冷却介质的界面处的小球形孔和胶囊中的毛细孔。在海藻酸盐微胶囊的各向同性球形孔支架中，肝细胞聚集成球状体，而在大孔径海藻酸盐微胶囊（孔径为 50～100μm）中，培养加入新生大鼠肝细胞分离物的肝细胞和祖细胞，成功诱导细胞分化、成熟为功能性肝组织，细胞在 3 天内形成牢固的球状体并分泌高水平的白蛋白，6 周后发育成球状体类器官。在海藻酸盐微胶囊中接种从代谢紊乱的儿童肝脏分离出来的原代人肝细胞，以得到重建分化的球状体肝组织样，从第 3 天开始检测肝细胞球体的形成，并且在第 7 天白蛋白、α1 抗胰蛋白酶和尿素的代谢功能达到了峰值状态。此外，在海藻酸盐微胶囊上获得了具有组织样结构的球形高分化肝细胞[40]，表明海藻酸盐微胶囊为肝脏新组织修复和再生提供了良好的微环境[41]。

尽管海藻酸盐具有生物相容性、稳定性、可调节的孔隙率和易封装细胞等优点，但它没有特异性配体用于肝细胞的 ASGPR[42]。因此，可以考虑化学修饰以改善肝细胞和海藻酸盐之间的特异性相互作用，如海藻酸盐和胺化乳糖酸的反应，将半乳糖部分与海藻酸盐偶联制备半乳糖化海藻酸盐（GA），包封在 GA 微胶囊中的肝细胞的功能强于单海藻酸盐组，因为 GA 微胶囊中肝细胞的 ASGPR 与肝细胞球的形成有关。Yang 等将海藻酸盐凝胶与 GC 反应，通过海藻酸盐和 GC 之间的静电相互作用，将半乳糖引入海藻酸盐支架中，制备了海藻酸盐/GC 支架[43]。海藻酸盐/GC 支架的孔隙率和孔径很大程度上取决于 GC 的分子量和含量以及冷冻温度。此外，海藻酸盐/GC 支架的机械性能随着 GC 含量的增加而增加。海藻酸盐/GC 支架的肝细胞球形成量高于单海藻酸盐[44]。在海藻酸盐/GC 支架中加入 NIH-3T3 来共培养肝细胞以增强肝细胞的肝特异性功能。与肝细胞单一培养相比，海藻酸盐和海藻酸盐/GC 支架中的肝细胞与 NIH-3T3 的共培养导致肝特异性功能增强[45]。将肝素引入海藻酸盐/GC 支架中同样可以增强肝脏特异性功能[46]。海藻酸盐/GC/肝素支架中的白蛋白分泌与海藻酸盐/GC 中的白蛋白分泌相比显著增加，这是由于肝素提供了细胞间黏附介导从而形成更多的细胞球。

参 考 文 献

[1] Stevens M M. Biomaterials for bone tissue engineering. Mater Today，2008，11：18-25.

[2] Zhang Y Z，Venugopal J R，El-Turki A，et al. Electrospun biomimetic nanocomposite nanofibers of hydroxyapatite/chitosan for bone tissue engineering. Biomaterials，2008，29：4314-4322.

[3] Lin H R，Yeh Y J. Porous alginate/hydroxyapatite composite scaffolds for bone tissue engineering：preparation，characterization，and in vitro studies. J Biomed Mater Res B，2004，71B：52-65.

[4] Venkatesan J，Bhatnagar I，Kim S K. Chitosan-alginate biocomposite containing fucoidan for bone tissue engineering. Mar Drugs，2014，12：300-316.

[5] Kim S S，Park M S，Jeon O，et al. Poly（lactide-co-glycolide）/hydroxyapatite composite scaffolds for bone tissue engineering. Biomaterials，2006，27：1399-1409.

[6] Marra K G，Szem J W，Kumta P N，et al. In vitro analysis of biodegradable polymer blend/hydroxyapatite composites for bone tissue engineering. J Biomed Mater Res，1999，47：324-335.

[7] Venkatesan J，Qian Z J，Ryu B，et al. Preparation and characterization of carbon nanotube-grafted-chitosan-natural hydroxyapatite composite for bone tissue engineering. Carbohyd Polym，2011，83：569-577.

[8] Yoshikawa H，Myoui A. Bone tissue engineering with porous hydroxyapatite ceramics. J Artif Organs，2005，8：131-136.

[9] Ma P X，Zhang R Y，Xiao G Z，et al. Engineering new bone tissue in vitro on highly porous poly（α-hydroxyl acids）/hydroxyapatite composite scaffolds. J Biomed Mater Res，2001，54：284-293.

[10] Leukers B，Gulkan H，Irsen S H，et al. Hydroxyapatite scaffolds for bone tissue engineering made by 3D printing. J Mater Sci-Mater Med，2005，16：1121-1124.

[11] Li S H，De Wijn J R，Layrolle P，et al. Synthesis of macroporous hydroxyapatite scaffolds for bone tissue engineering. J Biomed Mater Res，2002，61：109-120.

[12] Ngiam M，Liao S S，Patil A J，et al. The fabrication of nano-hydroxyapatite on PLGA and PLGA/collagen nanofibrous composite scaffolds and their effects in osteoblastic behavior for bone tissue engineering. Bone，2009，45：4-16.

[13] Song E，Kim S Y，Chun T，et al. Collagen scaffolds derived from a marine source and their biocompatibility. Biomaterials，2006，27：2951-2961.

[14] Murphy C M，Haugh M G，O'Brien F J. The effect of mean pore size on cell attachment，proliferation and migration in collagen-glycosaminoglycan scaffolds for bone tissue engineering. Biomaterials，2010，31：461-466.

[15] Rodrigues C V M，Serricella P，Linhares A B R，et al. Characterization of a bovine collagen-hydroxyapatite composite scaffold for bone tissue engineering. Biomaterials，2003，24：4987-4997.

[16] Jiang T，Abdel-Fattah W I，Laurencin C T. *In vitro* evaluation of chitosan/poly（lactic acid-glycolic acid）sintered microsphere scaffolds for bone tissue engineering. Biomaterials，2006，27：4894-4903.

[17] Katti K S，Katti D R，Dash R. Synthesis and characterization of a novel chitosan/montmorillonite/hydroxyapatite nanocomposite for bone tissue engineering. Biomed Mater，2008，3：034122.

[18] Peter M，Binulal N S，Nair S V，et al . Novel biodegradable chitosan-gelatin/nano-bioactive glass ceramic composite scaffolds for alveolar bone tissue engineering. Chem Eng J，2010，158：353-361.

[19] Thevenot P，Hu W，Tang L. Surface chemistry influences implant biocompatibility. Curr Top Med Chem，2008，8：270-280.

[20] Liao K，Seifter E，Hoffman D，et al. Bovine pericardium versus porcine aortic valve：comparison of tissue biological properties as prosthetic valves. Artif Organs，1992，16：361-365.

[21] Butany J，Leask R. The failure modes of biological prosthetic heart valves. J Long Term Eff Med Implants，2001，11：115-135.

[22] Nagai T，Ogawa T，Nakamura T，et al. Collagen of edible jellyfish exumbrella. J Sci Food Agr，1999，79：855-858.

[23] Nalinanon S，Benjakul S，Visessanguan W，et al . Use of pepsin for collagen extraction from the skin of bigeye snapper（*Priacanthus tayenus*）. Food Chem，2007，104：593-601.

[24] Parravicini R，Cocconcelli F，Verona A，et al. Tuna cornea as biomaterial for cardiac applications. Tex Heart I J，2012，39：179-183.

[25] Gandhi N S，Mancera R L. The structure of glycosaminoglycans and their interactions with proteins. Chem Biol Drug Des，2008，72：455-482.

[26] Mulloy B. The specificity of interactions between proteins and sulfated polysaccharides. An Acad Bras Cienc，2005，77：651-664.

[27] Taylor K R，Gallo R L. Glycosaminoglycans and their proteoglycans：host-associated molecular patterns for initiation and modulation of inflammation. FASEB J，2006，20：9-22.

[28] Bhat S，Kumar A. Cell proliferation on three-dimensional chitosan-agarose-gelatin cryogel scaffolds for tissue engineering applications. J Biosci Bioeng，2012，114：663-670.

[29] Rahman M M，Pervez S，Nesa B，et al. Preparation and characterization of porous scaffold composite films by blending chitosan and gelatin solutions for skin tissue engineering. Polym Int，2013，62：79-86.

[30] Balakrishnan B，Mohanty M，Fernandez A C，et al. Evaluation of the effect of incorporation of dibutyryl cyclic adenosine monophosphate in an *in situ*-forming hydrogel wound dressing based on oxidized alginate and gelatin. Biomaterials，2006，27：1355-1361.

[31] Malafaya P B，Silva G A，Reis R L. Natural-origin polymers as carriers and scaffolds for biomolecules and cell delivery in tissue engineering applications. Adv Drug Deliver Rev，2007，59：207-233.

[32] Colliec-Jouault S，Bavington C，Delbarre-Ladrat C. Heparin-like entities from marine organisms//Lever R，Mulloy B，Page C P. Heparin：A Century of Progress. New York：Springer，2012：423-449.

[33] Rehm B H. Bacterial polymers：biosynthesis，modifications and applications. Nat Rev Microbiol，2010，8：578.

[34] Chan C，Berthiaume F，Nath B D，et al. Hepatic tissue engineering for adjunct and temporary liver support：critical technologies. Liver Transplant，2004，10：1331-1342.

[35] Zakim D，Boyer T D，Montgomery C. Alcoholic liver disease//Zakim D，Boyer T D. Hepatology：A Textbook of Liver Disease. Philadelphia：W. B. Saunders Company，1990：821-869.

[36] Pricer W E, Ashwell G. The binding of desialylated glycoproteins by plasma membranes of rat liver. J Biol Chem, 1971, 246: 4825-4833.

[37] Park I K, Yang J, Jeong H J, et al. Galactosylated chitosan as a synthetic extracellular matrix for hepatocytes attachment. Biomaterials, 2003, 24: 2331-2337.

[38] Shang Y, Tamai M, Ishii R, et al. Hybrid sponge comprised of galactosylated chitosan and hyaluronic acid mediates the co-culture of hepatocytes and endothelial cells. J Biosci Bioeng, 2014, 117: 99-106.

[39] Kim Y, Rajagopalan P. 3D hepatic cultures simultaneously maintain primary hepatocyte and liver sinusoidal endothelial cell phenotypes. PLoS One, 2010, 5: e15456.

[40] Elkayam T, Amitay-Shaprut S, Dvir-Ginzberg M, et al. Enhancing the drug metabolism activities of C3A—a human hepatocyte cell line—by tissue engineering within alginate scaffolds. Tissue Eng, 2006, 12: 1357-1368.

[41] Dvir-Ginzberg M, Elkayam T, Cohen S. Induced differentiation and maturation of newborn liver cells into functional hepatic tissue in macroporous alginate scaffolds. FASEB J, 2008, 22: 1440-1449.

[42] Bierwolf J, Lutgehetmann M, Deichmann S, et al. Primary human hepatocytes from metabolic-disordered children recreate highly differentiated liver-tissue-like spheroids on alginate scaffolds. Tissue Eng Part A, 2012, 18: 1443-1453.

[43] Yang J, Goto M, Ise H, et al. Galactosylated alginate as a scaffold for hepatocytes entrapment. Biomaterials, 2002, 23: 471-479.

[44] Chung T W, Yang J, Akaike T, et al. Preparation of alginate/galactosylated chitosan scaffold for hepatocyte attachment. Biomaterials, 2002, 23: 2827-2834.

[45] Seo S J, Kim I Y, Choi Y J, et al. Enhanced liver functions of hepatocytes cocultured with NIH 3T3 in the alginate/galactosylated chitosan scaffold. Biomaterials, 2006, 27: 1487-1495.

[46] Seo S J, Choi Y J, Akaike T, et al. Alginate/galactosylated chitosan/heparin scaffold as a new synthetic extracellular matrix for hepatocytes. Tissue Eng, 2006, 12: 33-44.

第 2 章

海洋生物材料的生物学活性

2.1 简介

　　人类自古就已经开始使用海洋生物材料,如将贝壳、珊瑚等用于替换人类缺失的骨骼和牙齿。近年来,因临床上供体组织和器官的可用性有限,具备生物学活性的组织工程支架材料越来越受到关注。在众多的组织工程支架材料中,海洋生物材料因其生物活性高、毒副作用低的优点而备受青睐。我国海域辽阔,生物资源储量十分丰富,高压高盐的复杂生态环境造就了海洋资源这个巨大的潜在宝库。这些海洋里的众多衍生化合物具有独特的理化性质,目前已发现一些海洋生物材料在抗癌、抗凝血、抗炎和抗病毒等方面有着巨大的应用潜力。还有很多海洋化合物,如多糖、脂肪酸、多酚、蛋白质或肽、维生素等在不断地被探索和发现,其独特的理化性质使得威胁人类福祉的很多问题或许可以从作为生命起源的海洋得到解决。

2.2 海洋生物材料的促组织修复活性

　　伤口愈合是一个复杂的生物学过程,它取决于伤口的严重程度、患者的健康状况以及通过外部材料所提供的物理化学支持。生物活性分子和工程化组织替代物的开发为促进伤口愈合过程提供了物理化学支持,在促进伤口愈合方面发挥着关键作用。海洋环境是一个独特的生态系统,有着极为丰富的生物。在海洋生物中观察到的广泛的化学多样性使海洋生物成为一种特殊的天然化合物来源。随着对海洋生物环境中独特分子物种的不断探索,"海洋天然产物"一词已在天然产物化学领域中得到确立。通过对海洋生物环境的探索,人们发现了含有理想的皮肤组织再生分子的天然产物,这一发现取得了很大的进展。极其多样化的海洋生物已成为众多生物大分子的巨大来源,这些大分子可用于开发具有伤口愈合特性的组织工程替代品。因此，每年基于海洋生物衍生材料都会开发出多种有前景的药物和组织工程替代材料。

胶原是脊椎动物体内最丰富的蛋白质，约占全身蛋白质质量的30%。此外，胶原是人体大多数器官中最重要的结构蛋白。例如，它占皮肤胶原的50%以上。迄今，已经鉴定出29种不同的胶原。所有类型的胶原都表现为典型的三螺旋结构，Ⅰ型胶原、Ⅱ型胶原、Ⅲ型胶原、Ⅴ型胶原和Ⅺ型胶原在此基础上重新聚合形成胶原纤维。此外，胶原在为不同类型的细胞提供支架方面发挥着重要作用，从而参与细胞附着、迁移、增殖、分化和存活。由于其独特的理化特性和生物相容性，胶原被普遍认为是组织工程中理想的支架材料。事实上，目前大多数用于组织工程的胶原是从动物组织中获得的，并对其质量和纯度进行了严格的检验。胶原可以从许多动物中提取出来，用于生物医学领域。然而，在组织工程中使用的最主要的胶原来源——牛及猪的皮肤仍然存在传播疾病的潜在危险。

海藻酸盐是一种天然阴离子聚合物，它是线型多糖家族的一员，含有不同数量的 β-D-甘露糖醛酸（M）和 α-L-古罗糖醛酸（G）残基依靠1,4-糖苷键共价连接在一起，主要从褐藻中提取。海藻酸盐温和的凝胶化特性和生物相容性使其成为一种非常有价值的生物医用材料，特别是在创面修复领域。例如，海藻酸盐创面敷料因其良好的维持生理潮湿微环境、减少细菌感染和促进伤口愈合的能力而被广泛接受。此外，通过对交联的类型和方法、孔径和涂覆在藻类培养基上的涂层的调控，可以有效控制多尺度生物活性分子的释放。海藻酸盐也被认为是良好的人工皮肤材料，特别是作为深度伤口的皮肤替代修复材料。

海藻酸盐支架也被用于组织工程相关的研究，它的亲水性和凝胶化特性使细胞负载率高，种子细胞在培养中保持活性和功能。基于海藻酸盐支架的三维心肌结构能够预防大鼠心肌梗死后心脏功能的恶化，移植后55天，1mm厚的移植体的组织学切片显示，从邻近的冠状动脉血管向植入的生物移植物内生长了大量的血管，生物移植物内形成了良好的纹状心肌纤维。此外，Gandhi等[1]研究表明，基于海藻酸盐的生物材料已被研究用于控释调节血管生成的生长因子或用于细胞传递。包封后的生长因子凝胶载体允许蛋白质的持续释放并维持生长因子活性。

甲壳素是一种线型多糖，由 β-1,4-糖苷键连接的2-乙酰氨基-2-脱氧-D-吡喃糖基组成，是自然界第二大丰富的碳水化合物。壳聚糖是一种阳离子聚合物，由1,4-D-氨基葡萄糖和 N-乙酰-D-氨基葡萄糖通过甲壳素的部分或全碱性去乙酰化得到。甲壳素或壳聚糖的糖苷键经酸水解（通常与盐酸水解）进一步裂解成较低分子量的部分，生成壳寡糖。

甲壳素和壳聚糖作为海洋多糖的重要组成部分，具有良好的生物学和生理特性，近年来在生物医药领域得到了广泛的应用。特别是由于其在伤口愈合、止血、免疫增强等方面具有诱人的生物活性和抗菌活性，长期以来被用于促进伤口愈合和皮肤组织工程。此外，它们已与其他天然或合成聚合物或生物活性天然化合物一起用于伤口敷料和皮肤组织再生。例如，将从蟹壳中提取的甲壳素与其他海洋化合物混合，开发了水凝胶敷料。该敷料已被证明可以提供良好的湿润愈合环境，并使得大鼠全层伤口肉芽组织和毛细血管形成显著增加。此外，利用静电纺丝技术制备的聚（乳酸-乙醇酸）（PLGA）-壳聚糖/聚乙烯醇纳米纤维支架有望作为皮肤组织工程应用的潜在替代品。Nwe 团队通过比较不同来源的壳聚糖的生物学和生理特性发现，海洋来源的壳聚糖具有良好的伤口愈合性能[2]。因此，甲壳素和壳聚糖单独或与其他材料联合应用，均可明显促进创面愈合，并可作为皮肤组织工程的替代品。

透明质酸（HA）是一种天然存在的非硫酸盐生物聚合物，是脊椎动物结缔组织 ECM 的主要成分，在玻璃体和滑膜液中尤其丰富。HA 因其在组织发育中对细胞黏附、迁移、分化、增殖等生物学功能的卓越贡献而被广泛应用于各种医学领域。特别是 HA 的分解产物具有一系列的支撑作用，可促进伤口快速愈合。此外，HA 在伤口愈合的早期阶段提供了一种临时结构，可以促进营养物质的扩散和清除细胞代谢废物。

磷脂形式的脂肪酸是质膜结构中最基本、最重要的成分。质膜中存在的多不饱和脂肪酸（PUFA）除了保持细胞膜的相对流动性，以保证细胞的正常生理功能外，还负责调节细胞间相互作用和细胞内信号转导。同时，n-3 PUFA 和 n-6 PUFA 参与合成膜磷脂的几种脂质介质的生物合成，因此能够刺激上皮细胞增殖。PUFA 是许多脂质介质的主要前体，它们在炎症反应中具有交叉功能，包括血管收缩、趋化、黏附和细胞活化。

研究表明，海洋中的海藻多糖具有良好的促进血管生成的作用。例如，岩藻多糖可通过调节参与血管生成的表面蛋白的表达，增强成纤维细胞生长因子-2（FGF-2）诱导的血管形成。岩藻多糖是从褐藻中提取的硫酸化多糖，纯化的岩藻多糖具有与肝素相同的抗凝血活性，但抗凝血作用较弱。由于其肝素样结构，可以推测岩藻多糖可能调节与肝素结合的血管生长因子的活性。因此，研究者考察了其在抗血栓浓度下对 FGF-2 诱导的人脐静脉内皮细胞增殖和分化的影响，岩藻多糖对 FGF-2 的有丝分裂活性无调节作用，但能显著增加 FGF-2 诱导的管状结构密度。岩藻多糖用部分管状结构增加了 α6 整合素亚单位的表达。在 FGF-2 存在下，岩藻多糖可增强 α6、β1 和 PECAM-1 的表达，抑制 αvβ3 整合素的表达，岩藻多糖对 α6 表达的影响最为显著，单克隆抗 α6 抗体可抑制其形成。单克隆抗 FGF-2 抗体显著降低了岩藻多糖加 FGF-2 对 α6 表达的影响，表明岩藻多糖主要通过 FGF-2 发挥作用。这些结果表明，在抗血栓浓度下，与肝素相反，岩藻多糖可以通过调节参与血管生成的表面蛋白（主要是 α6）的表达，增强 FGF-2 诱导的血管形成。

血液接触活性是体外材料在血液中所引发的包含抗凝血、促凝血以及产生对血液中相关组分的改变等的一系列级联反应。这些反应可能是医疗工作者所期望的功能性反应或者是一些不良后果。对于血液接触材料，较为重要的是其在接触血液后表现出的对血液的促凝或抗凝的性能，而具体材料对血液相容性的要求视具体的功能而确定。

目前，血液接触材料主要包括人造血管、人造瓣膜、人造支架、心血管植入器械、血液透析材料和介入式导管材料等血液接触器械的关键性材料。该类材料应用于医学植入当中以拯救人类生命、缓解相应病症，并且材料的种类还在不断地发展。目前在临床应用中，天然生物材料，尤其是海洋生物材料由于其优异的生物相容性、良好的血液相容性以及来源广、低毒性等，与常规的血液接触材料相比表现出显著的优势。

2.3.1 抗凝血性能

体内的止血机制是通过生成凝血酶的平衡过程来控制的，凝血酶负责形成纤维蛋白网而达到止血的目的。凝血和血小板聚集功能障碍可导致炎症、心血管功能紊乱、静脉血栓的形成等。血液凝固障碍可导致出血或凝血（血栓形成）的风险增加。抗凝血剂是防止凝血的物质，可阻止血液凝结。因此，它们可以在体内用作抗血栓性疾病的药物。抗凝血剂可以单独作为医用材料应用，也可以与其他生物材料结合起到血液抗凝的目的。

肝素是一种存在于哺乳动物组织中的高度硫酸化多糖，是抗凝治疗中广泛使用的药物之一，已有50多年的研发历史。然而，肝素作为一种抗血栓药物的临床应用还存在一些已得到充分证实的问题，如过度出血的风险和肝素引起的血小板减少问题。因此，最近由于其不良反应和长期的副作用，肝素替代药物的需求量很大。近年来科研人员已经做出了相当大的努力来获得具有较低出血风险的更安全的抗凝血剂，同时可保持良好的抗血栓形成活性。海藻是具有新颖结构的硫酸化多糖的丰富来源，并且这些化合物具有抗凝血特性。尤其是来自红色和褐色海藻的抗凝血多糖已经被成功分离并表征。例如，硫酸化多糖的抗凝能力引起了人们对抗凝药物发现的广泛兴趣。

从海藻中分离的硫酸化多糖，包括半乳聚糖类（如琼胶、卡拉胶）、褐藻中的岩藻多糖、绿藻中的硫酸鼠李糖等，其结构与肝素相似，通过对凝血酶和 X_a 因子的抑制而具有抗凝血活性。硫酸化多糖的抗凝血活性取决于糖组成、分子量、硫酸化比例和硫酸根在大分子骨架上的位置（重复单元中硫酸根的分布）。岩藻多糖的抗凝血活性与硫酸根含量呈正相关，硫酸根含量越高，硫酸化多糖组分的抗凝血活性越高。另外，较高分子量（如 27000 和 58000）的岩藻多糖比较低分子量（约 10000）的岩藻多糖显示出更强的抗凝血活性。Pomin 等也研究了硫酸化多糖的分子量与其抗凝血活性之间的关系，研究表明，线型硫酸化多糖需要比哺乳动物硫酸化糖胺聚糖的分子链更长才能具有抗凝血活性。减小岩藻多糖的分子量，显著降低了其对肝素辅因子 II 介导的凝血酶失活的影响。较低分子量的岩藻多糖能与肝素辅因子 II 结合，但与天然岩藻多糖不同，不能有效促进肝素辅因子 II 与凝血酶的相互作用[3]。Chevolot 等报道了多糖上硫酸盐基团位置对其抗凝血活性的重要性[4]，他们发现抗凝血活性需要 2-O-硫酸化和 2, 3-O-二硫酸化岩藻糖残基，而在 O-4 位置的硫酸化并不必要。

　　除岩藻多糖外的海洋硫酸化多糖也被证明具有抗凝血活性。相关报道包括从绿藻中，特别是从松藻类和石莼类中获得的硫酸化半乳聚糖和类似于石莼聚糖的硫酸化多糖。例如，Mao 等描述了一种来自团藻的硫酸化多糖，具有高鼠李糖含量和 35%的硫酸酯基团，通过直接抑制凝血酶和调节肝素辅因子 II 延长凝血时间[5]。Hayakawa 等对 23 种绿藻的硫酸化多糖进行了抗凝血活性测试，发现了一种高鼠李糖含量的硫酸化多糖，其纯化产物比标准肝素更有效[6]。

　　红藻也含有许多具有有效抗凝血活性的硫酸化多糖。一种来自西方八角鱼的2, 3-二硫酸化半乳糖具有抗凝血活性，与肝素类似，由凝血酶和 X 因子的抑制所致。其活性比来自无脊椎动物的类似硫酸化半乳聚糖更强，每个半乳糖残基只有一个硫酸盐基团。海百合体内有类似的多糖链，但含有较少的 2, 3-二硫酸化半乳糖单元，在凝血时间测定中的活性低于前者[7]。两种硫酸化多糖在抗凝血酶介导的凝血酶抑制作用上无差异；然而，在用肝素辅因子 II 替代抗凝血酶的试验中，海百合硫酸化半乳聚糖的抑制作用低于西方八角鱼。不过，当 X 因子为靶蛋白酶时，海百合硫酸化半乳聚糖的抗凝血作用强于西方八角鱼。这些观察结果表明，2, 3-二硫酸化半乳糖在多糖链上的比例和分布调节了多糖与凝固系统中特定蛋白酶的相互作用。Glauser 等研究表明来自西方八角鱼的 2, 3-二硫酸化半乳糖分别抑制内在肌腱酶和凝血酶原酶复合物，其对 X$_a$ 因子和凝血酶的生成至关重要[8]。硫酸化半乳聚糖与 X$_a$ 因子重链肝素结合位点相互作用。有趣的是，与硫酸化半乳聚糖和肝素有关的抗凝血活性由肝素辅因子 II 调节，在缺乏肝素辅因子 II 的血浆中，肝素抗凝血活性增强，而硫酸化半乳聚糖的活性与肝素辅因子 II 无关。

　　Athukorala 等[9]报道了褐藻中的岩藻多糖具有抗凝血活性，通过活化部分凝血活酶时间（APTT）、凝血酶时间（TT）和凝血酶原时间（PT）来检测所研究的抗凝化合物。结果显示，分离的纯化合物显示出与肝素几乎相同的抗凝血活性，纯化的化合物通过抑制丝氨酸蛋白酶 II、X 和VII的生物活性来强烈干扰凝血级联反应，从而发挥高的抗凝血活性。另外，研究显示，岩藻多糖可以通过增强凝血途径中抗凝血酶III（ATIII）介导的凝血因子活性来提高其抗凝血活性。据报道，岩藻多糖的抗凝血活性主要是由肝素辅因子II介导的。De Zoysa 等[10]报道了一种利用简单的发酵工艺和色谱技术从食用褐藻黄尾藻中分离出岩藻多糖作为抗凝血剂的方法。他们研究发现，发酵可以作为一种处理方法以增加海藻的生物活性潜力。因此，该报道有助于今后从发酵海藻中进一步筛选和大规模生产生物活性物质。

Luppi 等[11]发现了来自意大利海洋贝类软体动物 *Callista chione* 的一种低硫酸化肝素，其降低了因子 X_a 活性及活化部分凝血活酶时间，原因可能是糖醛酸单元的 2 位硫酸化特异性降低。Pereira 等[12]使用结构分析与特定生物测定相结合的方法，研究了从红藻 *Gelidium crinale* 分离的硫酸化半乳聚糖的抗凝血药理学。他们的研究表明，半乳聚糖链中的 2, 3-二硫酸化半乳糖单元对于硫酸化半乳聚糖的抗凝血活性具有十分重要的意义，因为这些链调节了多糖与靶蛋白酶和凝血抑制剂的相互作用。Mao 等[13]研究了来自海洋绿藻 *Monostroma nitidum* 的两种硫酸化多糖 WF1（分子量为 870000）和 WF3（分子量为 70000），它们都具有很高的抗凝血活性，此外，有趣的是，两种多糖都抑制凝血酶并可以增强对 ATIII介导的凝血因子 X_a 的抑制。

2.3.2 促凝血性能

材料的促凝血性能多应用在对伤口的止血过程中，止血是紧急医疗护理中至关重要的一步。有效和快速的止血对于外科手术和创伤紧急医疗至关重要，特别是对于在战场和其他复杂情况下引起的创伤。目前市场上可获得的止血材料主要包括胶原、明胶、海藻酸盐、壳聚糖、氧化纤维素、氰基丙烯酸酯组织黏合剂和多孔沸石等。所有这些都具有有效的止血功能，但也有一些缺点。例如，胶原具有有限的止血功效，因为它仅依赖于激活血小板以止血并具有较差的组织粘连性。多孔沸石在吸收血液中的水分时会释放出大量的热量，导致伤口发炎。羧甲基纤维素敷料不能在伤口中降解，并且在移除时容易产生疤痕。其他类型的止血材料，无法平衡有效止血及生物安全性问题。因此，开发新型有效止血材料以实现有效止血并具有良好的生物及血液安全性具有重要的意义。

甲壳素和壳聚糖及其衍生物与血液的相互作用目前已经成为研究热点之一。研究结果显示，源自海洋中的甲壳素、壳聚糖及部分衍生物都具有良好的止血活性，止血机理包括两种：一是该类物质与血小板通过蛋白中介相互黏附，形成复合物，加速纤维蛋白单体聚合，共同形成凝块；二是能够诱导红细胞聚集，刺激血管收缩，最终形成血栓，伤口被封住。

已有研究表明壳聚糖可黏附聚集红细胞和血小板，通过血小板的活化激活凝血途径，加速纤维蛋白胶的合成，刺激血管收缩，最终封合伤口。程沁园等[14]制备了不同脱乙酰度、分子量的壳聚糖固体粉末和溶液，并利用试管法比较了不同浓度、不同性质及不同状态的样品的体外凝血时间。结果表明，当材料的分子量相近时，壳聚糖溶液的体外凝血时间随着其脱乙酰度的增加而减少，脱乙酰度中等的固体粉末具有最强的促凝血能力；当材料脱乙酰度相近时，只有高分子量的壳聚糖溶液具有一定的促凝血活性，但固体粉末状态的三种壳聚糖均具有一定的缩短体外凝血时间的能力；同等剂量的壳聚糖溶液和粉末，除了高脱乙酰度、高分子量的壳聚糖外，其余样品的固体粉末对于缩短体外凝血时间更为有效。Hu 等[15]研究了羧甲基壳聚糖止血海绵的透气性和体外促凝效果，结果表明，止血海绵的最佳制备条件为：羧甲基壳聚糖质量分数为 2.50%，氯化钙质量分数为 1.0%，戊二醛体积分数为 1.0%。在这些条件下，止血海绵的吸水率达到 26.89%，初步评价表明了羧甲基壳聚糖止血海绵具有优异的透气性和显著的体外促凝活性。Zhong 等[16]以氯化钙为交联剂，羧甲基壳聚糖/海藻酸钠为原料，制备了海洋多糖复合止血敷料。试验结果表明该敷料具有良好的促凝血性能。

Lv 等[17]开发了一种基于甲壳素和贫血小板血浆（PPP）之间相互作用的复合止血材料（CP），促进原位凝血酶与甲壳素表面的附着。此外，CP 在动脉和肝脏出血的兔模型中显示出比甲壳素更有效的止血作用，这主要归因于凝血酶的强吸附性能。活化部分凝血活酶时间显示，CP 通过激活内源性凝血途径促进血液凝固。此外，CP 在 L-929 成纤维细胞中没有引起明显的细胞毒性，并且组织病理学检查表明 CP 没有免疫原性，可以加速伤口愈合。这些结果显示了 CP 在临床环境中作为止血剂的潜力。

岩藻多糖是从褐藻中提取的硫酸化多糖。不同的作用浓度可以使它们在体外表现出刺激或者抑制凝血的作用。并且其对凝血的促进是通过阻断组织因子通路抑制剂（TFPI）介导的。Zhang 等[18]在体外筛选了四种褐藻岩藻多糖提取物，研究了它们在改善凝血功能方面的潜力。通过全身止血和标准凝血试验来评价岩藻多糖的促凝血和抗凝血活性。结果表明，岩藻多糖可以改善相关的凝血参数。

2.4 海洋生物材料的免疫调节活性

炎症反应是非特异性免疫反应的一种，伴随着一系列生化反应，这些反应发生在一些有伤害性刺激物，如病原体、受损细胞、外来刺激物的机体反应中，起到保护机体并启动机体自愈功能的作用。炎症可分为急性炎症和慢性炎症，长期炎症可导致多种疾病,如癌症、心血管和肺疾病、关节炎、糖尿病和阿尔茨海默病等。

当机体受到组织损伤时,免疫系统会被活化,协助机体防御微生物感染。非感染性的异物材料(蛋白质、多糖、硅胶植入物等)也会引起免疫反应,有时会引起严重的组织损伤,但有时对免疫反应起着积极调节的作用。海洋生物材料包括甲壳素及其衍生物、海藻多糖、海洋动物多糖、蛋白质和脂类等,其中开发利用最多的是从甲壳动物中提取的甲壳素和海藻中提取的海藻多糖。多糖被广泛应用于生物医用材料的制备中。有研究表明,甲壳素及其衍生物以及海藻多糖等海洋生物材料在炎症和免疫调节反应中具有良好的调节作用,能够增强机体免疫功能[19]。

甲壳素脱乙酰基后所得壳聚糖对 IL-12 的分泌无抑制作用,能协同 TLR9 激活剂 CpG 激活炎性小体 NLRP3,增强 IL-12 和其他与 Th1 和 Th17 相关的关键细胞因子的分泌;当用作佐剂时,CpG-壳聚糖诱导依赖 NLRP3 的抗原特异性 Th1 和 Th17 反应。硫酸化多糖,包括海藻多糖,已被证明具有免疫调节活性,在免疫应答中起着抑制和促进的双重作用。一方面,一些硫酸化多糖通过阻断促炎细胞因子诱导的炎症转导信号,抑制补体的活化和白细胞黏附,起到免疫抑制作用;另一方面,硫酸化多糖可能影响免疫和炎症系统中的多个靶点,促进抗原识别和捕获,并促进其在上皮细胞的迁移及进出免疫器官,同时促进淋巴细胞的增殖。越来越多的研究表明,海藻硫酸化多糖能作为抗炎药物干扰白细胞向炎症部位的迁移。例如,在细菌性脑膜炎的兔子模型以及腹膜炎症大鼠模型中,通过静脉注射岩藻多糖可分别显著减少白细胞波动以及白细胞向腹膜的聚集。

多糖处理不仅能激活巨噬细胞、淋巴细胞、自然杀伤细胞和树突状细胞(DCs),还能促进这些细胞分泌细胞因子,激活补体系统,加速抗体的产生。另外,巨噬细胞被激活后,容易受外界因素刺激而分泌大量的生物活性产物,包括神经蛋白酶、趋化因子、花生四烯酸代谢物、反应性氧代谢物、补体成分、凝血因子、生长因子和细胞因子。这些生物活性产物参与免疫反应及炎症反应的过程,因此,多糖对巨噬细胞的调控是其具有免疫调节活性的重要体现。

巨噬细胞在免疫排斥(异物反应)中具有良好的调节作用,是重要的免疫细胞之一,参与免疫效应细胞的动员、活化及调节。巨噬细胞具有良好的可塑性,通过改变自身生理机能以应对环境因素变化。根据微环境刺激信号,巨噬细胞会呈现不同表型,包括促炎症型和抗炎症型。其中,促炎症型也称为经典激活或者 M1,而抗炎症型则称为选择激活或者 M2。例如,脂多糖(LPS)或 γ 干扰素(IFN-γ)激活 JAK/STAT 信号通路中 STAT1 刺激休眠状态的巨噬细胞(M0),通过经典途径激活极化成 M1 型,而 IL-4 或糖皮质激素与细胞膜上的 IL-4Rα 受体结合二聚化激活 STAT6,以促进 SOCS1 的表达,通过替代或选择途径激活 M0 极化成 M2 型。炎症发展的过程就是从 M1 过渡到 M2 的过程。相关巨噬细胞极化信号通路主要有 JNK、B7-H3/STAT3、PI3K/Akt、JAK/STAT、Notch 等。另外，Notch 信号通路中主要是 Notch1 受体在巨噬细胞中有表达，并有其配对的配体，配体与受体结合，受体被激活，释放出 Notch1 胞内段（NICD）进入核内，与 RBP-J 相互作用，从而诱导 M1 相关基因的表达。M1/M2 都具有代表性的标志物，例如，M1 型巨噬细胞在诱生型一氧化氮合酶（iNOS）的作用下产生一氧化氮，而 M2 表达 Arg1，iNOS 与 Arg1 在各自所在的通路中相互竞争使用精氨酸，因而成为各自的标志物。

2.4.1　促炎活性

海洋生物材料被应用于生物医用材料时，植入体内引发宿主反应，包括损伤、与血液相互作用、急性/慢性炎症及异物反应等。其中，炎症反应是宿主有效防御的关键过程，主要表现为白细胞的特异性积累和活化，过度的炎症反应会损害组织和自身免疫。生物材料与血液相互作用会首先招募外周血的单核细胞，单核细胞继而成熟分化为巨噬细胞。外界因素刺激巨噬细胞分泌炎症因子、趋化因子及生长因子等，这些因子对 T 淋巴细胞、B 淋巴细胞、自然杀伤细胞等产生作用，协同调节体内免疫反应。巨噬细胞与多糖生物材料共培养，可能发生两种情况：一种是细胞所处的环境包括多糖携带的活性基团，能够刺激细胞产生某些细胞因子，而这些因子又作用于巨噬细胞，经过特定的途径影响巨噬细胞极化；另一种则是多糖与巨噬细胞表面特定受体结合，激活相关分子通路，影响巨噬细胞的极化。

硫酸化多糖，包括海藻多糖，已被证明具有免疫调节活性，在刺激免疫反应或控制免疫细胞活性以减轻如炎症等相关负面影响方面具有潜在应用。硫酸化多糖可能影响免疫和炎症系统中的多个靶点，进而影响疾病发展和结果。由于藻类硫酸化多糖具有干扰白细胞迁移到炎症部位的能力，越来越多地被作为抗炎剂使用。例如，在细菌性脑膜炎的兔子模型中，通过静脉输入岩藻多糖显著降低了白细胞的波动。在腹膜炎症的大鼠模型中，静脉内添加岩藻多糖以剂量依赖性方式减少白细胞向腹膜的聚集。这些效应归因于岩藻多糖与 L-选择素和 P-选择素的结合，L-选择素和 P-选择素是聚集过程中必需的细胞黏附分子。来自其他海藻的岩藻多糖，包括海带和墨角藻属，在大鼠急性腹膜炎期间也会抑制白细胞向腹腔内的聚集[20]。除了损害选择素的作用外，藻类硫酸化多糖还抑制组织降解酶，如乙酰肝素酶和弹性蛋白酶，它们参与炎症期间基底膜完整性的破坏。

目前人们更倾向于将海洋来源的多糖材料作为原材料制备支架材料，研究这种支架材料对巨噬细胞的影响，从而研究海洋生物材料的炎症及免疫调节活性。

例如，Caires 等[21]用聚乳酸和甲壳素经脱乙酰基反应后所得壳聚糖分别制备支架材料，将支架材料与不同的人类免疫细胞共培养，结果发现它们均能增强巨噬细胞的代谢活动。壳聚糖支架材料刺激巨噬细胞上调分泌 IL-8、MIP-1、MCP-1 和 RANTES，而聚乳酸能够刺激巨噬细胞分泌 IL-6、IL-8 以及 MCP-1。Zheng 等[22]的研究表明 RAW264.7 细胞与低分子量壳聚糖（LMWCs）共培养后，COX-2、IL-10 和 MCP-1 的 mRNA 表达水平显著增强并呈剂量依赖性，说明 LMWCs 能够引起显著的免疫调节反应。LMWCs 通过在 NF-κB 以及 AP-1 通路促进主要分子的基因表达，包括 *IKKβ*、*TRAF6* 及 *JNK1*，并诱导 RAW264.7 细胞 IKBα 蛋白质的磷酸化，同时增加 *p65* 的核转位，进而调控 M1/M2 巨噬细胞的极化。海藻多糖直接刺激作用于免疫细胞，通过产生 iNOS 和促炎细胞因子/趋化因子继而产生一氧化氮（NO）。研究表明，高度纯化的壳聚糖能够激活小鼠骨髓衍生巨噬细胞中 NLRP3 蛋白，导致 IL-1β 产生[23]。NLRP3 炎性激活可分为两步：第一步是启动系统并上调 IL-1β 和 NLRP3；第二步是依赖 Casp-1 酶裂解炎症因子 IL-1β，并以 IL-1β 的形式存在。K^+流出、活性氧产生以及溶酶体不稳定三个方面都能激活 NLRP3。壳聚糖诱导 M0/M1/M2 细胞产生 IL-1β，M1 表现的炎症反应较为显著，在诱导过程中都出现 K^+流出、活性氧产生以及溶酶体不稳定，从而证明 NLRP3 被激活。多糖类生物材料可与巨噬细胞表面的 TLR4 结合，Notch 信号通路协同 TLR 通路，激活 IRAK2-MNK1-eIF4E，上调 NF-κB，从而诱导 M1 相关基因的表达。总之，多糖类生物材料对巨噬细胞的影响大多数都是通过与巨噬细胞表面的相关受体结合，促进各种因子释放，激活特定信号，达到细胞极化的效果。

2.4.2 抗炎活性

海洋生物材料对炎症反应具有双功能调节作用，呈现剂量依赖的方式。硫酸化多糖与其他效应物的相互作用可能有利于减缓炎症反应，如岩藻多糖诱导并激活 RAW264.7 细胞合成 iNOS，产生一氧化氮，但在脂多糖（LPS）存在的情况下，岩藻多糖具有抑制 LPS 诱导 RAW264.7 细胞产生一氧化氮的作用；岩藻多糖还可以通过抗补体活化与白细胞迁移和对平滑肌细胞的抗增殖作用而呈现抗炎作用，具有减缓炎症反应的趋势。Taya 等[24]的研究结果表明，海藻多糖能够抑制 LPS 刺激巨噬细胞表达炎症因子 TNF-α 和 IL-1β，也表现出抗炎活性。从苷蓿秆提取的果胶多糖对促炎细胞因子基因 mRNA 表达有明显的抑制作用，尤其是对因子 IL-1β。肝素寡糖能选择性地结合 L-选择素和 P-选择素，达到抑制急性炎症的效果，将肝素与其他生物活性物质协同作用，也能削弱炎症反应。

同样地，从海洋褐藻提取的粗多糖通过抑制产生炎症因子的信号通路，呈现抗炎的作用。将骨髓巨噬细胞在壳聚糖接枝聚己内酯共聚物（CS-*g*-PCL）薄膜上培养，促炎细胞因子 IL-12 和 IL-23 的表达可显著降低，并具有抗炎能力，其抗炎能力大小与壳聚糖的含量有关，进而可猜测 CS-g-PCL 使巨噬细胞有向 M2 型巨噬细胞极化的趋势。由于 IL-12 与细胞表面相应受体结合，并能诱导 IFN-γ 产生，激活 TYK2 通路，而 IL-23 能促进 T 淋巴细胞分化成 Th17 细胞，产生促炎细胞因子，此过程涉及 TYK2 和 JAK2 通路，且 IL-12 和 IL-23 都是经过 JAK/STAT 信号通路影响细胞核内基因表达，继而影响巨噬细胞表型，故该共聚物能使巨噬细胞向 M2 型极化，呈现抗炎的作用。

多糖生物材料的抗炎作用过程错综复杂，通过多条信号通路使巨噬细胞极化，这些作用也经过动物试验得以证实。有学者研究从绿藻提取的硫酸化多糖，将其进行腹膜炎模型的小鼠试验，分析全身效应，发现其能减少中性粒细胞迁移，可作为一种新型天然的治疗疼痛和急性炎症的药物。由炎症性介质引起的水肿是一种被广泛接受的用于评价药物抗炎效果的模型。含有 β-甘油磷酸的壳聚糖注射入小鼠不同部位，引起炎性反应并呈剂量依赖性效应，且不同部位的红肿程度各异。与之相比，高乙酰化度的甲壳素溶液引发的炎症反应较轻。利用卡拉胶诱发的爪水肿法对不同剂量、分子量的壳寡糖进行动物试验，分析其在小鼠体内的抗炎作用，结果表明壳寡糖在体内具有抗炎活性并有剂量依赖性，其活性大小与其分子量有关。壳寡糖能够降低 LPS 引起的炎症反应，干预 TLR4/NF-κB 信号通路而影响 Toll 样受体 4（TLR4）以及核基因 p65 的表达，抑制由 LPS 引起的炎症因子 IL-6、IL-8 表达；另外，小鼠试验也表明壳寡糖能够减缓由葡聚糖硫酸钠（DSS）诱导的结肠炎。对具有全身炎症的小鼠给予壳寡糖治疗，结果显示壳寡糖能够大量降低 IL-5、TNF-α 等 mRNA 表达和蛋白质水平，抑制产生一氧化氮，表明壳寡糖具有明显的抗炎作用。所有这些试验都证明甲壳质脱乙酰基所得壳聚糖及其衍生物能影响炎症细胞的行为，具有抗炎活性且呈剂量依赖性。

岩藻多糖对人补体激活的有效抑制作用是其主要活性之一。最初的研究表明，来自结缔组织的岩藻多糖部分有效地抑制了人血清中的传统通路和替代通路。低分子量岩藻多糖部分与 C1 复合物的 C1q 亚基结合，通过识别和结合免疫复合物来触发补体。岩藻多糖的结合会干扰 C1q 完全触发 C1 激活的能力。岩藻多糖也结合 C4，从而防止其分解和产生裂解产物 C4b，随后形成的 C3 转化酶是补体繁殖所必需的。此外，岩藻多糖能够结合 C1q 球状头并可能干扰 C1q 识别免疫球蛋白，通过核磁共振分析发现，与线型结构相比，支链岩藻多糖在抑制补体方面效果更好。

藻类硫酸化多糖与补体系统的相互作用表明它们可用于影响先天免疫以减少炎症反应或其他有害条件，如在先天免疫应答期间发生的过敏反应。此外，越来越多的研究表明，海藻多糖可通过与包括巨噬细胞在内的吞噬细胞上的甘露糖受体和 Toll 样受体等模式识别受体结合直接调节先天免疫反应。例如，λ-卡拉胶以依赖于 TLR4 的方式刺激小鼠 T 淋巴细胞培养,产生 Th1 模式细胞因子反应。然而,由 TLR4 缺陷小鼠制备的脾细胞仍保留一些响应 λ-卡拉胶产生 γ 干扰素的能力,这表明还引发了除 TLR4 之外的模式识别受体。在用卵白蛋白免疫产生过敏反应的小鼠中,口腔给药 λ-卡拉胶导致卵白蛋白特异性免疫球蛋白和血清组胺释放减少,表明 λ-卡拉胶可用于改善过敏反应。据报道,来自裙带菜属的岩藻多糖具有类似的效果。这些和其他关于直接刺激先天免疫系统的藻酸多糖的报道表明,它们可能在对抗以 Th2 为基础的疾病如自身免疫紊乱和过敏方面具有治疗用途。此外,有证据表明藻类硫酸化多糖,包括岩藻多糖和卡拉胶,增加了自然杀伤细胞、淋巴细胞和巨噬细胞对肿瘤的细胞毒性。

2.5 海洋生物材料的抗菌和抗病毒活性

2.5.1 抗菌活性

壳聚糖本身安全无毒、易于降解,且具有良好的广谱杀菌性能和生物相容性,得到了广泛的研究与应用。目前比较受认可的抑制细菌生长的机理是:带正电的聚合物在细胞表面与 N-乙酰胞壁酸、唾液酸、神经氨酸等阴离子组分结合。壳聚糖(尤其是低分子量颗粒)可以穿透细菌细胞壁,与 DNA 结合,抑制 mRNA 的合成和 DNA 转录。高分子量壳聚糖可与细胞表面相互作用,从而改变细胞通透性,或在细胞周围形成不透水层,从而阻断必要溶质进入细胞的运输。壳聚糖的抗菌机制包括亲水性、细胞表面带负电荷以及壳聚糖对细菌细胞的吸附。相关研究结果表明,革兰氏阴性菌细胞壁的亲水性和细胞表面负电荷数量均高于革兰氏阳性菌,且细胞表面负电荷分布与革兰氏阳性菌有较大差异。在酸性条件下,带负电荷的细胞表面与带正电荷的壳聚糖的相互作用更强,壳聚糖吸附量与抗菌效率的相关系数较高。

壳聚糖吸附量与环境 pH(pH<6.5)和壳聚糖乙酰化度(DA)有关。随着脱乙酰基团比例的增加,在 pH 较低时,细菌细胞对壳聚糖的吸附能力增强。壳聚糖的抗菌活性与其特性尤其是 DA 有直接的关系,DA 越低,pH 越低,抗菌效率越高。分子量对甲壳素和壳聚糖的抗菌性能也有影响,壳寡糖具有比天然多糖活性高、水溶性大的优点。

在抗真菌活性方面,有报道称壳聚糖可降低尖孢镰孢菌对芹菜的感染,抑制玫瑰上的霜霉菌和葡萄孢菌的传播。壳聚糖溶液处理番茄植株抑制了疫霉菌的菌丝生长、孢子囊生成、游动孢子释放和疫霉菌包囊的萌发,具有显著的疾病预防作用。此外,用壳聚糖处理辣椒种子可以减少炭疽菌的感染,提高辣椒幼苗的性能。关于机理,认为壳聚糖在界面形成一层可渗透膜,具有直接干扰真菌生长和激活多种防御过程两种功能。这些防御机制包括几丁质酶的积累、蛋白酶抑制剂的合成、木质化等。壳聚糖的特性对抗真菌活性的影响取决于特定的真菌种类。例如，研究表明，随着壳聚糖分子量的增加以及 DA 的降低，链格孢菌的生长有所减弱，但黑曲霉的生长与壳聚糖的分子量和 DA 没有相关性。

目前为止，从天然海洋物质中发现了许多具有抗菌活性的化合物，其中有一些表现出很高的抗菌活性。1985 年，日本学者 Matsunaga 等[25]第一次在海绵中分离出活性肽，其中环肽 discodermin A 对枯草芽孢杆菌和奇异变形菌具有抑制活性。同时，也有学者从独居海鞘的血细胞中分离出多肽 styelin A 和 styelin B，研究发现它们对抑制人感染革兰氏阳性菌和阴性菌均十分有效，即使在 100mmol/L NaCl 存在的情况下，最小抑菌浓度（MIC）通常也小于 1.5μg/mL，它们对 E. coli、S. typhimurium 14028S 和 Enterococcus faecium 的活性均远高于兔 α-防御素（rabbit α-defensin）NP-1。

研究者通过改良双氧水方法降解制备得到壳寡糖，并研究其对金黄色葡萄球菌、大肠杆菌（也称大肠埃希菌）、枯草芽孢杆菌、白假丝酵母菌等的体外抗菌试验。结果表明，通过这种方法制得的壳寡糖对金黄色葡萄球菌的抑制作用最强，质量分数为 0.5% 的壳寡糖溶液可完全抑制其生长；其次为大肠杆菌，需要质量分数为 1% 的壳寡糖溶液；抑制枯草芽孢杆菌需 2% 的壳寡糖溶液，对白假丝酵母菌的抑制作用最弱，需 4% 的壳寡糖溶液，且抗菌活性会随壳寡糖浓度增加而增强。目前已经将甲壳素和壳聚糖作为抗菌材料，研究其对抗多种目标生物如藻类、细菌、酵母和真菌，涉及与不同形式的壳聚糖（溶液、薄膜和复合物）的体内和体外相互作用的试验。Leceta 等[26]研究表明壳聚糖涂层对大肠杆菌具有显著的抗菌活性。Lee 及其同事[27]评估了戊二醛-壳聚糖（GA-CS）对 2 种 MRSA（耐甲氧西林金黄色葡萄球菌）标准品和 10 种 MRSA 临床分离株的抗菌活性。对于单独的 GA-CS、氨苄青霉素和青霉素，24h 后 MRSA 从 5.8lgCFU/mL 升至 9.2lgCFU/mL。当使用 GA-CS 与氨苄青霉素或 GA-CS 和青霉素的组合时，24h 后观察到 MRSA 的最大减少量（分别为 6.4lgCFU/mL 和 6.6lgCFU/mL），显示出协同杀菌作用。有人提出，GA-CS 不仅可以破坏细菌细胞膜，还可以干扰肽聚糖的生物合成，因此 β-内酰胺类抗生素能够轻易地靶向肽聚糖，从而显著增强对 MRSA 的杀菌活性。这些研究中，壳聚糖的作用被认为是杀菌或抑菌，而最新研究则倾向于将壳聚糖表征为抑菌而非杀菌，尽管确切的机制尚不清楚，但分子量和乙酰化度可能是影响此类活性的重要因素。Lin 等[28]制备了一种细菌纤维素-壳聚糖（BC-Ch）膜作为伤口敷料，抗菌测试结果表明，在细菌纤维素中添加壳聚糖显著提高了该膜的抗菌效率。

由于在许多海藻中发现了抗菌（抗细菌、抗真菌或抗病毒）活性并从中分离出一些活性化合物，因此海藻已成为公认的抗生素物质的潜在来源。目前，海藻在药物方面受到广泛的关注，主要来自药物开发公司或医学相关研究领域的研究，主要包括：硫酸化多糖作为抗病毒物质，来自 *Delisea pulchra* 的卤化呋喃酮作为防污化合物和来自 *Bryopsis* 属物种的 kahalalide F 作为肺病的可能治疗药物，以及用来治疗癌症、肿瘤和获得性免疫缺陷综合征（AIDS，艾滋病）。其他物质如大藻凝集素、岩藻多糖、类胡萝卜素和海兔毒素（aplysiatoxin）通常用于生物医学研究，并且这些物质已被证明具有较好的生物活性。另外，通过提取物的抗病毒活性的筛选试验已经鉴定出许多对 HSV-1 具有有效抑制作用的多糖和二萜。Bouhlal 等[29]的研究发现，来自摩洛哥海岸的红色海藻的水提取物在体外表现出抗疱疹病毒效应。Alboofetileh 等[30]从褐藻中分离出岩藻多糖，并对其抗菌、抗病毒活性进行了研究。抗菌试验表明，通过微波和亚临界水提取的岩藻多糖能够抑制大肠杆菌的生长，酶-超声、超声-微波、亚临界水浸提岩藻多糖在 2mg/mL 时对铜绿假单胞菌均有抑制作用。抗病毒研究表明，提取的岩藻多糖对 HSV-2 感染均有较强的抗病毒活性，EC_{50}（半数效应浓度）值在 0.027～0.123g/mL 范围内。

Lima-Filho 等[31]对来自北塞阿拉海岸（巴西东北部）的六种海洋大型藻类（红藻和绿藻）的己烷、氯仿和乙醇提取物进行了抗菌活性评估。结果表明，红藻 *Amansia multifida* 的己烷提取物对肠道革兰氏阴性菌（如产气肠杆菌、肺炎克雷伯菌、铜绿假单胞菌、伤寒沙门菌、猪霍乱沙门菌、黏质沙雷菌、霍乱弧菌）和革兰氏阳性菌（如枯草芽孢杆菌和金黄色葡萄球菌等）均显示出最佳结果。

2.5.2　抗病毒活性

病毒诱导出现及其再融合是人类生存的重大威胁。例如，获得性免疫缺陷综合征是由人类免疫缺陷病毒引起的一种传染病，在世界范围内波及面很广，被认为是一种大范围流行病。就流感而言，甲、乙、丙三种类型都属于正黏病毒科，其中甲型病毒在 20 世纪是主要流行的流感病毒类型。除此之外，对牲畜或海鱼的病毒感染可造成人类食物供应显著减少。家畜中的新病毒毒株有可能引起人畜共患病，最终导致人类死亡。虽然有许多抗病毒药物已在临床上使用，但是由于病毒在细胞内能够复制的性质、易于突变的基因组以及典型抗病毒药物引起的耐药性和副作用，抗病毒药物的发展强调替代药物的开发，包括药物作用方式的革新。据估计，在海洋环境中每秒钟发生 10^{23} 次病毒感染。因此，研究者认为海洋生物中已经进化出大量的抗病毒物质，以保护它们免受海洋中众多病毒的侵害[32]。根据抗病毒复合物的作用方式，可大致将抗病毒类物质分为两类：阻断病毒进入细胞的细胞受体的化合物以及在细胞感染后抑制病毒复制的化合物。

使用海洋细菌作为抗病毒化合物来源的研究主要集中在海洋细菌胞外多糖（EPS）上。许多海洋细菌产生 EPS 来作为它们生长黏附于固体表面和在不利条件下存活的策略。人们越来越关注从海洋环境中分离新的产生 EPS 的细菌,特别是那些存在于极端海洋环境(极端的压力和温度,以及高浓度的 H_2S 和重金属)中的细菌。来自深海热液喷口的细菌产生具有原始结构的 EPS,使其能够在极端环境中存活。在这些环境中产生的细菌 EPS 提供了具有新的化学组成、性质和结构的物质,可以在不同的工业领域中找到潜在的应用。近十几年来,已从不同的海洋生物中分离得到了许多结构新颖的抗病毒天然活性物质,包括多糖类、萜类、生物碱类、甾醇类和核苷等化合物,具有很好的研究和开发前景。

硫酸化多糖被认为是一类新兴的抗病毒化合物,可以模仿病毒的细胞受体,防止黏附和病毒随后的进入和感染。海藻中硫酸化多糖能够抑制包膜病毒[包括单纯疱疹病毒(HSV)、人类免疫缺陷病毒(HIV)、人类巨细胞病毒、登革病毒和呼吸道合胞病毒等]复制。海藻成分抗病毒活性的研究可追溯到 50 多年前,即海藻提取物保护鸡胚胎抵抗 B 型流感病毒和腮腺炎病毒。随后有人偶然发现,肝素在白细胞培养物中抑制了 HSV,猜测是由静电干扰病毒附着在细胞表面所致。这引发了研究者们对多种多阴离子物质(包括许多海藻中的硫酸化多糖)抗病毒作用的研究。近年来,越来越多的证据表明,海藻多糖对病毒复制的影响是通过多种机制产生的,这些机制涉及多糖的特定结构性质,而不仅仅是通过非特定的相互作用。

硫酸化多糖可有效阻止病毒攻击 $CD4^+$ T 细胞,但不会排泄而在动物体内积累。人类免疫缺陷病毒 1 型(HIV-1)是 AIDS 和相关疾病的致病性逆转录病毒,已经开发了一些核苷类似物以防止病毒的生长与传播,然而其具有严重的毒性、副作用,并且该病毒在早期阶段对这些药物产生抗性。Sosa 等[33]通过随机硫酸化反应合成了 N-羧甲基壳聚糖-N, O-硫酸盐,它是一种衍生自 N-羧甲基壳聚糖的肝素样多糖,也显示出抑制 HIV-1 复制和病毒与 CD4 结合的效果。O-2 或 O-3 的选择性硫酸化作用提供了有效的抗逆转录病毒药物,对人类免疫缺陷病毒感染的抑制作用比已知的 6-O-硫酸化衍生物(6-硫酸盐)强得多。

近年来,海洋硫酸化多糖对单纯疱疹病毒 1 型和 2 型(HSV-1、HSV-2)的抗病毒活性研究也取得了一定进展。红藻中的硫酸化木糖甘露聚糖抑制了 HSV-1 在 Vero 细胞中的增殖。木糖甘露聚糖的脱硫作用会破坏活性,相反,过硫酸化衍生物可以增强活性。Mohsen 等报道从马尾藻中分离出的硫酸化多糖组分抑制了 HSV-1,与其他研究组分相比,最有效的组分具有更高的硫酸酯含量和分子量[34]。人们普遍认为,硫酸化多糖的抗病毒活性随分子量的增加而增强。从褐色和红色海藻中提取的不同结构的代表性多糖(岩藻多糖和半乳糖)被证明能够抑制 HSV-1 和 HSV-2 感染,即与其他活性一样,硫酸化多糖的抗病毒活性是由复杂结构所致。其结构特征包括硫酸化水平、多糖骨架上硫酸根的分布、分子量、有机无机杂质和立体化学。这些硫酸化多糖也显示了通过与病毒孵育直接灭活 HSV-2 的能力。这对抑制病毒活性具有重要意义，因为它与体内抗病毒活性的增强有关。

从红藻中提取的多糖已经显示出对多种病毒具有抗病毒活性，包括重要的人类致病因子，如 HIV、HSV、水疱性口炎病毒（VSV）、巨细胞病毒等。

Gerber 等[35]首先证实了海藻多糖的潜在抗病毒活性，他们观察到，从 *Gelidium cartilagenium* 中提取的多糖可用于保护鸡胚胎卵免受乙型流感病毒和腮腺炎病毒的侵害。具有抗病毒活性的多糖多具有高度硫酸化结构，这些带负电荷的分子通过与病毒或细胞表面的正电荷相互作用发挥抑制作用，从而阻止病毒进入宿主细胞。

Rodriguez 等[36]从阿根廷海藻 *Callophyllis variegata* 中分离出三种半乳聚糖组分，显示出对 HSV-1、HSV-2（$IC_{50} = 0.16 \sim 2.19 \mu g/mL$）和 2 型登革病毒（$IC_{50} = 0.1 \sim 0.41 \mu g/mL$）的强效抗病毒活性，同时细胞毒性低，表明这些化合物可能成为有前途的抗病毒药物。Lee 等[37]报道了从日本富山湾的深海水中收集的硅藻 *Navicula directa* 中的硫酸化多糖，它通过干扰病毒复制的早期阶段来抑制 HSV-1 和 HSV-2（$IC_{50} = 7 \sim 14 \mu g/mL$），这可能影响病毒结合、吸附和渗透到宿主细胞。Matsuhiro 等[38]报道了从海洋红藻 *Schizymenia binderi* 分离的硫酸化半乳聚糖的结构和抗病毒活性。硫酸化的半乳聚糖对 HSV-1 和 HSV-2 具有高选择性抗病毒活性（$IC_{50} = 0.18 \sim 0.76 \mu g/mL$），细胞毒性非常低，能够抑制病毒对宿主细胞的吸附。Rechter 等[39]分析了从节旋藻 *Arthrospira platensis* 中分离的多糖组分，含有细胞内或细胞外螺旋样分子的组分在没有细胞毒性作用的前提下显示出显著的抗病毒活性。使用特异性测定法定量体外病毒复制，可以发现这些物质表现出对人类巨细胞病毒、HSV-1、人类疱疹病毒 6 型和 HIV-1 的强抑制作用。对于疱疹病毒，当在添加病毒之前将细胞与物质预孵育时，抗病毒效果最明显，表明抗病毒作用可能主要针对病毒进入。然而，一项关于抑制人巨细胞病毒蛋白合成的研究清楚地表明，细胞内的相关步骤也有助于抗病毒效果。在对抗人类免疫缺陷病毒的情况下，抑制发生在病毒进入的后期。因此，基于不同的作用模式，螺旋藻样物质具有显著的抗疱疹病毒和抗 HIV 活性。对这些物质进一步开发可能产生新的广谱抗病毒候选药物。

Talarico 等[40]报道，从 *Cryptonemia crenulata* 中分离的 D, L-半乳聚糖杂化体 C2S-3 对三种登革病毒血清 2 型临床株（$IC_{50} = 0.8 \sim 16 \mu g/mL$）显示出强大的抗病毒活性，并且细胞毒性低。进一步的研究确定 C2S-3 是"有希望的 DENV-2 进入抑制剂"。Mandal 等[41]报道了从印度红海藻 *Scinaia hatei* 分离的硫酸化木糖甘露聚糖，其能抑制 HSV-1 和 HSV-2（$IC_{50} = 0.5 \sim 1.4 \mu g/mL$）并具有低细胞毒性，可能干扰 HSV-1 增殖周期，对所测试的广谱 HSV 菌株具有非常好的抗病毒活性，表明这种化合物具有进一步进行临床研究的前景。

Bouhlal 等[42]从在摩洛哥海岸收集的两种红藻 *Sphaerococcus coronopifolius* 和 *Boergeseniella thuyoides* 中分离的水溶性硫酸化多糖能抑制 HIV 的增殖。此外，多糖能够抑制 HSV-1 在 Vero 细胞上的体外复制，EC_{50} 值分别为 4.1μg/mL 和 17.2μg/mL。HSV-1 对宿主细胞的吸附步骤似乎是多糖作用的特异性靶点。而对于 HIV-1，这些结果表明通过控制新一代病毒的出现和潜在的杀病毒作用，这种多糖对 HIV-1 复制具有直接抑制作用。

2.6　其他生物学活性

2.6.1　抗肿瘤活性

生活方式和地球环境变化带来的与日俱增的癌症威胁是当今世界导致死亡的主要原因之一。世界卫生组织预测，到 2030 年每年将有 1100 万人死于癌症。据报道，从不同的海洋生物中分离出的大量新化合物具有一定的抗癌活性。已知这些化合物依赖于 *p53* 抗增殖基因起作用，包括诱导细胞凋亡、影响微管蛋白-微管平衡，或抑制血管生成等。海洋生物提取物及其制成材料主要通过防止 DNA 氧化损伤、诱导细胞凋亡、激活巨噬细胞来抑制肿瘤的生成。

细胞凋亡是一个自然发生和进化的过程，选择性诱导细胞凋亡和调节凋亡途径是治疗癌症的有效途径。在各类海洋生物中，从海绵中分离出的化合物被广泛用于细胞凋亡诱导的抗癌活性研究。壳聚糖对肿瘤细胞也有直接作用，它通过诱导细胞凋亡来抑制肿瘤细胞的增殖。Gumińska 等[43]的研究表明，壳聚糖可通过半胱氨酸天冬氨酸蛋白酶 3 的活化导致膀胱肿瘤细胞凋亡。进一步的研究发现，壳聚糖纳米颗粒也可诱导细胞凋亡，通过中和细胞表面电荷在肝癌细胞上进行的试验，观察到线粒体膜电位的降低和脂质过氧化的诱导。此外，壳聚糖可能通过削弱糖酵解导致肿瘤细胞葡萄糖摄取和 ATP 水平下降来抑制埃利希腹水肿瘤的生长。因此，壳聚糖本身具有潜在的抗癌活性。一项使用化学诱导肿瘤模型的研究表明，饮食中添加壳聚糖能够抑制小鼠结肠中异常隐窝肿瘤病变。在饲料中添加壳聚糖，这种保护作用只能持续 6 周。研究强调，壳聚糖导致人胃癌细胞系中 p21/Cip 和 p27/Kip 基因表达升高，进而导致增殖细胞核抗原表达降低。壳聚糖的抗肿瘤活性不仅取决于壳聚糖的结构特征，如脱乙酰度、分子量等，还取决于肿瘤的种类。Jeon 和 Kim 研究了不同分子量壳聚糖的抗肿瘤活性[44]，他们发现，分子量为 1500～5500 的壳聚糖可以有效抑制 BALB/c 小鼠实体肉瘤（S180）或 14 号子宫颈癌（U14）肿瘤的生长。对不同分子量的壳聚糖样品进行小鼠试验，发现壳聚糖对路易斯肺癌具有明显的抗转移作用。结果表明，该活性随壳聚糖分子量的减小而增加,提示其具有免疫刺激作用,激活腹膜巨噬细胞,刺激非特异性宿主耐药性。研究还表明分子量较高的壳聚糖样品的抗肿瘤活性较低。然而,其他研究发现,壳聚糖分子量从 213000 降低到 10000 并不影响其对人肺癌细胞株 A549 的体外细胞毒性。壳聚糖 DA(DA 在 2%~61%之间的均相壳聚糖)对细胞毒性的影响试验结果表明,所有壳聚糖样品对膀胱癌细胞均有活性,DA 较高的样品活性较好。

抗氧化剂由于能调节活性氧物种(reactive oxygen species,ROS)的产生,对癌症的预防有着重要的作用。ROS 过量产生可能导致基因组不稳定和细胞损伤,以及引发癌症,越来越多的证据表明,氧化过程促进了癌症的发生,尽管其机制尚不清楚。抗氧化剂可能导致癌前病变的消退并抑制其发展为癌症。据估计,一个典型的人类细胞每天经历大约 10000 次 DNA 氧化损伤,自由基是组织代谢的产物,它们可能引起的潜在损害通过细胞内的抗氧化能力和修复机制而最小化。因此,在具有足够膳食摄入量的健康受试者的代谢活跃组织细胞中,ROS 对组织的损伤将是最小的,并且如果确实发生的话,大部分损伤将被修复。随着年龄的增长,ROS 对 DNA 的氧化损伤会累积,患癌症的风险也会增加。海洋生物材料具有的抗氧化活性能够降低或者防止 ROS 对人体细胞过度氧化造成的损伤。

细胞凋亡是一个复杂的过程,涉及许多不同的信号通路,导致死亡细胞发生多种变化。凋亡机制是由于抗凋亡蛋白和促凋亡蛋白平衡的改变而触发的。上调抗凋亡蛋白的表达,下调促凋亡蛋白的表达,降低半胱氨酸蛋白酶的表达,可能导致细胞凋亡减少,并通过阻断分化、促进血管生成、增加细胞活性、侵袭和转移来促进癌症的发展。诱导细胞凋亡是抑制癌细胞增殖的有效手段之一,辐照和像他莫昔芬这种能够诱导细胞凋亡的化学物质已经被用于治疗癌症,许多化学预防药物通过诱导细胞凋亡来发挥其抗癌作用。日本海带岩藻多糖可使免疫抑制小鼠的免疫功能得到恢复,是一种直接作用于巨噬细胞和 T 淋巴细胞的免疫调节剂。它还能促进辐照大鼠免疫功能的恢复。其机制与岩藻多糖抑制淋巴细胞凋亡有关。从 *Okinawa mozuku* 中提取的高分子量岩藻多糖促进了鼠细胞毒性 T 淋巴细胞比例的增加。来自墨角藻(*Fucus vesiculosus*)的岩藻多糖通过涉及 NF-κB 的途径对树突状细胞具有免疫刺激和促成熟作用,树突状细胞是强大的抗原呈递细胞。

2.6.2　抗氧化活性

抗氧化活性实际上是抗氧化剂自由基活性的缩写。人体产生自由基的途径分为两种:一种是人体通过呼吸作用产生;另一种是源于外界环境的影响,如辐射、环境污染物等不确定因素。研究表明,癌症、衰老或其他疾病大多与过量自由基的产生有关。大多数情况下当材料与人体组织或器官进行接触时都会使人体产生自由基，导致发生氧化反应。关于海洋生物材料的抗氧化活性的研究可以有效地克服这一显著的危害，因此其被列为医疗器械企业和临床医学的主要研究和发展方向之一，也是市场上最重要的功能需求之一。

海洋生物材料的抗氧化活性是指在材料接触人体组织或器官时能有效抑制自由基氧化的性能。这种特殊的材料机制可以间接消耗易产生自由基的物质或直接作用于自由基，以防止进一步反应。虽然人体不可避免地产生自由基，但相对应地，人体也会产生抗氧化剂，其作用是抵抗自由基，防止其对人体细胞的氧化攻击过于剧烈。有报道称，人体的抗氧化系统与免疫系统极为相似，具有完美而复杂的功能。

海藻作为海洋中存在的极为丰富的植物原材料，其提取物有着很多的作用，已经在各种海藻，包括红藻、绿藻、蓝藻和褐藻，以及它们的酶提取物中鉴定出抗氧化活性。有报道称，红藻 Callophyllis japonica 和江蓠 Gracilaria tenuistipitata 的乙醇提取物具有抗氧化作用。例如，日本粳稻的乙醇提取物抑制 H_2O_2 诱导的细胞凋亡并激活细胞抗氧化酶。用 H1299 细胞系进行的试验表明，用 Gracilaria tenuistipitata 的水提取物处理增强了这些细胞对 H_2O_2 诱导的 DNA 损伤的修复，抑制了细胞增殖，并诱导了 G_2/M 期阻滞。

氧化应激反应是引起许多疾病的主要原因，尤其是癌症和心血管疾病，这大大增加了世界范围内的死亡率。膳食抗氧化剂是一种重要的预防策略分子，它能使活性氧物种失活，防止氧化损伤。一旦在食品中发生脂质氧化，就会产生异味和不良化合物，这可能对健康有害。因此，为了减小这种风险，我们通常在食品中加入一些抗氧化剂，如合成抗氧化剂丁基羟基茴香醚（BHA）、二丁基羟基甲苯（BHT）、特丁基对苯二酚（TBHQ）和没食子酸丙酯等来延缓脂质氧化引起的恶化。然而，这些抗氧化剂会对健康造成潜在的危害，因此，人们对天然抗氧化剂的兴趣越来越大。

近年来，壳聚糖及其衍生物的抗氧化活性研究越来越受到重视。有报道称，壳聚糖及其衍生物通过清除体外的羟自由基、超氧自由基、烷氧自由基等氧自由基以及高度稳定的 DPPH 自由基，起到抗氧化剂的作用。Sun 等[45]报道了壳聚糖及其衍生物作为氢的供体来阻止氧化序列的产生。此外，壳聚糖的自由基清除性能取决于它们的 DA 和分子量。Park 等[46]证明了低分子量壳聚糖比高分子量壳聚糖更活跃。低分子量（1000～3000）壳聚糖样品具有较强的清除不同自由基的能力。其他研究表明，在 0.5mg/mL 浓度下，低分子量壳聚糖的超氧自由基清除活性可达 80%以上。关于壳聚糖分子量（30000、90000 和 120000）对鲑鱼皮肤抗氧化活性的影响的研究结果表明，这些壳聚糖均具有抗氧化活性，可抑制三文鱼脂质氧化，其中分子量为 30000 的壳聚糖样品具有较高的抗氧化活性[47]。此外，高度去乙酰化（90%）的甲壳素更适合清除 DPPH、羟自由基、超氧自由基和碳中心自由基。虽然自由基清除活性的确切机制尚不清楚，但这与氨基和羟基（连接在吡喃糖环的 C2、C3 和 C6 位置）与不稳定自由基反应，从而形成稳定的大分子自由基相关。

许多海藻中的硫酸化多糖具有明显的抗氧化能力。例如，墨角藻属岩藻多糖表现出相当大的还原/抗氧化能力和超氧化物自由基清除能力。孤雌生殖海带岩藻多糖组分在超氧自由基和羟自由基清除试验中也表现出显著的抗氧化能力，超氧自由基清除活性与多糖组分硫酸根含量呈正相关。卡拉胶和石莼聚糖的抗氧化性能也与硫酸根含量有关，高硫酸根含量的石莼聚糖衍生物表现出更高的抗氧化活性[48]。

2.6.3　抗脂质过氧化作用

海藻硫酸化多糖在高血脂动物模型中具有降脂等有益特性。墨角藻提取物具有剂量依赖性，能有效抑制氘诱导的高脂血症大鼠血清甘油三酯和总胆固醇水平的升高。对高胆固醇饮食喂养 21 天的大鼠补充石莼聚糖，可降低血清总胆固醇和低密度脂蛋白胆固醇，而血清甘油三酯无明显变化。将石莼聚糖降解为低分子量馏分时，其效果发生了改变。低分子量和固有黏度的石莼聚糖衍生物不能降低血清总胆固醇，但能使动物的甘油三酯水平恢复正常，升高高密度脂蛋白胆固醇。这些作用的潜在机制尚不清楚，但似乎不涉及胆汁酸的分离。

最近有报道称，孤雌生殖海带岩藻多糖降低了高脂血症大鼠的血清总胆固醇、低密度脂蛋白胆固醇和甘油三酯水平，升高了高密度脂蛋白胆固醇水平。该方法还能提高血清中脂蛋白脂肪酶（LPL）、肝脂肪酶（HL）和卵磷脂-胆固醇酰基转移酶（LCAT）的活性。这些酶活性的变化可能是褐藻碱治疗的直接结果，也可能是脂质谱改善的间接结果。当然，褐藻多糖和其他海藻硫酸化多糖可能通过与这些酶上具有良好特征的肝素结合位点相互作用而影响 LPL 和 HL。与此结果一致的是，在培养基中，墨角藻属岩藻多糖可从细胞表面结合位点释放 LPL，稳定 LPL 活性。

海藻多糖在治疗高脂血症和降低某些药物的毒性方面显示出了良好的效果。匍枝马尾藻岩藻多糖对乙酰氨基酚诱导的中毒性肝炎引起的血清和肝组织胆固醇及甘油三酯升高具有显著的预防作用。并且还部分逆转了肝 LCAT 和 HL 的减少，改善了肝脏的整体组织学外观。同样，环孢素 a 诱导的肾毒性中，岩生千里光硫酸化多糖可缓解高脂血症，并使血浆中的 LPL 和 LCAT 正常化。尿素、尿酸和肌酐的排泄均经硫酸化多糖处理后恢复正常。此外，LDL 对氧化的敏感性降低，说明硫酸化多糖的抗氧化活性也起到一定作用。

2.6.4　生物矿化活性

复合材料结合了两种或更多种材料的特点，是具有有趣特性的新材料。许多生物材料都是复合材料。在大多数情况下，生物复合材料的功能基于其纳米级结构。这种纳米复合材料的实例如珍珠母、骨骼、牙釉质，以及蛋壳或软体动物壳等。在许多情况下，这种纳米复合材料的机械性能非常突出。例如，鲍鱼珍珠母的断裂韧性是方解石晶体的 3000 倍。碳酸钙纳米复合材料构成有孔虫的壳、鸟类的卵壳和软体动物的壳，是常见的软体动物的机械保护。

硅藻是生活在淡水或咸水中以及潮湿表面上的单细胞藻类，在常温和常压下生物矿化产物是刚性的，这种刚性物质构成了硅藻的外骨骼，这些外骨骼具有精细的微纳结构。每个硅藻细胞之间通过机械互连装置连接。这种连接的尺寸为几百纳米。据报道，硅藻的外骨骼几乎没有任何磨损的迹象，虽然它们已经化石化，并且数千万年前就产生了。

动物骨骼由约 65% 的无机成分组成，主要是羟基磷灰石，可提供抗压强度，约 35% 为有机成分，主要是胶原蛋白，提供高拉伸强度。骨骼中的其他成分是蛋白质和脂肪。骨骼的高强度是由于羟基磷灰石晶体主要沿着拉伸和压缩应力线排列，这导致了支撑外来压力时骨骼以近乎完美的方式将力量分散至承重骨整体。

蛋白质在生物矿化中具有几个重要的积极作用：抑制溶液中自发形成的矿物质，如口腔中的蛋白质酪蛋白抑制磷酸钙的自发沉淀；抑制现有晶体的生长，并且控制晶核生长的相、形态和生长动力学。晶体形状受具有特定结构的蛋白质的影响而被调控，晶面具有不同的电荷和原子排列，因此蛋白质可以选择性地吸附。此外，蛋白质可以自组装成有序阵列，指导有组织的矿化结构的形成。

壳聚糖、纤维素和胶原蛋白在生物矿化领域中广泛使用，是三种重要的有机结构和聚合物支架。它们在组织中能够形成纳米纤维，具有自组装能力，具有从纳米级到宏观的分层组织。它们具有充当支架和生物矿化的模板、形成坚硬的骨架结构的能力。

组织工程中支架的组成与生物矿物的矿化过程所需材料是相似的，并且涉及化学组成、孔洞结构、降解速率和机械性质等。对支架的强度要求很高，目的是足以在细胞合成自身 ECM 之前抵抗周围应力的作用。弹性模量必须能够抵抗会使孔塌陷的压缩应力，必须将生理范围内的应力和应变传递到周围组织，并且必须防止应力集中和应力屏蔽。使用生物矿化的原理和过程合成支架材料也是近年来的研究热点。

骨骼是一种矿化的刚性结缔组织，构成人体的结构框架，它在整个生命周期内具有内置的再生和改造能力[49]。此外，骨骼还具有多种辅助功能，如矿物质储存、血液 pH 和钙调节。骨骼主要由羟基磷灰石的矿物相、Ⅰ型胶原和其他无机成分（如水）组成的有机相构成[50]。临床上，骨折愈合被认为是骨再生过程，其中许多细胞参与细胞外和细胞内信号通路并致力于骨修复。由外部创伤、异常医疗条件和疾病导致的临界尺寸缺陷，需要高度复杂的医疗重建方法，也是目前研究者关注的重难点问题[51]。据统计，全世界每年有2亿人患骨质疏松症，890万人发生骨折[52]，因此对骨组织修复进行有效的医疗干预具有必要性。

胶原蛋白是脊椎动物体内最丰富和普遍存在的蛋白质，约占脊椎动物总蛋白质的25%～30%[53]。有大量证据支持胶原蛋白基质的临床应用[54]，如用于手术缝合线，止血剂，创伤敷料，药物、基因等的递送载体[55]，它还可以用作组织工程支架，包括用于细胞培养系统和替代移植物的基质，以及用作人造血管和瓣膜的支架[56]等。胶原-羟基磷灰石支架具有良好的骨传导和骨诱导能力，是骨组织工程支架的理想材料。使用脱氢热处理进行胶原交联可以降低胶原酶的降解速率，这一方法在骨组织工程中具有很大的应用潜力，可用于胶原支架的功能化。

壳聚糖是一种碱性多糖，通过甲壳素脱乙酰基产生，能促进成骨细胞的生长和大量矿化基质的沉积，在生物矿化中具有广阔的应用前景[57]。采用刺激体液法测定壳聚糖/纳米羟基磷灰石的生物活性，其中磷灰石层对前成骨细胞的细胞活性、增殖和分化能力有较大的影响。高活性壳聚糖/纳米羟基磷灰石/唑来膦酸多孔支架[58]，通过上调促凋亡基因表达诱导细胞凋亡和通过下调破骨细胞活性降低肿瘤细胞的破骨活性，在体外对骨巨细胞瘤（GCT）表现出优异的肿瘤抑制性能。同时，与纯壳聚糖/纳米羟基磷灰石支架相比，制备的支架具有良好的生物相容性和骨诱导性。此外，制备的支架还表现出对临床致病性金黄色葡萄球菌和大肠杆菌的出色抗菌活性。Katti等[59]合成了一种壳聚糖/蒙脱土/羟基磷灰石复合材料，该复合材料可促进细胞增殖。同样，壳聚糖/明胶纳米生物活性玻璃陶瓷复合材料也被认为是一种潜在的牙槽骨组织工程复合材料。牙槽骨缺损常常与牙周退化有关，临床上许多治疗技术都是通过填充生物材料如生物玻璃来修复骨缺损。明胶是胶原的部分衍生物，与壳聚糖、β-磷酸三钙和羟基磷灰石进行充分混合后能促进细胞附着、迁移、分化和增殖。Wang等[60]构建了一种表面矿化的新型物理交联聚乙烯醇/壳聚糖双网络水凝胶。制备的水凝胶具备高强度、高孔隙率、可生物降解性和骨诱导的能力，显著加速了兔骨缺损模型中缺损骨的再生。

参 考 文 献

[1] Gandhi J K, Opara E C, Brey E M. Alginate-based strategies for therapeutic vascularization. Ther Deliv, 2013, 4（3）: 327-341.

[2] Nwe N, Furuike T, Tamura H. The mechanical and biological properties of chitosan scaffolds for tissue regeneration templates are significantly enhanced by chitosan from *Gongronella butleri*. Materials, 2009, 2（2）: 374-398.

[3]　Pomin V H，Pereira M S，Valente A P，et al. Selective cleavage and anticoagulant activity of a sulfated fucan：stereospecific removal of a 2-sulfate ester from the polysaccharide by mild acid hydrolysis，preparation of oligosaccharides，and heparin cofactor II -dependent anticoagulant activity. Glycobiology，2005，15（4）：369-381.

[4]　Chevolot L，Mulloy B，Ratiskol J，et al. A disaccharide repeat unit is the major structure in fucoidans from two species of brown algae. Carbohyd Res，2001，330（4）：529-535.

[5]　Mao W，Zang X，Li Y，et al. Sulfated polysaccharides from marine green algae *Ulva conglobata* and their anticoagulant activity. J Appl Phycol，2006，18（1）：9-14.

[6]　Hayakawa Y，Hayashi T，Lee J B，et al. Inhibition of thrombin by sulfated polysaccharides isolated from green algae. Biochimica et Biophysica Acta （BBA）-Protein Structure and Mol Enzymol，2000，1543（1）：86-94.

[7]　Melo F R，Pereira M S，Foguel D，et al. Antithrombin-mediated anticoagulant activity of sulfated polysaccharides：different mechanisms for heparin and sulfated galactans. J Biol Chem，2004，279：20824-20835.

[8]　Glauser B F，Rezende R M，Melo F R，et al. Anticoagulant activity of a sulfated galactan：serpin-independent effect and specific interaction with factor X_a. Thromb Haemostasis，2009，102（12）：1183-1193.

[9]　Athukorala Y，Jung W K，Vasanthan T，et al. An anticoagulative polysaccharide from an enzymatic hydrolysate of *Ecklonia cava*. Carbohyd Res，2006，66（2）：184-191.

[10]　De Zoysa M，Nikapitiya C，Jeon Y J，et al. Anticoagulant activity of sulfated polysaccharide isolated from fermented brown seaweed *Sargassum fulvellum*. J Appl Phycol，2007，20：67-74.

[11]　Luppi E，Cesaretti M，Volpi N. Purification and characterization of heparin from the Italian clam *Callista chione*. Biomacromolecules，2005，6：1672-1678.

[12]　Pereira M G，Benevides N M B，Melo M R S，et al. Structure and anticoagulant activity of a sulfated galactan from the red alga，*Gelidium crinale*. Is there a specific structural requirement for the anticoagulant action？. Carbohyd Res，2005，340：2015-2023.

[13]　Mao W，Fang F，Li H，et al. Heparinoid-active two sulfated polysaccharides isolated from marine green algae *Monostroma nitidum*. Carbohyd Polym，2008，74：834-839.

[14]　程沁园,张家骊,夏文水. 壳聚糖的脱乙酰度、分子质量和性状对其体外促凝血活性的影响. 海洋科学，2012，36：59-63.

[15]　Hu Z，Miao Y，Cai Y，et al. Optimization of preparation process and preliminary evaluation of carboxymethyl chitosan hemostatic sponge. The 3rd International Conference on Smart Materials and Nanotechnology in Engineering （SMNE 2016），2016.

[16]　Zhong Q，Hu Z，Zhang D，et al. Fabrication and characterization of marine polysaccharides hemostatic dressing. IOP Conf Series：Mater Sci Eng，2018，423：012172.

[17]　Lv L，Tang F，Lan G. Preparation and characterization of a chitin/platelet-poor plasma composite as a hemostatic material. RSC Adv，2016，6：95358-95368.

[18]　Zhang Z，Till S，Knappe S，et al. Screening of complex fucoidans from four brown algae species as procoagulant agents. Carbohyd Polym，2015，115：677-685.

[19]　Wijesinghe W A J P，Jeon Y J. Biological activities and potential industrial applications of fucose rich sulfated polysaccharides and fucoidans isolated from brown seaweeds：a review. Carbohyd Polym，2012，88：13-20.

[20]　Cumashi A，Ushakova N A，Preobrazhenskaya M E，et al. A comparative study of the anti-inflammatory，anticoagulant，antiangiogenic，and antiadhesive activities of nine different fucoidans from brown seaweeds. Glycobiology，2007，17：541-552.

[21]　Caires H R，Esteves T，Quelhas P，et al. Macrophage interactions with polylactic acid and chitosan scaffolds lead

to improved recruitment of human mesenchymal stem/stromal cells: a comprehensive study with different immune cells. J R Soc Interface, 2016, 13: 0570.

[22] Zheng B, Wen Z S, Huang Y J, et al. Molecular weight-dependent immunostimulative activity of low molecular weight chitosan via regulating NF-κB and AP-1 signaling pathways in RAW264.7 macrophages. Mar Drugs, 2016, 14: 169.

[23] Hari A, Zhang Y, Tu Z, et al. Activation of NLRP3 inflammasome by crystalline structures via cell surface contact. Sci Rep, 2014, 4: 7281.

[24] Taya K, Hirose K, Hamada S. Trehalose inhibits inflammatory cytokine production by protecting IκB-α reduction in mouse peritoneal macrophages. Arch Oral Biol, 2009, 54: 749-756.

[25] Matsunaga S, Fusetani N, Konosu S. Bioactive marine metabolites, Ⅳ. Isolation and the amino acid composition of discodermin A, an antimicrobial peptide, from the marine sponge *Discodermia kiiensis*. J Nat Prod, 1985, 48: 236-241.

[26] Leceta I, Molinaro S, Guerrero P, et al. Quality attributes of map packaged ready-to-eat baby carrots by using chitosan-based coatings. Postharvest Biol Tec, 2015, 100: 142-150.

[27] Lee D S, Eom S H, Kim Y M, et al. Antibacterial and synergic effects of gallic acid-grafted-chitosan with beta-lactams against methicillin-resistant *Staphylococcus aureus*（MRSA）. Can J Microbiol, 2014, 60: 629-638.

[28] Lin W C, Lien C C, Yeh H J, et al. Bacterial cellulose and bacterial cellulose-chitosan membranes for wound dressing applications. Carbohydr Polym, 2013, 94: 603-611.

[29] Bouhlal R, Riadi H, Bourgougnon N. Antiviral activity of the extracts of Rhodophyceae from Morocco. Afr J Biotechnol, 2010, 9: 7968-7975.

[30] Alboofetileh M, Rezaei M, Tabarsa M, et al. Effect of different non-conventional extraction methods on the antibacterial and antiviral activity of fucoidans extracted from *Nizamuddinia zanardinii*. Int J Biol Macromol, 2019, 124: 131-137.

[31] Lima-Filho J V M, Carvalho A F F U, Freitas S M, et al. Antibacterial activity of extracts of six macroalgae from the northeastern Brazilian coast. Braz J Microbiol, 2002, 33: 311-313.

[32] Dang V T, Benkendorfft K, Speck P. *In vitro* antiviral activity against herpes simplex virus in the abalone *Haliotis laevigata*. J Gen Virol, 2011, 92: 627-637.

[33] Sosa M, Fazely F, Koch J, et al. *N*-Carboxymethylchitosan-*N*, *O*-sulfate as an anti-HIV-1 agent. Biochem Biophys Res Commun, 1991, 174: 489-496.

[34] Mohsen M, Mohamed S F, Ali F, et al. Chemical structure and antiviral activity of water-soluble sulfated polysaccharides from S*argassum latifolium*. J Appl Sci Res, 2007, 3: 1178-1185.

[35] Gerber P, Dutcher J D, Adams E V, et al. Protective effect of seaweed extracts for chicken embryos infected with influenza B or mumps virus. Proc Soc Exp Biol Med, 1958, 99: 590-593.

[36] Rodríguez M C, Merino E R, Pujol C A, et al. Galactans from cystocarpic plants of the red seaweed *Callophyllis variegata*（Kallymeniaceae, Gigartinales）. Carbohyd Res, 2005, 340: 2742-2751.

[37] Lee J B, Hayashi K, Hirata M, et al. Antiviral sulfated polysaccharide from *Navicula directa*, a diatom collected from deep-sea water in Toyama bay. Biol Pharm Bull, 2006, 29: 2135-2139.

[38] Matsuhiro B, Conte A F, Damonte E B, et al. Structural analysis and antiviral activity of a sulfated galactan from the red seaweed *Schizymenia binderi*（Gigartinales, Rhodophyta）. Carbohydr Res, 2005, 340: 2392-2402.

[39] Rechter S, Konig T, Auerochs S, et al. Antiviral activity of *Arthrospira*-derived spirulan-like substances. Antivir Res, 2006, 72: 197-206.

[40] Talarico L B，Duarte M E，Zibetti R G，et al. An algal-derived DL-galactan hybrid is an efficient preventing agent for *in vitro* dengue virus infection. Planta Med，2007，73：1464-1468.

[41] Mandal P，Pujol C A，Carlucci M J，et al. Anti-herpetic activity of a sulfated xylomannan from *Scinaia hatei*. Phytochemistry，2008，69：2193-2199.

[42] Bouhlal R，Haslin C，Chermann J C，et al. Antiviral activities of sulfated polysaccharides isolated from *Sphaerococcus coronopifolius*（Rhodophytha，Gigartinales）and *Boergeseniella thuyoides*（Rhodophyta，Ceramiales）. Mar Drugs，2011，9：1187-1209.

[43] Gumińska M，Ignacak J，Wojcik E. *In vitro* inhibitory effect of chitosan and its degradation products on energy metabolism in Ehrlich ascites tumour cells（EAT）. Pol J Pharmacol，1996，48：495-501.

[44] Jeon Y J，Kim S K. Antitumor activity of chitosan oligosaccharides produced in ultrafiltration membrane reactor system. J Microbiol Biotechn，2002，12：503-507.

[45] Sun T，Xie W，Xu P. Antioxidant activity of graft chitosan derivatives. Macromol Biosci，2003，3：320-323.

[46] Park P J，Je J Y，Kim S K. Free radical scavenging activity of chitooligosaccharides by electron spin resonance spectrometry. J Agr Food Chem，2003，51：4624-4627.

[47] Kim K W，Thomas R. Antioxidative activity of chitosans with varying molecular weights. Food Chem，2007，101：308-313.

[48] Qi H，Zhang Q，Zhao T，et al. Antioxidant activity of different sulfate content derivatives of polysaccharide extracted from *Ulva pertusa*（Chlorophyta）*in vitro*. Int J Biol Macromol，2005，37：195-199.

[49] Bose S，Roy M，Bandyopadhyay A. Recent advances in bone tissue engineering scaffolds. Trends Biotechnol，2012，30：546-554.

[50] Boskey A L. Bone composition：relationship to bone fragility and antiosteoporotic drug effects. Bonekey Rep，2015，4：710.

[51] Amini A R，Laurencin C T，Nukavarapu S P. Bone tissue engineering：recent advances and challenges. Crit Rev Biomed Eng，2012，40：363-408.

[52] Pisani P，Renna M D，Conversano F，et al. Major osteoporotic fragility fractures：risk factor updates and societal impact. World J Orthop，2016，7：171-181.

[53] Parenteau-Bareil R，Gauvin R，Berthod F. Collagen-based biomaterials for tissue engineering applications. Materials，2010，3（3）：1863-1887.

[54] Ghanavati Z，Neisi N，Bayati V，et al. The influence of substrate topography and biomaterial substance on skin wound healing. Anat Cell Biol，2015，48（4）：251-257.

[55] An B，Lin Y S，Brodsky B. Collagen interactions：drug design and delivery. Adv Drug Deliver Rev，2016，97：69-84.

[56] Parenteau-Bareil R，Gauvin R，Berthod F. Collagen-based biomaterials for tissue engineering applications. Materials，2010，3（3）：1863-1887.

[57] Kumar M N V R，Muzzarelli R A A，Muzzarelli C，et al. Chitosan chemistry and pharmaceutical perspectives. Chem Rev，2004，104（12）：6017-6084.

[58] Lu Y，Li M，Li L，et al. High-activity chitosan/nano hydroxyapatite/zoledronic acid scaffolds for simultaneous tumor inhibition，bone repair and infection eradication. Materials Science Eng C，2018，82：225-233.

[59] Katti K S，Katti D R，Dash R. Synthesis and characterization of a novel chitosan/montmorillonite/hydroxyapatite nanocomposite for bone tissue engineering. Biomed Mater，2008，3：034122.

[60] Bi S，Wang P，Hu S，et al. Construction of physical-crosslink chitosan/PVA double-network hydrogel with surface mineralization for bone repair. Carbohyd Polym，2019，224：115176.

第3章

>>

甲壳素及其衍生物

3.1 甲壳素及其衍生物简介

　　甲壳素（chitin，CT）是自然界存在的天然氨基多糖，广泛存在于虾蟹等甲壳类动物外壳、昆虫类动物外壳、真菌细胞壁以及鱿鱼软骨等部位，其年生物合成量约在 100 亿吨，仅次于纤维素，是自然界中重要的可再生生物资源，其作为生物体外部结构成分，形成具有刚性和稳定性的网状纤维组织，发挥着保护、支撑等类骨骼的生理作用。

　　甲壳素的化学结构是由 2-乙酰氨基葡萄糖通过β-1, 4-糖苷键连接而成的直链大分子多糖 ［图 3.1（a）］。甲壳素不溶于水，也不溶于普通的有机溶剂，一定程度上制约了它的广泛应用。壳聚糖（chitosan，CTS）是自然界唯一带正电荷的多糖，是由氨基葡萄糖通过β-1, 4-糖苷键连接而成的直链大分子氨基多糖［图 3.1（b）］。壳聚糖是甲壳素的脱乙酰基产物，脱乙酰度一般大于 85%，不溶于水，溶解于酸性水溶液，可生物降解，在医药、食品、环境保护等领域有重要的应用。

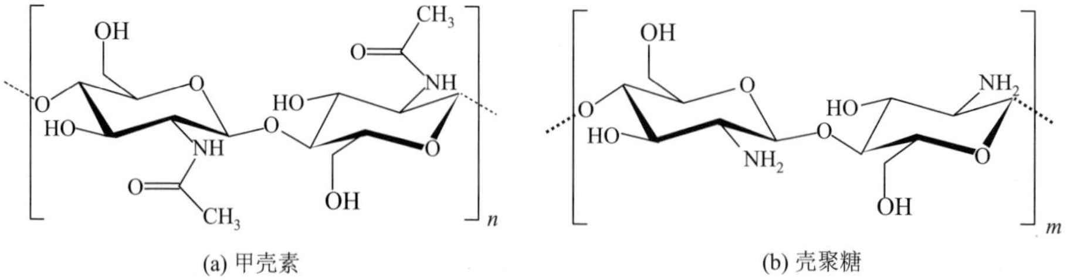

(a) 甲壳素　　　　　　　　　　　(b) 壳聚糖

图 3.1　甲壳素和壳聚糖的化学结构式

　　甲壳素、壳聚糖的多糖本质及其糖单元上的羟基、氨基等活性基团，使它们能进行多种化学反应。羟基可进行烷基化、酰化、与极性原子形成氢键、接枝等反应，氨基能进行烷基化、季铵化、与醛和酮反应、接枝等化学反应。目前已制备了羧甲基甲壳素、羧甲基壳聚糖、羟乙基甲壳素、羟乙基壳聚糖等多种甲壳素和壳聚糖的 O 位、N 位和 N、O 位衍生物。这些衍生物在改善甲壳素和壳聚糖溶解性的同时，不同取代基团的引入也赋予了它们新的理化特性，拓展了其在催化材料、医用材料、生物分析材料、保鲜和包装材料及环境保护等领域的应用。

通过甲壳素和壳聚糖的降解反应制备的 N-乙酰氨基葡萄糖（N-acetylglucosamine，NAG）和氨基葡萄糖具有辅助治疗关节炎、骨质疏松、提高免疫力等生物学功能，这些单糖可以作为母体进一步合成制备抗肿瘤药物。特定聚合度的低聚寡糖则表现出较强的抗肿瘤、抗菌、提高免疫力等生理活性。甲壳素和壳聚糖的羟基化衍生物，如羟乙基壳聚糖、羟丙基壳聚糖，具有良好的生物相容性，可作为人工泪液、组织工程支架材料。一定取代度的羧甲基壳聚糖具有止血、愈创、抑制瘢痕增生等生物学功能。壳聚糖及其衍生物具有优异的成胶性、成膜性、可纺性等，易于加工成凝胶、薄膜、纳米纤维、支架、海绵等，适于制备临床医疗应用的材料和产品。

壳聚糖是一类良好的载体材料。以壳聚糖纳米粒子（CsNPs）作为载体可搭载药物和基因。Pan 等[1]制备了一种搭载胰岛素的壳聚糖纳米粒子，这种粒子能促进肠道对胰岛素的吸收，对低血糖的控制能长达 15h，平均药物利用度提高 14.9%。Janes 等[2]利用壳聚糖作为药物载体搭载阿霉素（DOX）制备了一种带正离子的纳米粒子，该粒子不仅能保证阿霉素的药物活性，还能将其传递进入细胞以达到治疗疾病的效果。壳聚糖也是一类优秀的止血材料，对创面具有快速止血作用。国内外以壳聚糖及其衍生物为材料开发了多种生物医用材料产品，涉及手术止血、预防术后粘连以及用于皮肤损伤创面的止血、愈创、抑菌等。

虽然甲壳素、壳聚糖及其衍生物的研究与开发取得了一定进展，但其应用发展仍然较慢。因此，加强应用基础和关键技术研究，开发新型功能衍生物和新产品，已成为甲壳素和壳聚糖作为生物医用材料的研发方向。

3.2　甲壳素及其衍生物的制备

3.2.1　甲壳素脱乙酰基

甲壳素脱乙酰基可制备壳聚糖。甲壳素脱乙酰基的方法主要有碱液法、甲壳素脱乙酰酶法和碱熔法等。目前普遍采用碱液法，即甲壳素在浓 NaOH 溶液中加热反应不同时间，以制备不同脱乙酰度和分子量的壳聚糖；辅以微波处理可显著缩短甲壳素碱液法脱乙酰基的反应时间。采用间歇碱处理，可制得高脱乙酰度（大于 90%）的壳聚糖，但制备脱乙酰度大于 95% 以上的壳聚糖相对困难。

3.2.2　源于甲壳素的单糖的制备

氨基葡萄糖盐酸盐（glucosamine hydrochloride，GAH）和 N-乙酰氨基葡萄糖都是甲壳素的单糖衍生物，在治疗骨关节炎、增加骨密度、提高免疫力等方面有较好的生物活性，在制备药物和保健食品中具有广泛应用。

GAH 的制备方法是将甲壳素在浓盐酸中 40～45℃ 条件下搅拌水解成碎片，再梯度升温至 75～80℃，恒温回流 3～4h 后加入水和活性炭，85℃ 下搅拌、过滤、浓缩，浓缩液用 95% 的乙醇结晶，过滤分离出晶体，再用 95% 乙醇洗涤，得 GAH 粗品，粗品再结晶纯化，可制得纯度达 99.5% 的 GAH 白色结晶。酸水解法制备 GAH 技术成熟，我国每年的 GAH 产量在 1.5 万吨左右，主要出口国外。但酸水解法存在环境污染问题，很多相关企业处于关停状态，因此通过微生物发酵转化制备氨基葡萄糖已成为研究热点，也是今后规模化生产氨基葡萄糖的绿色制备技术。

NAG 的常规制备方法是以 GAH 为原料，在乙醇、三乙胺或吡啶等碱性条件下与乙酸酐常温或控温反应 4～6h，反应混合物真空浓缩，得 NAG 晶体粗品。将制备的 NAG 粗品再结晶纯化，可制得 NAG 的纯品，纯度可达 99.5%。随着微生物技术的发展，已有通过基因工程菌发酵生产 N-乙酰氨基葡萄糖的报道。微生物发酵法制备的 NAG 与化学合成法制备的 NAG，在结晶晶形、薄层色谱、红外光谱、比旋光度等特性方面基本一致，说明两种方法得到的 NAG 结构基本一致。

3.2.3　源于壳聚糖的寡糖的制备

通过化学、物理或生物酶降解等方法，将壳聚糖的 β-1,4-糖苷键断开，可制备不同聚合度的壳寡糖。壳聚糖酸水解和氧化降解反应剧烈，反应产物成分复杂，副产物多，在分离纯化和质量控制方面有较大难度。因此，绿色无污染的生物酶法制备壳寡糖受到了重视。蛋白酶、脂肪酶、溶菌酶等对壳聚糖都有水解作用，但这些酶对壳聚糖的水解为非专一性水解，水解效率较低，难以获得结构均一的壳寡糖制品。壳聚糖酶能够专一性催化壳聚糖水解形成壳寡糖和氨基葡萄糖单糖，包括内切壳聚糖酶和外切壳聚糖酶。开发高效的专一性壳聚糖酶是制备壳寡糖的关键技术，在国家"十五"科技攻关计划中立项了"壳寡糖的规模化生产及应用开发研究"，通过对海水、海泥、海藻、海洋动物等环境微生物的广泛筛选，获得了高活性产壳聚糖酶菌株 *Microbacterium* sp.，对该菌株进行发酵条件优化，在 100L 规模的发酵培养时发酵液中的最高酶活性达150U/mL，分离得到的壳聚糖酶以内切酶方式水解壳聚糖，得到的壳寡糖组成主要为三糖到七糖，壳寡糖平均分子量在 800 左右。目前通过壳聚糖酶制备壳寡糖技术已实现了产业化，所制备的壳寡糖已广泛应用于食品、饲料添加剂、生态农业等领域。

均一聚合度壳寡糖单体的制备也有较好的进展。一方面，采用离子交换层析进行了壳寡糖单体的分离制备，可以分离出壳二糖至壳六糖的壳寡糖单体，采用薄层色谱法（TLC）、高效液相色谱法（HPLC）、基质辅助激光解吸电离飞行时间质谱（MALDI-TOF-MS）法分析了壳寡糖单体，表明制备的壳寡糖单体纯度较高，在 95% 以上（图 3.2 和图 3.3）。另一方面，从菌株 *Microbacterium* sp. 的基因组中克隆了 chitosanase *OU01* 基因，构建了其原核表达系统，经分离纯化得到高纯度壳聚糖酶 chitosanase OU01，该酶对壳聚糖进行充分水解后得到的产物主要为壳二糖和壳三糖，已实现千克级小规模的壳二糖、壳三糖的制备。

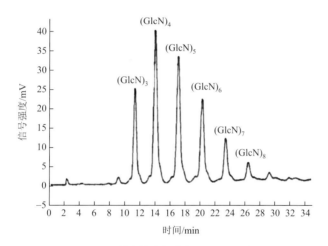

图 3.2 壳聚糖酶解产物 HPLC 分析

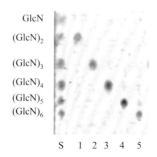

图 3.3 壳聚糖酶解产物 TLC 分析

图中 S 为氨基葡萄糖至壳六糖的混合标准品，1～5 分别为壳二糖至壳六糖单体

3.2.4 羧基化反应

甲壳素/壳聚糖的羧基化反应主要是利用氯烷酸或者乙醛酸与壳聚糖的 C6-OH 或者 C2-NH$_2$ 反应制得,其羧基化衍生物具有良好的水溶性和生物相容性,已广泛应用于生物医药领域。甲壳素/壳聚糖的羧基化研究,大多集中于 C6-OH 的羧甲基化,由于 C3-OH 存在较大的空间位阻,其羧甲基化比较困难。碱性条件下甲壳素和氯乙酸反应可制得 6-O-羧甲基甲壳素。其制备方法是将甲壳素置于 NaOH 水溶液中搅拌使其充分溶胀后,加入 NaOH 颗粒使 NaOH 浓度为 40%~50%,再滴加氯乙酸的异丙醇溶液加热反应,反应物经乙醇沉淀、透析、干燥即得到 6-O-羧甲基甲壳素。在此反应中甲壳素需充分碱化,以使其糖单元的 C6-OH 形成氧负离子,进而与氯乙酸发生取代反应。

选择合适的反应条件和试剂可以制备 N-、O-、N,O- 或者 N,N-羧甲基壳聚糖。O-羧甲基壳聚糖主要是在异丙醇/水体系、氯乙酸和 NaOH 存在的条件下室温或低温反应制备。在加热条件下,该反应可以生产 N-羧甲基壳聚糖和 N,O-羧甲基壳聚糖。通过电位滴定法测定羧甲基壳聚糖的羧甲基取代度及羧甲基基团在 N、O 位的取代度分布,发现壳聚糖糖单元上发生羧甲基取代反应的反应活性顺序是 C6-OH>C3-OH>C2-NH$_2$。专利号为 ZL92106578.7 的国家发明专利给出了 6-O-羧甲基壳聚糖的制备工艺,是将壳聚糖加入强碱溶液中,再加入氯乙酸,控制温度在 45~60℃,反应 3.5h。壳聚糖的羧甲基取代反应可以同时发生在羟基和氨基上,得到 N,O-羧甲基壳聚糖。在酸性介质中,壳聚糖与乙醛酸反应生成席夫碱,再加入硼氢化钠还原,可制得水溶性 N-羧甲基壳聚糖。王进涛等[3]报道了一种制备 N,N-二羧甲基壳聚糖的方法,将壳聚糖在水中溶胀后缓慢滴加氯乙酸,搅拌至壳聚糖溶解,再滴入 Na$_2$CO$_3$ 溶液至 pH 为 8.0,再在 90℃下反应 3h 即可获得 N,N-二羧甲基壳聚糖,该衍生物的锌、银、铜盐具有较好的抑菌作用。

3.2.5 羟基化反应

羟基化反应是在甲壳素/壳聚糖糖单元的羟基或氨基上引入羟烷基基团的一类反应,通常是在碱性介质中反应。目前报道较多的是羟乙基、羟丙基甲壳素/壳聚糖。

将甲壳素与 NaOH 水溶液混合后室温抽真空,再加入环氧乙烷密闭条件下反应可制得羟乙基甲壳素。将甲壳素粉末分散于浓 NaOH 水溶液中室温反应 4h 后过滤,过滤的沉淀中加入碎冰搅拌,再用 NaOH 水溶液稀释,冰浴下滴加一定量的氯乙醇后搅拌过夜，反应液经中和、过滤、沉淀、透析、干燥也可以获得羟乙基甲壳素。上述制备羟乙基甲壳素使用的醚化剂分别为环氧乙烷和氯乙醇。环氧乙烷毒性小于氯乙醇，反应用量小，较为经济，但副反应较多。氯乙醇为有毒性物质，反应用量大，且反应需在低温下完成，不易操作。张楠等[4]将碱化后的甲壳素粉末置于承压反应釜中，直接与气态环氧乙烷发生气固相反应，制备得到了水溶性好、醚化均匀的羟乙基甲壳素。当环氧乙烷与甲壳素的质量比为 2 左右时，制备的羟乙基甲壳素的醚化度为 1.5，水溶性好。羟乙基、羟丙基甲壳素具有保湿性、成膜性和易溶于水等特性，可用作前体药物、增塑剂、稳定剂等。将羟丙基甲壳素作为增稠材料制备的含适量盐酸环丙沙星的眼药水和人工泪液，在临床观察中取得了理想的效果。

壳聚糖的羟基化反应较容易发生。Zhao 等[5]将壳聚糖在 50% NaOH 溶液中室温碱化 1h，再于−18℃下冷冻过夜，将融化后的固体搅拌下加入由异丙醇和环氧乙烷组成的混合体系中，0℃下反应 24h 后，经中和、丙酮沉淀、过滤、干燥得到以 O-取代为主的 N, O-羟乙基壳聚糖。Xie 等[6]用 50%的 NaOH 溶液使壳聚糖在−18℃条件下碱化 48h 后，将其与异丙醇混合，在 80℃条件与氯乙醇搅拌反应 12h，最后对物料进行过滤、乙醇洗涤和干燥，得到了羟乙基取代发生在 C6-OH 上的 O-羟乙基壳聚糖。

3.2.6 酰化反应

甲壳素/壳聚糖通过与酰氯或酸酐的反应，在分子链上引入不同链长的脂肪族或芳香族酰基，从而显著提高其在有机溶剂中的溶解性，酰化的基团不同，其溶解性不同。除了以酸酐或酰氯作为酰化试剂，酰化反应中还会加入强酸如甲磺酸或高氯酸作为溶剂或催化剂，以提高反应效率。甲磺酸既是甲壳素的溶剂又是其酰化反应的催化剂，反应在均相体系下进行，因而可获得较高的酰化度。Jain 等[7]则采用高氯酸，在非均相体系下合成二丁酰基甲壳素。具体是将 1g 甲壳素溶于 10mL 丁酸酐，室温搅拌溶解 4h 后加入 1mL 70%的高氯酸，继续搅拌过夜，70℃下真空干燥获得甲壳素的酰化产物。相较于采用高氯酸催化甲壳素酰化反应体系的反应效率低、产物均一性差等不足，利用三氟乙酸酐（TFAA）催化甲壳素的酰化反应，反应体系为均相，反应时间可大幅缩短。Batt 等[8]将 37mL 丁酸与 56mL 三氟乙酸酐混合后，冰浴下加入 3.4mL 85%磷酸、10g 甲壳素，50℃下搅拌反应 3h，反应液冷却后加入 30mL 冷乙醇后收集滤液，减压浓缩后用乙醚洗涤、干燥，得丁酰化甲壳素产物。

壳聚糖的酰化反应发生在氨基上（N-酰化）生成酰胺，发生在羟基上（O-酰化）生成酯。多种饱和、不饱和酸酐如乙酸酐、丁酸酐、月桂酸酐、棕榈酸酐、苯甲酸酐、马来酸酐、丁二酸酐、衣康酸酐等可与壳聚糖糖单元上的活泼氨基反应，生成相应的 N-酰化衍生物。O-酰化壳聚糖的制备比较困难，因为糖单元中氨基的反应活性比羟基大，酰化反应首先在氨基上发生，因此需要先将壳聚糖的氨基用苯甲醛保护起来，再进行温和条件下的酰化，反应结束后再脱掉保护基团。

N-乙酰化壳聚糖是最常见的一种酰化产物，通常以乙酸和甲醇为介质，利用壳聚糖和乙酸酐反应来制备。刘伟治等[9]制备的 N-乙酰化壳聚糖膜有一定的亲水性、吸水性、结晶性、渗透性，对血清蛋白有一定的吸附能力，以该膜为载体培养兔角膜上皮细胞，试验结果表明膜与兔角膜上皮细胞具有很好的生物相容性。室温下以乙酸和丙酮作为反应介质，用马来酸酐对壳聚糖进行酰化改性，可制备水溶性的 N-马来酰化壳聚糖。有报道以水为介质，以碳酸钠为催化剂制备 N-马来酰化壳聚糖。该反应的条件[10]是壳聚糖、马来酸酐、碳酸钠的摩尔比为 1∶1.2∶0.72，50℃反应 6h。N-琥珀酰壳聚糖的制备方法有多种，可在乙酸溶液反应体系、二甲亚砜溶液反应体系和乳酸溶液反应体系下，利用壳聚糖和琥珀酸酐反应制得。水溶性的 N-琥珀酰壳聚糖可用作化妆品的保湿剂、酶的固定剂、过渡金属离子的螯合剂和缓释药物载体等。

壳聚糖的选择性 N-邻苯二甲酰化反应受到了关注。通过控制反应条件可制备溶于水或溶于有机溶剂的壳聚糖衍生物。以乙酸和丙酮为溶剂，得到的是水溶性的 N-邻苯二甲酰化壳聚糖；而在高温和有机溶剂体系中，邻苯二甲酸酐与壳聚糖的氨基反应得到的中间体上的羧基很容易环化成邻苯二甲酰亚胺，从而得到溶于有机溶剂的 N-邻苯二甲酰化壳聚糖。利用它作为中间体，并引入一些大的基团如三苯甲基、甲苯磺酸基等，可制备得到多种 6-O-取代衍生物。

3.2.7　烷基化反应

甲壳素和壳聚糖上的羟基或氨基上的活泼氢可以被烷基取代，生成 N-烷基化、O-烷基化或 N,O-烷基化衍生物。甲壳素的 O-烷基化衍生物通常是先制备三苯甲基甲壳素，再与其他试剂进行反应制得。由于甲壳素的分子间作用力很强，烷基化反应研究通常是研究壳聚糖的烷基化。

壳聚糖的 O-烷基化衍生物的制备方法主要有三种[11]：①席夫碱中间体法。先将壳聚糖与醛反应形成席夫碱，再用卤代烷进行烷基化反应，然后在醇酸溶液中脱去保护基即得到 O-取代的衍生物。通过此法已合成了 O-丁烷基壳聚糖。②金属模板法。先用过渡金属离子与壳聚糖进行络合反应，使氨基和 C3-OH 被保护，然后使其与卤代烷进行反应，随后用稀酸处理得到 6-O-衍生物。③N-邻苯二甲酰化法。采用 *N*-邻苯二甲酰化反应保护壳聚糖分子中的氨基，烷基化后再用肼脱去 *N*-邻苯二甲酰基。*O*-烷基化衍生物中由于氨基的存在，在金属离子的吸附方面有着较为广泛的用途。

N-烷基化壳聚糖衍生物，通常由壳聚糖与卤代烷在碱性条件下反应制备，也可以采用醛与壳聚糖分子中的氨基反应形成席夫碱，再经 NaBH$_3$CN 或 NaBH$_4$ 还原获得。通过改变烷基链的长度可以改变壳聚糖在水和有机溶剂中的溶解性，亲油性烷基长链和亲水性壳聚糖主链的同时存在，赋予了 *N*-烷基化壳聚糖独特的流变性能和表面活性。通过该法引入甲基、乙基、芳香基的壳聚糖衍生物，对多种金属离子有吸附或螯合能力。苄基壳聚糖可形成热致液晶，是潜在的液晶材料。

N, *N*, *N*-三甲基壳聚糖（*N*, *N*, *N*-trimethyl chitosan，TMC）是一种代表性的 *N*-烷基化壳聚糖衍生物，在较广的 pH 范围内具有良好的水溶性，能被用作渗透促进剂和基因载体，具有抑菌性能，还可作为优良的絮凝剂而在污水处理中得到应用。TMC 主要有四种制备方法[12]：①一步法。室温及强碱性环境下，以 *N*-甲基吡咯烷酮（NMP）为溶剂，壳聚糖与碘甲烷直接反应制备。②两步法。先在酸性条件下使壳聚糖和甲醛反应生成席夫碱并还原后制备 *N*-甲基壳聚糖和 *N*, *N*-二甲基壳聚糖，再用碘甲烷进行甲基化反应制备。③硫酸二甲酯（DMS）甲基化法。DMS 是一种更高效的甲基化试剂，壳聚糖和 DMS 室温下反应 6h 即可获得 52%的季铵化取代度。④羟基保护法。用叔丁基二甲基硅烷基保护壳聚糖上的羟基，再用碘甲烷进行甲基化反应，最后用四丁基氟化铵（TBAF）处理脱保护。此外，利用含有环氧烷基的季铵盐，如缩水甘油三甲基氯化铵与壳聚糖反应，得到含有羟基的壳聚糖季铵盐（如羟丙基三甲基氯化铵壳聚糖）。

3.2.8 酯化反应

甲壳素和壳聚糖上的羟基，在一些含氧无机酸或酸酐的作用下，会发生酯化反应，生成酯类衍生物，常见的包括硫酸酯、磷酸酯、苯甲酸酯等。通过对甲壳素、壳聚糖进行一定的硫酸化改性，引入—SO$_3$H 基团，得到的产物的水溶性大幅改善，同时具有抗凝血、抗病毒、抗肿瘤等多种生物学活性。

目前制备硫酸化壳聚糖的反应体系主要有浓硫酸-二甲基甲酰胺反应体系、氯磺酸-二甲基甲酰胺反应体系和浓硫酸-氯磺酸混酸反应体系等（图 3.4）。通过控制反应条件，可以制备特定位点的硫酸化壳聚糖衍生物，如 6-*O*-硫酸化壳聚糖、3, 6-*O*-硫酸化壳聚糖和 *N*-2, *O*-6-硫酸化壳聚糖等。

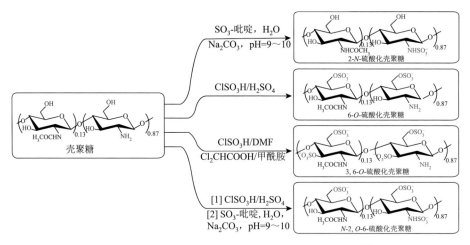

图 3.4　不同硫酸化位点的硫酸化壳聚糖合成示意图[13]

　　壳聚糖羟基上的磷酸化主要有三种路径[14]：①H₃PO₄/尿素。将 1g 壳聚糖、5g 尿素和 10mL 磷酸加到二甲基甲酰胺中，沙浴 150℃下反应 1h，冷却后过滤，沉淀用双蒸水和无水乙醇充分洗涤后真空干燥。②H₃PO₄/Et₃PO₄/P₂O₅。1g 壳聚糖悬浮于 20mL 正丁醇中，分别加入 20mL H₃PO₄ 和 20mL Et₃PO₄ 后，再分步加入 2g P₂O₅，反应在 N₂ 保护下 30℃水浴中进行 3h，过滤收集沉淀，并用无水乙醇、水浸洗数次后真空干燥。③P₂O₅/甲磺酸。1g 壳聚糖充分溶解于 14mL 甲磺酸中，搅拌下分步加入 2g P₂O₅，室温反应 3h 后将反应液倒入乙醚中得到白色沉淀。沉淀用乙醚和丙酮浸洗后溶解于 50mL 去离子水，充分透析，丙酮沉淀，真空干燥。进一步的结构分析表明，在 H₃PO₄/尿素 和 H₃PO₄/Et₃PO₄/P₂O₅ 反应体系下发生的是壳聚糖氨基上的取代反应，而在 P₂O₅/甲磺酸体系下发生的是 6-O 上的磷酸化。

　　Ramos 等[15]报道了一种合成磷酸化壳聚糖的方法，将 10g 壳聚糖溶解在 500mL 乙酸溶液（1%，V/V）中，加热至 70℃，将 H₃PO₃（10g）溶解于 20mL 去离子水中滴加到上述壳聚糖溶液中，再加入 13mL 甲醛水溶液（37%，V/V），继续 70℃下搅拌反应 30h。反应液经去离子水透析、冷冻干燥得到磷酸化壳聚糖。磷酸化壳聚糖还可以通过接枝的方法制备。将 2g 壳聚糖和 0.4～6.4mmol 的单（2-甲基丙烯酰氧乙基）磷酸酯加入 200mL 0.5wt%（质量分数）乙酸溶液中，N₂ 保护下加热到 40℃搅拌反应 1h。5.48mg 硝酸铈铵溶解于 100mL 1mol/L HNO₃ 后缓慢滴加到上述溶液中反应 4h，加 300mL 丙酮沉淀反应产物，过滤后 50℃干燥，用甲醇索氏抽提 24h 去除均聚物后干燥。

　　综上所述，甲壳素和壳聚糖在糖单元的 C6-OH、C3-OH 及 C2-NH₂ 上易于进行化学修饰，通过化学修饰改性赋予了多糖新的理化特性和生物活性。虽然目前其衍生物的研究与开发取得了一定进展，但它的应用发展仍然较慢。加强应用基础研究和关键技术研究，开发新型功能衍生物，是甲壳素和壳聚糖研发的发展方向。

3.3 甲壳素及其衍生物的生物相容性及其评价

甲壳素和壳聚糖可被多种生物酶如甲壳素酶、溶菌酶等降解，降解终产物为能被机体吸收的氨基单糖，同时具有止血、抑菌、促进创面愈合等多种生物学功能，以及成胶性、成膜性、可纺性等，可制成适合临床应用的不同形态、性质和功能的材料产品，因而在生物医用材料领域具有独特的应用优势。生物医用材料与生物体血液、组织接触，会发生复杂的生物、物理和化学反应，因此植入型生物医用材料必须无毒、无致敏性、无刺激性、无遗传毒性和无致癌性，且对人体组织、血液、免疫等系统不产生不良反应。通常，甲壳素及其衍生物的生物相容性评价涵盖细胞相容性、组织相容性与降解性、血液相容性、刺激与迟发型超敏反应、全身毒性、遗传毒性等方面，也是其能否作为生物医用材料应用于临床的必要评价之一。

3.3.1 甲壳素、壳聚糖的生物相容性

甲壳素和壳聚糖的生物相容性不仅与其精细结构如脱乙酰度、分子量等密切相关，还取决于其存在形态，如粉剂、膜、纤维、布、胶液、海绵等。Chang 等[16]在甲壳素的 NaOH/尿素水溶液中加入少量环氧氯丙烷交联剂，获得了具有良好力学性能和三维多孔结构的甲壳素水凝胶，该材料应用于人胚肾细胞 293T 的培养，显示良好的细胞相容性。Zhu 等[17]在 NaOH/尿素水溶液体系中制备了甲壳素薄膜，进一步通过与环氧氯丙烷化学交联提高拉伸强度和断裂伸长率，将该薄膜与COS-7（非洲绿猴 SV40 转化的肾细胞）共培养，也显示了良好的生物相容性。Hassanzadeh 等[18]制备了具有微图案基底的均匀透明的甲壳素纳米纤维薄膜，小鼠成纤维细胞 NIH-3T3 可在该薄膜表面沿主微图形轴排列，形成超薄（<10μm）、独立的有序细胞片。孙永富[19]制备了不同脱乙酰度壳聚糖膜并评价该膜对人胚肾细胞 293T 增殖的影响，在培养 48h 后，高脱乙酰度壳聚糖对细胞的生长有明显促进作用；低脱乙酰度壳聚糖膜则对细胞的生长有抑制作用；在培养 72h 后，细胞在不同脱乙酰度的壳聚糖膜上的相对增殖率仅在 30%左右，表明由脱乙酰度不同导致的壳聚糖膜的表面形态、表面电荷、亲水性等特性的差异，会对其细胞相容性产生影响。同时，他制备了脱乙酰度分别为 39.6%、48.07%和 93.6%的壳聚糖海绵并将其植入大鼠肝脏创伤部位，病理检查结果表明脱乙酰度 39.6%的壳聚糖在第 8 周时完全被吸收，脱乙酰度为 48.07%和 93.6%的壳聚糖在 24 周还

未完全吸收，脱乙酰度 39.6%的壳聚糖的体内炎症反应最弱。由此可见，不同脱乙酰度壳聚糖对细胞生长增殖的作用不同，在体内降解吸收时间不同，炎症反应程度也不同。

3.3.2 甲壳素、壳聚糖衍生物的生物相容性

通过对甲壳素和壳聚糖进行化学改性不仅可以改善它们的溶解加工特性，不同基团的引入还赋予多糖新的功能和用途。目前已对多种甲壳素和壳聚糖衍生物的生物相容性进行了深入研究。常菁[20]以 1,4-丁二醇双缩水甘油醚为交联剂，制备了羧甲基壳聚糖/N-乙酰化壳聚糖/羟丙基壳聚糖复合膜，该复合膜具有良好的柔韧度、机械强度、通透性、无溶血现象，无细胞毒性，体内植入试验显示了良好的生物相容性和生物可降解性。夏桂雪[21]在壳聚糖 C2 位游离的氨基上加入亲水基团丁二酰基制得水溶性明显增强的 N-丁二酰壳聚糖，红细胞溶血试验、MTT 法检测结果表明该材料的溶血率在 3%以下，小鼠胚胎成纤维细胞（MEF）和人体皮肤成纤维细胞（HSF）的相对存活率均高于 80%，细胞毒性较低。李晶晶[22]以 1,2-环氧丁烷在碱性条件下的开环产物为醚化剂，对壳聚糖进行改性反应，制得取代位置为 C6-OH 和 $C2-NH_2$ 的羟丁基壳聚糖，其浸提液对小鼠胚胎成纤维细胞的相对增殖率都高于 75%，毒性评级为 I 级；在羟丁基壳聚糖浓度为 1.0mg/mL 时无溶血和血细胞凝聚现象发生，溶血率小于 5%；将羟丁基壳聚糖溶胶埋植于大鼠背部肌肉及注射到皮下组织都可原位形成凝胶结构，在植入后不同时期处死动物进行相关检测后发现，凝胶周围组织没有明显的炎症反应，植入初期可见水凝胶周围有纤维薄膜产生，随着时间的延长，包膜变薄直至消失，在肌肉组织和皮下组织内缓慢降解，组织相容性良好。黄攀[23]以乙醛酸和壳聚糖为原料，在弱酸性条件下反应制备了 5 种取代度在 25%～78%之间的 N-羧甲基壳聚糖，L-929 细胞毒性评价表明，在材料浓度为 62.5～5000μg/mL 范围内，高羧化度的 N-羧甲基壳聚糖均具有良好的细胞相容性，低羧化度的 N-羧甲基壳聚糖在浓度大于 500μg/mL 时表现出抑制细胞生长的作用；溶血性测试表明，5 种羧化度样品的溶血率均小于 5%；大鼠体内植入试验表明，相同质量 N-羧甲基壳聚糖的胶体溶液比膜剂型更易被组织降解吸收，在肌肉组织中其降解吸收快于皮下组织。

一般来说，甲壳素和壳聚糖是相对无毒、生物相容性好的高分子材料，但必须注意确保纯度，控制蛋白质杂质、重金属或其他污染物可能带来的影响。接枝基团不同会影响甲壳素和壳聚糖衍生物的生物相容性，但还有许多其他需要考虑的因素，如原料的来源及分散性等，衍生反应后反应副产物和试剂的去除程度等，以防止混淆结果。目前的研究表明，在适当的浓度内甲壳素和壳聚糖衍生物具有好的生物相容性。尽管甲壳素和壳聚糖是共同的前体物质，但接

枝反应产生了新的化学结构,所以每一种新衍生物的相容性应就其应用领域做单独评估。

3.3.3 甲壳素、壳聚糖与其他材料共混及复合材料的生物相容性

基于对材料功能性能、加工成型等因素的考虑,常将甲壳素、壳聚糖与其他生物材料进行共混或复合,以满足更广泛的材料应用需求,其共混及复合材料的生物相容性也有许多相关研究报道。

蓝广芊[24]制备了壳聚糖/明胶复合止血材料,该材料对 L-929 无明显的细胞毒性,对完整和破损皮肤及皮内组织均无刺激性、不含热原、无急性全身毒性;将该复合止血材料进行兔皮下埋植、肌肉埋植及肝脏埋植试验,结果显示均未在植入部位发现肿块、炎症等明显组织免疫反应和排异性。张敏等[25]将羟乙基甲壳素与丝素混合,制备了水溶性均相混合的复合膜,人皮肤纤维芽细胞在复合膜上能正常生长、增殖和分化,表明羟乙基甲壳素/丝素复合膜具有良好的细胞相容性。Huang 等[26]制备了海藻酸钠/甲壳素晶须纳米复合水凝胶,该水凝胶具有一定的结晶度和层次结构,与天然细胞外基质的结构相似;将该复合水凝胶作为成骨细胞 MC3T3-E1 支架的研究表明,在海藻酸钠纳米水凝胶中加入甲壳素晶须能显著促进成骨细胞的黏附和增殖,在骨组织工程中具有潜在的应用前景。Zhang 等[27]制备了甲壳素与石墨烯氧化物的复合单丝可吸收缝线,生物相容性评价表明,甲壳素/石墨烯氧化物复合缝线对 L-929 细胞无细胞毒性,植入大鼠背部皮下,经 HE 染色未发现异常;此外,炎症介质如 IL-1β、TNF-α、IL-6、IL-17A、IFN-γ 和 IL-10 也无明显变化。为了得到一种具有较强弹性力学性能、降解周期可控的生物可吸收纤维,Wu 等[28]制备了细菌纤维素纳米晶/甲壳素共混物并将其加工成力学性能得到显著提升的纤维,该纤维无细胞毒性,能促进 L-929 细胞增殖。Ogawa 等[29]制备了甲壳素纳米纤维/明胶复合膜,将复合膜植入 C57BL/6 小鼠背部皮下,定期采集皮肤和皮下组织样本并进行 HE 和 Masson 染色观察,复合膜未引起严重的炎症反应,同时诱导成纤维细胞的增殖。He 等[30]以甲壳素为原料,在 NaOH/尿素水溶液中加入聚乙烯醇,通过与环氧氯丙烷交联和冻融工艺制备高强度甲壳素/聚乙烯醇复合水凝胶,复合凝胶对成纤维细胞 L-929 和上皮细胞 MDKC 细胞无毒性,2 种细胞均能在该凝胶上黏附和增殖,凝胶的层状多孔结构为生物材料提供了细胞黏附和扩散的空间,同时也为生物材料的营养通透性提供了空间,显示了甲壳素/聚乙烯醇复合水凝胶在组织工程领域具有潜在的应用前景。

甲壳素、壳聚糖是天然高分子聚合物,其分子结构可以有不同脱乙酰度、不同分子量、不同基团的衍生化,同时可以与多种不同性质的其他高分子聚合物复合。这些复杂高分子聚合物的细胞毒性、体内降解吸收性等生物相容性特征等都

不同，研究者在壳聚糖生物相容性方面做了很多技术研究，以便提高其生物相容性，调节其体内降解吸收性。

甲壳素及其衍生物在硬组织修复中的应用

　　硬组织是人体最大的组织器官，每年有数以百万计的患者需要接受硬组织修复治疗。治疗涉及临床医学的骨科、颌面外科、口腔科、颅脑外科和整形外科等多个专科。由于自体骨的骨源有限，异体骨和异种骨移植存在感染、免疫排斥和病源传播等风险，能模拟硬组织结构特点、可替代病变或损伤的硬组织并恢复其功能的硬组织修复材料已成为临床上需求量最大的材料之一。

　　传统常规骨组织修复材料包括：①医用金属材料。医用不锈钢、钛合金等材料具有较高的机械强度和抗疲劳性能，但长期存在于体液环境中因为电化学腐蚀而产生副作用。②无机生物材料。如生物陶瓷、骨水泥和生物活性玻璃等，它们的生物相容性好，具有骨传导性且与骨结合能力强。③生物医用高分子材料。这类材料普遍具有良好的生物性能、机械性能和可塑性。④复合材料。将两种或多种材料复合，充分利用各自优势复合制备修复材料。例如，利用磷酸三钙和羟基磷灰石降解速率的不同将两者复合可调节骨修复材料的降解速率，利用二氧化硅、氧化锌、氧化镁等与磷酸钙类复合来改善磷酸钙类材料的机械强度和生物活性等。近年来，人工合成的如自固化磷酸钙人工骨、磷酸钙陶瓷骨、胶原骨、珊瑚骨、硫酸钙等已在骨科临床上获得应用。然而对极为复杂的人体骨组织而言，上述骨缺损修复材料依然存在着生物活性不足，在用于承重部位的修复时力学强度不足等瓶颈问题。

　　构建组织工程支架是治疗骨组织缺损的一条有效途径。它的基本原理和方法是将药物或体外培养扩增的细胞附着在可降解的支架材料上，再将支架复合物植入组织缺损部位，在支架逐渐降解的同时新组织长成，从而达到修复缺损的目的。组织工程支架可以有多种形态，如薄膜、微球、水凝胶、多孔支架等，而制备方式有静电纺丝、相分离及自组装等。目前用于硬组织工程支架制备的材料主要是天然高分子材料和合成高分子材料，如胶原、壳聚糖、甲壳素、透明质酸、硫酸软骨素、聚乳酸等。为改善支架材料的力学特性和生物活性，在材料制造中加入无机材料，如生物活性玻璃、磷酸钙陶瓷、羟基磷灰石等，制成具有一定力学性能的三维网孔结构的组织工程支架材料。

　　甲壳素和壳聚糖具有独特的分子结构和良好的生物学特性，分子结构类似于人体骨组织细胞外基质中的糖胺多糖，其独特的理化特性、抗菌活性、促进伤口愈合及缓释效应等特性是其能成为骨缺损修复材料的优势所在，并预期在硬组织修复中发挥重要作用。

3.4.1　在骨水泥中的应用

普通磷酸钙骨水泥韧性不够、固化时间长、抗压强度低，在体内成型前易受外力作用而松散脱落。甲壳素、壳聚糖可作为有机成分与羟基磷灰石、磷酸钙等其他无机材料复合用于骨修复。Takagi 等[31]将磷酸钙骨水泥粉末和壳聚糖溶液混合制成复合材料，其稳定性较传统磷酸钙骨水泥有所提高，其机械强度在模拟体液中不会下降。Ding 等[32]研究发现壳聚糖和磷酸钙复合物可有效提高骨水泥内部孔隙率，有利于血管长入，提高初始抗压强度。

Zhang 等[33]制备了不同羟基磷灰石含量的系列壳聚糖/羟基磷灰石支架，随支架中羟基磷灰石含量的增加，成骨细胞在支架上的黏附性、碱性磷酸酶（ALP）活性、支架的压缩强度等均显著提高。在颗粒型羟基磷灰石中加入壳聚糖的复合材料能任意成型，在填充修复家犬下颌骨缺损手术中操作方便，术后无材料泄漏。以壳聚糖/羟基磷灰石纳米复合材料修复家兔下颌骨缺损的研究表明，该复合材料孔隙率高、孔径小、可塑性强，具备良好的生物相容性和骨引导能力，可与骨组织形成直接的、牢固的骨性结合，移植 10 周便可完全修复骨缺损。

3.4.2　在骨组织工程支架中的应用

甲壳素和壳聚糖的分子结构类似于人体骨组织细胞外基质中的糖胺聚糖，能促进多种组织细胞黏附和增殖，其生物降解性与可吸收性可为成骨细胞的长入提供孔隙，其缓释功能还有利于负载的生长因子的释放，这些独特的理化特性和生物学活性使其在骨组织工程材料支架方面具有极大的应用前景。

壳聚糖与羟基磷灰石、磷酸三钙、聚乳酸、明胶、胶原等复合得到的三维支架用于骨组织工程的研究报道较多。谢静[34]通过电纺丝技术制备羟基磷灰石/胶原/壳聚糖（HAp/Col/CTS）纳米纤维支架来仿生天然骨组织的组分及纳米纤维结构，该支架可显著诱导促进诱导性多能干细胞来源的间充质干细胞（iPSC-MSCs）的成骨分化和功能表达。小鼠颅骨缺损试验表明 iPSC-MSCs 复合 HAp/Col/CTS 仿生纳米纤维支架能刺激骨组织再生，修复骨缺损。聚酯类材料如聚乳酸、聚乙醇酸、聚羟基丁酸酯等是目前组织工程研究中应用较多的合成材料，但其降解产物呈酸性，会加速支架材料的降解并造成力学强度的迅速衰减。酸性产物还可引起无菌性炎症，使材料周围纤维包膜加厚，与正常组织完全隔离。利用壳聚糖的碱性和带正电性可改善材料的生物相容性和降解性能。Jiang 等[35]用热压烧结的方法制备了壳聚糖/聚乳酸-乙醇酸共聚物微球支架，通过改变烧结温度和烧结时间可以控制孔隙大小、孔隙率以及压缩强度，可使其作为承重骨组织工程的支架，

MC3T3-E1 成骨细胞样细胞在复合支架上增殖良好，ALP 活性增加，ALP 和骨桥蛋白的基因表达上调。

组织工程研究中往往涉及生物因子的负载技术，甲壳素及其衍生物的缓释作用可使外源性因子在较长时间内保持有效浓度。刘旭杰[36]通过 2-亚氨基硫烷盐酸盐对壳聚糖进行巯基改性后与骨形态发生蛋白-2（BMP-2）多肽 P24 反应获得了接枝多肽的壳聚糖 CTS-P24，将 CTS-P24 与羟基磷灰石（HAp）粉末复合制备了 CTS-P24/HAp 复合支架，细胞试验表明该支架具有成骨诱导活性。进一步用巯基化壳聚糖代替壳聚糖，与 β-甘油磷酸钠和羟基磷灰石复合，制备了巯基化壳聚糖基温敏性凝胶，再利用该凝胶体系中的巯基与 P24 中的巯基反应可实现 P24 的缓释。王玮[37]采用离子交联法成功制备出负载重组人骨形态发生蛋白-2（rhBMP-2）的壳聚糖纳米微球，该微球成球性好、形态规整、分散均匀，可持续释放 rhBMP-2 达 30 天，同时明显促进骨髓基质干细胞的增殖和分化，植入大鼠大腿肌袋中 4 周后发现该微球比单纯的 rhBMP-2 的异位成骨活性更高，大鼠脊柱融合试验显示复合 rhBMP-2 的壳聚糖微球的羟基磷灰石人工骨具有很好的融合效果。李鹏飞[38]将具有优异抗菌性的 Ag 和良好骨诱导性的 Sr 掺杂到 HAp 的晶格结构中形成 AgSrHAp 纳米微球，再将其导入壳聚糖（CTS）和丝素蛋白（SF）的复合网络中，利用冷冻干燥技术和物理-化学混合交联手段构建了 AgSrHAp/CTS/SF 复合支架。SD 大鼠颅骨缺损修复试验表明，AgSrHAp/CTS/SF 具有良好的骨诱导性，能促进骨组织的再生，固载 BMP-2 能进一步促进新骨再生和加速骨缺损的修复。

刘涛[39]的研究表明，温敏型壳聚糖/β-甘油磷酸钠（CTS/GP）水凝胶对骨髓间充质干细胞（BMSCs）无细胞毒性且适合细胞黏附和生长。该水凝胶对包裹其中的 BMSCs 在新型磷酸钙骨水泥的自凝固化过程中具有保护作用。包含包裹 BMSCs 的 CTS/GP 水凝胶及甘露醇晶体的新型磷酸钙骨水泥对兔桡骨缺损的修复具有良好的治疗效果。

关节软骨是人体重要的承重组织，含水量丰富，但缺乏血管、神经、淋巴网络及祖细胞等使得其自我修复的能力有限。近年来，软骨组织工程技术作为软骨再生修复手段获得极大的关注。壳聚糖及其降解产物能参与关节软骨中多种物质（包括硫酸软骨素、透明质酸、Ⅱ型胶原）的合成，还能促进骨髓间质干细胞在其表面黏附生长，促进新的软骨细胞增殖、生长和再生，显示了其作为软骨组织工程支架的巨大潜力。

壳聚糖/明胶复合支架可明显改善壳聚糖和明胶单独用于关节软骨修复的性质。Wang 等[40]制备了骨基质明胶（BMG）/纤维蛋白胶和壳聚糖/明胶两种复合支架，将从 SD 大鼠肋软骨中分离的软骨细胞接种于两种复合支架上并进行体外培养，证实壳聚糖/明胶支架在支持软骨细胞附着与增殖、软骨基质成分生物合成方面均优于 BMG/纤维蛋白胶支架。Kuo 等[41]模拟软骨组织工程中软骨细胞外基质的组成制备了一种具有弹性大孔的明胶/硫酸软骨素/透明质酸（GCH）冻胶支架，再以壳聚糖代替 20%明胶制成了 GCH/壳聚糖冻胶。与 GCH 相比，GCH/壳聚糖冻胶具有较大的孔隙、较高的极限应变（应力）和弹性模量、较低的应力松弛率。壳聚糖降低了软骨细胞在冻胶中的增殖，但上调糖胺聚糖和 II 型胶原的分泌。在全厚度关节软骨缺损部位植入软骨细胞/GCH/壳聚糖冻胶结构可使软骨再生。

壳聚糖/丝素蛋白复合支架同样可明显改善壳聚糖和丝素蛋白单独用于关节软骨修复的性质。Bhardwaj 和 Kundu[42]研究制备了聚电解质复合丝素/壳聚糖多孔支架，并对其支持间充质干细胞体外软骨形成的能力进行了研究。结果表明该支架支持细胞黏附和增殖，糖胺聚糖和胶原在支架中积累，且支架中的间充质干细胞存在明显的软骨分化，该支架是间充质干细胞软骨修复的合适支架。Zhou 等[43]合成了具有乙烯基的马来酰化壳聚糖（MCS）和甲基丙烯酸丝素（MSF）微纳颗粒，进一步通过光交联制备了 MCS/MSF 微纳复合水凝胶。当 MSF 含量为 0.1%时，水凝胶的压缩模量为（0.32 ± 0.07）MPa，达到关节软骨的压缩模量范围。负载有 TGF-β1 的该微纳复合水凝胶和小鼠关节软骨细胞的生物相容性良好，能很好地支持细胞的附着。

壳聚糖/聚乳酸复合软骨支架也得到了广泛研究。李立华等[44]通过将聚乳酸和壳聚糖以及一定质量 NaCl 颗粒置于真空密闭系统中，150℃下强力搅拌 30min 后挤压成型并洗涤，制备了一系列高孔隙率的聚乳酸/壳聚糖三维多孔复合支架材料。软骨细胞能在该复合支架上贴附增殖。相较于纯聚乳酸，该复合材料在体内降解速率缓慢且保持一定的形状和强度，炎症反应低。Wu 等[45]通过溶剂萃取、相分离和冷冻干燥等技术的组合，制备了孔结构和机械特性可控的聚 DL-丙交酯（PDLLA）/壳聚糖支架，进一步研究发现，随着支架中壳聚糖所占比例的增加，兔软骨细胞在该支架上增殖明显。与纯 PDLLA 支架相比，该支架更能促进软骨细胞的附着，同时保留软骨细胞的表型并促进 II 型胶原的产生。

3.4.3　在口腔颌面部骨修复中的应用

口腔颌面部是人体重要的组织器官。口腔颌面部骨组织不仅需要具有一定的承载能力，而且需要始终保持特定的三维形状以支持软组织和维持呼吸、言语、咀嚼和吞咽等基本生命活动。因此，口腔颌面部骨组织修复涉及精确复杂的三维结构重建。口腔颌面部骨组织修复主要包括牙槽突裂、腭裂、颌骨肿瘤手术、交通事故造成的骨缺损，以及牙周组织病变或牙齿缺失导致的牙槽骨吸收等方面。目前临床上采用自体骨移植来修复口腔颌面部骨组织的缺损，技术成熟。但这种修复方式会造成移植供体部位组织的创伤。

引导骨再生（guided bone regeneration，GBR）技术是利用外科手术的方式将膜置于口腔软组织与骨缺损之间建立生物屏障，以此创造一个相对封闭的骨再生环境，选择性地阻挡迁移速度较快的成纤维细胞和上皮细胞进入骨缺损区，同时又不妨碍骨愈合，以增加种植区骨量的一种有效方法。甲壳素和壳聚糖可生物降解，降解产物无毒性。壳聚糖还可以通过对受损生物体诱导特殊细胞响应，加快创伤愈合。壳聚糖可以与多种有机、无机物质复合以提高材料的机械性能或生物学功能，也因此显示了其在口腔颌面部骨组织修复材料方面良好的应用价值。

张毅等[46]将壳聚糖制成牙周引导组织再生可吸收生物膜，该膜无毒性和刺激性，生物相容性良好，可作为牙周干细胞移植的良好生物支架，同时又是很好的缓释系统。然而纯壳聚糖膜的机械性能和生物降解性能并不理想，蒋世杰[47]利用壳聚糖良好的成膜性及可降解性，羟基磷灰石的骨诱导性以及易与宿主骨形成牢固结合的特性，还有 BMP 可诱导骨组织形成的生物学特性，原位制备了壳聚糖/羟基磷灰石/rhBMP-2 复合膜，该膜显示了良好的生物安全性，以及作为新型 GBR 膜材料的潜力。Hong 等[48]运用浸入-沉淀法制得天然高分子/壳聚糖复合膜，其结构具有不对称性，一面疏松多孔一面致密，生物降解时间长，适用于口腔修复。

Sowmya 等[49]采用三层支架法对牙周部位的硬组织（牙骨质、牙槽骨）和软组织［牙周韧带（PDL）］进行完全和同时的再生。多孔三层纳米复合水凝胶支架由甲壳素-聚（乳酸-乙醇酸）（PLGA）/纳米生物活性玻璃陶瓷（NBGC）/牙骨质蛋白 1 作为牙骨质层，甲壳素-PLGA/成纤维细胞生长因子作为 PDL 层，甲壳素-PLGA/NBGC/富含血小板血浆衍生生长因子作为牙槽骨层。三层纳米复合水凝胶支架具有细胞相容性，有利于人牙囊干细胞的成骨、成纤维和成骨分化。在体内，将含有和不含生长因子的三层纳米复合水凝胶支架植入兔上颌牙周缺损部位，微计算机断层扫描分析显示完全的缺陷闭合，并伴有新的多孔状骨组织形成，组织学和免疫组化分析进一步证实新牙骨质、纤维状的 PDL 和具有清晰的骨小梁的牙槽骨的形成，这显示了采用含有生长因子的三层纳米复合水凝胶支架可作为实现牙周同步完整再生的一种替代方法。

牙髓衰退主要与根管系统和/或根周区域的微生物的持续感染有关。虽然在根尖周手术中使用膜屏障可促进组织再生，但是细菌性污染已成为膜失效的主要原因。Barreras 等[50]研究了体外洗必泰及其与壳聚糖纳米粒子的组合对在琼脂平板上和引导组织再生胶原膜上的粪肠球菌生长的影响，结果发现壳聚糖纳米粒子与洗必泰可协同作用，抑制和消除菌落形成，表明壳聚糖纳米粒子可用于改善根尖周手术中的组织再生过程。Ma 等[51]构建了一种新型载有米诺环素的非对称胶原/壳聚糖引导骨再生膜，该膜的胶原层紧密，壳聚糖层疏松且含有载米诺环素的纳米粒子。体外试验表明该膜可抑制细菌生长，在促进成骨细胞和纤维细胞的生长，在体内可促进血管生成和骨再生。应用于颅骨缺损模型的试验结果表明，载有米诺环素的膜具有良好的生物相容性和屏障功能，能促进骨再生，显示了防止感染和引导骨再生的双重功能。

3.4.4 在颅脑外科修复中的应用

颅骨缺损主要见于外伤、感染、肿瘤切除、颅内疾病去骨瓣减压术、先天性颅面畸形等。通过修复颅骨缺损，保护脑组织，恢复颅内与颅外的正常解剖结构，并提供对颅面部软组织的支撑。目前修复颅骨缺损依然是颅脑外科的前沿课题之一。

颅骨缺损修复术的发展历程均伴随着缺损修复材料的持续发展和创新。李殿奇[52]采用冷冻干燥技术制备了负载血小板源生长因子 rhPCGF-BB 的壳聚糖/介孔硅 SBA-15 复合支架材料，该支架可以促进大鼠颅骨临界骨缺损中新骨生成，当支架中壳聚糖/介孔硅 SBA-15 质量比为 8∶2 时效果最为明显。Zhao 等[53]在聚氧化乙烯（PEO）辅助下利用静电纺丝技术制备了羧甲基壳聚糖（CMCS）纳米纤维支架，进一步经戊二醛交联和 5 倍模拟体液仿生矿化，制备了具有羟基磷灰石涂层的羧甲基壳聚糖（CMCS-HA）纳米纤维支架，将该支架应用于大鼠颅骨缺损部位的研究发现，在植入 4 周后空白组和 CMCS 纳米纤维组的新生骨是从缺损部位的边缘开始长入的，而在 CMCS-HA 组的缺损部位尤其是中间部分可以看到有新生骨生成；12 周后，CMCS-HA 组的骨缺损几乎全部由新生骨覆盖，而空白组和 CMCS 组的骨缺损修复不完全。Keller 等[54]制备了不同脱乙酰度、不同分子量和不同浓度的二氧化硅纳米颗粒增强的壳聚糖支架，将这些支架植入小鼠颅骨缺损部位的研究结果表明，在纳米复合材料植入区域具有成熟致密的胶原组织、小的矿化灶、血管化区域以及成骨细胞和破骨细胞的浸润。

综上所述，甲壳素和壳聚糖及其衍生物具有良好的组织相容性、多重生物活性以及生物可降解可吸收性。目前已有成熟的制备工艺将甲壳素及其衍生物制成薄膜、纤维、海绵、凝胶等剂型，通过物理和化学改性可实现甲壳素组织修复材料的高比表面积、多孔、高机械强度、缓释、较长时间的机体稳定性等，在解决现有硬组织缺损修复材料普遍存在的生物活性不足等瓶颈问题上，显示了独特的应用价值和突出的应用前景。

3.5 甲壳素及其衍生物在软组织修复中的应用

国内外大量研究表明，甲壳素/壳聚糖具有止血、抗菌、促进创面愈合、抑制瘢痕增生等生物学功能；同时，甲壳素/壳聚糖可降解吸收、无毒副作用，并具有良好的成胶性、成膜性、可纺性，因此在软组织修复中具有广泛的应用。

3.5.1　在止血材料中的应用

甲壳素/壳聚糖在止血材料研究中有广泛的应用。涂建炳[55]以脲碱水溶液为甲壳素的溶剂体系，采用无乳成球的静电喷射技术，结合相分离和超临界 CO_2 干燥致孔技术，研制了甲壳素多孔微球并评价其凝血能力，结果表明甲壳素多孔微球具有显著的促凝血能力，直径为 200～500μm 微球的促凝血能力基本相同，直径大于 500μm 微球的促凝血能力明显减弱，多孔结构能显著提高其促凝血能力。程沁园[56]为了筛选出具有良好止血活性的壳聚糖，研究了不同脱乙酰度、分子量的壳聚糖固体粉末和溶液在体外对兔血凝固时间的影响，利用小鼠断尾法测定不同性质壳聚糖粉末对鼠尾出血时间和出血量的影响，结果显示壳聚糖的分了量和脱乙酰度对其体外止血活性影响显著，分子量和脱乙酰度越高，兔血凝固时间越短，且壳聚糖粉末的促凝血活性优于其溶液；将壳聚糖粉末样品应用于小鼠断尾创口，出血时间均可缩短 53.4%以上，脱乙酰度为 85.32%、分子量为 1.22×10^6 的壳聚糖粉末可使出血时间缩短 74.7%，出血量减少 86.4%；将该壳聚糖粉末应用于动物体内脏器创口，最高可缩短出血时间 63.5%、减少出血量 72.9%，对体内的多血管实质性脏器的出血创口具有显著的止血效果。

尹胜男[57]将不同物质的量的辛醛和月桂醛与壳聚糖反应，制备了不同取代度的 N-烷基化壳聚糖，其体外止血试验表明，N-烷基化壳聚糖能在血液表面形成一层有韧性的薄膜，从而阻止血液流出，达到快速止血的目的。刘梦媛[58]通过还原胺化法制备了不同取代度、接枝不同碳链长度烷基的 N-烷基化壳聚糖，采用全血凝固时间、血栓弹力图、流变测试等，探讨其凝血性能，分析发现 N-烷基化壳聚糖比壳聚糖的促凝效果更好，其取代度越大，烷基接枝链越长，促凝效果越好；通过测试 APTT、PT、TT 以及血小板细胞内 Ca^{2+} 浓度和膜上 P-选择素表达量来检测 N-烷基化壳聚糖的凝血机理。结果表明，其促凝作用不依赖于传统的内源、外源凝血途径，不会引起血小板内 Ca^{2+} 浓度和血小板膜表面 P-选择素的表达发生明显变化。

壳聚糖基止血材料是国内外止血材料研究的热点，开发的止血产品也较多，包括粉末状、海绵状、非织布状、膜片状等不同形态。壳聚糖基止血材料功能确切，安全性可靠。Celox 止血颗粒是采用经化学改性的水溶性壳聚糖制成的，生产商是英国 MedTrade Products Ltd.，该产品已在民用市场和军用市场上大量使用。Celox 止血颗粒的止血作用在猪的动静脉出血模型中得到很好的验证，其止血作用是带正电荷的壳聚糖与带负电荷的红细胞之间交叉结合，快速形成凝块，迅速止血。与硅酸盐成分的 QuikClot 止血粉相比，Celox 止血颗粒不会导致伤口温度过高，Celox 止血颗粒还可在肝素化的血液环境中发挥作用。HemCon 止血绷带是美国食品药品监督管理局（FDA）批准的壳聚糖类止血产品，是以壳聚糖为原料生产的产品，其止血作用是壳聚糖黏附聚集红细胞和血小板，通过血小板的活化激活凝血途径，加速血纤维蛋白的合成。此外，HemCon 止血绷带具有多孔的微结构，使血液迅速渗入其内部，带有负电荷的红细胞与壳聚糖通过凝聚，在不通过血小板或凝血因子的凝血途径下迅速形成凝块。青岛博益特生物材料股份有限公司生产的壳聚糖基可吸收手术止血材料，是一种可吸收性止血材料，在体内使用，用于外科手术止血，其止血作用是对手术创面的物理封堵、与红细胞形成血凝块，止血作用不依赖于人体正常的凝血机制。该产品还有加速创伤创面愈合的作用。

3.5.2 在愈合材料中的应用

Izumi 等[59]采用圆形切除创面模型评价了表面脱乙酰甲壳素纳米纤维（SDACNFs）的创面愈合效果，在试验中 SDACNFs 诱导成纤维细胞和胶原组织的上皮再生，与甲壳素、甲壳素纳米纤维和壳聚糖纳米纤维相比，SDACNFs 能有效地诱导创面的增殖和重建，表明其可以作为一种新的用于伤口愈合的生物材料。Mi 等[60]制备了一种不对称壳聚糖膜作为伤口敷料，不对称壳聚糖膜具有控制蒸发失水、良好的透气性和促进排液能力，可以抑制外源微生物的入侵，不对称的壳聚糖膜覆盖伤口，可提高上皮化率，使胶原在真皮中的沉积井然有序。

王征[61]研究表明不同分子量的羧甲基壳聚糖在浓度为 1～1000μg/mL 时，对小鼠皮肤成纤维细胞 NIH-3T3 和表皮角质形成细胞 HaCaT 的生长均有促进作用，浓度为 100μg/mL 时促进作用最强，分子量为 3000 左右的羧甲基壳聚糖对成纤维细胞和表皮角质形成细胞的生长促进作用最为显著；新西兰白兔的刀割创伤模型研究表明，不同分子量的羧甲基壳聚糖都能促进创面愈合，分子量在 3000 左右的羧甲基壳聚糖对创伤愈合的促进作用最为明显。Peng 等[62]在动物水平和细胞水平研究了不同分子量的羧甲基壳聚糖的促进伤口愈合作用，并对内在机理进行了初步探讨。结果表明，不同分子量的羧甲基壳聚糖均可以显著促进大鼠深Ⅱ度烫伤创面的愈合过程，显著缩短愈合时间，促进成纤维细胞的增殖，分子量越小，促细胞增殖作用越强；羧甲基壳聚糖促进成纤维细胞增殖，激活巨噬细胞，提高 TGF-β1 和 IL-6 的含量，从而促进伤口愈合；刺激成纤维细胞分泌 IL-8、巨噬细胞分泌 TNF-α 和在皮肤伤口处提高 MMP-1 的分泌，减少胶原分泌，助于减少瘢痕的形成；刺激成纤维细胞产生的 IL-10 与调控炎症反应有关。

洪欣等[63]构建了 SD 大鼠腹腔粘连模型，在造模后于擦拭损伤的回肠浆膜层表面均匀喷洒羧甲基壳聚糖粉雾剂，结果表明羧甲基壳聚糖防粘连粉雾剂有减轻炎症反应和促上皮化作用，能明显减少大鼠术后腹腔内粘连的发生。刘文等[64]

将改性甲壳素、羧甲基壳聚糖和羟丙基壳聚糖按一定比例共混交联，通过流延涂布法制备了 3 种多糖共混的壳聚糖基复合膜（CTSb 复合膜），研究了复合膜对鸡的肌腱断裂试验模型的预防粘连作用，结果表明，复合膜组肌腱吻合口周围的粘连带、肉芽组织、胶原纤维及成纤维细胞均明显少于模型对照组，肌腱活动度明显优于模型对照组，表明复合膜具有良好的预防术后肌腱粘连作用。苏云等[65]制备了壳聚糖/聚乳酸-羟基乙酸共聚物复合膜，对大耳白兔行 L2 及 L4 椎板切除，于椎板缺损区将复合膜修剪成合适大小植于硬膜外，观察结果表明复合膜可预防椎板切除术后硬膜外瘢痕粘连。

市场上的壳聚糖基防粘连产品有膜片、胶液等。我国最早上市的术后防粘连产品是上海其胜生物制剂有限公司生产的医用几丁糖，呈胶液状，用于预防术后组织器官粘连，该产品在临床上应用多年，产品功效性经过临床多年验证。烟台万利医用品有限公司生产的医用壳聚糖可降解防术后粘连膜，是由壳聚糖经羧甲基化改性后制成膜片状。上述防粘连产品是用于手术区，覆盖手术创面，起到物理隔离作用，使腹膜与其他器官隔离，预防粘连。

3.5.3　在人工血管材料中的应用

Kong 等[66]对壳聚糖基小口径人工血管（内径为 2mm）的安全性进行检测，结果表明，壳聚糖基小口径人工血管的细胞毒性、体外溶血率、急性全身毒性、皮下刺激反应等均符合生物材料要求；对小口径人工血管的动物植入可行性进行了初步试验，狗股动脉体内置换试验结果表明，人工血管可在体内逐步降解并诱导新生血管形成。李雪等[67]以细菌纳米纤维素（BNC）管为基底材料，通过浸渍-沉积方法将不同量的壳聚糖（CTS）沉积在纤维网络中，制备了 BNC/CTS 复合管，通过对机械力学性能和生物相容性的表征和比较，表明 BNC 管的纳米纤维网络为壳聚糖的复合提供了很好的结构基础，壳聚糖沉积增强了管的机械性能，制备的 BNC/CTS 复合管具有较好的血液相容性和生物相容性。马力等[68]制备了壳聚糖-硫酸化丝素蛋白人工血管，用于比格犬股动脉置换试验，HE 染色表明，6 个月后试验组血管形成了内皮细胞层、平滑肌层和成纤维细胞层 3 层主要血管组织，在组织形态上与正常对照组血管无显著差别；免疫组织化学染色表明，试验组 Factor Ⅷ染色可见内皮层形成，α-平滑肌肌动蛋白（α-SMA）染色可见含有较多棕色颗粒沉淀的血管平滑肌形成，波形蛋白染色亦可见较多棕色颗粒沉淀，提示人工血管也形成了成纤维细胞层，该 3 层组织与正常对照组血管无明显差异；电镜观察表明，试验组人工血管内表面及切面与正常对照组血管相似，切面也形成了 3 层组织，但排列不及正常血管整齐；凝血四项表明，两组的凝血酶原时间、活化部分凝血活酶时间、凝血酶时间以及纤维蛋白原无差异；壳聚糖-硫酸化丝素蛋白人工血管具有较好的生物相容性及功效性能。刘涛[69]以壳聚糖-硫酸化丝素蛋白制备的可降解小口径人工血管，行犬颈总动脉人工血管置换，通过颈动脉造影了解人工血管的通畅情况，采用组织切片和扫描电镜检测人工血管在体内的降解及内皮化程度。结果表明，小口径人工血管更接近于自体血管，移植后自体化程度较高，新生内皮较早，血液相容性及力学稳定性良好；吻合口组织增生、纤维化严重，吻合口早期狭窄或闭塞程度较高，远期通畅率稍差，需进一步改进。

陈斌[70]对针织涤纶人工血管进行肝素和壳聚糖自组装表面修饰，并用于置换试验犬腹主动脉，结果表明该人工血管具有良好的生物相容性，在体内血流动力条件下能在体内完成内皮化，具有较高的近中期通畅率，并参与透壁性内皮化的进程。膨胀聚四氟乙烯（ePTFE）制成的血管移植物不适于小口径血管，为了降低 ePTFE 血管移植物的血小板黏附性，Zhu 等[71]通过照射涂覆在 ePTFE 表面上的叠氮修饰的壳聚糖，来实现壳聚糖的结合，再通过与壳聚糖涂层形成复合物，将肝素结合到 ePTFE 表面上，体外血液相容性试验表明，壳聚糖/肝素表面修饰的ePTFE 血管移植物的血小板黏附性显著降低，体内试验进一步证实了该移植物的优异性能，试验发现它们在植入狗静脉两周后仍然没有造成堵塞。

3.5.4　在神经导管材料中的应用

黄孝文等[72]将精制甲壳素粉溶解于含 7%氯化锂的二甲基乙酰胺混合液中制成甲壳素胶状物，制备了壁厚 0.3～0.5mm 的甲壳素导管，进行新西兰白兔左侧面神经上颊支神经干 10mm 缺损修复，分别于术后 12 周和 24 周检测再生神经电生理功能和组织形态、超微结构恢复情况。结果显示，甲壳素神经导管能有效地引导面神经再生并修复神经干的缺损，再生神经形态与功能恢复效果与自体神经移植法比较无显著性差异。Haastert-Talini 等[73]研究了不同乙酰化度（DA = 2%、5%、20%）的壳聚糖导管用于修复大鼠 10mm 坐骨神经缺损，在神经再生的形态和功能参数方面，壳聚糖导管的效果与金标接近，但在再生基质和再生神经远端的免疫反应以及其他细胞过程中，不同 DA 的壳聚糖导管的性质方面发现了差异，DA = 20%壳聚糖导管表现出过快的降解和诱导降解相关的组织反应，但 DA = 2%壳聚糖导管在再生神经纤维诱导中出现了意想不到的发芽效应；研究结果表明，DA = 5%壳聚糖导管是最支持周围神经再生的。Jiang 等[74]以壳聚糖为原料，制备了一种含有填充物的复合神经移植物，用该复合神经移植物修复 SD 大鼠 10mm 坐骨神经损伤；结果表明，壳聚糖基复合神经移植物桥接损伤神经达到了理想的修复状态，与自体神经移植组无明显差异，可有效修复周围神经损伤。

黄亚洲[75]以甲壳素导管为载体应用重组人促红细胞生成素（rh-EPO）修复大鼠 10mm 坐骨神经损伤，结果表明甲壳素导管能促进神经生长且无异物反应，是神经再生时的一种理想生物材料，甲壳素导管中注入 rh-EPO 凝胶可以促进试验性神经缺损后施万细胞的增殖，并促进缺损的再生和功能的恢复。Wang 等[76]构建了壳聚糖神经导管，并通过京尼平交联固定神经生长因子（NGF），用来桥接 10mm 长的坐骨神经间隙；术后 24 周，实现了神经重建和目标腓肠肌的再神经化，且再生轴突密度和靶肌横截面积与自体组相比无显著性差异；表明了使用基于壳聚糖的 NGF 负载的神经导管进行周围神经修复的可行性。Li 等[77]采用静电相互作用法制备了负载 NGF 的肝素/壳聚糖支架，结果表明肝素固定和 NGF 负载均不会引起壳聚糖支架性能的变化，不影响其形态和润湿性，在壳聚糖支架中预固定化肝素可以提高随后负载的 NGF 的稳定性，NGF 负载肝素/壳聚糖支架能明显促进施万细胞的体外黏附、增殖并能有效地促进形态发育。Ao 等[78]制作了壳聚糖导管，并植入骨髓间充质干细胞（BMSCs）衍生的施万细胞，用来桥接大鼠坐骨神经 12mm 损伤；术后 3 个月，BMSCs 来源的施万细胞/壳聚糖导管桥接的神经中，神经传导速度、平均再生髓鞘面积和髓鞘轴突计数与坐骨神经来源的施万细胞/壳聚糖导管桥接的神经相似，明显高于 PBS 填充的导管桥接的神经。

基于甲壳素/壳聚糖良好的生物特性，可开发抗菌、促愈合、止血、角膜支架、人工血管及神经导管等相关生物材料，将会对医疗保健和药物研究方面产生巨大影响。

3.6　甲壳素及其衍生物在药物载体中的应用

生物医学领域中的受控和靶向药物递送系统是一个非常有意义的研究方向，壳聚糖作为生物相容且可生物降解的聚合物在该应用中起重要作用。壳聚糖中的伯氨基对其阳离子性、药物控释性、黏膜黏附性、原位凝胶化、抗菌性、渗透性等性能有着重要影响，同时其易于改性和成型的优点赋予其多功能多用途的应用，可构建各种形式的壳聚糖材料，如薄膜、微球、纳米颗粒、纳米纤维、水凝胶等作为给药装置。在选择制备方法时必须考虑多种因素，如生物活性剂的化学和热稳定性、粒度、最终产物的残留毒性、释放动力学特征以及最终的输送系统类型。

3.6.1　壳聚糖微球

基于微球的递送系统的研究可通过优化各种壳聚糖聚合物及药物组合的配方来控制药物释放曲线和特定靶位点。这种类型的递送系统可提供更优良的时效性、更理想的控释速率和更好地实现特定药物的药效。构建微球的方法包括交联、溶剂蒸发、离子凝胶化、喷雾干燥、乳液聚合等。Jameela 等[79]制备了戊二醛交联壳聚糖微球，包载米托蒽醌作为一种持久的可生物降解的递送装置，结果显示药物释放速率与交联度相关，使用高度交联的微球，有 25% 的药物在 36 天内得到释放，同时体内降解时间较长，在大鼠骨骼肌中 3 个月后未显示出显著的生物降解性。

3.6.2　壳聚糖片

片剂制备方法较容易实现，可以通过湿法制粒或简单的直接压片技术。Miyazaki 等[80]通过直接压片法制备了壳聚糖和海藻酸盐作为基质的口腔黏膜贴剂药物（地尔硫卓），并研究其释放行为，发现体外黏附性能与市售片剂相当，释放速率可通过改变壳聚糖和海藻酸盐的混合比来控制，随着壳聚糖含量以及海藻酸盐黏度等级的增加，释放速率逐渐降低；对兔子进行舌下给药，其生物利用度达到 69.6%；经口服给药，其生物利用度为 30.4%。Shao 等[81]研究了与其他阴离子聚合物组合对壳聚糖释放速率的影响，模拟胃液中的体外药物释放测试揭示了与单一聚合物相比，壳聚糖与阴离子聚合物的组合进一步降低了释放速率，其结果显示壳聚糖-黄原胶是最佳组合，可延长释放时间达 24h。

3.6.3　壳聚糖纳米粒子

纳米粒子在制药工业中的应用日益增加，纳米粒子的小尺寸使它们能通过各种生物屏障移动，将药物带到目标部位，从而提高其疗效。壳聚糖纳米粒子（CsNPs）作为优良的药物载体，具有其独特内在的良好特性，如生物相容性、生物降解性、无毒性、生物活性以及某种程度上由其阳离子特征引发的特异靶向性，此外纳米粒子可阻止胃肠道中不稳定药物的酶促降解。已报道的制备壳聚糖纳米粒子的方法，主要包括凝聚或沉淀、离子凝胶化、反胶束法、筛分法和纳米沉淀法等。

Sanyakamdhorn 等[82]研究了 CsNPs 对 DOX 及其类似物[N-(三氟乙酰基)DOX]的包封，使用三种不同重均分子量（M_w 为 15000、100000 和 200000）的壳聚糖，亲水和疏水相互作用在药物与壳聚糖的结合中起良好作用，发现壳聚糖 ch100000 和 DOX 的结合常数更高，是更适合 DOX 递送的载体。Katas 等[83]研究了 CsNPs 作为蛋白质和 siRNA 的稳定递送装置，显示蛋白质和 siRNA 的包封率分别超过 88% 和 90%，包封的蛋白质和 siRNA 在释放的初期发生突释，之后由于聚合物的溶胀而稳定释放。装载紫杉醇的 CsNPs 在系统给予携带 SCC7 肿瘤的小鼠后表现出极好的肿瘤归巢能力，同时还有助于早期癌症诊断、药物输送和治疗[84]。Prego 等[85]探讨了 CsNPs 作为抗原载体的潜力，旨在改善乙型肝炎感染的免疫接种，CsNPs 表现出优异的抗原结合能力（>60%），同时保持抗原表位完整,以受控方式释放抗原,并通过提高抗 HBsAg IgG 水平(高达 5500mIU/mL)诱导免疫。

壳聚糖纳米粒子与其他化合物如叶酸、葡萄糖等小分子结合,探索其作为靶向特异性递送系统的应用,特别是对于肿瘤细胞。叶酸受体被称为高度特异性肿瘤标志物,通常在癌症肿瘤中过表达。因此,结合后的产物具有壳聚糖及其缀合化合物的双功能特性。壳聚糖充当具有生物友好性或生物相容性的载体,而缀合的化合物具有靶向特异性。

3.6.4 壳聚糖薄膜

壳聚糖具有优异的成膜能力,在药物输送系统中作为生物活性物质(包括抗生素等小分子、核酸和蛋白质等大分子)的载体显示了诸多应用。由于壳聚糖具有抑菌性能、可提高伤口愈合速度并具有止血特性,因此,壳聚糖膜经常被用作伤口敷料材料,通常使用溶液流延方法制备。研究人员报道了应用于不同场合的单一壳聚糖和交联壳聚糖膜的制备,交联方法可改善壳聚糖的物理和机械性能,如拉伸强度、热稳定性、防水性和保湿能力等。

Tang 等[86]采用超临界溶液浸渍法制备了装有布洛芬的壳聚糖薄膜并研究用于口腔黏膜给药。动物研究证实,在兔黏膜中 460min 内从基质中释放出 70%的药物。Varshosaz 等[87]研究了局部麻醉剂利多卡因交联壳聚糖膜用于口腔黏膜递送的释放行为,三聚磷酸五钠盐用作交联剂,使用不同 M_W 的壳聚糖,利多卡因的传递效率在高 M_W 和高浓度溶液条件下可显著提高,当增加交联剂的浓度时,药物的传递量和释放速率降低。

3.6.5 壳聚糖水凝胶

水凝胶是三维交联聚合物网络,具有通过键合吸收大量水而不会由于聚合物网络之间的物理和化学相互作用而溶解的能力,具有运输小分子如药物的能力,完全溶胀的水凝胶具有与水和生物流体间的低界面张力。水凝胶的物理性质受分子量、交联度、电荷和缔合度的影响。交联度的增加可导致刚度和模量的增加,这两者对于保持药物在水凝胶运输和迁移过程中的物理形态是非常重要的。此外,水凝胶的网孔尺寸和药物的流体动力学指标也是水凝胶的重要特性,可控制包封药物的扩散效率。壳聚糖水凝胶作为药物输送装置引起了许多科学家的关注。

Azab 等[88]研究了交联壳聚糖水凝胶植入大鼠体内的生物相容性。使用两种类型的水凝胶,一种具有快速降解速率,另一种具有缓慢降解速率。通过皮下和腹膜内手术植入水凝胶,组织学检查发现,其对邻近组织的异物反应比可吸收的手术缝合线"Vicril"更温和。载于水凝胶中的放射性同位素可引起植入部位严重的组织反应，并导致邻近几微米的组织坏死。因此，这种水凝胶可以作为可生物降解和生物相容的载体，用于癌症近距离放射治疗中的放射性同位素递送。Dai 等[89]研究了 pH 敏感的海藻酸盐-壳聚糖水凝胶珠的溶胀行为和输送特性，该水凝胶珠载有治疗高血压的药物硝苯地平。该水凝胶珠释放硝苯地平的量随着 pH 的增加而增加，在 pH = 1.5 时为 42%，在 pH = 6.8 时为 99%。因此，制备的水凝胶，在低 pH 下可更好地保持药物并且可以作为肠道递送的合适载体。

3.6.6　基于壳聚糖的纳米复合材料

天然和合成聚合物的复合物代表了一种创新的材料，尤其对于生物医学应用。虽然天然聚合物具有良好的生物相容性和生物降解性，但它具有溶解度低、机械性能和热性能差的缺点。因此，天然和合成聚合物的混合使新材料具有与两种聚合物相关的性能组合，这是单独的聚合物无法获得的，如提供稳定的控制释放、增加包封和负载能力。Parida 等[90]研究了壳聚糖-聚乙烯醇与 cloisite 30B 混合控制释放姜黄素（抗癌药物），混合改善了薄膜的拉伸强度、柔韧性以及亲水性，与膜中的聚乙烯醇相比，pH 对壳聚糖浓度的影响更明显。因此，可以通过改变组分、pH 和交联剂的浓度来监测膜的持水能力。Ardeshirzadeh 等[91]研究了从电纺聚氧乙烯/壳聚糖/氧化石墨烯（PEO/CTS/GO）纳米纤维支架中控制释放 DOX，通过 DOX 和 GO 纳米纤维之间的 π-π 堆积相互作用来控制药物装载和释放能力。该释放是 pH 依赖性的，并且在低 pH 下药物包封和释放减少。几种因素如 π-π 堆积、氢键、静电相互作用和 DOX 从纳米纤维孔扩散是药物控制释放的原因。将纳米填料（具有 100nm 内的尺寸）添加到天然生物聚合物（如壳聚糖）中，可形成纳米生物复合材料。基于壳聚糖的纳米复合材料在许多领域具有潜在的应用价值，包括食品工业、医药、生物技术、农业、化妆品、纺织品、环境保护等。有机-无机杂化纳米复合材料已经成为生物医学应用的一种新工具，杂化材料表现出多方面显著改善的性能，在生物医学应用中使用磁性纳米复合材料，特别是在癌症成像和治疗中，可以实现抗肿瘤剂对癌组织的精确靶向。通过药物纳米载体对外部刺激（如 pH、磁梯度、超声波、温度等）的响应变化的感知，导致在受影响的区域或器官中释放特定浓度的生物活性物质，从而使药物的有效性和特异性增强，并产生较低的全身毒性。

Arias 等[92]制备了磁铁矿（Fe_3O_4）/壳聚糖纳米复合物，用于静脉供应抗癌药核苷类似物吉西他滨。通过暴露于 1.1T 永磁体记录滞后循环来检查磁响应性。将药物包埋到聚合物外壳中会产生更高的药物负载量以及更慢的药物释放曲线。因此合成了新的递送装置，其具有刺激敏感性、磁性靶向性、高药物负载性和缓慢释放能力，是具有高效诱导能力的递送装置，具有有效的癌症治疗的潜力。Lin 等[93]制备了具有近红外荧光花青染料（MTX-PEG-CS-IONPs-Cy5.5）的多功能和生物相容性的聚乙二醇-壳聚糖-氧化铁纳米复合材料。该复合物具有发射荧光和磁共振成像（MRI）的潜力，并且由于其超顺磁性、靶向性、荧光和抗癌特性而充当靶向治疗性药物递送载体。

氧化石墨烯（GO）是石墨烯的氧化物，是一种性能优异的新型碳材料，具有较高的比表面积和丰富的官能团，性质较石墨烯更加活泼。Bao 等[94]制备并研究了壳聚糖（CTS）功能化的 GO 作为药物和基因递送的纳米载体。在 GO 和 CTS 之间形成酰胺键的酰胺化过程可使 GO 与 64wt%的壳聚糖官能化，赋予它们良好的水溶性和生物相容性。喜树碱（CPT）是一种难溶性抗癌药物，通过 π-π 堆积和疏水相互作用加载到纳米载体中。GO-CTS 纳米载体在 PBS 缓冲液中在 37℃下显示约 20wt%的药物负载，并在 72h 内释放 17.5%的药物。碳纳米管（CNT）是碳的同素异形体，于 1991 年被发现并具有由六方排列的 sp^2 杂化碳原子组成的圆柱形纳米结构。它具有优异的电性能、热稳定性、机械性能、规则的孔结构和高比表面积。聚合物/碳纳米管复合材料在药物输送中的益处是双重的。聚合物具有生物相容性和生物降解性，而 CNT 可提供稳定性、细胞摄取、磁性和电磁行为。Naficy 等[95]检测了来自壳聚糖/单壁 CNT 复合膜的地塞米松（类固醇激素，作为抗炎和免疫抑制药物)的电刺激释放，单壁 CNT 充当被动释放下药物扩散的屏障，当 CNT 由于静电吸引而带正电时，效果变得更明显，可以通过诱导静电排斥来控制药物释放。因此，通过施加电化学电势可以实现开关机制。

壳聚糖纳米复合材料为进一步靶向特异性药物提供了可调节和刺激响应基质的更好性质，与无机纳米粒子的复合物的不同配方增加了形成稳定复合物的不溶性药物的溶解度以及它们向特定部位的安全递送。

参 考 文 献

[1] Pan Y，Li Y J，Zhao H Y，et al．Bioadhesive polysaccharide in protein delivery system: chitosan nanoparticles improve the intestinal absorption of insulin *in vivo*．Int J Pharm，2002，249：139-147.

[2] Janes K A，Frdsneau M P，Marazuela A，et al. Chitosan nanoparticles as delivery systems for doxorubicin. J Control Release，2001，73：255-267.

[3] 王进涛，杨娇，玄光善．*N*, *N*-二羧甲基壳聚糖的制备及其盐的抑菌作用研究．化学与生物工程，2010，27（5）：35-38.

[4] 张楠，陈蕾，于俊荣，等．气固相法制备羟乙基甲壳素．高分子材料科学与工程，2007，23（6）：200-202.

[5] Zhao Y，Chen J，Zeng E，et al. Synthesis and characterization of hydroxyethyl chitosan grafted by carboxyl ending DOVOB dendrimer: a novel liquid crystalline polymer. Carbohydr Polym，2008，74（4）：828-833.

[6] Xie Y，Liu X，Chen Q. Characterization of water-soluble chitosan derivate and its antibacterial activity. Carbohydr Polym，2007，69（1）：142-147.

[7] Jain T，Kumar S，Dutta P K. Dibutyrylchitin nanoparticles as novel drug carrier. Int J Biol Macromol，2016，82：1011-1017.

[8] Batt L R，Kim B M，Hyun K，et al. Preparation of chitin butyrate by using phosphoryl mixed anhydride system. Carbohydr Res，2011，346：691-694.

[9] 刘伟治，刘万顺，韩宝芹，等. N-乙酰化壳聚糖膜的制备和性质研究. 中国生物医学工程学报，2004，23（2）：183-186.

[10] 姜雪，王晓青，陈怀俊，等. 自组装法制备 pH 响应性马来酰化壳聚糖纳米粒子的研究. 高分子通报，2015，（4）：59-66.

[11] 马宁，汪琴，孙胜玲，等. 甲壳素和壳聚糖化学改性研究进展. 化学进展，2004，16（4）：643-653.

[12] Wu M，Long Z，Xiao H，et al. Recent research progress on preparation and application of N, N, N-trimethyl chitosan. Carbohydr Res，2016，434：27-32.

[13] Ding K，Wang Y，Wang H，et al. 6-O-sulfated chitosan promoting the neural differentiation of mouse embryonic stem cells. ACS Appl Mater Interfaces，2014，6（22）：20043-20050.

[14] Wang K，Liu Q. Chemical structure analyses of phosphorylated chitosan. Carbohydr Res，2014，386：48-56.

[15] Ramos V M，Rodríguez N M，Díaz M F，et al. N-methylene phosphonic chitosan. Effect of preparation methods on its properties. Carbohydr Polym，2003，52（1）：39-46.

[16] Chang C，Chen S，Zhang L. Novel hydrogels prepared via direct dissolution of chitin at low temperature：structure and biocompatibility. J Mater Chem，2011，21（11）：3865-3871.

[17] Zhu K，Shi S，Cao Y，et al. Robust chitin films with good biocompatibility and breathable properties. Carbohydr Polym，2019，212：361-367.

[18] Hassanzadeh P，Kharaziha M，Nikkhah M，et al. Chitin nanofiber micropatterned flexible substrates for tissue engineering. J Mater Chem B Mater Biol Med，2013，1（34）：4217-4224.

[19] 孙永富. 可吸收壳聚糖材料止血性能及其生物相容性研究. 杭州：浙江大学，2013.

[20] 常菁. 可吸收壳聚糖复合膜的制备及预防肌腱粘连功能的实验研究. 青岛：中国海洋大学，2008.

[21] 夏桂雪. N-丁二酰壳聚糖纤维作为伤口敷料的研究. 青岛：中国海洋大学，2014.

[22] 李晶晶. 羟丁基壳聚糖的制备及其水凝胶敏感性（温度/pH）与生物相容性研究. 青岛：中国海洋大学，2011.

[23] 黄攀. N-羧甲基壳聚糖的制备及其生物相容性评价. 青岛：中国海洋大学，2009.

[24] 蓝广芊. 壳聚糖/明胶复合止血材料的研制及其性能研究. 重庆：西南大学，2016.

[25] 张敏，许小玲，孟晓荣. 水溶性甲壳素-丝素复合膜的制备及生物相容性. 陕西科技大学学报（自然科学版），2012，30（5）：42-45.

[26] Huang Y，Yao M，Zheng X，et al. Effects of chitin whiskers on physical properties and osteoblast culture of alginate based nanocomposite hydrogels. Biomacromolecules，2015，16（11）：3499-3507.

[27] Zhang W，Yin B，Xin Y，et al. Preparation，mechanical properties，and biocompatibility of graphene oxide-reinforced chitin monofilament absorbable surgical sutures. Mar Drugs，2019，17（4）：210.

[28] Wu H，Williams G R，Wu J，et al. Regenerated chitin fibers reinforced with bacterial cellulose nanocrystals as suture biomaterials. Carbohydr Polym，2018，180：304-313.

[29] Ogawa Y，Azuma K，Izawa H，et al. Preparation and biocompatibility of a chitin nanofiber/gelatin composite film. Int J Biol Macromol，2017，104（Pt B）：1882-1889.

[30] He M，Wang Z，Cao Y，et al. Construction of chitin/PVA composite hydrogels with jellyfish gel-like structure and their biocompatibility. Biomacromolecules，2014，15（9）：3358-3365.

[31] Takagi S，Chow L C，Hirayama S，et al. Properties of elastomeric calcium phosphate cement-chitosan composites.

Dent Mater，2003，19（8）：797-804.

[32] Ding S J. Biodegradation behavior of chitosan/calcium phosphate composites. J Non-Cryst Solids，2007，353：2367-2373.

[33] Zhang J，Nie J，Zhang Q，et al. Preparation and characterization of bionic bone structure chitosan/hydroxyapatite scaffold for bone tissue engineering. J Biomater Sci Polym Ed，2014，25（1）：61-74.

[34] 谢静. HAp/Col/CTS 仿生纳米纤维对 iPSC-MSCs 的成骨分化诱导作用研究. 上海：东华大学，2015.

[35] Jiang T，Abdel-Fattah W I，Laurencin C T. *In vitro* evaluation of chitosan/poly（lactic acid-glycolic acid）sintered microsphere scaffolds for bone tissue engineering. Biomaterials，2006，27（28）：4894-4903.

[36] 刘旭杰. 材料性质调控干细胞成骨分化及壳聚糖基骨修复材料. 北京：清华大学，2015.

[37] 王玮. RhBMP-2 壳聚糖纳米微球及复合人工骨的制备和成骨活性研究. 广州：南方医科大学，2011.

[38] 李鹏飞. 多功能组织修复支架的制备及其生物学性能的研究. 成都：西南交通大学，2018.

[39] 刘涛. 包裹 BMSCs 壳聚糖水凝胶复合 CPC 骨组织工程的构建及治疗骨缺损的实验研究. 武汉：华中科技大学，2012.

[40] Wang Z H，Zhang J，Zhang Q，et al. Evaluation of bone matrix gelatin/fibrin glue and chitosan/gelatin composite scaffolds for cartilage tissue engineering. Genet Mol Res，2016，15（3）：15038431.

[41] Kuo C Y，Chen C H，Hsiao C Y，et al. Incorporation of chitosan in biomimetic gelatin/chondroitin-6-sulfate/hyaluronan cryogel for cartilage tissue engineering. Carbohydr Polym，2015，117：722-730.

[42] Bhardwaj N，Kundu S C. Chondrogenic differentiation of rat MSCs on porous scaffolds of silk fibroin/chitosan blends. Biomaterials，2012，33（10）：2848-2857.

[43] Zhou Y，Liang K，Zhao S，et al. Photopolymerized maleilated chitosan/methacrylated silk fibroin micro/nanocomposite hydrogels as potential scaffolds for cartilage tissue engineering. Int J Biol Macromol，2018，108：383-390.

[44] 李立华，焦延鹏，李志忠，等. 聚乳酸/壳聚糖复合支架材料的生物相容性研究. 中国生物医学工程学报，2005，24：503-506.

[45] Wu H，Wan Y，Cao X，et al. Proliferation of chondrocytes on porous poly（DL-lactide）/chitosan scaffolds. Acta Biomater，2008，4（1）：76-87.

[46] 张毅，庄昭霞，卢凤琦. 牙周引导组织再生壳聚糖膜的生物相容性研究. 山东大学学报（医学版），2002，40（2）：115-117.

[47] 蒋世杰. 壳聚糖/羟基磷灰石/人类重组骨形成蛋白-2 复合骨诱导膜的制备及生物安全性检测. 杭州：浙江大学，2012.

[48] Hong H，Wei J，Liu C. Development of asymmetric gradational-changed porous chitosan membrane for guided periodontal tissue regeneration. Compos Part B-Eng，2007，38（3）：311-316.

[49] Sowmya S，Mony U，Jayachandran P，et al. Tri-layered nanocomposite hydrogel scaffold for the concurrent regeneration of cementum，periodontal ligament，and alveolar bone. Adv Healthc Mater，2017，6（7）：1601251.

[50] Barreras U S，Méndez F T，Martínez R E，et al. Chitosan nanoparticles enhance the antibacterial activity of chlorhexidine in collagen membranes used for periapical guided tissue regeneration. Mater Sci Eng C Mater Biol Appl，2016，58：1182-1187.

[51] Ma S，Adayi A，Liu Z，et al. Asymmetric collagen/chitosan membrane containing minocycline-loaded chitosan nanoparticles for guided bone regeneration. Sci Rep，2016，6：31822.

[52] 李殿奇. PDGF-BB 调节成、破骨细胞的作用机制及促进骨愈合的实验研究. 武汉：武汉大学，2016.

[53] Zhao X，Zhou L，Li Q，et al. Biomimetic mineralization of carboxymethyl chitosan nanofibers with improved osteogenic activity *in vitro* and *in vivo*. Carbohydr Polym，2018，195：225-234.

[54] Keller L，Regiel-Futyra A，Gimeno M，et al. Chitosan-based nanocomposites for the repair of bone defects. Nanomedicine，2017，13（7）：2231-2240.

[55] 涂建炳. 纳米纤维构成的甲壳素多孔微球的止血性能研究//中国化学会高分子学科委员会.中国化学会2017全国高分子学术论文报告会摘要集——主题P：生物基高分子. 中国化学会高分子学科委员会：中国化学会，2017：1.

[56] 程沁园. 壳聚糖止血活性及其生物安全性评价研究. 无锡：江南大学，2013.

[57] 尹世男. 壳聚糖改性和壳寡糖/聚氨酯复合材料的制备及性能研究. 济南：山东师范大学，2018.

[58] 刘梦媛. 壳聚糖的烷基化修饰与凝血性能研究. 天津：天津工业大学，2018.

[59] Izumi R，Komada S，Ochi K，et al. Favorable effects of superficially deacetylated chitin nanofibrils on the wound healing process. Carbohyd Polym，2015，123：461-467.

[60] Mi F，Shyu S，Wu Y，et al. Fabrication and characterization of a sponge-like asymmetric chitosan membrane as a wound dressing. Biomaterials，2001，22（2）：165-173.

[61] 王征. 不同分子量羧甲基壳聚糖对皮肤创伤修复作用的研究. 青岛：中国海洋大学，2005.

[62] Peng S，L W，Han B，et al. Effects of carboxymethyl-chitosan on wound healing in vivo and in vitro. J Ocean U China，2011，（4）：369-378.

[63] 洪欣，沈柏用，韩宝三. 羧甲基壳聚糖防粘连粉雾剂的应用及作用机制的研究. 外科理论与实践，2009，14（4）：426-429.

[64] 刘文，常菁，刘万顺，等. 壳聚糖基复合膜的制备及预防术后肌腱粘连功能的研究. 功能材料，2009，40（3）：450-454.

[65] 苏云，孟祥俊，于小光，等. 干扰素/聚乳酸-羟基乙酸共聚物及壳聚糖/聚乳酸-羟基乙酸共聚物复合膜防止椎板切除术后硬膜外瘢痕粘连的实验. 中国组织工程研究与临床康复，2008，（23）：4427-4430.

[66] Kong X，Han B，Li H，et al. New biodegradable small-diameter artificial vascular prosthesis：a feasibility study. J Biomed Mater Res A，2012，100（6）：1494-1504.

[67] 李雪，唐敬玉，包露涵，等. 细菌纳米纤维素/壳聚糖复合管制备及其作为小径人工血管潜力的评价. 中国组织工程研究，2017，21（34）：5467-5473.

[68] 马力，谢宜旭，常羽，等. 犬股动脉置换壳聚糖-硫酸化丝素蛋白人工血管：内皮层及血管层的生成. 中国组织工程研究，2017，21（6）：859-863.

[69] 刘涛. 壳聚糖-硫酸化丝素蛋白小口径人工血管动物实验研究. 北京：首都医科大学，2016.

[70] 陈斌. 肝素壳聚糖自组装表面修饰小口径涤纶人工血管的研究. 上海：复旦大学，2008.

[71] Zhu A，Ming Z，Jian S. Blood compatibility of chitosan/heparin complex surface modified ePTFE vascular graft. Appl Surf Sci，2005，241（3-4）：485-492.

[72] 黄孝文，陶泽璋，崔永华，等. 甲壳素导管引导面神经再生的研究. 临床口腔医学杂志，2003，（1）：26-27.

[73] Haastert-Talini K，Geuna S，Dahlin L，et al. Chitosan tubes of varying degrees of acetylation for bridging peripheral nerve defects. Biomaterials，2013，34（38）：9886-9904.

[74] Jiang Z，Song Y，Qiao J，et al. Rat sciatic nerve regeneration across a 10-mm defect bridged by a chitin/CM-chitosan artificial nerve graft. Int J Biol Macromol，2019，129：997-1005.

[75] 黄亚洲. 重组人促红细胞生成素促进周围神经缺损修复的研究. 郑州：郑州大学，2012.

[76] Wang H，Zhao Q，Zhao W，et al. Repairing rat sciatic nerve injury by a nerve-growth-factor-loaded，chitosan-based nerve conduit. Biotechnol Appl Bioc，2012，59（5）：388-394.

[77] Li G，Xiao Q，Zhang L，et al. Nerve growth factor loaded heparin/chitosan scaffolds for accelerating peripheral nerve regeneration. Carbohyd Polym，2017，171：39-49.

[78] Ao Q，Fung C，Tsui Y，et al. The regeneration of transected sciatic nerves of adult rats using chitosan nerve

conduits seeded with bone marrow stromal cell-derived Schwann cells. Biomaterials，2011，32（3）：787-796.

[79] Jameela S R，Jayakrishnan A. Glutaraldehyde cross-linked chitosan microspheres as a long acting biodegradable drug delivery vehicle：studies on the *in vitro* release of mitoxantrone and *in vivo* degradation of microspheres in rat muscle. Biomaterials，1995，16：769-775.

[80] Miyazaki S，Kawasaki N，Nakamura T，et al. Oral mucosal bioadhesive tablets of pectin and HPMC：*in vitro* and *in vivo* evaluation. Int J Pharm，2000，204：127-132.

[81] Shao Y，Li L，Gu X，et al. Evaluation of chitosan-anionic polymers based tablets for extended-release of highly water-soluble drugs. Asian J Pharm Sci，2015，10：24-30.

[82] Sanyakamdhorn S，Agudelo D，Tajmir-Riahi H A. Encapsulation of antitumor drug doxorubicin and its analogue by chitosan nanoparticles. Biomacromolecules，2013，14：557-563.

[83] Katas H，Raja M A G，LamK L. Development of chitosan nanoparticles as a stable drug delivery system for protein/siRNA. Int J Biomater，2013，2013：1-9.

[84] Kwon I C. Chitosan-based nanoparticles for cancer therapy，tumor specificity and enhanced therapeutic efficacy in tumor-bearing mice. J Control Release，2008，132：e69-e70.

[85] Prego C，Paolicelli P，Díaz B，et al. Chitosan-based nanoparticles for improving immunization against hepatitis B infection. Vaccine，2010，28：2607-2614.

[86] Tang C，Du Z，Guan Y X，et al. Preparation of ibuprofen-loaded chitosan films for oral mucosal drug delivery using supercritical solution impregnation. Int J Pharm，2014，473：434-441.

[87] Varshosaz J，Karimzadeh S. Development of cross-linked chitosan films for oral mucosal delivery of lidocaine. Res Pharm Sci，2007，2：43-52.

[88] Azab V，Doviner B，Orkin J，et al. Biocompatibility evaluation of crosslinked chitosan hydrogels after subcutaneous and intraperitoneal implantation in the rat. J Biomed Mater Res Part A，2007，83A：414-422.

[89] Dai Y N，Li P，Zhang J P，et al. Swelling characteristics and drug delivery properties of nifedipine-loaded pH sensitive alginate-chitosan hydrogel beads. J Biomed Mater Res Part B Appl Biomater，2008，86 B：493-500.

[90] Parida U K，NayakA K，BinhaniB K，et al. Synthesis and characterization of chitosan-polyvinyl alcohol blended with cloisite 30B for controlled release of the anticancer drug curcumin. J Biomater Nanobiotechnol，2011，2：414-425.

[91] Ardeshirzadeh B，Anaraki N A，Irani M，et al. Controlled release of doxorubicin from electrospun PEO/ chitosan/graphene oxide nanocomposite nanofibrous scaffolds. Mater Sci Eng C，2015，48：384-390.

[92] Arias J L，Reddy L H，Couvreur P. Fe$_3$O$_4$/chitosan nanocomposite for magnetic drug targeting to cancer. J Mater Chem，2012，22：7622-7632.

[93] Lin J，Li Y，Li Y X，et al. Drug/dye-loaded，multifunctional PEG-chitosan-iron oxide nanocomposites for methotraxate synergistically self-targeted cancer therapy and dual model imaging. ACS Appl Mater Interfaces，2015，7：11908-11920.

[94] Bao H，Pan Y，Ping Y，et al. Chitosan-functionalized graphene oxide as a nanocarrier for drug and gene delivery. Small，2011，7：1569-1578.

[95] Naficy S，Razal J M，Spinks G M，et al. Modulated release of dexamethasone from chitosan carbon nanotube films. Sensor Actuat A-Phys，2009，155：120-124.

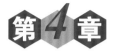

海藻酸盐及其衍生物

4.1 ▶ 海藻酸盐及其衍生物简介

　　海藻酸盐（alginate）是 19 世纪 80 年代英国化学家 E. C. Stanford 从褐藻中提取出来的一种天然高分子多糖，具有无毒性、生物相容性及易降解性，同时还具有抗氧化、降血糖、增强免疫活性等作用，因此被广泛应用于食品、药品、化妆品、印染工业、橡胶工业、造纸工业及矿业等领域。海藻酸盐的水溶液在遇到二价金属离子后可迅速发生离子交换，转变为热不可逆性的凝胶，并将大量的水分子锁定在凝胶结构中。该凝胶结构类似于天然细胞外基质结构，因此，作为天然高分子生物材料，海藻酸盐及其衍生物被广泛用于组织工程与再生医学领域。

4.1.1 海藻酸盐的基本性质

　　海藻酸钠是应用最广的海藻酸盐材料。海藻酸钠分子式为$(C_6H_7O_6Na)_n$，是由 β-D-甘露糖醛酸（mannuronic acid，M 单元）与 α-L-古罗糖醛酸（guluronic acid，G 单元）依靠 1,4-糖苷键连接，随机排列组成的 poly-GG、poly-MG、poly-MM 片段的共聚物，聚合度为 80～750。其中 G 单元是 M 单元在 C5 位的立体异构体，结构式见图 4.1。单体分子量的理论值为 198.11，平均真实值为 222.00。海藻酸钠可溶于水，不溶于乙醇、乙醚等有机溶剂，链节中古罗糖醛酸 $pK_a = 3.65$，甘露糖醛酸 $pK_a = 3.38$。海藻酸钠作为生物材料，其生物学性能与其分子参数相关，如分子量、M/G 比、材料的黏弹性等。作为一种亲水性胶体，海藻酸钠易溶于水，形成黏稠的溶液。海藻酸钠溶液是一种天然聚阴离子电解质，浓度较低时，电离度大，大分子链上电荷密度增大，链段间的斥力增加。在溶液中加入电解质使电离度下降，斥力减小，引起分子链卷曲，黏度也有所下降。海藻酸钠能与多价阳离子如钙、钡、铜、锌发生离子交换，生成不溶于水的凝胶，它还可以与聚阳离子电解质结合，生成聚电解质复合物。因其温和的凝胶化过程、良好的生物相容性和生物安全性，已作为天然高分子生物材料，被广泛用于生物医学和组织工程领域。例如，骨、软骨、骨黏合剂等硬组织工程；皮肤、肝脏、神经等软组织工程；用于细胞治疗的免疫隔离微胶囊；基因、抗炎和抗癌药物载体等。

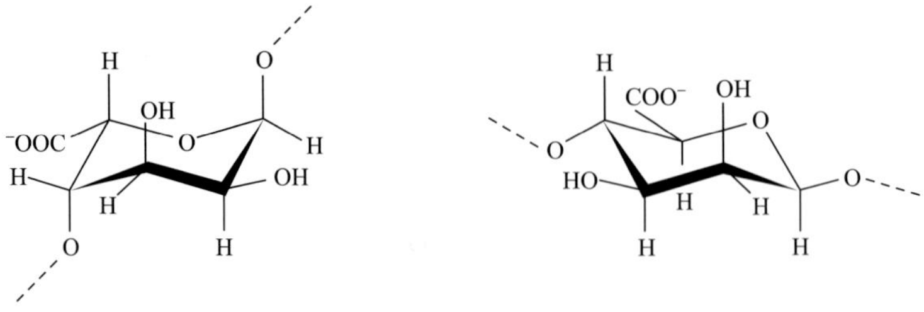

(1→4)α-L-古罗糖醛酸(G)　　　　(1→4)β-D-甘露糖醛酸(M)

图 4.1　海藻酸钠中 G 单元和 M 单元结构示意图

4.1.2　M、G 分布对海藻酸盐凝胶性能的影响

海藻酸盐是一种由 G 单体和 M 单体组成的无规嵌段共聚物。从海藻中提取的海藻酸盐均为直链高分子，其中的 G 单体和 M 单体可以以 GG、MM 和 G/M 三种方式进行连接。Haug 等将海藻酸盐用酸进行部分水解后，分离出了三种相对低分子量的链段，即完全由 G 单体组成的 GG 链段、完全由 M 单体组成的 MM 链段和由 G/M 单体交替组成的混合链段。Atkins 等用 X 射线衍射法研究了海藻酸盐的结构。图 4.2 展示了 GG、MM 和 GM/MG 链段的立体结构。在均聚的 M 嵌段分子中，糖醛酸之间形成平伏键、平面结构，氢键作用较弱，分子链呈现结构平整的"带状"构象，键长为 10.3Å；在均聚的 G 嵌段分子中，糖醛酸之间则形成直立键、刚性结构，分子链呈现结构紧密的双折叠式螺旋"脊柱状"构象，键长为 8.7Å。

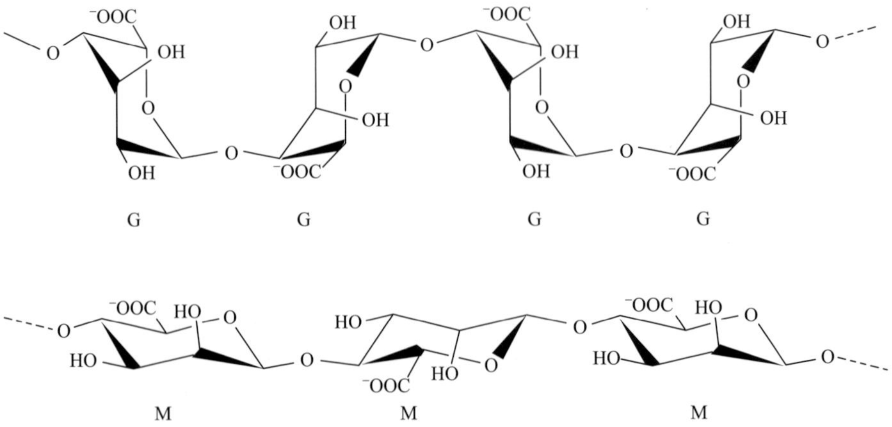

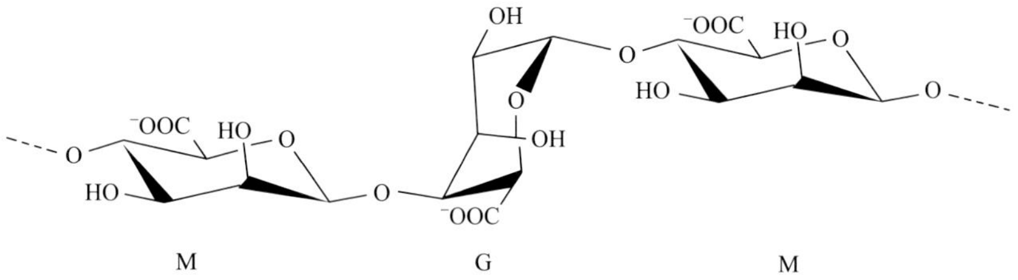

图 4.2　GG、MM 和 GM/MG 链段的立体结构

有研究证实，G 嵌段的刚性、溶液中的线团体积都大于 M 嵌段，而 GM 混合嵌段相对于均聚 G 嵌段和 M 嵌段有更好的柔顺性。另外，由于 G 嵌段相比于 M 嵌段的氢键更多、更稳定，一般来说，含 G 高的海藻酸盐或海藻酸盐衍生物性能更加稳定。G 嵌段相对于 M 嵌段弹性长度更短，更容易形成开放的网络结构。均聚 G 嵌段的钻石形亲水空间容易被多价金属阳离子占据形成所谓的"蛋盒"（egg-box）结构，对于这种结构，水很难渗进去。以 Ca^{2+} 形成海藻酸盐凝胶为例，通过理论分析与试验研究，认为其凝胶化机理如下：1 个 Ca^{2+} 与海藻酸钠分子链段中 2 个 GG 片段通过 4 个配位键形成具有 2 个六元环结构的稳定螯合物，即蛋盒结构（图 4.3），其中，由 G 单元的 5-COO^- 和 2-OH 参与配位键形成。共聚物的凝胶化和交联主要通过古罗糖醛酸根配位的钠离子与二价阳离子交换而得，即二价钙离子同时与两个海藻酸钠链上的古罗糖醛酸在羧基部位进行离子取代，发生交联，在此钙离子与两条海藻酸钠链相连。因此，钙离子有助于把分子聚集在一起，而分子聚集后更加固了约束的钙离子，这被称为协同结合。以此类推，协同结合的强度和选择性由其适配性决定，包括包装在"盒子"里的"鸡蛋"的特定大小及围绕在鸡蛋周围盒子包装的层数。海藻酸钠分子与钙离子相遇，瞬间发生凝胶化反应。这种依赖于离子移变的凝胶在 0～100℃ 都保持稳定的凝胶结构。海藻酸盐凝胶的物理性能（如强度、收缩率、结构均匀性等）不仅由材料分子的多种参数（如浓度、分子量、聚合物中的单体成分等）决定，还与凝胶形成动力学有密切关系。

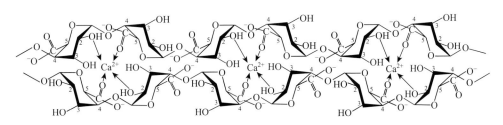

图 4.3　海藻酸钙中蛋盒结构示意图

在海藻酸盐的凝胶化过程中，二价金属阳离子优先与古罗糖醛酸基团连接。含 G 高的海藻酸盐凝胶更容易与金属离子结合，持水能力弱，凝胶强度强且脆；含 G 低的海藻酸盐凝胶则相反，凝胶强度差但弹性很好。高 G 含量和 G 均聚物基团会导致海藻酸钠和 Ca^{2+} 的高效反应，产生更强更稳定的凝胶。Martinsen 的研究结果显示，由高 G（分子中 G 含量>70%，或者 poly-GG 的平均聚合度>15）且分子量大于 240000 的海藻酸钠制备的海藻酸钙凝胶微球具备低收缩率、高机械强度、高孔隙率的物理特性。但同时发现，由高 G 海藻酸钠制备的海藻酸钙凝胶刚性更强、更易碎，而由低 G 海藻酸钠制备的凝胶更富有弹性。在 C5 差向异构酶 AlgE4 的作用下，海藻酸钠中 poly-MM 转化成 poly-MG，差向异构酶作用后的海藻酸钠形成的海藻酸钙凝胶在去离子水溶液或其他离子溶液中形态保持稳定，而未经酶修饰的野生型海藻酸钠形成的凝胶表现出明显的渗透膨胀现象。而且，经过酶修饰后的海藻酸钠链段分子的刚性减弱，弹性增强。海藻酸钠链段分子的刚性性能按下列顺序依次增强：MG<MM≪GG，而柔性恰好相反：MG>MM>GG。海藻酸盐分子中 G 单元含量越高，聚合度越大，其黏度越高。这些参数直接影响海藻酸盐凝胶形成过程中离子间置换，从而影响海藻酸盐凝胶的膨胀/回复性能、刚性及弹性。因此，当海藻长大老化时，其 G 的含量增大，同时海藻的结构变硬。在平静的海水里生长的海藻因其组成中 G 含量高而呈现结构刚硬。相反，在海浪大的海水里生长的海藻因其组成中 M 含量高而呈现结构柔软。

海藻酸盐在二价阳离子存在的条件下变成凝胶，所得凝胶是典型的离子交联水凝胶。海藻酸盐溶液可以与多价阳离子（镁离子除外）反应形成凝胶，凝胶可以在室温或任何高于 100℃ 的温度条件下形成，加热也不熔化。在海藻酸钠水溶液中加入 Ca^{2+}、Sr^{2+}、Ba^{2+} 等阳离子后，G 单元上的 Na^+ 与二价阳离子发生离子交换反应[1]。G 基团堆积而形成交联网络结构，从而转变成水凝胶。在 0~100℃ 时海藻酸钠都可以与 Ca^{2+} 形成稳定的凝胶结构，随着温度的升高凝胶的刚性也会增加。由于离子交联的海藻酸盐凝胶可以在冰水、热水以及室温条件下形成，反应条件温和、简单易行且可注射、原位凝胶化，因此被广泛研究应用于组织工程领域。相同离子浓度下，海藻酸钠分子与金属离子亲和力的先后顺序为 Pb^{2+}>Cu^{2+}>Cd^{2+}>Ba^{2+}>Sr^{2+}>Ca^{2+}>Zn^{2+}，Co^{2+}，Ni^{2+}>Mg^{2+}>Mn^{2+}。而且不同金属离子与海藻酸钠分子中 GG 片段、MM 片段、MG 片段的交联程度不同。GG 片段交联能力：Ba^{2+}>Sr^{2+}>Ca^{2+}≫Mg^{2+}；MM 片段交联能力：Ba^{2+}>Sr^{2+}≈Ca^{2+}≈Mg^{2+}；MG 片段交联能力：Ba^{2+}≈Sr^{2+}≈Ca^{2+}≈Mg^{2+}。高 G 海藻酸钠与 Ba^{2+}、Sr^{2+} 反应比与 Ca^{2+} 反应形成更稳定、强度更高的凝胶。但由于 Ba^{2+} 是生物膜 K^+ 通道的抑制剂，在浓度大于 5~10mmol/L 时即产生抑制效应，故目前以海藻酸盐凝胶制备应用于人体的生物制剂时，Ca^{2+} 是应用最多的阳离子。因为它被认为是临床使用安全的、容易获得且经济的二价阳离子。

4.1.3　海藻酸盐凝胶的结构与性能

为了认识海藻酸盐凝胶的结构，人们借助多种仪器分析和化学分析手段开展了大量研究工作。其中具有代表性的分析手段有：扫描电子显微镜（scanning electron microscopy，SEM）、透射电子显微镜[2]（transmission electron microscopy，TEM）、尺寸排阻色谱法（size exclusion chromatography，SEC）、原子力显微镜（atomic force microscopy，AFM）、核磁共振微成像[3]（magnetic resonance microimaging，MRM）、X 射线荧光光谱（X-ray fluorescence spectroscopy，XRFS）、同步辐射诱导的 X 射线发射[4]（synchrotron radiation-induced X-ray emission，SRIXE）、原子吸收分光光度计（atomic absorption spectrophotometer，AAS）、共聚焦激光扫描显微镜[5]（confocal laser scanning microscope，CLSM）、高压冷冻（high-pressure freezing，HPF）协助的低温电镜技术等。通过理论分析，并结合获得的图像及数据，人们得出如下结论：当海藻酸钠溶液与二价 Ca^{2+} 相遇时，发生离子移变反应，其链节上的古罗糖醛酸在价键力的作用下发生折叠堆积，使得相邻海藻酸钠分子链由无规线团转变为其中排列着 Ca^{2+} 的弯曲带状结构，并相互缠绕形成三维网状凝胶结构（"蛋盒"结构）。因分析手段不同，报道的"蛋盒"结构中的孔尺寸在 5～200nm，而用于电镜观察的样品制备过程中需要脱水处理，因此，测量结果较含水状态的实际应用情况严重失真。对此，有研究者提出将海藻酸钙凝胶微球作为色谱填料，通过记录大分子标准品的排阻体积来间接反映凝胶孔径，结果显示凝胶截留分子孔径在 12～16nm，该方法的测定结果较前者更接近真实状态。因此认为，葡萄糖、乙醇等小分子在海藻酸钙凝胶体系中的扩散不受影响，呈自由扩散状态；而大分子蛋白质的扩散行为取决于蛋白质分子量。

由于海藻酸盐水凝胶形成速度太快，无法直接观察。人们提出很多假设并建立模型用以分析海藻酸盐水凝胶的形成过程，但均无法给出有效的定量证据。有的方法（如 SEM）在样品观测前需要处理，过程烦琐，而且有文献表明早先报道的许多孔结构可能是样品制备过程造成的伪现象；有的方法是通过模拟试验（如 XRFS、AAS 和 MRM）分析凝胶中海藻酸钠及 Ca^{2+} 浓度分布，来间接表征凝胶珠结构，无法给出直观结果及孔结构的定量信息。

Thu 借助 SRIXE 观察 Ca^{2+} 在凝胶网络上的分布，结合 NMR 成像技术，分析海藻酸钙凝胶微球内的聚合物成分。用 SRIXE 技术观察样品时，海藻酸钙凝胶微球需要乙醇梯度脱水，再用环氧乙烷处理，这个过程的目的是保证微球完整，但体积还是减少了 12%。然后浸入聚合物环氧树脂包埋材料 LX112 中进行包埋，超薄切片后观察。结果显示，Ca^{2+} 在凝胶网络中分布的相对浓度与凝胶浴中的 Ca^{2+}

浓度有关。Ca^{2+}浓度越低，从凝胶表面到中心的分布梯度越陡。NMR 成像技术也给出相同的结论。同时，NMR 成像结果显示整个凝胶内没有均匀的聚合物浓度梯度，但是存在微小的非均匀分布区。然而，受分辨率的限制，微观不均匀性的尺寸难以获得。尽管 NMR 成像技术能够给出完整微球内部的结构信息，但缺乏有关聚合物浓度、成分的定量数据。CLSM 借助荧光标记技术能给出水凝胶在生理状态下的真实结构，但受分辨率的限制，其对海藻酸钙凝胶微球内聚合物的空间构象无法描绘。HPF 协助的低温电镜技术在一定程度上解决了普通电镜样品需脱水处理的问题，是目前揭示水凝胶结构比较认可的技术手段。借助高压使得含水样品中的水分子在冷冻过程无法结冰膨胀，从而阻止了样品冷冻过程中冰晶的形成[6, 7]，以保持样品在含水状态下的真实结构，从而观察到多糖水凝胶样品的超微结构（图 4.4）。

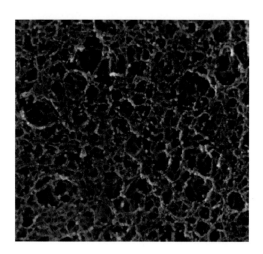

图 4.4　冷冻扫描电镜获得的海藻酸钙凝胶结构

海藻酸钙凝胶的交联处于亚稳态，交联区的超微结构随着凝胶中水分含量、交联速度不同而不同。更重要的是，这种凝胶在遇到 Ca^{2+} 螯合剂如 EDTA、乳酸盐、柠檬酸盐、磷酸盐，或高浓度的 Na^+ 或 Mg^{2+} 存在时，凝胶中的 Ca^{2+} 将发生离子置换，凝胶裂解，海藻酸盐分子溶解，从而导致包埋在凝胶中的细胞、蛋白质等生物活性物质的释放，固定化失败。研究发现，通过在凝胶的保存液中添加 Ca^{2+}（在高 G 海藻酸钙凝胶中 Na^+：Ca^{2+} 不高于 25∶1 的摩尔比，在低 G 海藻酸钙凝胶中二者保持 3∶1 的摩尔比）避免凝胶裂解现象的发生。低 pH 条件下，pH 1.0 时部分海藻酸钙凝胶转化成透明的海藻酸凝胶，从而形成钙凝胶与酸凝胶的混合物，在 pH 2.5 以内凝胶结构保持良好，pH 升高到 2.8 时，凝胶开始膨胀，但仍保持良好结构。当 pH 接近中性时，凝胶膨胀显著，海藻酸盐分子快速降解、释放。因此，为了解决海藻酸盐凝胶的化学稳定性问题，研究者提出各种修饰技术，如冷冻技术、冻干技术、化学交联技术、聚阳离子复合凝聚技术等。其中，常见的与海藻酸盐共混或化学交联的材料有卡拉胶、明胶[8]、淀粉[9]、蛋白质[10]、半乳糖、羟丙基甲基纤维素[11]（hydroxypropyl-methylcellulose，HPMC）等；聚阳离子复合凝聚技术中常见的聚阳离子材料有聚氨基酸类[12]（如聚赖氨酸、聚鸟氨酸、聚精氨酸、聚组氨酸等）、聚胺类[13]［如聚乙烯亚胺、聚亚甲基胍[14]、聚 *N*-乙烯基己内酰胺[15]、羧基-丙基-丙烯酰胺共聚物、二乙氨乙基葡聚糖（DEAE-dextran）、氨基聚乙二醇等］、壳聚糖等。此外，还有上述材料的共修饰材料如海藻酸盐-硫酸纤维素-聚亚甲基胍凝胶载体，其被用于酶固定化研究[16]。

在上述修饰材料中，壳聚糖作为天然存在的聚阳离子多糖，因其良好的生物相容性、价格相对低廉的优势而备受研究者瞩目。壳聚糖的化学名为聚(1, 4)-2-氨基-2-脱氧-*β*-D-葡聚糖，由甲壳素经脱乙酰化反应脱去 50%以上乙酰基制备而成。壳聚糖分子链上的伯氨基与海藻酸盐分子链上的羧基在静电力作用下发生聚电解质络合反应，生成聚电解质复合物（poly electrolyte complex，PEC）高分子膜，整个反应过程十分温和。由于壳聚糖的修饰极大地增强了海藻酸盐凝胶的稳定性，因而非常适于作为生物质的固定化载体。但同时由于 PEC 膜的引入，微胶囊的传质行为受到影响，导致微胶囊内细胞生长增殖受到营养供应的限制。对此，相关研究集中在 PEC 膜的传质性能及机械强度上，并试图通过聚阳离子材料的选择、改性提高络合膜的通透性等。

4.1.4　海藻酸盐及其衍生物的应用

作为一种天然高分子材料，海藻酸盐在日用化工行业的应用受到高度关注。因其具有良好的增稠、成膜及凝胶性，并具有高度的安全性和广泛的配伍性，对人体及皮肤无毒、无刺激，与水、甘油等有一定的亲和力，在添加一定量后，能保持体系黏度稳定，可广泛用于各类膏霜、面膜、沐浴露、洗发水、洗面乳等产品中。海藻酸盐作为黏结赋形剂应用于牙膏配方中，利用其凝胶性可制备固体空气清新剂。

在纺织行业，海藻酸盐是一种制备经纱上浆浆料及印染糊料的优良原料。作为一种直链型高分子，海藻酸盐可以加工成纤维，形成的海藻酸钙纤维在碱性溶液中可以溶解，这在功能性纺织品加工中具有特殊用途。海藻酸盐在生物技术中有十分重要的作用，它是固定化技术中必不可少的载体材料，同时也是制备微胶囊的重要原料。此外，海藻酸盐在废水处理及工农业生产中也有着广泛的应用。

海藻酸盐是一种优良的天然食品添加剂，在食品工业中具有广泛的用途及广阔的应用前景。它主要作为稳定剂、增稠剂、乳化剂、水合剂、凝胶剂、黏合剂应用于饮料、点心、果冻、果酱及肉制品和仿生食品。此外，海藻酸盐是一种可食而又不被人体消化的高分子多糖，它在胃肠中具有吸水性、吸附性、阳离子交换和凝胶过滤等作用，它还能加快胃肠蠕动，预防便秘，具有较好的保健功能。在功能食品如减肥饮料、降糖乐、排铅奶粉等及水果保鲜和可食性包装膜等方面也有广泛的应用。

海藻酸盐具有良好的生物相容性和使用安全性，由于海藻酸盐凝胶对细胞无毒、无刺激，因此应用于药物传输载体材料。同时海藻酸盐还具有很多优良的生物活性。表现为海藻酸盐能直接抑制肿瘤细胞生长；可通过多条途径对免疫系统发挥调节作用，增强机体免疫功能；海藻酸盐对超氧化物自由基和羟基自由基的清除有显著作用，且呈量效关系；海藻酸盐对许多病毒有明显的抑制作用；海藻酸盐在肠道中能将食物中的脂肪带出体外，具有良好的降脂和降胆固醇功效；在小鼠体内注射海藻酸盐后能明显保护受辐射动物的造血器官，起到放射保护效果。因此，有研究者尝试将其直接开发成保健产品。

海藻酸盐因具有独特的理化性质和良好的生物相容性，被广泛应用于药物制剂、牙科印模、医用敷料、组织工程、临床治疗、细胞培养等领域中。近年来，随着生物医用材料的发展和药物新剂型的开发，海藻酸盐作为一种安全高效制剂和 pH 敏感的凝胶材料，其应用研究也日益增多。海藻酸盐及其衍生物被大量报道作为药物载体，用于纳米载药研究。又因其能够吸水形成凝胶发挥止血功效，结合其纺丝特性，被加工成医用止血敷料，用于创面修复。海藻酸盐由于遇到二价阳离子立即反应形成水凝胶，使得海藻酸盐材料呈现利于塑形的优势。将其加工成球形载体，可用于酶和细胞的固定化研究。尤其生物微胶囊作为免疫隔离工具，可用作细胞治疗的载体，呈现出广阔的应用前景[17]。而海藻酸盐凝胶由于可调控的力学性能，注射后可原位成型的优势，近年被用于模拟细胞外基质微环境，应用到肝脏、软骨、肌肉、皮肤、神经等组织工程与再生医学领域。

4.2 海藻酸盐及其衍生物的制备

海藻酸钠（SA）是无毒食品添加剂，并且早在 1938 年就被收入《美国药典》。由于它含有大量的 COO^-，在水溶液中可表现出聚阴离子行为，具有一定的黏附性，因此可用作治疗黏膜组织损伤的药物载体。在酸性条件下，—COO^-转变成—COOH，电离度降低，海藻酸钠的亲水性降低，分子链收缩，pH 增加时，—COOH 基团不断地解离，海藻酸钠的亲水性增加，分子链伸展。因此，海藻酸钠表现出明显的 pH 敏感性。在药物制剂领域，由于海藻酸钠微溶于水，放入水中会膨胀的特性，通常被用作片剂的黏合剂，与淀粉相比，海藻酸钠成片的机械强度更大。在组织工程研究领域，海藻酸盐材料也得到了较为深入的研究和开发。迄今为止，虽然海藻酸盐材料作为细胞外基质已被广泛地用于组织工程研究，但是距离理想的细胞外基质还有一段距离，这主要是由其自身的一些缺陷决定的。这些问题主要包括：①海藻酸盐材料表面带有大量负电荷，且缺乏能黏附细胞的生化基团，因此导致细胞难以贴附在其表面，不利于细胞的生长；②海藻酸盐依靠二价阳离子通过物理交联形成凝胶，对单价阳离子、柠檬酸根离子、螯合剂、磷酸根离子等敏感，易于膨胀，从而导致其构建的结构不稳定；③非生物降解性，哺乳动物体内的酶不能降解海藻酸盐凝胶[18]。基于天然海藻酸盐材料所存在的问题，研究者常通过材料改性弥补海藻酸盐材料的性能。

4.2.1 海藻酸盐的化学修饰位点

天然海藻酸钠分子含有大量的羟基和羧基基团，这为改性其分子结构提供了修饰位点，每个海藻酸钠的单体结构含有两个次级羟基（C2 位和 C3 位）和一个羧基（C6 位），这些基团可以与小分子交联剂或其他聚合物的活性官能团发生反应。按照修饰的海藻酸钠的位点不同分为羟基、羧基的交联，席夫碱交联和肼反应交联等。

1. 羟基的交联

海藻酸钠（SA）的糖醛酸单元含有两个羟基，可以与戊二醛、环氧氯丙烷、硼砂、乙酸酐/乙二酸等小分子交联剂发生反应。但这些交联剂均具有一定的生物毒性，在水凝胶使用前应完全除去。

与钙离子交联的海藻酸盐凝胶相比，戊二醛交联的海藻酸盐凝胶对药物的"突释"现象有所改善，但还不理想，而且药物的负载率低。为解决这一问题，向凝胶网络中引入亲水性的非离子型聚合物，如瓜尔胶（GG）。GG 中含有伯羟基和仲羟基，可被戊二醛交联。在海藻酸钠和瓜尔胶的体系中，同时存在SA-SA、GG-GC 和 SA-GG 三种交联结构，海藻酸钠/瓜尔胶水凝胶对蛋白质的负载率有很大程度的提高，而且缓释效果更好。为了减少戊二醛、环氧氯丙烷等小分子的引入，Marandi 等在不使用引发剂和交联剂的情况下制备了海藻酸钠-聚（丙烯酸钠-co-丙烯酰胺）水凝胶[19]。先将海藻酸钠溶于 NaOH 的水溶液中，海藻酸钠在 NaOH 的作用下转变成 SAO-Na$^+$（氧化海藻酸钠-钠离子）的形式。碱化一定时间后，加入聚丙烯腈（PAN）线型分子，SAO-Na$^+$中的氧负离子进攻 C≡N 中的碳原子，C≡N 键上的孤对电子又会进攻相邻单元中的氰基，同时 PAN 水解为丙烯酸钠和丙烯酰胺的共聚物。当溶液的颜色由红色变成亮黄色时，交联反应完成。海藻酸钠-聚（丙烯酸钠-*co*-丙烯酰胺）水凝胶具有较好的耐盐性和 pH 敏感性，在蒸馏水中的溶胀比最高可达 610g/g。

2. 羧基的交联

海藻酸钠溶于水后，其分子结构中的羧基以—COO⁻的形式存在，其反应活性较低。一般情况下，先用 1-乙基-(3-二甲基氨基丙基)碳二亚胺/*N*-羟基琥珀酰亚胺（EDC/NHS）将羧基活化，再与带有伯氨基的分子发生缩合反应。例如，乙二胺、蛋白质等均可交联海藻酸钠的羧基。Tada 等将人血清白蛋白（HSA）作为交联剂制备了海藻酸盐水凝胶（HSA-AL）[20]。由于 HSA 和海藻酸盐均具有生物相容性和生物可降解性，HSA-AL 可作为药物载体，并且对带有正电荷的二丁卡因（局部麻醉药）具有较高的负载量。同时 HSA 也是一种药物，当 HSA-AL 凝胶进入肠道后，在酶的作用下，可以从凝胶网络中释放出来。因此，HSA-AL 作为阳离子药物的载体比其他水凝胶载体更具优势。

3. 席夫碱交联

天然高分子中的葡聚糖、纤维素等的糖单元结构中有相邻羟基结构，可以通过强氧化剂氧化开环得到含有醛基结构的产物，然后与含有氨基的物质反应生成席夫碱结构，被广泛研究应用于水凝胶的制备。由于天然高分子的存在，所得到水凝胶可以快速降解。海藻酸钠分子的糖醛酸单元具有顺二醇结构，其顺二醇结构中的 C—C 键会被高碘酸钠（NaIO₄）氧化，并生成两个醛基。醛基的反应活性高于—OH 和—COO⁻，从而使海藻酸钠可以更快地与二胺或多胺类物质发生席夫碱交联反应。

海藻酸钠和明胶均是天然生物材料，海藻酸钠本身的降解速率缓慢，其水凝胶降解方式不可控，降解产物因分子量过高难以从体内排除。这些缺陷在一定程度上限制了海藻酸钠在组织工程中的应用。为此，莫秀梅组利用部分氧化海藻酸钠和改性明胶发生的席夫碱交联反应制备出可注射性快速共价交联水凝胶。首先以高碘酸钠为氧化剂对海藻酸钠进行了氧化改性。在水溶性碳二亚胺 EDC 的催化作用下利用乙二胺对明胶进行改性，使原始明胶中的部分羧基转变为氨基。将上述两种改性聚合物共价交联形成水凝胶。试验结果表明该可注射水凝胶体系具有很好的组织相容性，有望应用于皮肤创伤修复。

4. 肼的反应

己二酸二酰肼（ADH）是一种两端带有自由氨基的化合物，其由于低毒性被广泛应用于交联水凝胶制备。Mooney 等利用 ADH 交联氧化开环古罗糖醛酸得到了机械强度可调节的水凝胶体系，该体系可生物降解，有望应用于生物支架与药物缓释体系。江南大学陈永浩将透明质酸与海藻酸钠进行复合改性，以 EDC 作为羧基激活剂，ADH 作为交联剂，制备了海藻酸钠-透明质酸复合水凝胶，其呈现出较高的溶胀率、理化稳定性、天然的生物相容性和一定的生物可降解性，具有应用于真皮填充物、组织工程支架材料等生物医药领域的潜在用途。

4.2.2 海藻酸盐的化学修饰基团

海藻酸盐化学修饰涉及三个重要因素：溶解性、反应性和表征方法。海藻酸盐发生化学反应时，需要溶解于水、有机溶剂或水-有机溶剂混合液中，溶剂不同，用于海藻酸盐改性反应的试剂类型不同。海藻酸盐在溶剂中的溶解度也直接影响取代反应的取代度和反应难易度。海藻酸盐分子中，C2、C3 位上的羟基和 C6 位上的羧基是参与反应的主要基团，利用这两种官能团间的反应差异可进行选择性改性。C2 和 C3 位的羟基反应活性差异不大，选择性改性较为困难。也可通过对 M 单元或 G 单元的选择性改性控制反应的进行，如 G 单元的选择性螯合作用。在改性反应过程中，需要密切关注海藻酸盐与酸、碱和还原试剂的反应，这些反应会导致海藻酸盐的分子降解。以多种不同 M/G 比的海藻酸盐为样品来研究海藻酸盐的取代结构，需要制备单一结构的样品、先进的分析技术和仪器设备，确保结构分析和表征的准确性。

海藻酸盐具有高亲水性，在疏水性药物传递中存在一些缺陷，例如，低载药容量下由于没有疏水相互作用的黏附力易发生突释。海藻酸盐的疏水改性方法包括乙酰化、酯化、酰胺化、Ugi 反应等。改性中需要活化海藻酸盐羟基或羧基的催化剂，海藻酸钠的酯化通常需要 N, N-二环己基碳二亚胺（DCC）活化；酰胺化需要 2-氯-1-甲基碘代吡啶（CMPI）或者 1-乙基-(3-二甲基氨基丙基)碳二亚胺盐酸盐（EDC-HCl）催化；Ugi 反应无须催化剂。

1. 海藻酸盐酰胺化

目前酰胺化过程主要有两种途径，一种是利用偶联剂 EDC-HCl 对海藻酸盐进行疏水改性，使含有氨基的分子与海藻酸盐聚合物骨架上的羧酸基团形成酰胺键 [图 4.5（a）]。具体过程是首先将海藻酸钠水溶液加入盐酸调整至 pH 为 3.4，再加入一定量的 EDC-HCl，反应 5min 后加入辛胺，室温搅拌 24h，产物经十六酮沉淀分离，过滤收集，为了去除低分子量杂质，该聚合物经过彻底的水透析和分离，最后通过冷冻干燥获得。另一种方法是以 CMPI 为偶联剂，烷基胺以不同取代度通过酰胺键与海藻酸盐共价连接，形成海藻酸盐两亲性衍生物［图 4.5（b）］。

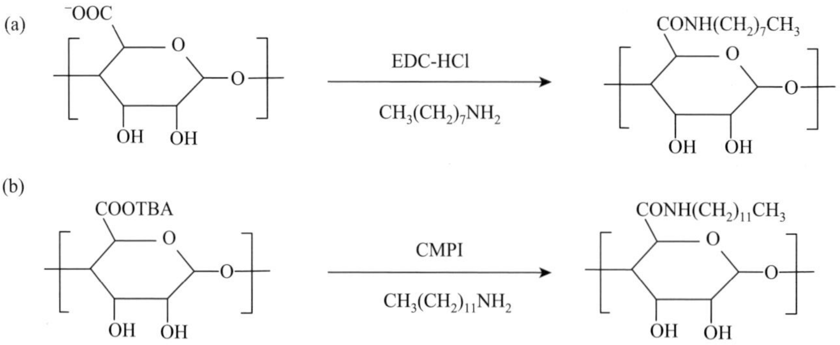

图 4.5　海藻酸盐的羧基发生酰胺化反应的方式：（a）EDC-HCl 参与；
（b）TBA（四丁基铵）和 CMPI 参与

2. 海藻酸盐硫酸化

海藻酸盐经硫酸处理后具有较高的血液相容性，这是因为硫酸化海藻酸盐具有类似于肝素的结构，而肝素在抗凝治疗中的应用已有 60 多年的历史。有人报道了以海藻酸钠为原料，在甲酰胺中与 $ClSO_3H$ 反应制备硫酸化海藻酸钠（图 4.6）。反应过程如下：将 10g 海藻酸钠加入含有 80mL 甲酰胺和 20mL $ClSO_3H$ 的硫酸盐试剂中，混合物在 60℃下反应 4h，得到棕色溶液，加入 200mL 丙酮沉淀溶液，沉淀在蒸馏水中再溶解，用 0.1mol/L NaOH 将溶液 pH 调整到 10～11，然后透析 72h，浓缩得到硫酸化海藻酸钠。人血浆体外凝血试验表明，硫酸化海藻酸钠具有较高的抗凝血活性。

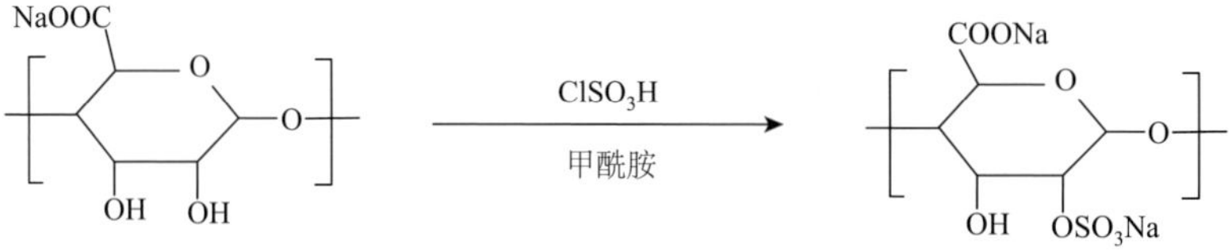

图 4.6　海藻酸钠的羟基被硫酸化的过程示意图

3. 海藻酸盐磷酸化

有报道称磷酸化的海藻酸盐衍生物具有诱导羟基磷灰石成核和生长的能力。如图 4.7 所示，海藻酸盐通过与尿素/磷酸试剂反应形成磷酸化的海藻酸盐衍生物。控制海藻酸盐、磷酸和尿素三者的质量比为 1∶20∶70，能够获得最大接枝度为 0.26 的磷酸化产物。有趣的是，这些磷酸化的海藻酸盐不能与钙离子交联形成凝胶。除了磷酸化导致构象变化外，反应中分子量的降低被认为是这些海藻酸盐衍生物不能形成凝胶的原因。

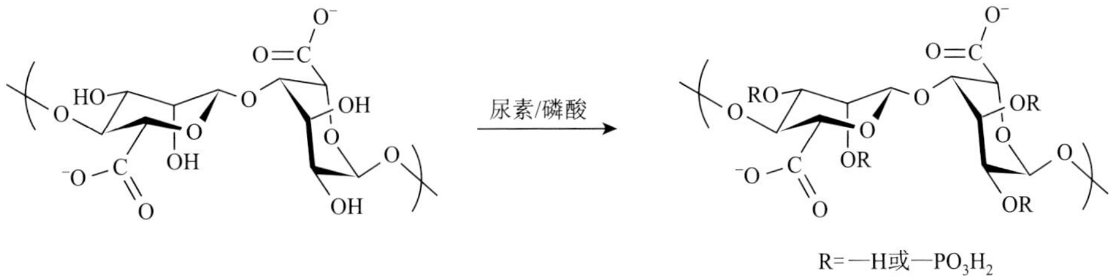

R=—H或—PO₃H₂

图 4.7　海藻酸盐的羟基被磷酸化的过程示意图

4. 海藻酸盐酯化反应

酯化常作为烷基与分子相连的简单方法，被研究人员成功地用于修饰天然海藻酸盐，通过在其骨架上添加烷基基团来增加其疏水性。目前酯化过程主要有两种途径，一种是在催化剂的存在下海藻酸盐与几种醇直接发生酯化反应 [图 4.8（a）]，并且醇要过量，以确保平衡有利于产物的生成。在过去的几十年里，在酯化的海藻酸盐衍生物中只有一种衍生物具有工业价值，即海藻酸丙二醇酯（PGA），通过海藻酸盐与环氧丙烷的酯化反应获得。另一种酯化反应是卤代烷和海藻酸盐合成海藻酸酯 [图 4.8（b）]，在反应前需要将海藻酸盐与四丁基氢氧化铵（TBA-OH）转变成 TBA 盐。

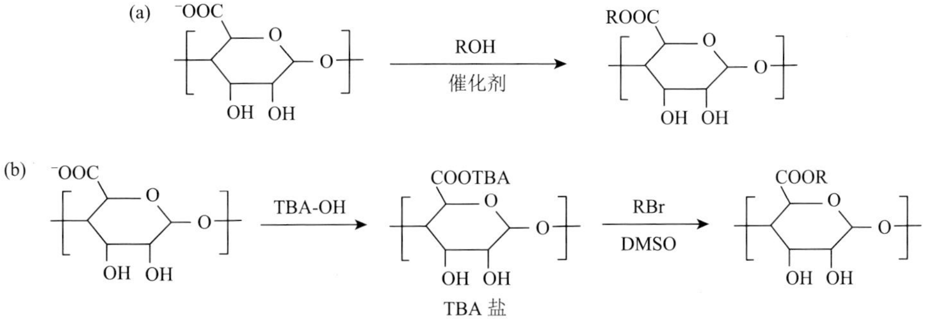

图 4.8　海藻酸盐的羧基发生酯化反应的方式：（a）在催化剂的作用下直接与醇发生反应；（b）卤代烷和海藻酸盐的羧基反应

5. 海藻酸盐还原胺化反应

准确来说是氧化海藻酸盐的还原胺化反应。被氧化海藻酸盐分子链上的醛基为化学改性特别是还原胺化提供了新的反应位点，以 NaCNBH$_3$ 为还原剂与烷基胺进行后续还原胺化反应，其反应活性和选择性都优于常用的硼氢化钠（NaBH$_4$），NaCNBH$_3$ 的优点是在 pH 为 6～7 时，CNBH$_3^-$ 阴离子对亚胺中间体的还原速度较快，醛或酮的还原在这个 pH 范围内可以忽略不计（图 4.9）。

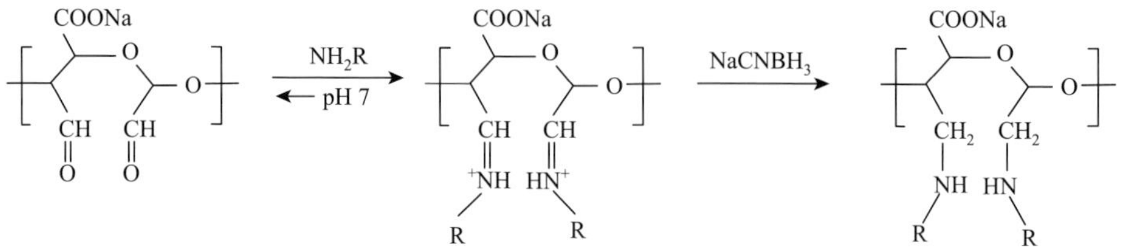

图 4.9　氧化海藻酸盐被还原胺化的过程示意图

通常人们用这种方法制备海藻酸盐聚合物表面活性剂。在海藻酸盐中加入长烷基链，从而赋予海藻酸盐两亲性的特征。

有研究者用海藻酸盐衍生的高分子表面活性剂制备了微球，并将疏水性的布洛芬装载在其中，考察了该药物的体外控释，结果显示，药物的装载量不但得到很大的提升，而且药物的释放过程能够得到很好的控制。

6. 海藻酸盐接枝共聚反应

海藻酸盐的接枝共聚是在引发剂作用下，以海藻酸盐上被引发的羟基为活性自由基，与小分子单体进行自由基聚合反应，在海藻酸盐上引入聚合物大分子的过程。在海藻酸盐主链上接枝合成高分子聚合物不仅增加疏水性，大分子基团的空间阻隔效应还可以阻碍海藻酸盐大分子的快速溶解和降解，从而实现包封于其中的活性分子的持续释放。例如，有研究者将丙烯酸钠共聚物接枝到海藻酸钠分子链上，形成了一种耐盐的高吸水性材料，合成过程如图 4.10（a）所示。通过 CNBr 法在海藻酸盐的羟基处设计了环糊精（CD）与海藻酸盐的偶联反应，以不影响羧基，而羧基是形成海藻酸钙凝胶珠所必需的，其反应过程如图 4.10（b）所示，经修饰的环糊精-海藻酸盐显示出具有形成主客体复合物的能力。海藻酸盐还可以通过化学反应与丙烯酸盐、丙烯酰胺、甲基丙烯酰胺等接枝，形成对药物具有缓控释能力的接枝共聚材料。海藻酸盐也可以通过中间物作为桥梁，与另一个不易发生反应的物质接枝。用半胱氨酸作为中间桥梁，将海藻酸盐分子与丙烯酰胺连接，形成接枝共聚物，结合了二者的优势，有黏膜黏附性和凝胶能力，且不会引起细胞毒性效应。

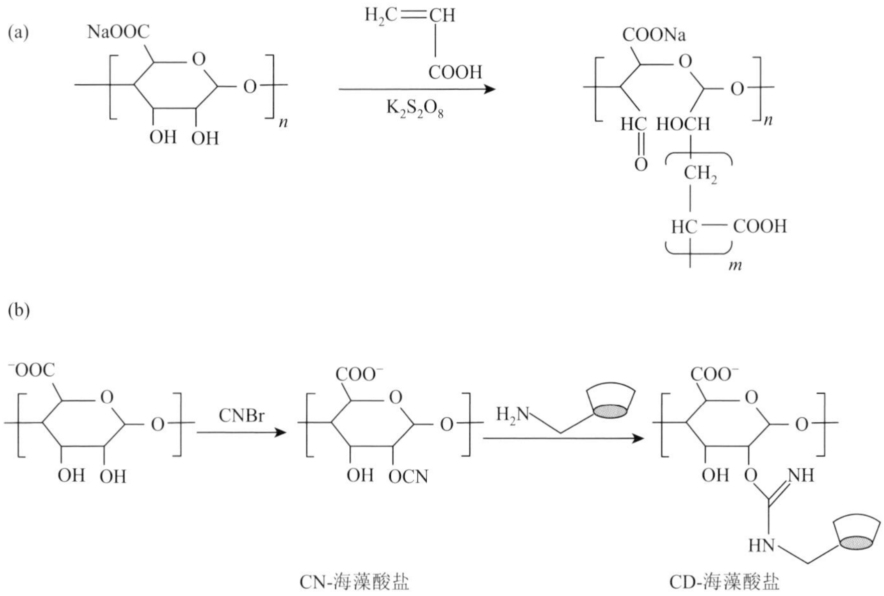

图 4.10 海藻酸盐分别接枝丙烯酸钠共聚物（a）和环糊精（b）的过程示意图

7. 海藻酸盐点击化学反应

点击化学反应是一种通过小单元分子的拼接，快速可靠地完成各类分子化学合成的方法。与传统的化学交联方法相比，具有反应条件简单、反应速率快、产率高、副产物无害、高选择性等特点，在化学合成、药物开发和生物医药材料领域应用广泛。张桥等研究人员先合成叠氮基和炔基海藻酸钠，在亚铜离子的催化作用下，利用叠氮基与炔基的环加成点击化学反应制备了海藻酸钠水凝胶，相比传统方法，该水凝胶有较大的孔径和 pH 敏感性，可作为药物控释的载体材料。

4.2.3　提高海藻酸盐凝胶强度和稳定性的修饰

1. 双网络水凝胶

有研究者通过双交联和互穿网络等方法对海藻酸盐材料进行修饰，使得衍生后的海藻酸盐材料具有更强的力学性能。Sun 等[21]利用海藻酸盐和聚丙烯酰胺构建了具有高拉伸率和高韧性的双网络水凝胶。利用钙离子形成离子交联的海藻酸钙凝胶，同时采用 N,N-亚甲基双丙烯酰胺作交联剂，形成共价交联的海藻酸钙-聚丙烯酰胺凝胶（图 4.11）。这种通过离子键和共价键共同形成的交联网络的拉伸长度可达原始长度的 20 倍，断裂能达 9000J/m^2；即使含有缺口的样品，拉伸率也可达 17 倍。这种高韧性是通过两种机制的协同作用实现的，在外力作用下共价交联网络中形成微裂纹，海藻酸钙离子交联部分因吸收大量能量，可阻止微裂纹发展，且离子交联网络是可逆的，当外力撤销的时候，离子交联的部分又可以恢复，因而使材料具有初始形状记忆性，在大形变后尺寸仍能够恢复到初始状态。

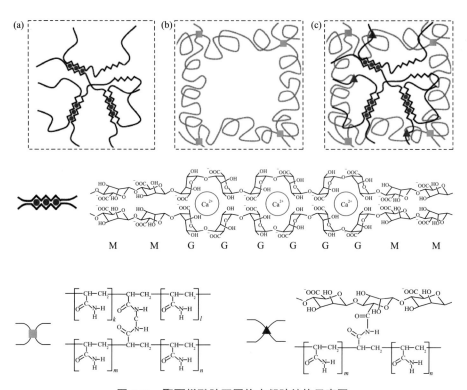

图 4.11　聚丙烯酰胺双网络水凝胶结构示意图

2. 光交联修饰

原位凝胶化中，光交联引起了研究者的广泛关注，光交联可以在温和的反应条件下进行，即使是在药物和细胞直接接触的情况下，使用适当的交联剂也可进行反应。通过甲基丙烯酸酯改性的海藻酸盐，暴露于激光下（氩离子激光，514nm）30s，在曙红和三乙醇胺的存在下进行交联，形成透明柔软的水凝胶。这种凝胶对密封角膜穿孔很有用处，在缝合手术中具有潜在的临床应用价值。光交联反应通常涉及使用光增感剂或酸的释放，这可能是对身体有害的。另一种光交联方法采用 α-苯氧基肉桂乙酰氯部分改性聚烯丙基胺，在 330nm 光照射下形成二聚体并在交联的过程中释放无毒的副产物。光敏感的聚丙烯酰胺与海藻酸盐形成的水凝胶在光的照射下，机械性能得到了显著提高，并且这种凝胶可以自由渗透细胞色素c和肌红蛋白。海藻酸钠与甲基丙烯酸酐反应可制备光交联海藻酸盐水凝胶[22]，在其中包埋髓核细胞用于治疗椎间盘突出（椎间盘的重要组成部分是髓核，它由Ⅱ型胶原包埋的软骨细胞和蛋白多糖构成），体内植入 8 周，Ⅱ型胶原和蛋白多糖表达增加，凝胶形状保持良好，杨氏模量增加，形成了具有一定髓核组织功能的支架。通过调节海藻酸盐中甲基丙烯酸酯含量，控制溶胀率、弹性模量和降解速率。与原代牛软骨细胞共培养发现，光交联海藻酸盐水凝胶具有较低的细胞毒性；对活/死细胞染色和 MTT 试验证明，被水凝胶包裹的软骨细胞能够存活并保持其代谢活性。

3. 物理交联

Ruan 等利用 ε-聚赖氨酸（ε-PL）与海藻酸盐（Alg）的静电络合反应[23]，构建了一类海藻酸盐基复合物（图 4.12），该复合物可以用作生物 3D 打印的墨水材

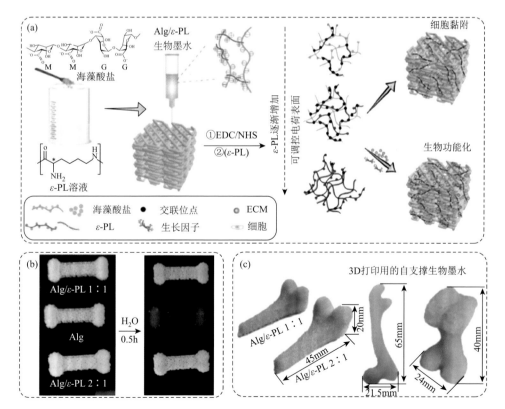

图 4.12　（a）通过 ε-PL 的静电络合反应，修饰海藻酸盐材料，构建一类海藻酸盐基生物墨水；（b）ε-PL 对海藻酸盐水凝胶复合支架稳定性的影响；（c）ε-PL 赋予海藻酸盐水凝胶复合支架自支撑的性能

料，ε-PL 不但能够起到维持复合物的空间结构的作用，而且还能促进细胞的黏附和生长，有利于组织在打印支架体系内的再生。通过调整复合物中海藻酸盐和 ε-PL 的比例，可以实现对复合物支架的力学性能和生物降解性能的控制，此外，支架表面的电荷也可以被 ε-PL 所调控，从而促进 ECM、生长因子和细胞的黏附。

由此可见，通过静电络合作用，在海藻酸盐分子上复合一类带正电荷的聚合物，可形成机械强度更为稳定的复合水凝胶，相对于离子交联，静电络合的作用更强，是维持海藻酸盐水凝胶结构稳定性的一条有效途径。

4. 化学交联

到目前为止，已有多种化合物被用作海藻酸盐水凝胶的共价交联剂，如环氧氯丙烷、戊二醛、二元胺、2-氨乙基甲基丙烯酸酯、己二酰阱等。这些交联剂通过与海藻酸盐分子上的羟基、羧基和醛基（氧化海藻酸盐上）的反应，形成稳定的共价交联。环氧氯丙烷是一类交联高分子聚合物的交联剂，曾被报道用于淀粉和纤维素的交联，此种情况下，海藻酸盐分子上的羟基与环氧氯丙烷发生反应，形成共价交联，反应过程如图 4.13 所示。环氧氯丙烷交联的海藻酸盐凝胶在 pH 1～13 和 100℃以内都能保持其完整的形态，表现出超强的稳定性。基于其稳定的性质，它可以吸水膨胀到原体积（干燥后）的 100 倍以上，并且不会发生物质丢失，因此，它通常用作超级溶胀材料。

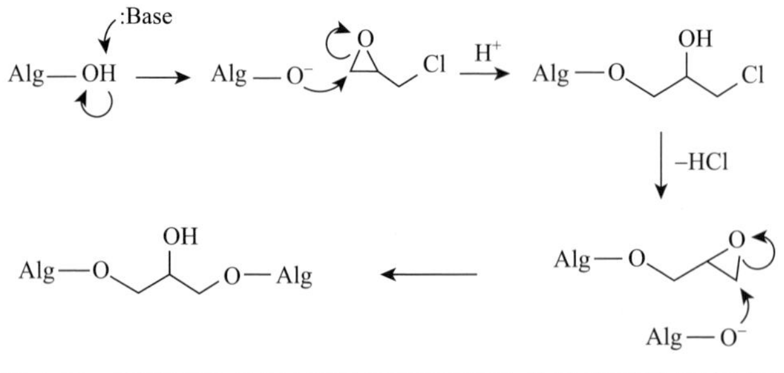

图 4.13 海藻酸盐分子与环氧氯丙烷发生共价交联的反应过程

海藻酸盐分子上的羧基参与共价交联，通常与交联剂上的氨基形成酰胺键，其反应机理如图 4.14 所示，以 CMPI 作为活化剂，使二元胺的氨基与海藻酸盐分子的羧基发生反应，形成酰胺键交联。相对于普通海藻酸盐凝胶，通过该方法所形成的海藻酸盐衍生物具有较高的强度和稳定性，可以被作为修复椎间盘创伤的材料。使用其他水凝胶作为修复材料，很容易被机体内的酶降解，而通过酰胺键交联的海藻酸盐凝胶具有很好的稳定性，不被酶降解，因此，它可作为一种理想的材料，用于椎间盘创伤的修复。

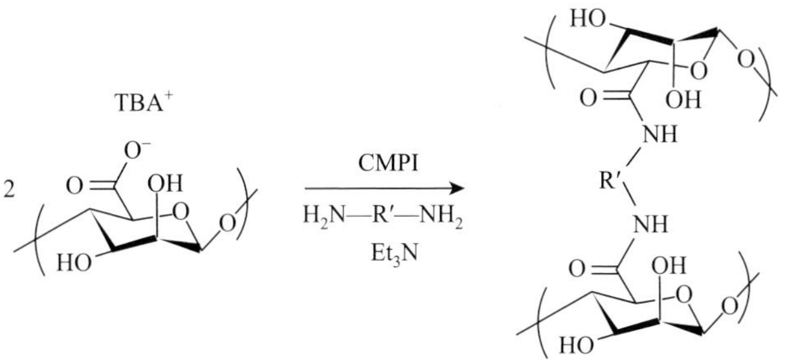

图 4.14　海藻酸盐分子与二元胺发生共价交联的反应过程

另外，以聚乙二醇二胺（PEG-二胺）作为共价交联剂，其反应机理也是与海藻酸盐分子的羧基形成酰胺键，发生共价交联，从而制备出具有广泛力学性能的海藻酸盐水凝胶，该水凝胶的弹性模量取决于 PEG 的分子量（图 4.15）。对于水凝胶的性能，可以通过多功能交联分子作用于水凝胶体系，从而在更大程度上控制凝胶的机械刚度，这种多链交联策略是实现更强水凝胶的有力保障，也是维持水凝胶结构和刚度的有效手段，同时降低外部环境因素对水凝胶体系交联结构造成破坏的风险。这种思路也在其他水凝胶体系的研究中得到了验证，例如，有人在聚丙烯酰胺凝胶体系内用己二酸二酰肼作为双功能交联分子，从而大大提高了聚丙烯酰胺凝胶的机械强度。

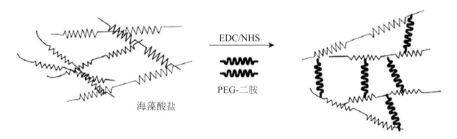

图 4.15　聚乙二醇二胺作为交联剂与海藻酸盐发生共价交联形成水凝胶

除了利用海藻酸盐分子的羟基和羧基外，被氧化的海藻酸盐分子上的醛基也是容易被接枝的基团。海藻酸盐分子被高碘酸钠氧化后形成两个醛基，醛基与己二酸二酰肼反应发生化学交联（图 4.16）。随着海藻酸盐分子氧化程度的增加，其交联程度增加，最终所形成凝胶的强度和稳定性得到了显著的提升。

综上所述，无论是物理交联还是化学交联，都能在一定程度上提高海藻酸盐水凝胶的结构力学性能，两者各有优劣。物理交联通常是以形成复合物的形式来改观原材料，分子间作用主要依靠物理键合，包括离子交联、静电作用、物理缠绕等，其作用原理和形成过程简单，但由于需要第二种物质的加入，往往会产生

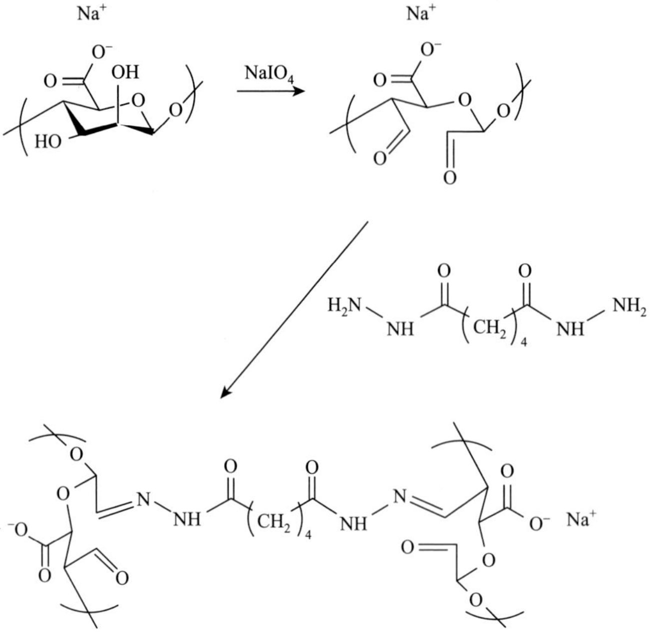

图 4.16　己二酸二酰肼化学交联氧化海藻酸盐分子的示意图

"喧宾夺主"的效果；化学交联通常是通过化学反应将某一化学基团引入海藻酸盐的基团上，所引入的基团再通过化学反应形成共价交联，其具有较高的键能，相对于物理键合，以共价键交联的水凝胶具有更强的结构力学性能，但是，化学交联过程往往需要有机化合物的参与，操作过程烦琐，很可能会带来细胞损伤，也很可能给改性海藻酸盐水凝胶在生物医用领域的审批带来困难。

4.2.4　赋予生物学功能的修饰

1. 接枝 RGD 短肽

精氨酸-甘氨酸-天冬氨酸（RGD）序列是最早用于促进细胞黏附生物材料的肽段之一，该序列能够识别细胞膜表面的整合素，存在于很多胞外基质蛋白中，包括纤连蛋白、胶原蛋白、层粘连蛋白、骨桥蛋白、玻璃粘连蛋白等[24]。在碳二亚胺的活化作用下，将 RGD 短肽接枝到海藻酸盐分子上，形成共价交联，其发生在海藻酸盐的羧基和短肽的 N 端之间（图 4.17）。

由于细胞-ECM 相互作用在细胞黏附、增殖和分化中的重要性，Bidarra 等首次探索了利用 RGD 修饰的海藻酸盐凝胶包埋成骨细胞 MC3T3-E1，研究结果显示，与未修饰的海藻酸盐凝胶相比，RGD-海藻酸盐凝胶在 16 周和 24 周后明显增强了

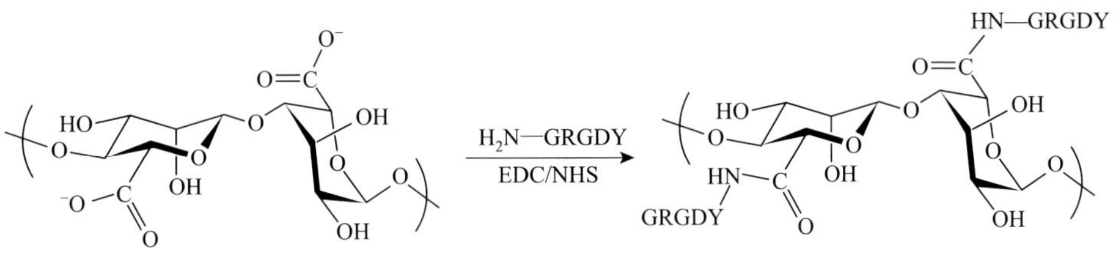

图 4.17　海藻酸盐分子接枝 RGD 短肽示意图

体内骨形成。后来又有人证明了该短肽不仅能够促进细胞的黏附，而且在促进成骨分化方面也发挥着重要作用。

骨髓间充质干细胞（BMSCs）是一类重要的细胞，是骨修复过程中必不可少的细胞，在骨组织工程中具有巨大的应用潜力。有人将从骨髓中分离的 BMSCs 包裹在海藻酸盐-GRGDY 微球中，细胞形态致密，其存活率得到了显著的提高[25]。通过微阵列分析研究了基因表达情况，发现三维 RGD-海藻酸盐基质中的 BMSCs 与二维培养的 BMSCs 相比，具有更多的相似性。在该体系中，通过成骨刺激，BMSCs 能够沿成骨细胞谱系分化，并刺激邻近的内皮细胞在基质凝胶上形成管状结构，从而显示其促血管生成能力。

目前，RGD 修饰的海藻酸盐凝胶已被广泛地用作体外细胞培养基质。海藻酸盐凝胶中存在的 RGD 多肽能够与成肌细胞、软骨细胞、成骨细胞、卵泡，以及骨髓间充质干细胞（BMSCs）相互作用控制细胞的表型。每条海藻酸盐链中 RGD 的含量、RGD 团簇之间的距离、RGD 浓度都将显著地影响凝胶中细胞功能的表达。

细胞黏附多肽细胞受体的亲和力对细胞应答也是非常重要的，研究表明含有环形 RGD 多肽的材料具有更高的细胞亲和力。相对于含有线形 RGD 多肽的海藻酸盐水凝胶，含有环形 RGD 多肽（甘氨酸-4-半胱氨酸-精氨酸-甘氨酸-天冬氨酸-丝氨酸-脯氨酸-胱氨酸，G4CRGSPC）的海藻酸盐水凝胶能够更好地促进干细胞（主要为人体骨髓基质细胞和小鼠骨髓基质 D1 细胞系）向成骨细胞分化[26]。环形 RGD 多肽能够抵抗蛋白水解，并且比线形 RGD 多肽具有更高的细胞亲和力和选择性。合成的具有合适环形 RGD 多肽的海藻酸盐衍生物，能够促进干细胞分化[27]，并可以通过减少外源可溶性因子增强组织再生。

2. 接枝 PVGLIG 短肽

除了 RGD，海藻酸盐水凝胶还能与 PVGLIG 短肽（脯氨酸-缬氨酸-甘氨酸-亮氨酸-异亮氨酸-甘氨酸）共价交联，它是一类对细胞基质金属蛋白酶（MMPs）非常敏感的短肽，可被 MMPs 水解，断裂位点在甘氨酸和亮氨酸连接的共价键。接枝 PVGLIG 短肽的海藻酸盐水凝胶对 MMPs 敏感，MMPs 可以通过细胞驱动的蛋白水解机制对该水凝胶进行部分重构，从而促进细胞的逃避或入侵，对转运细胞来说是一个很好的策略。Barrias 等报道了在海藻酸盐分子上接枝 GGYGPVGLIGGK 短肽[28]，该短肽在序列的两端各有一个氨基，终点的 α-氨基和赖氨酸上的 ε-氨基，其提供了两个被碳二亚胺活化的位点，从而能够接枝到海藻酸盐的羧基基团上。这种双端接枝策略的目的是提供由 PVGLIG 短肽介导的低程度交联，从而能够保证海藻酸盐材料的水溶性和原位离子交联成凝胶的特性，这种交联过程在添加螯合剂后是可逆的，可以在不需要任何机械或酶处理的情况下恢复细胞，这也是此类水凝胶作为 3D 培养基质的特性。

3. 接枝半乳糖残基

利用细胞表面的受体与配体的特异性结合方式，可指导设计生物材料的表面配体。肝细胞表面的 ASGPR 是一种跨膜糖蛋白，它存在于哺乳动物的肝细胞膜以及腹膜巨噬细胞膜上，也被称为肝凝集素。ASGPR 可特异性识别半乳糖配体，这种配体与受体之间的特异性结合可以有效地提高细胞与生物材料基质间的相互作用，影响肝细胞的生物学行为。肝细胞与含半乳糖分子的基质材料作用的具体过程是：①肝细胞与材料发生物理接触；②感知半乳糖分子，并与半乳糖配体发生特异性结合，即肝细胞与材料相互作用；③激活整合素介导的信号通路，诱导细胞黏附；④由信号分子激发一系列从细胞骨架至细胞核的生化生理反应，导致细胞形状的改变（伸展）和某些基因的表达（图 4.18）。由此可见，ASGPR 能够识别含有半乳糖的特异性配体，虽然 ASGPR 在生理上并不具有黏附受体的功能，但是含有半乳糖的聚合物已被用于诱导原代肝细胞的选择性黏附，哺乳动物的 ASGPR 是肝细胞表面受体介导内吞作用的肝凝集素，它以钙依赖的方式与配体末端的半乳糖/N-乙酰半乳糖胺结合。

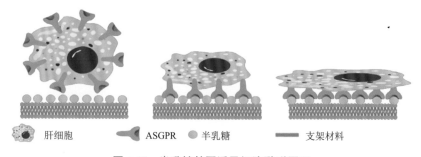

图 4.18　半乳糖基团诱导细胞黏附原理

通过酰胺化反应，可以将胺化半乳糖接枝到海藻酸盐分子的羧基上，形成含有半乳糖残基的海藻酸盐衍生物，该衍生物极大地促进了肝细胞的黏附和增殖。

半乳糖的修饰会影响海藻酸盐凝胶的强度，因为半乳糖残基占据了海藻酸盐分子上的羧基，没有充足的钙离子与羧基结合，从而导致凝胶强度降低。有人通过控制接枝反应过程，将半乳糖接枝在 M 片段的羧基上，G 片段上没有羧基的介入，因为 M 片段本身不能与钙离子交联，从而对凝胶的强度没有影响。海藻酸盐基胶囊技术为生物人工肝系统及肝细胞体外三维培养、肝组织工程提供了一种非常易于规模化培养的细胞载体。为同时满足肝细胞功能维持又不影响微胶囊制备技术，中国科学院大连化学物理研究所马小军研究团队提出采用溴化氰活化法，将半乳糖基团成功接枝到海藻酸钠羟基位点，制备出半乳糖修饰的海藻酸钠-聚赖氨酸微胶囊。通过比较羧基、羟基修饰的半乳糖基海藻酸钠与 Ca^{2+} 之间的反应结合热（图 4.19）以及它们所制备微胶囊的机械稳定性、通透性等基本性质，证明海藻酸钠羟基位点接枝后对微胶囊的基本性质没有显著性影响，而羧基位点接枝的海藻酸钠所形成的微胶囊的机械稳定性显著降低，免疫隔离性遭到破坏[29]。大鼠原代肝细胞试验结果也充分证实，与未修饰的传统海藻酸钠-聚赖氨酸微胶囊相比，羟基接枝的半乳糖基海藻酸钠制备的微胶囊利于肝细胞黏附，肝细胞活性维持时间更长，肝细胞合成尿素、分泌白蛋白和药物代谢功能均显著增强。因此，接枝有半乳糖的海藻酸盐基质，将很有可能在肝组织工程领域具有重要的应用前景。

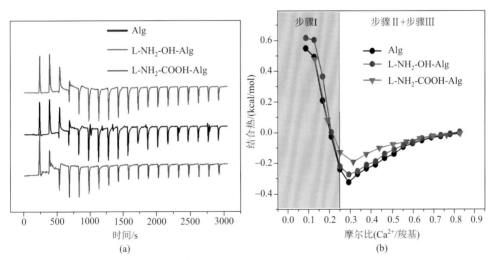

图 4.19　（a）海藻酸钠滴加到 Ca^{2+} 的过程中反馈到样品池的热量随滴定时间的变化（峰形向上代表吸热过程，峰形向下代表放热过程，三者与 Ca^{2+} 反应都是先吸热后放热的过程）；（b）海藻酸钠（Alg）、羟基修饰的半乳糖基海藻酸钠（L-NH₂-OH-Alg）和羧基修饰的半乳糖基海藻酸钠（L-NH₂-COOH-Alg）与 Ca^{2+} 的结合等温量热曲线（步骤 I 是 Ca^{2+} 与海藻酸钠形成聚合物单体，即成核现象，对应于海藻酸钠大分子内部交联，属于吸热反应；步骤 II 是这些聚合物单体互相聚集形成二聚体；步骤 III 是二聚体之间形成多聚体的"蛋盒"结构凝胶，步骤 II 和步骤 III 以分子间交联为主，属于放热反应；1kcal = 4.184kJ）

4. 接枝胶原肽

胶原是一类广泛存在于皮肤、肌腱、软骨、血管等组织的蛋白质大分子，它具有良好的生物相容性和可降解性，能够促进细胞的黏附和增殖。但其不能与海藻酸盐分子形成牢固结合，导致胶原分子容易从支架结构中流失。相对于胶原，胶原的水解产物，即胶原肽，具有较低的分子量，能够被人体直接吸收，具有广泛的生理功能，如趋化性、抑制血管紧张素转化酶、血小板聚集、刺激成骨细胞的生长和分化、抑制破骨细胞分化、抑制脂质过氧化、保护 DNA 免受氧化自由基攻击等。Nie 等成功地将一类胶原肽（$M_w = 800$）接枝到海藻酸钠分子上[30]，在 EDC 和 NHS 存在的前提下，通过酰胺键将海藻酸钠分子和胶原肽连接在一起（图 4.20），通过调整胶原肽和海藻酸钠分子的比例，以及反应的温度和时间，可控制胶原肽的接枝度（0.071～0.56），接枝胶原肽的海藻酸钠材料表现出良好的清除过氧化氢性能和促细胞生长的能力，并且随着接枝度的增加，这两种性能都呈现提升的趋势。

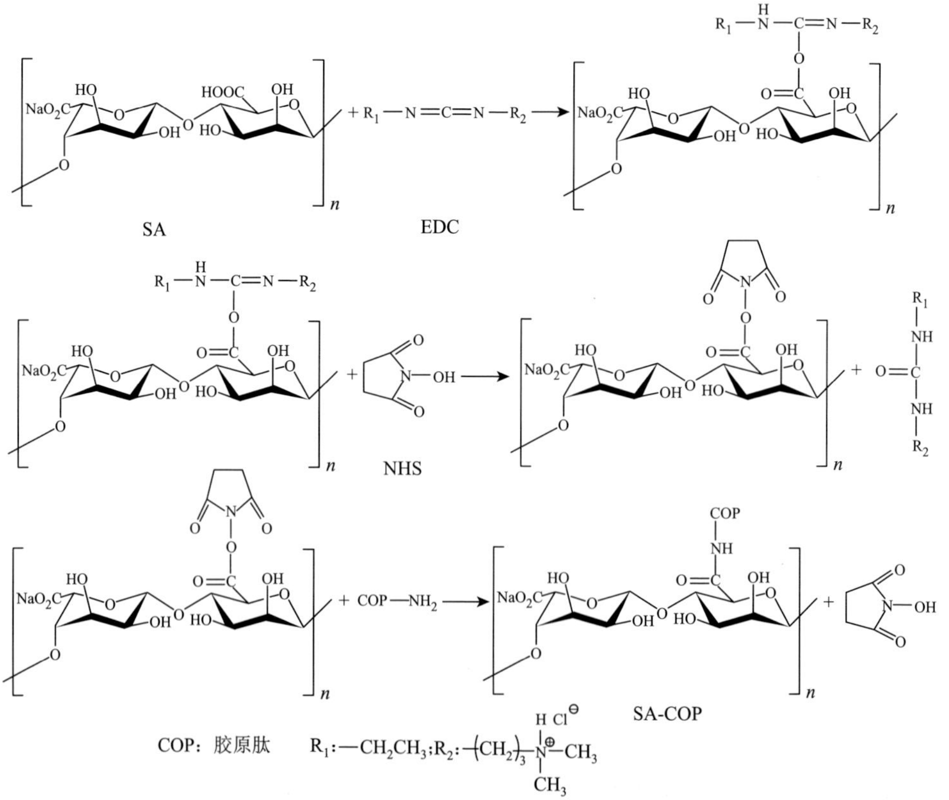

图 4.20　海藻酸钠分子接枝胶原肽示意图

4.3 海藻酸盐及其衍生物组织工程产品的制备与标准

由于海藻酸盐材料作为食品添加剂已经应用几十年，已被证实无毒、安全，其每日允许摄入量（acceptable daily intake，ADI）是食品添加剂的最高级别。而海藻酸盐通过离子移变在分子间交联形成的水凝胶具有很高含水量，而这些水又可以自由迁移。正是海藻酸盐材料及其制备的水凝胶微胶囊的上述优势，其在生物医学领域得以广泛应用。

早在 20 世纪 70 年代即有将海藻酸钙凝胶用于微生物或酶固定化的报道。有关微生物的具体应用可概括为：用于酵母菌、乳酸菌、双歧杆菌等食品微生物的固定化发酵与包埋；生物转化功能微生物的固定化用于酶（包括淀粉酶、碱性蛋白酶、糖化酶、脂肪酶、胆固醇氧化酶、植酸酶、葡聚糖酶、碱性磷酸酶）、氨基酸、有机酸生产等；生物催化在非水相中的应用，如手性胺的拆分、苯酚降解、手性催化、二丙醇生产、苯丙酮生产等；制备成生物活性污泥用于环境治理；还有真菌固定化用于四环素、放线菌素、头孢菌素等产品生产。

进入 20 世纪 80 年代 Lim 和 Sun 发表在 *Science* 的研究成果推进了海藻酸盐微胶囊作为动物细胞载体及人工器官的发展进程。微囊化细胞作为人工器官已经被用于如帕金森病、糖尿病等多种神经/内分泌系统疾病的研究。在细胞载体方面的研究主要是基因工程细胞的固定化用于活性蛋白类物质的生产，杂交瘤细胞用于抗体生产，以及精子、组织的冷冻保存等。

进入 20 世纪 90 年代随着药物控释技术的发展，更多学者发现海藻酸盐微胶囊作为药物载体的优势，使得该方向的研究久盛不衰。其文献量占据了海藻酸盐微胶囊相关文献的 50%左右。药物种类从小分子合成药、脂溶性药物到大分子蛋白类药物、核酸类药物、疫苗等。

进入 21 世纪后，随着组织工程学科的兴起，海藻酸盐微胶囊因其良好的生物相容性、生物黏附性、易于规模化加工成型等优势而用作组织工程支架载体。研究较多的是作为肿瘤细胞的三维培养载体，以及用于软骨细胞的生长、分化、再生和干细胞增殖、分化研究等。作为组织工程支架材料的海藻酸盐，在体内移植过程中对材料的纯度要求很高，国内外为此也制定了相关标准。

4.3.1 组织工程用海藻酸盐的制备工艺

海藻酸钠是从天然植物中提取的多糖盐，是一种线型大分子，其水合能力强，可溶于水形成黏稠胶体，并能与钙离子等多价离子交联固化形成水凝胶。其因优异的保水性、胶凝性及良好的生物相容性在医药及生物领域表现出广阔的应用前景。目前，海藻酸钠基组织工程医用制品已经应用于骨移植、组织再生、创面修复、血管栓塞、心衰治疗等领域，国内外均有相关商品销售，如 PROGENIX™ DBM Putty、Emdogain®、FOREseal[168] 以及我国的海藻酸钠微球血管栓塞剂、海藻酸盐敷料等。另有 GLP-1 CellBeads®、IK-5001、Algisyl-LVR™ 等处于临床 II/III 期及临床双盲试验期。上述产品中植入医疗制品或III类医疗器械要求其制备原材料海藻酸钠必须为高纯材料，尤其对原材料中引起机体免疫反应的重金属、杂质蛋白、内毒素等（例如，蛋白质可引发海洋多糖生物医用产品移植后的炎症反应及纤维化反应，多酚对宿主的肝、肾脏、黏膜组织、神经系统等可造成严重损伤，内毒素可使机体发热、组织缺氧甚至休克、肝肾损伤等）杂质的含量有严格要求。美国材料与试验协会（ASTM）制定了海藻酸盐的组织工程相关医疗产品的指南［ASTM F2064-00、ASTM F2064-00（2006）、ASTM F2064-17］，详细指导了组织工程用高纯海藻酸钠的检测指标检测方法。我国国家药品监督管理局（National Medical Products Administration，NMPA）也颁布了组织工程用的高纯度海藻酸盐的医药行业标准［《组织工程医疗器械产品　海藻酸钠》（YY/T 1654—2019），原为 YY/T 0606.8—2008］，对组织工程级用海藻酸盐材料及其医用制品的品质及具体指标设定了具体要求并进行规范。

按照美国材料与试验协会的指南，FMC Biopolymer 于 2002 年在美国 FDA 登记了超纯海藻酸钠商品，2007 年登记了基于超纯海藻酸钠的衍生产品。日本于 2008 年也首次报道了超纯海藻酸钠。目前我国尚无符合上述产品原材料要求的高纯海藻酸钠原料。我国高纯海藻酸钠全部依赖进口。而随着基于海藻酸钠医疗器械产品的研发及产业化，国内外对高纯海藻酸钠的需求越来越大。因此，研发海洋多糖材料分离纯化技术及相应新方法以获得自主知识产权，建立规模化制备技术及工艺以打破国外垄断、降低组织工程级海洋多糖材料成本，将是实现海洋多糖临床应用的关键和趋势。

目前国外不少研究团队采用多种方法对高纯度海藻酸盐的制备进行了探索性的尝试。1992 年 Zimmermann 等首次报道了用电泳技术提纯海藻酸盐的方法，由于这种方法工艺复杂、价格昂贵，已逐渐被化学提纯的方法所代替。现有报道的方法多采用丙酮、乙醚、强酸等溶剂对海藻酸盐溶液进行多次萃取、沉淀，采用双氧水、次氯酸钠等进行氧化，这些方法虽然降低了海藻酸盐原料中内毒素、多酚和蛋白质的含量，一定程度上提高了材料的生物相容性，但是纯化过程耗时长，溶剂消耗量大，产物仍然含有一定量的杂质，长期植入的跟踪结果表明材料在动物体内仍然会引起不同程度的免疫反应。

20 世纪 90 年代国外研究者就致力于海藻酸盐中杂质的脱除研究，美国、英国及欧洲药典中均规定了海藻酸盐的质量控制标准。目前报道的海藻酸盐纯化方法有过滤、萃取、沉淀等，制备工艺复杂、纯化效果不尽相同，例如，1991 年，美国学者通过亲和过滤及超滤的方法获得用于整形及关节润滑的生物材料（WO1993013136）；1992 年德国学者通过电泳法制备了无免疫反应的纯化海藻酸钠；1997 年，荷兰学者通过酸化、有机溶剂萃取除杂等方法制备了高纯海藻酸钠；2001 年，俄罗斯学者将海藻酸钠原料凝胶化，再利用有机溶剂将海藻酸钠沉出，然后用无菌盐溶液溶解、离心、醇沉，得到药用级海藻酸钠（RU2197249）；2002 年，韩国学者利用传统消化处理方法，从海藻中直接提取海藻酸盐，经有机溶剂与螯合剂的反复多次沉淀/溶解后，制备了用于组织移植的组织工程级海藻酸钠（KR2004005166）；2008 年，意大利学者通过亲水性及亲脂性膜的交替过滤纯化得到无组织反应的纯化海藻酸钠。

我国现有的海藻酸盐产品主要为工业级、食品级和药用级，在纺织、印染、食品工业中作为增稠剂、稳定剂、乳化剂和凝胶剂，在医药工业中作为牙科印模材料、止血剂、对放射性元素及有害金属的阻排剂和一些药膏、药片的添加剂。而组织工程用海藻酸盐至今尚未有工业化的产品，甚至关于组织工程用海藻酸盐制备的研究也鲜见报道。从我国现有的工业化海藻酸盐产品出发，我们对比研究了几种方法提纯海藻酸钠的效果。具体提纯方法如下。

（1）酸沉淀法：将 3g 海藻酸钠溶于 297mL 蒸馏水中，通过滴加 2mol/L HCl + 20 mmol/L NaCl 溶液调节溶液的 pH 到 1.5，布氏漏斗过滤，所得沉淀置于 0.01mol/L HCl + 20 mmol/L NaCl 溶液中剧烈振荡、过滤，此操作重复两次。海藻酸钠悬浮在 100mL 0.01mol/L HCl + 20 mmol/L NaCl 中，再补充 20mL 氯仿和 5mL 正丁醇。将混合物剧烈振荡 30min 后过滤，溶于蒸馏水中，慢慢滴加 0.5mol/L NaOH + 20 mmol/L NaCl 调节溶液的 pH 到 7.0，耗时 1h。得到的海藻酸钠溶液用氯仿/正丁醇（每 100mL 海藻酸钠用 20mL 氯仿和 5mL 正丁醇）洗涤。溶液剧烈振荡 30min，3000r/min 下离心分离，此过程重复一次。将海藻酸钠用两倍体积的无水乙醇沉淀、过滤，然后再用无水乙醇洗涤两次，乙醚洗涤三次，−70℃下冷冻干燥。

（2）活性炭法：将 3g 海藻酸钠粉末分散在 133mL 氯仿中 30min，玻璃漏斗过滤，此操作重复两次。所得海藻酸钠溶解于 200mL 蒸馏水中，加入与海藻酸钠相等质量的酸洗活性炭磁力搅拌 4h，然后改用中性活性炭并重复上述操作。混合溶液用 0.22μm 滤膜过滤，两倍体积无水乙醇沉淀，−70℃下冷冻干燥。

（3）丙酮沉淀法：将 3g 海藻酸钠溶于 200mL 超纯水中，磁力搅拌 8h，G4 耐酸漏斗过滤。将所得溶液滴加到 10 倍体积的高纯丙酮中，再用相同体积的高纯丙酮搅拌洗涤 1h。过滤，沉淀真空干燥 2h 后，于超纯水中搅拌至完全溶解，重复此操作两次。最后一次真空干燥后，沉淀溶解得到的水溶液在−70℃下冷冻干燥。

（4）凝胶珠法：将 3g 海藻酸钠溶于 200mL 超纯水中，以 50mmol/L BaCl$_2$ 作

凝胶剂，滴加产生海藻酸钡凝胶珠。凝胶珠用超纯水洗，然后于 1mol/L 乙酸（pH＝2.3）中处理 14h，500mmol/L 柠檬酸钠溶液（pH＝8）中处理 8h，上述过程分别重复两次和一次，每次换介质时都要用超纯水洗。依次用 50%、70%乙醇（含 5%丙酮）处理凝胶珠 16h，各两次。再用 20mmol/L BaCl$_2$ 洗涤凝胶珠后用大量的超纯水洗。将凝胶珠溶于 250mmol/L EDTA-Na 溶液（pH＝10）中 24h，溶液用蒸馏水透析 7 天，每天换 3～4 次水。将透析后的水溶液用 G3 耐酸漏斗过滤，–70℃下冷冻干燥。

（5）综合法：将 3g 海藻酸钠溶于 200mL 蒸馏水中，加相同体积的 Sevage 溶液（氯仿/正丁醇＝4∶1）恒温振荡 15h，3000r/min 离心分离，弃下层氯仿/正丁醇形成的蛋白复合物有机相，重复此过程两次。称取与海藻酸钠相同质量的活性炭加入溶液中，搅拌、静置，然后用两倍体积的无水乙醇沉淀。沉淀溶解后，依次用 0.45μm、0.22μm 滤膜过滤，–70℃下冷冻干燥。

结果表明，综合法对海藻酸钠分子量影响不大，样品分子量与原料处于同一数量级，而样品中蛋白杂质含量比原料减少超过 60%，多酚杂质含量仅为原料的 0.4%。此法制备过程简单，易操作，产物性能良好，杂质含量远小于其他参考制备方法，是制备组织工程用海藻酸钠的一种有效途径。提纯前后海藻酸钠样品细胞培养结果显示，细胞在两种膜上第一天的生长状况基本相当，而随着培养时间延长，纯化后的海藻酸钠膜上的细胞生长状况明显优于未纯化组，经过 6 天培养后纯化后的海藻酸钠膜上生长的细胞数量已经超过对照膜的两倍。经提纯后的海藻酸钠膜的生物相容性较提纯前有了大幅度提高，也说明了杂质含量是影响海藻酸钠生物相容性的主要因素之一。

国内有关海藻酸盐纯化的研究较少，其中大多仅采用简单的过滤、沉淀等手段对海藻酸盐粗品进行初步除杂处理，未涉及海藻酸盐中的杂蛋白、内毒素等杂质的定量检测和脱除方法研究。中国科学院大连化学物理研究所报道了一种制备组织工程级海藻酸钠的方法（ZL200910010654.1），以吸附、膜分离、超速离心、选择性沉淀等方法为主，建立海洋多糖材料分离纯化工艺，高效去除蛋白质、多酚、内毒素等杂质。其纯化制备的高纯海藻酸钠已委托中国食品药品检定研究院依据国家标准要求对内毒素等杂质进行了检测，纯化后的海藻酸钠的相关指标均符合国家标准要求。海藻酸盐的纯度对材料的生物相容性有着显著影响，海藻酸盐中发现的化学成分和促有丝分裂的杂质是其具有免疫原性的主要原因。常见的污染物主要有蛋白质、糖类、脂肪酸、脂多糖、磷脂、内毒素和多酚等。这些促有丝分裂和引发炎症的杂质会导致移植部位的纤维组织过度增生，在微囊化免疫隔离中使微囊化细胞的营养物质和氧气运输中断，导致细胞坏死。材料植入体内会引起过敏、发热、出血，甚至休克等不良反应，杂质的存在大大降低了海藻酸盐的生物相容性。

4.3.2　海藻酸盐的体内降解

在哺乳动物体内海藻酸盐本质上是不可降解的，因为哺乳动物体内缺乏可以分解聚合物链的分解酶（如褐藻酸酶），但离子交联的海藻酸盐凝胶通过二价离子交联剂的释放可以发生溶解，这是由于离子交联的凝胶周围介质中，一价离子与二价离子发生了交换反应，如钠离子。但是即使凝胶溶解，许多海藻酸盐的平均分子量也超过了肾脏的清除率阈值，因此不会完全从体内清除。

在生理条件下使海藻酸盐降解的一个有效方法是将海藻酸盐分子链部分氧化。在水性介质中轻微氧化的海藻酸盐可以分解，并且可降解的海藻酸盐作为载体，在药物和细胞输送中表现出潜在的多种用途。海藻酸盐通常是用高碘酸钠氧化，高碘酸钠氧化裂解糖醛酸残基顺式二醇基团中的碳-碳键形成醛基，糖环打开，此时原糖醛酸上的 C1 结构成为同碳二元醚，可将其看作类似缩醛的结构。缩醛结构极易发生水解，因此部分氧化海藻酸盐可按类似缩醛水解机理降解。

这种反应是定量进行的，每断一个碳-碳键消耗 1mol 高碘酸钠，因此可以通过严格控制高碘酸钠的投料量来控制海藻酸盐的氧化度。在氧化过程中海藻酸盐的分子量略有降低，并且随着氧化度的增加，海藻酸盐的分子量呈现降低趋势。高碘酸钠氧化法能极大地改善海藻酸钠的降解性，通过控制其氧化度可以在一定程度上调节其降解行为。将氧化度控制在一定范围，并不显著干扰海藻酸盐在二价阳离子存在下形成凝胶的能力。凝胶的降解速率强烈地依赖于氧化度，以及介质的 pH 和环境温度。

在 pH 为 2.85 时，从海藻酸盐中分离得到聚古罗糖醛酸（PG），然后用高碘酸钠氧化制备得到氧化的聚古罗糖醛酸（PAG）。PAG 可以与己二酸二酰肼（ADH）共价交联形成凝胶，代替了离子交联。醛和酰肼之间的反应速率非常快，所得的腙键是不稳定的，会发生水解，从而导致了凝胶在含水介质中的降解。使用较高浓度的 ADH 所形成的凝胶，具有较慢的降解速率。体系中含有大量悬垂链端，交联程度较低的 PAG 凝胶表现出缓慢降解的行为，且不受低交联度的影响，这主要是因为大量的单端 ADH 分子会与腙键水解得到的 PAG 链再次交联，利用这一性质可以制备出随时间延长缓慢降解的水凝胶。

此外，海藻酸盐水凝胶的降解速率和机械性能可通过调节海藻酸盐的分子量分布得以调控。增加海藻酸盐凝胶中低分子量的部分达到 50wt%，可以使其维持与高分子量凝胶相当的机械强度，同时降解速率大大加快，且不受交联方式的影响。另外，通过具有不同 G 嵌段链长的两类海藻酸盐制备的凝胶表现出更快的离子交换速度并导致凝胶溶解。这些方法可以单独起作用或相互结合来制备机械性能不同的水凝胶，以用作药物载体和细胞移植载体。

4.3.3 组织工程用海藻酸盐的相关标准

海藻酸盐的应用领域非常广泛，具有止血、愈创、缓释、栓塞等生物学功能，已广泛用于临床。根据其应用不同，制定了相应的技术标准。我国将海藻酸盐应用于医药领域的时间比较晚，其质量控制的标准主要执行《中华人民共和国药典》（2015 年版）药用辅料部分新增品种和修订[9005-38-3]中的规定，具体内容见表 4.1。主要是对海藻酸盐产品中可能存在的各种有害健康的杂质含量进行了限定。

表 4.1 《中华人民共和国药典》（2015 年版）[9005-38-3]海藻酸钠的具体内容

序号	项目	指标
1	性状	白色至浅棕黄色粉末，几乎无臭，无味。在水中溶胀成胶体溶液，在乙醇中不溶
2	鉴别试验	与氯化钙溶液混合生成胶状沉淀； 与稀硫酸混合生成胶状沉淀； 与含 1,3-二羟基萘的乙醇 + 盐酸 + 异丙醚混合后的溶液显深紫色； 炽灼残渣加水后显钠盐的鉴别反应
3	氯化物	≤1.0%
4	干燥失重	≤15.0%
5	灰分（炽灼残渣）	30.0%～36.0%
6	重金属（以铅计）	0.004%
7	砷盐	0.0002%
8	微生物限度	细菌总数≤1000 个/g；霉菌及酵母菌≤100 个/g；大肠埃希菌 0 个/g；沙门菌 0 个/10g

而海藻酸钠用于制备组织工程医疗产品及外科植入物的行业质量控制标准见表 4.2。对于其他的非植入性的医疗器械产品，可以参考 GB/T 16886.1—2011 选择相应的评价试验项目，从而确保其用于医疗器械产品的生物安全性要求。

表 4.2 用于组织工程医疗产品的海藻酸盐产品标准

序号	项目	指标
1	性状	白色或淡黄色粉末状固体
2	鉴别	傅里叶变换红外光谱典型特征峰（cm^{-1}）：3390～3375（b），1613（s），1416（s），1320（w），1125～1050（b），903（m），710～600（b）（s 为强带，m 为中级带，w 为弱级带，b 为宽带）
3	组成和序列结构	^{1}H 核磁共振图谱与对照图谱一致

续表

序号	项目	指标
4	平均分子量及其分布	平均分子量应符合产品标示值并注明检测方法；分子量分布数值为 1.0～3.0
5	干燥失重（质量分数）	≤15.0%
6	灰分（质量分数）	18.0%～27.0%
7	重金属含量	总含量（以铅计）≤0.004%（质量分数），其中，砷含量≤0.00015%，铅含量≤0.001%
8	蛋白质含量（质量分数）	≤0.3%
9	细菌内毒素	≤0.5EU/mg
10	微生物限度	细菌总数≤200CFU/g
11	细胞毒性试验	毒性≤1 级
12	皮内刺激试验	原发性刺激指数应不大于 0.4
13	致敏试验	应无皮肤致敏反应
14	急性全身性毒性	应无急性全身性毒性
15	溶血试验	溶血率≤5%
16	植入试验	皮下植入 14 天、30 天和 90 天，组织反应与阴性对照无显著差异
17	遗传毒性试验	应无遗传毒性

表 4.1 和表 4.2 这两份标准有着相同之处，如相同的控制项目（性状、鉴别、干燥失重、灰分、重金属含量及微生物限度 6 个控制项目），但这 6 个项目的技术指标或检测方法又存在差异，如医疗器械标准规定的鉴别试验检验方法是傅里叶变换红外光谱分析法。同时，它们还存在着不同的控制项目。医疗器械标准出于对植入物和组织工程产品安全性的考虑，增加了对产品组成和序列结构、平均分子量及其分布、细菌内毒素、蛋白质含量及细胞毒性、皮内刺激、致敏、急性全身性毒性、溶血、植入、遗传毒性共 11 项生物学评价试验的控制要求，所以相对于国家药典的控制更严格，同时也是十分必要的。

针对不同领域的海藻酸盐产品，生产企业在制定企业标准时需要注意以下几点，制定出的产品企业标准才具有科学性、合理性和可行性。

（1）需要了解是否存在与之相关的海藻酸盐国家/行业标准，以便进行参考或引用。

（2）需要明确产品的预期用途和适用领域。

（3）需要明确国家和行业是否对该类产品有法律、法规等必须遵循的强制性要求，必须将上述强制性的要求列入标准中。

（4）检测项目的设置应该合理和可行，还应充分考虑企业的检测能力和生产能力，不能随意降低检测要求，也不能无限制增加不必要的检测项目和检测精度要求。

近年来，随着各国对海洋资源及产物的开发和研究的大力支持，国际社会对海藻酸盐类医用产品的重视逐步升级，许多海藻酸盐基的药物和医疗器械产品得到开发、转化和应用。为了便于对各种医用海藻酸盐产品进行有效的质量控制并促进海藻酸盐医用产品行业的健康有序发展，美国和欧盟相继提出了对海藻酸盐的技术控制指标。

美国材料与试验协会（ASTM）颁布的 ASTM F2064-00（2006）明确规定此标准主要适用于生物医学和组织工程领域，这也是近些年来发展最为迅速的医药新领域，主要包括基于海藻酸盐特有的赋形性和良好的可塑性等物理化学特性制备缓释材料、细胞基质及支架等。表 4.3 所示为美国 ASTM F2064-00（2006）规定的试验项目和指标。这主要是提供建议的检测项目及检测方法的试验指南标准，而其中大部分未给出具体控制指标的，制造商需要根据所生产产品的实际情况制定适宜的控制指标。

表 4.3　用于生物医学和组织工程的海藻酸盐的产品标准

序号	项目	指标
1	鉴别	方法一：参照《美国药典》方法 方法二：傅里叶变换红外光谱典型特征峰（cm^{-1}）：3390～3375（b），1613（s），1416（s），1320（w），1125（b），1089（b），1031（s），948（m），903（m），811（m）
2	组成和序列结构	高分辨率 ^1H 和 ^{13}C 核磁共振波谱法检测，应与典型的标准图谱一致
3	平均分子量	方法一：依据特征黏度测试（未规定具体指标） 方法二：尺寸排阻色谱法结合多角度激光散射仪测定（未规定具体指标）
4	分子量分布	取决于最终用途和分子量影响程度，通常数值在 1.5～3.0
5	黏度	未规定具体指标
6	干燥失重	采用重量分析法，105℃干燥 4h（未规定具体指标）
7	灰分	采用重量分析法，800℃灼烧至少 6h（未规定具体指标）
8	重金属含量	参照 USP 方法
9	蛋白质含量	采用荧光定量分析法（未规定具体指标）
10	细菌内毒素	采用凝胶法、终点分析法、动力学分析法（未规定具体指标）
11	微生物限度	采用相关方法（未规定具体指标）

美国药典委员会（USP）早在 1938 年就将海藻酸钠收录入《美国药典》，表 4.4 列出了美国 USP35-NF30 版（2012）规定的海藻酸盐产品试验项目和指标。与《欧洲药典》相比，《美国药典》没有规定海藻酸钠产品性状、溶液外观、钙含量、氯化物及表观黏度 5 项控制项目，而增加了产品纯度的控制要求。

表 4.4　美国 USP35-NF30 版药典规定的海藻酸盐产品标准

序号	项目	指标
1	鉴别	与氯化钙溶液混合，生成大量胶状沉淀；与稀硫酸混合，生成大量胶状沉淀
2	纯度	90.8%～106.0%（平均当量 222.00，按干燥品计算）
3	干燥失重	≤15%
4	灰分	18.0%～27.0%
5	重金属含量	砷盐≤1.5×10^{-6}，铅≤0.001%，以铅计重金属总含量≤0.004%
6	微生物限度	细菌总量≤200CFU/g，不得检出沙门菌和大肠埃希菌

为了对医用海藻酸盐产品的质量进行有效控制，欧洲国家很久以前就将海藻酸钠作为一种原料药载入《欧洲药典》，表 4.5 是《欧洲药典》（EP7.0 版）中对海藻酸钠的控制标准。从中可以看出，欧洲对于海藻酸钠作为原料药的质量标准控制相对较为宽泛，原因在于海藻酸钠作为医药原料的应用范围极为广泛。在该标准中，强调了对海藻酸钠的定性检测，即首先确定待检物必须是海藻酸钠，检测项目包括性状、鉴别试验。还强调了对海藻酸钠中可能存在的各种杂质含量的控制，包括氯化物含量、重金属含量、水分含量（干燥失重）、硫酸灰分含量和微生物限度 5 个方面的控制，从而确保了作为原料药的海藻酸钠的纯度。

表 4.5　《欧洲药典》（EP7.0 版）中海藻酸钠产品标准

序号	项目	指标
1	性状	白色至浅棕色粉末，缓慢溶于水中形成黏性的胶体溶液，几乎不溶于乙醇
2	鉴别试验	与氯化钙溶液混合生成胶状沉淀； 与稀硫酸混合生成胶状沉淀； 与含 1,3-二羟基萘的乙醇＋盐酸＋异丙醚混合后的溶液显深紫色； 炽灼残渣加水后显钠盐的鉴别反应
3	溶液外观	浊度不超过Ⅱ号浊度标准液，颜色不深于相应颜色 6 号色
4	钙含量	≤1.5%
5	干燥失重	≤15.0%
6	硫酸灰分	30.0%～36.0%（按干燥品计）
7	重金属含量	≤20×10^{-6}
8	氯化物含量	≤1.0%
9	微生物限度	需氧菌≤1000CFU/g；霉菌及酵母菌≤100CFU/g；不得检出大肠埃希菌和沙门菌
10	表观黏度	采用 10g/L 溶液在 20℃以 20r/min 的转速检测其动态黏度值（未规定具体控制指标）

美国 ASTM F2064-00（2006）作为一个指南，主要是对产品安全性和有效性有关的各类物理、化学及生物学检测方法的阐述，未列出更多具体的控制指标，

需要由用户根据最终用途确定。YY/T 0606.8—2008 的制定以 ASTM F2064-00（2006）为参照，两者除生物学性能外，在要求项目上并无明显不同，但国内标准明确了各项目相关的具体要求。

4.4 海藻酸盐及其衍生物在硬组织修复中的应用

4.4.1 骨组织修复中的应用

尽管近年来对骨伤病的治疗取得了一定进展，但仍然受到由各种因素引起的骨愈合不良而产生的种种限制。海藻酸盐凝胶通过运载骨诱导因子，诱导骨细胞形成，或同时运载骨细胞和生长因子而对骨再生具有潜在的治疗用途。与其他材料相比，海藻酸盐凝胶对骨及软骨的再生具有很大优势，这是因为它可以以微创的方式进入人体内，具有填充不规则缺陷的能力，且易于使用黏附性配体（如RGD）进行化学修饰，并可以控制组织诱导因子（如 BMP、TGF-β）的释放。然而，海藻酸盐凝胶的机械强度较低，在骨再生的初级阶段不能承受较大的载荷。并且海藻酸盐凝胶在生理环境中自身是不能降解的，为了使其残留的凝胶不影响骨再生，控制其降解尤为重要。已经有研究证明，在动物模型中利用海藻酸盐凝胶运载生长因子（如 BMP）是很有帮助的，它可以有效地促进骨再生。使用 RGD-海藻酸盐凝胶和少量的 BMP 可使啮齿动物临界尺寸的股骨头缺陷完全再生。海藻酸盐凝胶运载 DNA 编码骨形态发生蛋白同样证明其能够显著促进骨组织再生。使用与血管再生相类似的方法，研究者对多种生长因子结合或者按次序释放也进行了探索。在体外，使用海藻酸盐凝胶按次序运载 BMP-2 和 BMP-7 可以增强骨髓间充质干细胞的成骨分化，海藻酸盐凝胶同时运载释放 BMP-2 和血管内皮生长因子（VEGF），能够增强临界尺寸骨缺陷的修复和再生。

利用 RGD-海藻酸盐凝胶移植原代大鼠颅骨成骨细胞到小鼠体内可以加速体内骨的形成。此外，使用 RGD-海藻酸盐凝胶同时移植初级软骨细胞和成骨细胞到小鼠体内，可以促进长板状结构的形成，这种结构具有替代不正常的骨骺的潜能。将结合 PAG 和 ADH 的可降解和可注射的海藻酸盐衍生物凝胶，混入原代大鼠颅骨成骨细胞，皮下注射到小鼠的背部，9 周后进行观察可发现矿化骨组织的形成。

使用海藻酸盐凝胶移植干细胞已被广泛地用于骨组织工程。通过试验证明，钙离子交联的海藻酸盐凝胶的厚度影响大鼠骨髓细胞的行为，而凝胶不同的形状却不影响细胞的分化。在体外骨髓基质干细胞被诱导形成成骨细胞，并与钙离子交联的海藻酸盐凝胶混合可以修复狗横向牙槽骨缺损。在小鼠体内，包埋骨髓间充质干细胞和骨形态发生蛋白-2 的海藻酸盐/壳聚糖凝胶在骨小梁的形成过程中，也显示出巨大的应用潜能。

海藻酸盐凝胶也能与无机材料结合来促进骨组织的形成。由相分离方法得到的海藻酸盐/羟基磷灰石复合支架具有互连的多孔结构，这种支架能够增强骨肉瘤细胞的黏附。封装细胞的海藻酸钙凝胶粒子加入磷酸钙骨水泥中，在适度的承载压力下，表现出良好的骨修复能力。此外，含有 I 型胶原和 β-磷酸三钙的海藻酸盐凝胶能够增强人骨髓基质干细胞的黏附和增殖，而在纯的海藻酸盐凝胶中却不容易发生。

可降解的海藻酸钙/纳米羟基磷灰石复合水凝胶在 SD 大鼠皮下注射 4 周后，材料与周围组织的界限已不太明显，材料与组织界面处只有少量的淋巴细胞和中性粒细胞等炎症细胞，说明材料与组织有良好的相容性。含 BMP 的海藻酸钙/纳米羟基磷灰石复合水凝胶材料皮下注射 4 周后可见新生软骨组织生成，软骨陷窝明显，未见明显炎性细胞浸润；部分软骨组织已转化为成熟骨组织，可见骨细胞、骨陷窝、板层骨结构及髓腔，材料中有新生血管形成。

4.4.2　软骨组织修复中的应用

软骨主要由分散的圆形或椭圆形的软骨细胞和浓密的细胞外基质组成，是一种无血管、神经和淋巴结的组织。其细胞外基质主要由 II 型胶原的网络结构和羽毛状的糖蛋白组成，为软骨组织提供足够的力学强度。这种结构特点使损伤的软骨组织自修复能力十分有限。然而，软骨组织的损伤或功能缺失在外科上很常见。随着人口老龄化和肥胖问题的日益严重，患关节炎的人数每年都在增加，也有很多人由于过度运动造成关节软骨缺损。据统计，美国每年有 25 万人需要进行膝关节和髋关节置换。目前，临床上关节软骨修复的治疗方法主要有微骨折法、自体软骨移植和同种异体软骨移植。虽然这些方法成功地减轻了患者的痛苦、改善了软骨的功能，但是上述方法存在供体来源不足、手术过程复杂、排异、修复的软骨缺乏天然软骨结构等缺点。这些缺陷甚至可能阻碍这些治疗方法在临床上的长期应用。随着组织工程和再生医学技术的出现和逐步完善，软骨修复技术出现了新的选择。事实上，软骨修复也是组织工程技术应用的最成功范例之一。采用组织工程技术修复软骨的过程一般是：将体外分离扩增的软骨细胞和生长因子或生物活性物质复合，然后导入某种支架，再通过手术或微创注射的方法修复缺损的软骨。除了种子细胞和活性因子外，支架材料对于修复的软骨的质量起到至关重要的作用。除具有良好的机械物理性能外，更重要的是支架需提供适于软骨组织再生的微环境。目前，已有包括多孔支架、纤维支架、水凝胶和微载体在内的多种结构的支架被用于软骨修复的研究和应用。不同种类的支架对软骨细胞的功能产生不同的影响。由于软骨细胞属于锚着依赖型细胞，它们在多孔支架和微米纤维支架中需黏附在这些材料的表面才能生长，通常呈现出铺展的扁平样形态。然而，软骨细胞在纳米纤维支架和水凝胶支架中则呈圆形或椭圆形形态，这与其在天然软骨基质中的形态更为接近，因而更有利于维持软骨细胞的正常表型。有研究表明，生长形态呈圆形或椭圆形的干细胞更倾向于向软骨细胞分化。此外，水凝胶支架的水溶液环境更有利于保护细胞以及易失活的药物如多肽、蛋白质、寡核苷酸和 DNA 等，也有利于运输营养和细胞分泌产物等。由于水凝胶可以在一定条件下保持流动状态而在外部物理或化学刺激下形成具有一定形状和强度的体型材料，因此可以利用这种智能性来制备注射型支架，发挥其在修复形状复杂缺损以及微创治疗等方面的优势。然而，水凝胶也有机械强度低、消毒比较困难等缺点。近年来在水凝胶及其复合物修复软骨方面已经取得了较大进展，并显示出了良好的应用前景。

水凝胶在软骨组织修复与再生中，是软骨组织修复的一种理想材料。水凝胶材料能够为细胞提供更接近于天然软骨细胞外基质的微环境，便于细胞的增殖和分化，是一种理想的软骨组织修复材料。

海藻酸钠与其他可降解生物材料相比与软骨基质成分蛋白多糖结构相似，在体内可通过水解和酶解途径降解吸收，其良好的生物相容性及固液型可方便转换的特点，使其成为软骨细胞培养的优良载体。试验结果表明：软骨细胞在海藻酸钠复合载体中生长良好，并形成球状细胞团，细胞分裂增殖活跃；培养 2 天时复合载体培养软骨细胞的增殖稍快于平面培养软骨细胞；培养 4 天时可见复合载体培养软骨细胞增殖明显加快；培养 6～14 天时复合载体培养的软骨细胞仍保持较稳定的增殖，而平面培养的软骨细胞的增殖逐渐减慢；复合载体细胞外液糖胺聚糖含量明显高于平面培养软骨细胞。上述结果说明海藻酸钠复合载体可以长期培养软骨细胞并保持其生物学稳定性。

海藻酸水凝胶以多种形式被应用于组织工程化软骨的构建。软骨的再生和自我修复能力极其有限，关节疾患常造成关节软骨的永久性缺损。目前的治疗方法，如微骨折术、自体或异体组织（骨膜、软骨膜、骨软骨块）移植等，不能获得满意的临床治疗效果。软骨组织成分单一，软骨细胞能在可吸收生物材料提供的三维环境中生长增殖、分泌基质成分，组织工程化软骨被认为是目前最有可能解决软骨再生问题的技术手段。微囊化细胞载体在体外单层培养过程中，软骨细胞表型容易发生变化，即使有生长因子存在，多次传代后常"去分化"为类纤维细胞，丧失合成软骨特异性细胞外基质的能力，分泌 I、III 型胶原表达活跃而 II 型胶原及蛋白多糖等细胞外基质表达降低。将种子细胞与海藻酸钠水溶液混合，利用静电液滴发生装置或注射装置滴入含有钙离子的水溶液中形成微囊化细胞载体。微囊化细胞载体能够实现软骨细胞三维培养，有利于软骨细胞形态保持和细胞外基质的正常表达。

将脂肪干细胞和 RGD 融合蛋白（CBD-RGD）包裹在海藻酸钙水凝胶中，形成直径在 1.5～2.0mm 的细胞微载体，三维细胞培养的结果显示，当 CBD-RGD 含量在 10mg/g 时能促进干细胞的软骨分化。在海藻酸盐水凝胶构建的微囊化软骨细胞载体中，海藻酸盐浓度、细胞密度均会影响软骨细胞内源性生长因子的表达。小尺寸的微囊有利于营养物质和氧气的传输，具有较高强度，且便于操作。微流体装置为微囊化细胞载体提供了新的制备途径，将海藻酸钠水溶液和钙离子水溶液经硅胶微喷嘴阵列注入大豆油连续相中交联，控制连续相的流速可制备粒径可控（50～200μm）的窄分布海藻酸钙微球。

美国康奈尔大学的 Stroock 等模拟活组织中的微脉管结构，采用接触光刻蚀的方法构建了具有封闭微流道结构的海藻酸钙凝胶，可控制溶液在微流道中流动，从而实现调控可溶物（如代谢产物、药物等）浓度的目的[31]。该微流道水凝胶能够在微米级尺度调控支架材料的化学微环境，用于三维软骨细胞培养，有助于构建宽截面组织工程化软骨组织，避免了水凝胶材料厚度过大引起的细胞坏死，并有引导细胞定向生长的作用。

在软骨组织工程试验中，要将构建的细胞支架在关节镜下植入体内，因此，细胞支架已从预成型支架逐渐发展到可注射的水凝胶支架。可注射型组织工程支架适应微创外科技术发展的要求，最大限度地减小植入对机体组织的损伤，并且更适合治疗形状不规则的组织缺损。海藻酸钙水凝胶作为可注射支架材料，能够为软骨细胞和骨髓基质细胞提供良好的三维生长环境，利于细胞增殖分化、分泌细胞外基质、形成新的软骨组织。将海藻酸钠水溶液和含有钙离子的水溶液通过 Y 型注射器同时注射到所需部位凝胶化，可制得软骨组织工程支架材料，将其与骨膜复合，体内试验表明，6 周后凝胶材料形成透明状软骨组织，有软骨特异性蛋白聚糖和 II 型胶原表达。将海藻酸钠、纳米羟基磷灰石与骨形态发生蛋白复合，采用原位释放法能够制备结构均匀的可注射水凝胶，鼠皮下注射 4 周可见新生软骨组织生成。

利用碳二亚胺将细胞黏附配体 RGD 序列接枝到海藻酸钠分子链上，由于 RGD 能够与细胞膜上的受体特异性结合，当接枝 RGD 的海藻酸钠与细胞混合时，细胞就成为聚合物网络的交联点，形成可注射型水凝胶。该方法有利于细胞在凝胶内部黏附，生物相容性好，同时 RGD 的引入解决了海藻酸钠分子链缺少细胞识别位点的缺陷。进一步将细胞交联与离子交联结合，在细胞交联的基础上添加钙离子，可得到剪切可逆的可注射水凝胶，将混合软骨细胞注入鼠背部，6 周后凝胶体积增大 20%，无明显炎症反应，并有大量糖胺聚糖分泌，有软骨样组织生成，避免了软骨细胞直接注入鼠背部引发的细胞坏死和组织纤维化反应。

修复受损或退化的软骨是骨科领域所面临的重大挑战之一，最近的研究表明组织工程方法在软骨再生方面具有很大的潜力。已经证明，利用海藻酸盐凝胶移植软骨细胞能够用于恢复动物模型中受损的软骨。早期的研究中，将软骨细胞的悬浮液加入硫酸钙混合的海藻酸盐溶液中，然后注入面部移植物模型中，以形成预成型的软骨。将这种混合体系移植到小鼠和羊体内，在 30 周后，形成了三维尺寸稳定的软骨组织，这种组织工程化的软骨中蛋白多糖和胶原的含量以及弹性模量能够达到原生软骨的 80%。

形状记忆性的海藻酸盐凝胶通过微创递送，能够在体内形成所需形状和尺寸的软骨。简单地说，就是将预先设定几何结构的大孔海藻酸盐凝胶压缩成很小的体积（干态），并通过小导管引入小鼠体内。然后凝胶与牛关节软骨细胞的悬浮液在原位进行再水合，并在 1h 内恢复其设定的形状和尺寸，这就能够在小鼠体内按期望的几何形状形成软骨。

利用干细胞进行软骨再生是非常有吸引力的，因为软骨的创伤和破坏的修复需要从组织中获取初级软骨细胞。干细胞封装在海藻酸盐凝胶中可以调节其分化，尤其是可以增强软骨形成的能力。已被证明，成体干细胞的软骨细胞系可以通过引入可溶性因子和在三维细胞培养系统中通过生物物理刺激来调节。此外，有研究表明海藻酸盐凝胶能够促进封装其内的干细胞向软骨细胞方向分化。

体外分离培养人脐带间充质干细胞，并对其进行软骨细胞方向诱导，然后附载在具有通孔结构的矿化海藻酸钙/羟基磷灰石水凝胶中构建软骨组织工程支架，将其置于直径 5mm、深 3mm 大小的软骨缺损处，术后 6 周，对照组缺损处凹陷明显，修复组织为灰白色，表面粗糙，周围有少量肉芽爬行填充，纤维结缔组织增生；海藻酸钙/羟基磷灰石水凝胶修复组可见缺损大部分被半透明组织填充，修复组织呈黄白色外观，表面较光滑，有一定弹性，修复组织中可见较多的类幼稚软骨细胞和基质，可见软骨陷窝，细胞排列较整齐。从而证明海藻酸钙/羟基磷灰石水凝胶具有良好的生物相容性，能够有效修复软骨缺损。

将封装人间充质干细胞的海藻酸盐凝胶微球用含有转化生长因子 TGF-1、地塞米松、抗坏血酸-2-磷酸酯的无血清培养基培养一周以上，可以在大型骨-软骨缺损处形成软骨。将兔骨髓基质干细胞在海藻酸盐凝胶中培养并注入兔膝骨软骨缺损处而不使用骨膜碎片，也能显著增强细胞增殖且引导骨髓基质干细胞向软骨细胞分化，从组织结构上和机械性能上改进了骨-软骨缺损组织。人脂肪源性干细胞（hASCs）用于软骨形成的潜能表明这类细胞可作为细胞来源用于软骨再生，且当 TGF-β1 存在时，接种在海藻酸盐凝胶中的 hASCs 的成软骨分化能力大大提高。通过传导携带 TGF-β2 质粒的腺病毒粒诱导 hASCs 预分化能够维持体内的软骨细胞的表型，当将细胞封装在海藻酸盐凝胶微球中并移植到小鼠皮下时，能够实现新软骨的形成。

采用原位释放法制备的海藻酸钙凝胶中包裹软骨细胞，软骨细胞在凝胶中呈圆形簇状生长，这同软骨细胞在天然软骨陷窝中的生长状态一致，而常规二维培养的细胞都会向成纤维样细胞分化，说明海藻酸钙凝胶能很好地维持软骨细胞形态。

　　离子交联的海藻酸盐水凝胶在体内的降解难以控制，为改善其降解性能，Mooney 等采用高碘酸钠对海藻酸钠进行部分氧化，糖醛酸顺二醇的碳-碳键断裂形成双醛结构，促进了海藻酸钠在水溶液中水解。部分氧化的海藻酸钠仍能够与多价离子交联形成水凝胶，体内试验表明，部分氧化的海藻酸钙水凝胶能够促进软骨细胞的生长。

　　利用海藻酸盐与多价离子的成凝胶特性，近年来人们构建了多种具有特殊结构的海藻酸盐水凝胶。将多层负载牛软骨细胞的水凝胶叠合浸入 $CaCl_2$ 水溶液中，制备层状结构的海藻酸钙水凝胶；与非层状结构的海藻酸钙水凝胶相比，在细胞培养过程中层状结构提高了水凝胶的力学性能，剪切模量提高了 6 倍，刚度和剪切强度提高了 2 倍，同时在多层凝胶的界面上有组织生长，且羟基脯氨酸表达增加。

　　海藻酸盐离子交联水凝胶会自发形成各向异性的毛细管结构，当海藻酸钠水溶液遇到含有二价或多价阳离子的水溶液时，在两种溶液界面上形成离子交联的海藻酸盐凝胶膜，二价或多价阳离子通过凝胶膜扩散进入海藻酸钠溶液，反向扩散梯度和聚电解质分子链间的摩擦引起耗散对流，从而形成了规整的毛细管结构。这种具有规整通孔结构的支架材料能有效地促进均质细胞传播，在细胞培养期间保证足够的营养供给，并且在植入后有利于血管的快速形成，因而通孔支架材料在软骨组织工程中具有十分广泛的应用。以海藻酸钠和钙离子为原料，采用离子扩散交联通过自组装能够制备具有规整通孔结构的海藻酸钙水凝胶，海藻酸钠的浓度对形成的通孔尺寸有显著影响，随着海藻酸钠浓度的增加，通孔海藻酸钙水凝胶的孔径变小，同时单位面积内的孔洞数量也增加。软骨细胞在通孔凝胶中培养 1 周后在扫描电镜下观察，可见一部分细胞横跨孔洞生长，一部分贴在孔洞壁上生长，细胞表面粗糙并且呈现铺展形态，细胞分泌颗粒状的物质，并伴生出树枝状突起且有伪足，并且与材料表面结合良好，从而证明通孔海藻酸盐水凝胶材料适于软骨细胞生长。

4.4.3　骨黏合剂中的应用

　　目前普遍使用的医用黏合剂或多或少都存在一些缺陷。例如，α-氰基丙烯酸酯类黏合剂，虽然黏合速度快，但胶层脆性大、黏合强度不高，分解时会产生有毒的甲醛；纤维蛋白类黏合剂，黏接强度较低，又是血液制剂，不容易被患者接受；即使是专门的骨科黏合剂骨水泥，在黏合过程中也会产生有毒的单体，且在骨间容易形成较厚的结缔组织膜，使黏结不牢固。因此，寻找高效、安全、可靠的黏合材料，成为医用黏合剂研究开发的主要目标。

　　随着粉碎性骨折的日趋多见，其固定方法虽多，但小骨块的固定却长期存在问题，目前还没有很好的治疗方法，尤其是关节内粉碎性骨折。骨内固定物的应用对骨块的大小有一定要求。术中对小骨块强行使用螺钉、克氏针固定，易造成骨块粉碎加重，且后期需取出，否则有金属腐蚀、潜在致癌等不良反应；且操作时常需剥离与骨块相连的软组织而影响骨块血运，甚至导致骨不连。比较理想的方式是应用黏合剂直接黏合骨碎块，医用黏合剂在临床上已广泛应用。化学性黏合剂虽黏合力较强，但在体内较难吸收，进而影响骨爬行替代，且有一定的毒副作用；而蛋白性黏合剂可能引起强烈的过敏和免疫反应或感染病毒，且因黏合力太小难以黏结固定骨块。因此，要应用于骨骼，尚需进行一定改性研究或开发新型黏合剂。

骨水泥是由单体、聚合物微粒（150～200μm）、阻聚剂、促进剂等组成的。为了便于X射线造影，有时还加入造影剂$BaSO_4$。骨水泥属于丙烯酸类。由于骨水泥聚合反应过程中释放出的少量单体易引起细胞毒性反应，骨水泥与骨组织界面有纤维组织生长，形成厚的结缔组织膜，并伴有血压下降，因此存在结合力不充分的问题。临床上也常采用多孔性植入体和磷酸钙系作为骨科用黏合剂。

张建新等以海藻酸钠胶为主体胶，分别与羧甲基纤维素钠和瓜尔胶按适当比例混合，制备了新型骨黏合剂。混合胶综合了各自的特性，弥补了单一胶体的不足。向海藻酸钠胶中加入适当比例的羧甲基纤维素钠，可改善胶的黏性，使黏合强度能满足黏结骨块的要求。骨块用以上混合胶固定好后浸入氯化钙溶液，氯化钙可与海藻酸钠反应而在胶的表面形成一层海藻酸钙膜，该膜难溶于水，可有效防止体液对胶的溶解，并且无毒无致敏性，能被组织降解吸收；其所含钙离子有止血效能，因此渗出较少，在膜下迅速形成凝血块，保证了作为骨再生基础的血肿的完整性；海藻酸钙膜表面光滑柔韧，顺应性较好，其水汽透过性能和对中小分子量物质的通透性良好，并有阻止细胞和细菌通过的屏障效能，故能为上皮细胞和纤维结缔组织细胞的移行提供一个平滑的表面，起着导向和分隔作用，而对骨诱导因子有早期富集作用。可见该胶具有理论上的良好生物相容性、可降解性，并具有一定的促进骨折愈合能力。通过体外试验观察其对碎骨块的黏合力，用其黏合猪股骨断面面积为1cm×2cm左右大小的皮质骨块，然后用氯化钙溶液固化，分别测试试验当天和浸泡于生理盐水1周、2周、3周后骨块的剪切应力。结果表明：两种混合胶的黏合力随着时间的推移呈正态分布曲线，在1周后达到最高峰，剪切应力达到17000Pa，之后逐渐下降，黏合剂完全有能力黏固断面面积为1cm×2cm左右大小的骨块。这表明海藻酸钠改性后加入适当增黏剂，可以起到固定小骨块的作用。为获得可用于骨折尤其是粉碎性骨折的生物胶黏合剂，陈蕾等以海藻酸钠为主体胶，以硫酸软骨素、羧甲基纤维素钠和瓜尔胶等为辅助混合胶体，筛选了适合骨碎块黏合的生物黏合剂。通过正交试验，以NDJ-1型旋转黏度计测定混合胶的动力黏度以确定海藻酸钠为主体的混合胶的最佳混合比例，通过梯度试验确定混合胶固化的最佳时间。结果表明，以海藻酸钠、羧甲基纤维素钠和硫酸软骨素三者混合获得的混合胶，性质稳定、黏接强度大。该混合胶已用于体外试验及动物试验。同时，海藻酸钠、羧甲基纤维素钠和瓜尔胶三种物质制成的混合凝胶，虽显现较大的动力黏度，但常温下保存 24h 后再次测量时，发现两种混合胶均表现出动力黏度显著下降。

　　以色列 Sealantis 公司仿效海藻酸盐来有效地处理手术中的内部切口。内部组织通常被很多液体包围着，很难处理，很多黏合剂在此环境下是无效的。当 Havazelet Bianco-Peled 教授在寻找解决这个问题的方法时，她联想到了海底这个总是潮湿的环境。自 2000 年初以来，Bianco-Peled 研究了藻类在水下岩石上的黏附机理，并且她的研究被证明是卓有成效的。海藻胶的化学成分被公布以后，Bianco-Peled 模仿藻类的黏附机制和化学成分继续研发出一种合成黏合剂。Bianco-Peled 在 2007 年建立了以色列理工学院的创业组织 Sealantis，10 月初宣布他们研发的血管手术密封剂 Seal-V 被欧洲理事会认可。Sealantis 公司发明的无缝切口技术，有效地替代了术后缝合，在解决术后泄漏问题方面有潜在的应用。模仿海藻酸盐技术能够使黏合剂 Seal-V 在潮湿的表面也依然能够保持黏合作用。密封手术切口需要密封剂能够粘连住潮湿的组织表面，而大多数的黏合剂通常不能满足这样的条件。Seal-V 技术是由双组分的海藻酸盐凝胶前体硬化，从而创建有效的黏结区域。使用的时候首先需要外科医生用涂抹器将海藻酸盐凝胶前体溶液涂抹在患者的伤口区，大约 1min 后海藻酸盐凝胶前体溶液变成坚硬的胶。这种两步操作的方法使外科医生能够确保溶液在所需的部位变硬成胶，从而能够有效地避免一些手术的并发症，并且将胶染成蓝色使涂抹伤口区域的时候能够可视化。不像止血剂通常在用于密封切口时需要有凝血作用，Seal-V 是一种无论血液存在与否都能有效黏结的黏合剂。Seal-V 也同样有生物降解和组织修复作用，这意味着伤口愈合后，它将自动被人体吸收。Sealantis 公司的 Seal-V 已经成功地进入欧洲市场为外科医生提供了用于替代缝合线止血的一个新的和更好的选择。除了 Seal-V，Sealantis 公司还开发出了一系列产品。其中 Seal-G 胃肠密封剂能够有效地减少或防止胃肠道手术后肠内未消化物的泄漏。

4.5　海藻酸盐及其衍生物在软组织修复中的应用

　　研究发现，海藻酸盐中 G 段含量较高时得到高凝胶强度，而高 M 段含量的海藻酸盐则得到中度凝胶强度。M 单元的生物相容性较 G 单元优良，而 G 单元的刚性大于 M 单元，因此在水溶液中海藻酸盐的弹性以 MG、MM、GG 的顺序依次减小。MG 嵌段的弹性最好，并且在 pH 较低时比其他两种嵌段共聚物的溶解性能更好。根据海藻酸盐的不同来源，M 和 G 单元的数量和序列结构会发生变化，这些因素与分子量共同影响着海藻酸盐的物理和化学性能。富含 G 单元的海藻酸钠-聚赖氨酸（SA-PLL）微囊与中等 G 含量的 SA-PLL 相比，由于存在更多的氢键而更加稳定。富含 G 单元的海藻酸盐水凝胶由于减少了弹性长度而形成更加开放的网络，具有更高的硬度。同时，增加 G 含量也提高了力学刚性和压缩模量。这些都是适用于软组织工程的优良特性。例如，Glicklis 等制备出具有相互贯通多孔海绵结构的海藻酸盐水凝胶。将其作为肝细胞组织工程的三维支架材料，可增强肝细胞的聚集性，从而为提高肝细胞的活性以及合成纤连蛋白能力提供了良好的环境。用 Ca^{2+} 交联的海藻酸盐水凝胶也可作为鼠骨髓细胞增殖的基质，扮演三维可降解支架的角色。

海藻酸盐因其生物相容性、低毒性和相对低廉的价格而被广泛地研究应用于药物释放体系和组织工程领域。将海藻酸盐水凝胶应用于组织工程领域时，最大的问题之一就是它不具有细胞识别位点。海藻酸盐水凝胶进入体内后，其强亲水特性不利于蛋白质的吸附，因此不能与细胞进行特异结合，而对水凝胶的适当修饰则可以解决此问题。用凝集素修饰的海藻酸盐提高了与细胞的特异结合能力，将含有 RGD 序列的细胞黏附配体共价键合于海藻酸盐水凝胶，在这种水凝胶上培养的鼠骨骼肌成肌细胞功能表达良好，成肌细胞在修饰后的水凝胶表面黏附、增殖，从而融合成多核成肌纤维并表达出肌球蛋白重链（heavy chain），可以通过改变 RGD 序列的修饰密度调节成肌细胞的增殖和分化能力。

4.5.1　皮肤修复的应用

皮肤受伤后发生的许多局部及全身感染总是与丧失皮肤屏障有关。创伤修复材料有助于促进创伤愈合，这类材料组织相容性好，植入或覆盖创面后与机体不发生不良反应，且能治疗或替代机体中的缺损组织，促进其愈合。

海藻酸盐是一种天然植物性创伤修复材料，用其制作的凝胶膜片或海绵材料，可用来保护创面和治疗烧伤、烫伤等。海藻酸盐是近年研究较多的生物材料，具有多种优良的生物学活性和良好的生物安全性，可作用于皮肤创面愈合中的多个环节，包括多种细胞，如血管内皮细胞、成纤维细胞以及这些细胞分泌的表皮生长因子（EGF）、碱性成纤维细胞生长因子，从而促进组织增生和创面愈合。

海藻酸盐敷料是当代湿性敷料的一种，跟纱布一样柔软，容易折叠，敷贴容易，是一种理想的填充体。在与伤口接触时，海藻酸盐中的钙离子能置换伤口渗液中的钠离子，从而在伤口表面形成一层稳定的网状凝胶，有助于血液的凝固，促进伤口愈合。其活性成分为海藻中具有高度亲水性、类似凝胶并能被生物降解的藻朊酸，可与氯化钙反应后制成蚕丝状细纤维，按一定顺序交织排列，加压后制成 2mm 厚的海藻酸盐敷料。海藻酸盐敷料是开发较早的具有止血作用的伤口敷料，1986 年，Groves 和 Lawrence 在研究海藻酸盐纱布在植皮伤口上的应用时，发现了海藻酸盐纱布良好的止血效果，在使用后 5min 内，即可使创面止血。目前海藻酸盐敷料已应用于切割伤、压疮、鼻衄及供皮区止血等，例如，德国保赫曼（Paul Hartmann）股份公司生产的海藻酸钙填塞条 Sorbalgon Tamponade Strips，其特征在于：①有效清创。伤口表面的细胞残屑、细菌、微生物等被包裹并锁定在凝胶体中。②促进止血。海藻酸钙与伤口渗液中的钠离子结合形成凝胶，同时将钙离子释放出来，伤口表面钙离子的大量集结可加速创面止血。③促进创面愈合。凝胶体柔软、湿润，为伤口提供湿性修复环境，加速肉芽组织的生长和上皮的形成。④安全、耐受性好。长期使用不会引起伤口部位皮肤敏感或过敏反应等不良症状。但就其止血性能而言，效果仍不理想。有研究经过探索，将甲壳素与海藻酸钙这两种止血机制不同的生物材料，通过合适的结构连接和剂型改造，研制成壳聚糖和海藻酸复合而成的新型敷料，达到了较好的止血效果。壳聚糖/海藻酸敷料的止血机制可以总结为：①壳聚糖分子链所带的正电荷与红细胞表面带负电荷的胞壁酸相互吸引而产生黏合作用，引起红细胞的聚集，从而促进血液的凝结，达到止血效果。②海藻酸大分子链上的—COOH 与血液中的 NaCl 反应，打破了血液的电离平衡并激活凝血因子；生成的海藻酸钠大量吸收血液中的水分，使血液的浓度与黏度增大，流速减慢，同时海藻酸钠溶解形成的黏性体堵塞毛细血管末端；遇血小板能迅速发生黏附。③敷料内表面布满褶皱，具有较大的比表面积和溶胀特性，能快速吸收血液中的水分，浓缩血小板和凝血因子，同时形成凝胶覆盖在创口表面。④强度较大，能通过物理加压止血。

　　Choi 等将海藻酸钠和明胶交联制成了可吸收的海绵，用作促进伤口愈合的敷料。试验表明，随着海绵中海藻酸钠含量的增加，孔隙率增加，导致其水吸收能力的增强。将海绵中载上磺胺嘧啶银盐或硫酸庆大霉素，交联的海绵缓慢释放药物，可以在体外胶原酶消化下缓慢释放长达三天。Choi 等分别将海藻酸钠/明胶、明胶/透明质酸和壳聚糖/透明质酸交联形成凝胶敷料，通过试验表明这三种敷料均能促进背部皮肤组织缺损的新西兰白兔伤口愈合。

4.5.2　血管组织工程支架材料

　　血管网络主要用来向所有组织运输氧气和营养物质，清除代谢废物，运输干细胞和祖细胞，是胎儿器官生长和成年人伤口修复的关键。海藻酸盐水凝胶促进血管形成的研究应用基础是它具有使肝素结合生长因子如血管内皮生长因子（VEGF）持续和局部释放的能力，将可注射型的海藻酸盐水凝胶注射入缺血的肌肉组织中可以保持 VEGF 在缺血组织中长时间释放（＞14 天），并在周围组织中形成 VEGF 浓度梯度，且在缺血组织中能够引导新的毛细血管形成和减轻组织缺血。一般情况下，VEGF 在引发血管再生和新的毛细血管形成中起着重要作用。利用不同生长因子与海藻酸盐水凝胶结合的差异，在血管生成的早期和晚期阶段性连续输送生长因子，以促进新血管网络的成熟并增加新血管的功能。向小鼠缺血后肢和心肌梗死部位连续输送 VEGF，随后利用海藻酸盐水凝胶输送血小板衍生生长因子（PDGF），两者协同作用，可以加速血管的形成、成熟和功能的实现。

研究者还采用了多种方法依次释放相关生长因子。第一种方法是将 PDGF 预先封装在 PLGA 微球中，然后与自由的 VEGF 一同封装在凝胶中。第二种方法是利用肝素与 PDGF 和 VEGF 之间的结合强度差异，来减缓 PDGF 的释放，之后将两种游离形态的生长因子封装在凝胶内。在这两种情况下，VEGF 的释放比 PDGF 更快。同样，从海藻酸硫酸盐凝胶中顺序释放胰岛素样生长因子-1（IGF-1）和肝细胞生长因子（HGF），能够减小瘢痕厚度，减弱梗死扩展，并在 4 周后减少瘢痕纤维化，且在梗死部位增强成熟血管的形成。为了减缓 VEGF 的释放速率，也可以通过将其封装在 PLGA 微球中或海藻酸盐凝胶微球中来实现。在小鼠缺血后肢中，应用这种方法对 VEGF 进行释放可以增强新血管的形成。

当宿主细胞对递送生长因子响应性缺乏或功能失调时，采用细胞移植促进新血管的形成是有效的方法。然而在临床试验中，血管内皮细胞或血管内皮前体细胞移植并没有得到有效的实施，这主要是由于移植细胞大量死亡，移植细胞与宿主的血管网络没有充分融合，没有充足的宿主平滑肌细胞促进成熟血管的形成。试验证明，通过海藻酸盐-PLGA 输送释放 VEGF 协同内皮细胞移植作用，移植内皮细胞，可以显著增加形成血管的数量。另外，通过内皮细胞移植，与利用海藻酸盐凝胶微粒进行 VEGF 和单核细胞趋化蛋白-1（MCP-1）的双重传送相结合，能够增强功能化细胞的形成，并增加平滑肌细胞的数量和促进小鼠体内血管的成熟。

海藻酸盐水凝胶载体能够有效地促进移植内皮祖细胞向外迁移，并使其分散在整个缺血组织中。通过 RGD-海藻酸盐凝胶载体进行内皮祖细胞移植，使得细胞黏附和迁移，并且凝胶中释放 VEGF 促进细胞的移动，利用这种方法，小鼠恢复了其肢体的正常结构和功能，避免了由下肢缺血而截肢的危险。

4.5.3 肌肉组织工程支架材料

目前对海藻酸盐凝胶用于多种组织和器官再生及工程化的研究正在进行，其中包括骨骼肌、心肌等。当前对于骨骼肌再生的方法包括细胞移植、生长因子输送或结合两种方法，在这两种方法中，海藻酸盐凝胶都表现了良好的应用潜能。利用海藻酸盐凝胶共同传送 VEGF 和 IGF-1 用于调控血管和肌细胞生成，这两种生长因子的局部和持续释放明显引导了肌肉再生和功能肌肉的形成，这是由于卫星细胞的活化和增殖，并通过释放生长因子避免了细胞的凋亡。通过从凝胶中持续释放 HGF 和 FGF-2，可以保证 RGD-海藻酸盐凝胶中成肌细胞的长期存活并从凝胶中向体内受损的肌肉组织迁移，宿主肌肉组织大量增殖，并且在伤口部位增加了肌肉纤维的再生。

4.5.4　神经组织工程支架材料

海藻酸盐凝胶也被用于中枢和外周神经系统的修复。海藻酸盐采用离子扩散交联能够形成高度各向异性的毛细管结构水凝胶，该水凝胶引入急性颈脊髓损伤的成年大鼠体内，凝胶植于脊髓内而不产生重大炎症反应，并能够引导轴突再生。用乙二胺共价交联的海藻酸盐凝胶，能够有效地恢复猫坐骨神经中 50mm 的间隙，并促进轴突再生，而且可以促进幼鼠横断脊髓残端中星形胶质细胞的反应性。海藻酸盐凝胶也作为黏合剂用于修复无法缝合的外周神经的缝隙。海藻酸盐凝胶可以用于细胞神经疗法，如在海藻酸钙凝胶中培养的鼠源性神经干细胞仍保持其多分化能力，分化成神经元和神经胶质细胞。用含有 YIGSR（Tyr-Ile-Gly-Ser-Arg）序列的多肽修饰海藻酸盐凝胶，可以促进 NB2a 神经母细胞瘤的细胞黏附和增生，这种性能还取决于该凝胶中多肽的浓度。

4.5.5　肝胰组织工程支架材料

组织工程是提供肝组织用于受损肝脏替换的潜在方法，海藻酸盐凝胶封装肝细胞为人工肝的开发提供了很好的基础，因为它们很容易操作，并且可以冷冻保存。通过对亲水性海藻酸盐凝胶进行处理，形成互相连通的多孔结构，将肝细胞接种在凝胶中，能够保持较高的肝细胞功能。包埋在海藻酸盐凝胶中的原代大鼠肝细胞活性保持良好，并合成纤连蛋白，纤连蛋白沉积在球状体上，进一步促进包埋肝细胞的功能性表达。将肝细胞移植到 Lewis 大鼠的肝叶中时，使用多孔海藻酸盐凝胶释放 VEGF 可以增强肝细胞移植的效果。

4.5.6　治疗压力性尿失禁的软组织增强材料

压力性尿失禁是由盆底松弛、膀胱底部和近端尿道向下移位导致的尿道内括约肌功能障碍，是一种由软组织松弛造成的疾病。图 4.21 描述了通过软组织增强材料治疗压力性尿失禁的原理。将软组织增强材料注入后尿道或膀胱内口的黏膜下及肌肉中，使尿道腔变窄拉长或缩小，起到关闭尿道内口的作用，相对增加了尿道阻力，延长了尿道长度，从而有效控制尿流，即改善和纠正尿道内括约肌功能障碍。

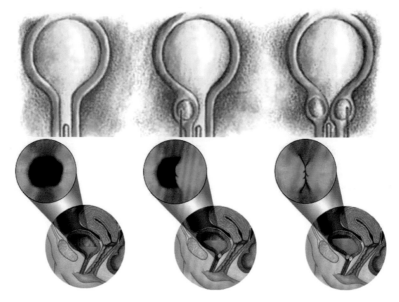

图 4.21 软组织增强材料治疗压力性尿失禁原理图

软组织增强策略实质上是从替代软组织机械性能的角度出发来进行研究的，除了上述类似压力性尿失禁主要涉及体内较深层次的软组织缺陷外，一般更多的是涉及由于形态体积异常而造成的局部皮下的软组织缺陷（美容整形多属于这一类）。这种缺陷一般主要发生在人体的皮下区域，也有可能在表皮与脂肪层出现。

Marler 等采用注射前凝胶化和注射后原位凝胶化进行对比，考察了海藻酸钙凝胶在软组织增强方面的效果，大鼠皮下注射试验结果表明，8 周后材料在体内的体积保持率分别为 58% 和 31%，虽然体积保持率不是很高，但是材料在体内的组织学检查正常。同时 Marler 等还考察了海藻酸钙凝胶接种同源成纤维细胞后的注射效果，8 周后该材料在体内的体积保持率为 88%。

Anthony 等将牛的软骨细胞接种于海藻酸钙凝胶后注入小鼠皮下，12 周后试验结果基本证明，软骨细胞/海藻酸钙凝胶注射在体内不迁移，在体内基本能保持原有体积，从而推测同源软骨细胞/海藻酸钙凝胶注射有潜力成为一种治疗压力性尿失禁的方法。

Alfred 等进一步在临床上采用同源耳软骨细胞/海藻酸钙凝胶注射方法治疗压力性尿失禁，得到了较好的疗效。一次注射 3 个月后，32 位患者中有 26 位不再出现尿失禁或病情有显著恢复，而且这种疗效持续到了注射后 12 个月。

4.6 海藻酸盐及其衍生物在药物载体中的应用

海藻酸盐微球指用海藻酸盐载体包裹或吸附其他成分（高分子、药物或标记物）而制成的球形或类球形微粒。使用海藻酸盐制备的微球具有 pH 敏感性，粒径适宜，具有可防止突释、口服无毒等优点[32]。随着药剂学的迅速发展，海藻酸盐微球势必会在药物剂型设计中具有广阔的前景。

4.6.1　低分子量药物缓释载体

用于多种低分子量药物输送的海藻酸盐凝胶的研究目前已有很多，且利用药物与海藻酸盐之间的初级键及次级键来调节药物释放的动力学是非常有效的。海藻酸盐凝胶通常具有纳米多孔结构（孔径约 5nm），导致小分子通过凝胶迅速扩散。例如，离子交联部分氧化的海藻酸盐凝胶中氟比洛芬释放过程在 1.5h 基本完成。然而部分氧化的海藻酸盐在钙离子和己二酸二酰肼（离子交联和共价交联的共同作用）共同存在下形成的凝胶球使得释放时间延长，这是由于交联程度的增加以及凝胶球溶胀程度的减小。通过使用部分氧化海藻酸盐凝胶，实现了对抗肿瘤药物的控释和局部给药。多种药物可以加载到海藻酸盐凝胶中实现同时或依次释放，其中掺入药物的化学结构和结合方式将对释放动力学产生显著影响。例如，甲氨蝶呤（不与海藻酸盐相互作用）通过扩散被迅速释放；而阿霉素共价连接到海藻酸盐，是通过化学交联水解而得到释放的。米托蒽醌与海藻酸盐离子络合，当凝胶解离后才得以释放。

两亲性海藻酸盐凝胶可用于调节疏水性药物的释放。接枝有聚己内酯（PCL）的海藻酸盐用钙离子进行交联并实现对茶碱的控制释放，茶碱是一类水溶性较差的药物模型。通过控制疏水的 PCL 链的长度控制凝胶球的溶胀行为，并减缓茶碱的释放。在用钙离子进行交联的接枝有 PCL 的海藻酸盐凝胶系统中，药物释放时间为 2h，但在没有钙离子存在的条件下释放在 1h 内完成[33]。在碳纳米管（CNT）与海藻酸盐凝胶结合的微球中可以实现对茶碱的缓释，添加碳纳米管增加了凝胶的机械稳定性，而不影响微球的形态和结构，且无显著细胞毒性，能够作为小肠和结肠的药物输送载体[34]。

海藻酸盐也常常与壳聚糖结合，形成离子复合物，被广泛用于多种药物的递送。壳聚糖是一种甲壳素的衍生物，其有一个 1, 4-β-D-葡糖胺重复结构，表观 pH 为 6.5。壳聚糖是一种阳离子聚合物，由于其生物相容性和其他的优良性质，已被广泛地应用于食品、化妆品、生物医学和制药领域。通过复合凝聚和离子型凝胶化的方法制备含有曲安奈德的海藻酸钠-壳聚糖颗粒系统用于结肠药物的传递，相对于模拟胃环境（pH = 1.2），在模拟肠环境（pH = 7.5）中可以观察到颗粒系统较高的溶胀度和更快的药物释放。装载有阿苯达唑（ABZ）的海藻酸钠-壳聚糖凝胶珠使用物理捕获机制（如磁场、pH）可被动靶向胃肠道[35]。凝胶珠表现出具有 pH 依赖性的溶胀行为以及对 ABZ 的连续释放。含有全反式维甲酸（ATRA）的壳聚糖处理的海藻酸盐微粒也显示出对皮肤的定位功能，并将 ATRA 持续地释放到皮肤中[36]。通过离子型凝胶化的方法，甲硝唑也被包埋在壳聚糖处理的海藻酸盐微球中，当经口进入小鼠胃内，微球能有效根除幽门螺杆菌。海藻酸盐凝胶也可以形成基质，用于储存分子量小的释放药物；壳聚糖/聚（γ-谷氨酸）纳米颗粒中装载阿莫西林，其纳入海藻酸钠/钙离子水凝胶中，能够对幽门螺杆菌感染进行有效的治疗。在胃液环境中外层的海藻酸盐凝胶保护了阿莫西林纳米粒，促进了其与幽门螺杆菌感染部位细胞间的相互作用。

层层自组装（layer by layer self-assembly，LbL）技术是指由带相反电荷的聚电解质在液/固界面通过静电吸引，逐层沉积形成多层膜的技术。这种技术只需将离子化的基片交替浸入带有相反电荷的聚电解质溶液中，静置一段时间取出冲洗干净，反复以上过程就可以得到多层膜体系。改变聚合物的浓度、离子强度，可以在纳米尺度微调膜厚。Caruso 等将层层自组装技术发展到以纳米胶体粒子为模板的聚电解质自组装[37]，在微球表面交替沉积聚电解质，得到核-壳结构纳米粒子。LbL 微胶囊的优越性在于能够在纳米尺度上对胶囊囊壁的组成、厚度、结构形态、表面状态进行准确的调控；因微胶囊表面带有电荷能够稳定分散，不需用表面活性剂；同时，通过分层沉积不同的聚电解质，可得到径向纳米复合的多组分复合膜。将天然聚电解质海藻酸钠和壳聚糖通过层层自组装沉积在直径为 180nm 的聚苯乙烯（PS）纳米胶体粒子表面，得到核-壳结构纳米粒子，聚电解质多层膜的单层厚度约为 1.8nm。用四氢呋喃浸泡核-壳结构纳米粒子，PS 核被溶解并扩散出多层膜，得到了中空胶囊。以带正电荷的水溶性盐酸吖啶黄（AH）为模型药物，考察纳米胶囊的装载与控释特性。由于来自 PS 模板的磺酸基残基的静电吸引，AH 可以自发地进入胶囊。将海藻酸钠和壳聚糖在直径约 2.1μm 的三聚氰胺甲醛树脂（MF）微球表面层层自组装，用稀酸溶解 MF 核后制备了中空微胶囊，并以水溶性蛋白胰岛素作为胶囊的装载和释放研究对象。当胰岛素分子带负电荷时不能进入胶囊内，当胰岛素分子带正电荷时则自发装载入微胶囊，胶囊内的胰岛素浓度远高于装载液中浓度，装载的驱动力主要来自胶囊内部海藻酸盐分子和 MF 溶解产生的链段构成的带负电荷的 Alg/MF 复合物。用钙离子交联聚电解质多层膜中的海藻酸盐层，或在胶囊表面新增聚电解质多层膜，胰岛素的释放速率下降，突释现象受到抑制。对于非水溶性药物，采用层层自组装技术将壳聚糖和海藻酸钠直接在吲哚美辛微晶上包覆，使药物微晶直接微囊化。增加聚电解质多层膜层数和提高自组装温度均可增加膜厚，使消炎痛的释放速率减慢。同时发现提高自组装温度增加膜厚得到的胶囊抗酶解能力增强，释放速率减慢。

4.6.2 蛋白多肽类大分子缓释载体

目前蛋白质药物市场正在迅速扩大，由于重组 DNA 技术的发展，各种蛋白质类药物的应用得以实现。海藻酸盐是优良的蛋白质药物释放介质[38]，因为蛋白质可以在相对温和的条件下与海藻酸盐相结合，最大限度地减少其变性的可能，并且凝胶可以保护它们免受降解，直至释放。为了控制海藻酸盐凝胶中蛋白质的释放速率，人们已经进行了广泛的研究。一般情况下，由于凝胶中固有的孔隙率和亲水性，蛋白质在海藻酸盐凝胶中释放的速率是很快的。然而肝素结合生长因子[39]，如血管内皮生长因子（VEGF）或碱性成纤维细胞生长因子（bFGF）[40]都表现出相似的性质，都可逆地与海藻酸盐凝胶结合，实现了持续的和局部的释放。通过改变凝胶的降解速率（如使用部分氧化的海藻酸盐）的办法，使蛋白质释放部分地依赖于降解反应，可以很容易地控制蛋白质的释放。离子交联的海藻酸盐微球能够有效地装载高等电点的蛋白质，如溶菌酶和胰凝乳蛋白酶，这些蛋白质存在于物理交联的海藻酸盐凝胶中，能够更有效地持续释放。氨基封端的聚（2-二甲氨基）乙基甲基丙烯酸酯在不使用催化剂的情况下，也能与氧化的海藻酸盐反应，并通过将海藻酸盐衍生物滴加入 $CaCl_2$ 水溶液中制备得到凝胶微球，用于蛋白质的口服释放。海藻酸盐也被作为构建基质用于合成四官能团缩醛链的聚合物网络，制备具有可调孔径的刺激响应性水凝胶。在胃液环境中，这种凝胶能够保护酸不稳定的蛋白质如胰岛素变性，且在中性 pH 下，以接近零级动力学的速率释放装载的蛋白质。

海藻酸盐凝胶对于多种蛋白质表现出的低包封率和快速释放可以通过不同的交联方式或包封技术，以及提高蛋白质与凝胶之间的相互作用得以解决。例如，通过混合海藻酸盐与阴离子聚合物（如邻苯二甲酸乙酸纤维素、聚磷酸、硫酸葡聚糖）制备海藻酸盐包封胰岛素的微球，随后通过壳聚糖包衣，在胃液 pH 下保护胰岛素并使其在肠道的 pH 下缓慢释放。利用层层自组装技术，使海藻酸盐微球表面组装丝素蛋白，它提供了机械性能稳定的外壳以及扩散阻挡层以保护包封的蛋白质。组合的微球可以用于蛋白质的储存且海藻酸盐凝胶能够使蛋白质持续释放。通过将 PLGA 微球悬浊液加入未交联的海藻酸盐溶液中，进而通过交联制备装载微球的水凝胶。通过扫描电镜可以观察 PLGA 微球的均匀分散，在这个系统中，模型蛋白牛血清白蛋白（BSA）的释放速率主要受到 PLGA 微球和海藻酸盐凝胶混合比例的控制，不受 BSA 含量和 PLGA 微球尺寸的影响。与转录激活因子融合的热激蛋白（TAT-HSP27）的释放行为也受到微球和凝胶不同混合比的控制。

海藻酸盐微球可以作为疫苗等生物大分子的缓释载体，微球给药剂型可以靶向抗原细胞，保护 DNA 疫苗不受胃酸环境的影响，从而可达到提高转运效率、增强免疫效果的目的，具有很好的发展应用前景[41]。此外，刘铮等将交联海藻酸钠微球应用于固定化胰蛋白酶，酶的稳定性和催化性能均有所提升。Liu 等合成了高磁化的 γ-Fe_2O_3 海藻酸钠硅胶微球用来分离血浆中的 DNA，这类高磁化微球将成为分离 DNA、癌症诊治以及药物运载的最佳选择。

4.6.3 透皮制剂

由于水凝胶型透皮制剂无刺激性、药效高,具有速效性、持续性、均一性等特点,成为一些科研人员的研究热点。海藻酸钠与多价阳离子可形成凝胶,并且生物功能优良,可使多种药物实现缓控释,在水凝胶型缓控释制剂上有良好的发展空间。海藻酸钠用于开发缓控释制剂越来越引人注目,也已成为一个热门的课题。然而海藻酸盐水凝胶的载药量不甚理想,通常采用与其他物质共混的办法来改善其载药量。海藻酸盐水凝胶的强度与韧性也不理想,使其在应用上受到限制。

海藻酸盐也是一种理想的滴眼剂载体材料,Cohen 等证明了海藻酸钠水溶液无须添加多价阳离子,可在眼部形成凝胶,当海藻酸钠主链上 G 单元含量超过 65%时,和模拟泪液接触便可形成凝胶,体外释放试验表明,毛果芸香碱在 24h 内从海藻酸盐凝胶中通过扩散方式缓慢释放。最近 Ladet 等提出了"多层膜水凝胶"(multi-membrane hydrogels)的概念,并利用天然聚电解质制备了具有类似洋葱结构的多层膜水凝胶,可在多层凝胶膜间保留一定的溶液空间,便于细胞和药物的装载。Dai 等利用海藻酸钠与钙离子交联制备了多层膜水凝胶,随着多层膜水凝胶的逐层溶解,实现了装载大分子的脉冲式释放。

4.6.4 介入栓塞剂

海藻酸盐这种天然高分子多糖具有诸多优异性能,是一种应用广泛的天然生物材料,用其制成的栓塞材料应用于介入放射学,已在很多疾病尤其是肝癌和妇科肿瘤的治疗方面取得了不错的进展。因为海藻酸盐栓塞剂出现的时间较短,很多方面仍需进行机理层面的深入研究。其中放射性自显影微球和载药微球具有很强的实用性,目前仍未有产品问世,是研发的热点领域。

1. 载凝血相关酶的海藻酸盐微球

Rong 等将凝血酶成功包载于海藻酸钙凝胶微球中,开发了止血栓塞剂负载凝血酶的海藻酸钙微球(thrombin-loaded alginate-calcium microspheres,TACMs)(图 4.22)。体外研究表明,利用高 G 片段的海藻酸钙凝胶的多孔道可高效负载凝血酶,并且在 0~8h 内凝血酶累计释放率为 40%~50%,8~192h 内为缓释阶段。作者通过构建新西兰白兔的急性肾脏出血模型,研究 TACMs 的血管栓塞止血的体内应用,发现经 TACMs 栓塞后的肾脏出血完全终止,预后效果好(图 4.23)。而且对该栓塞止血微球进行细胞毒性和系统毒性评价,均表现为无毒、生物相容性良好[42]。

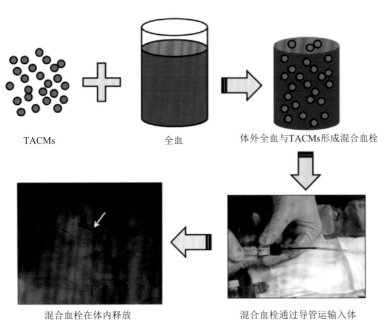

图 4.22　TACMs 的体外制备和体内递送方法

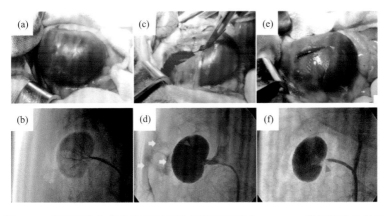

图 4.23　新西兰白兔的急性肾脏出血模型的构建和 TACMs 的栓塞止血效果

（a）、（b）为正常肾脏组织；（c）、（d）构建的急性出血模型；（e）、（f）使用 TACMs 栓塞止血后的肾脏组织

2. 载免疫佐剂的海藻酸盐微球

目前，医院里治疗癌症的"三板斧"仍然是手术、化疗和放疗。但是，肿瘤一旦发生转移，通过手术很难彻底清除转移后的肿瘤细胞，而局部放疗对于转移后的肿瘤通常也无能为力，化疗则有相当大的副作用且容易诱发细胞耐药。肿瘤免疫疗法是一种新兴的肿瘤治疗策略，近年来得到了国际上极高的关注。鉴于此，

苏州大学刘庄课题组报道了一种基于生物材料的放射免疫联合治疗新策略。该研究将有治疗功能的放射性同位素碘-131 标记在过氧化氢酶上，然后将其与免疫佐剂 CpG 寡核苷酸以及海藻酸钠均匀混合得到复合注射液。在这个体系中，过氧化氢酶可以高效地分解肿瘤组织间的内源性过氧化氢产生氧气，通过改善肿瘤乏氧以增强放疗疗效；CpG 寡核苷酸作为免疫佐剂，可以与内放疗摧毁肿瘤后其残留物中的肿瘤相关性抗原相互作用，产生肿瘤特异性的免疫反应；而海藻酸钠在局部注射到肿瘤内后，可以和肿瘤细胞间隙液中的钙离子结合快速形成凝胶，将碘-131 标记的过氧化氢酶固定在肿瘤内，从而增强其效果并且降低对正常器官的辐射副作用（图 4.24）。该方法成功利用海藻酸钠遇钙的温和成胶性，结合最新放射免疫疗法，治疗肿瘤并抑制转移。

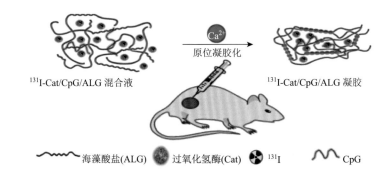

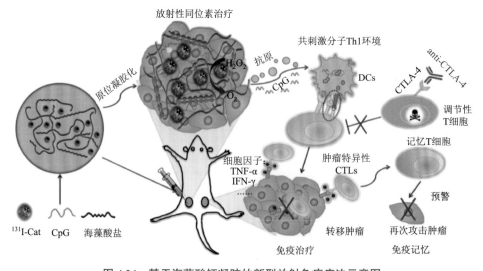

图 4.24　基于海藻酸钙凝胶的新型放射免疫疗法示意图

DCs. 树突状细胞；CTLs. 细胞毒性 T 淋巴细胞；CTLA-4. 细胞毒性 T 淋巴细胞相关抗原 4；
anti-CTLA-4. 细胞毒性 T 淋巴细胞相关抗原 4 抗体

3. 载造影剂的海藻酸盐微球

在外科手术过程中，通过影像设备实时跟踪栓塞剂的位置与分布是基本要求。首先，一般栓塞剂自身不可显影，栓塞过程需借助碘剂类造影剂显影，而造影剂会引起患者的许多不良反应，如水肿、恶心、呕吐等。特别是一些碘过敏的患者，碘类造影剂限制其栓塞治疗术的应用。其次，造影剂容易与栓塞剂分离，导致成像模糊和误诊。过量游离的造影剂也会对身体产生毒副作用。另外，由于造影剂易被快速代谢，显影时间短，经导管动脉栓塞术（transcatheter arterial embolization，TAE）术后复查困难。因此，制备可显影栓塞剂为提高栓塞手术的疗效与安全性，以及为术后示踪提供新的可能性。

目前已见报道的可视海藻酸盐栓塞微球可以分为三类：X 射线可视的海藻酸盐微球、MRI 可视的海藻酸盐微球、X 射线/MRI 均可视的海藻酸盐微球。

1）X 射线可视的海藻酸盐微球

微球作为一种血管内栓塞剂广泛应用于临床，具有一定粒径分布的固体微球，依靠动脉血流的冲击，在病变区可以将供血动脉的分支堵塞，达到姑息性治疗的效果，在血管畸形及在肝癌等血供丰富的肿瘤术前栓塞中具有重要意义。而碘化油常用作放射造影剂，用来判断病变部位或者栓塞效果。由于碘化油的刺激性，在临床上会有各种不良反应，因此马小军课题组利用乳化-内部凝胶化法，将放射造影剂碘化油包封于海藻酸钙微球中，通过改变搅拌速度可有效控制海藻酸钙微球的粒径分布，制备了不同尺寸大小的碘化油/海藻酸钙栓塞显影微球。姚文艳等采用乳化-滴制法将碘化油包裹于海藻酸钙微球中制备出碘化油/海藻酸钙栓塞微球，该微球注入试验动物体内后，可以在 X 射线下显影，还可以减小碘化油对血管的直接刺激。

由于碘化油作为造影剂的副作用大，杨祥良教授课题组采用电喷雾技术制备了自显影的硫酸钡海藻酸盐（$BaSO_4$@BaAlg）栓塞微球。粒径约为 3.5μm 的 $BaSO_4$ 颗粒均匀嵌在海藻酸盐的基质中。体内研究表明，像 $BaSO_4$ 这样的重金属盐作为 X 射线造影剂是相对安全的。在电喷雾过程中，原位生成的 $BaSO_4$ 造影剂颗粒被正在交联的海藻酸盐微球紧密包裹在其交联网络中。因为该造影剂与海藻酸盐微球是同时形成的，所以与其他通过简单的物理混合方式制备的含金属盐的栓塞剂相比，$BaSO_4$ 颗粒在海藻酸盐基质中分散更均匀，锚定更稳定。由于造影剂（$BaSO_4$）和栓塞剂（海藻酸盐微球）是一体的，影像设备下观测到的显影结果即为栓塞材料的真实情况，没有任何偏差。此外，还解决了 TAE 手术后的复查问题。$BaSO_4$@BaAlg微球可直接显示栓塞剂在血管内的位置和分布，无须任何额外操作。采用电喷雾技术，可以方便地控制单分散 $BaSO_4$@BaAlg 微球的粒径和 X 射线可视性，获得准确的输送精度和可预测的阻塞程度。在前期研究基础上，杨祥良课题组[43]采用一步电喷雾法进一步制备了显影效果更佳、可负载化疗药物的钽纳米颗粒海藻酸钙

（Ta@CaAlg）微球。其中，钽纳米颗粒在微球中均匀分布；单分散微球的尺寸和 X 射线可视程度可以通过调节电喷雾电压、喷丝头尺寸、电喷雾溶液浓度等电喷雾参数来调控。将 Ta@CaAlg 微球注射到正常家兔的肾动脉中，在无额外造影剂的条件下，整个栓塞过程清晰可见，实现了从末梢血管、叶间动脉、肾段动脉到肾动脉主干的逐级栓塞。该微球具有良好的长期 X 射线可见性，同时具有较高的化疗药物载药量和控释性能。Ta@CaAlg 微球不仅可以提供栓塞过程的可视化、化疗药物的缓释，还可以解决经导管动脉栓塞化疗（transcatheter arterial chemoembolization，TACE）术后患者复查的相关问题。因此，这些微球具有造影剂、栓塞剂和化疗剂的三重功能，可以通过实时反馈 TACE 手术中栓塞剂的位置和分布，提高经导管动脉栓塞的准确性。

2）MRI 可视的海藻酸盐微球

近年来研究人员开始致力于研发 MRI 可检测的固体血管栓塞剂。MRI 有较高的空间和时间分辨率，优良的正常组织和病变组织的对比度，并且与 X 射线检测技术相比没有电离辐射，对人体几乎无损伤。该技术近年来已经开始发展为可以采集实时的高分辨率图像，使实时 MRI 指导下的经导管介入治疗成为可能，因此 MRI 是一种很有前景的体内示踪栓塞材料的检测技术。制备 MRI 可检测的固体血管栓塞剂通常是将 MRI 造影剂引入栓塞剂中，包括顺磁性镧系元素（Ln，包括镧、铈、镨、钕、钷、钐、铕、钆、铽、镝、钬、铒、铥、镱、镥）和超顺磁性氧化铁（superparamagnetic iron oxide，SPIO，包括 Fe_3O_4、Fe_2O_3 等）。

Wang 等[44]开发了一种负载超顺磁性氧化铁纳米颗粒（superparamagnetic iron oxide nanoparticles，SPIO NPs）的海藻酸钙凝胶微球，作为 MRI 造影增强剂（图 4.25）。并且考察了其作为栓塞微球的形貌、粒径及生物安全性，以及载 DOX 后的释放规律，结果表明该微球可以结合化疗用作血管栓塞剂。

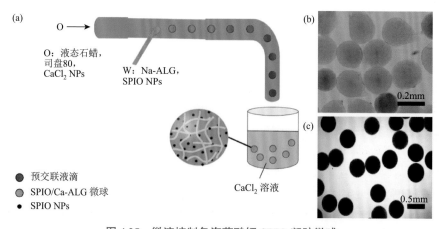

图 4.25　微流控制备海藻酸钙-SPIO 凝胶微球

　　海藻酸盐微球作为血管栓塞剂阻止供血和供给营养物质给肿瘤的同时，可以包载化疗药物联合抗肿瘤。然而给药后化疗药物的释放和分布通常不可观察，导致治疗效果的不可控。Deckers 等[45]开发了一种多功能的动脉栓塞剂（图 4.26），利用海藻酸钡微球包埋负载阿霉素（DOX）和 Gd(HPDO3A)(H$_2$O)的温敏性脂质体（TSL），与空海藻酸钬微球（95∶5）共同用作血管栓塞剂（图 4.26），由于 Gd(HPDO3A)(H$_2$O)和钬是 MRI 的 T1 和 T2 造影剂，通过对 T1 和 T2 的共同定位，判定在 42℃和46℃时 DOX 的释放情况。

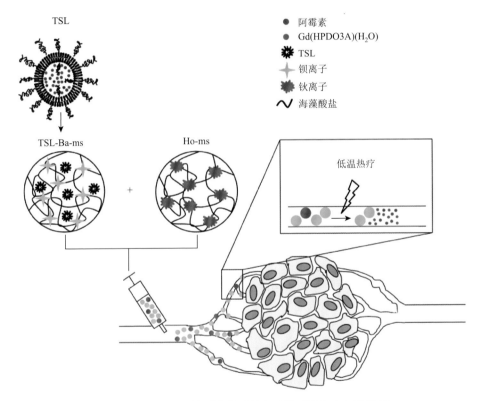

图 4.26　可视化温敏型海藻酸盐凝胶微球用作止血栓塞剂

3）X 射线/MRI 均可视的海藻酸盐微球

　　Oerlemans 等[46]报道了多模态显影的钬-碘化油-海藻酸盐栓塞微球，此微球通过乳化、喷射切割技术制得，其显著特征是在荧光、计算机断层成像和 MRI 下均可视，可以实现栓塞术中栓塞材料的实时监控，定位信息的实时反馈，利于术中操作，更方便术后利用 MRI 示踪检测技术复查。

　　海藻酸盐微球中物理包裹碘化油或硫酸钡等 X 射线造影剂，取得了不透 X 射线的效果，但是这些造影剂的加入量一般较大，有时会产生泄漏，又会影响到微球性能，产生硬化、易碎、亲水性下降及溶胀性变差等现象，导致微球在导管或微导管中输送困难，甚至破裂，进而影响微球在血管中的弥散，导致栓塞不彻底甚至介入治疗失败。MRI 可检测的海藻酸盐-钬栓塞微球，显影效果较好，但是超顺磁性氧化铁 MRI 造影剂在体内的长期安全性远高于镧系元素。考虑到海藻酸微球在体内的栓塞周期一般为 3～6 个月，使用安全性更高的 MRI 造影剂为更佳的选择。

4.6.5 基于细胞的药物递送载体

海藻酸盐基生物微胶囊的囊膜具有选择透过特性，通过制备工艺参数的控制，将海藻酸盐基生物微胶囊膜的截留分子量控制在 80000～100000。生物环境中的营养成分（如葡萄糖、氧气等营养物质和生长因子等）和囊内的生物活性物质或细胞分泌的小分子产物可以自由出入微胶囊，同时阻止囊外大于某一分子量的物质不能扩散进入（如淋巴细胞、巨噬细胞等免疫细胞，免疫球蛋白、抗体、补体等免疫分子），从而保证囊内细胞存活和发挥正常生理功能，并实现免疫隔离[47]。具有免疫隔离作用的微囊化技术在基因治疗领域的渗透，使传统的基因治疗途径实现了优势整合，即将含有外源基因的载体在体外导入能够不断增殖的细胞系中，经体外细胞规模化扩增后，包埋入微胶囊中，输回人体。在微胶囊膜的保护下，细胞表达基因产物——具有药用价值的蛋白质，发挥其治疗作用[48]。现在很多学者也将其称为基于细胞的药物释放系统（cell-based drug delivery system）。这种新的基因治疗途径的优势表现在：①表达目的蛋白的细胞能够在体内不断递送药物，实现长期稳定的药物浓度；②可在病灶处实现局部特定位点给药，提高药物疗效；③由于借助微囊化细胞移植来递送药物，对于患者来说，一年一次的细胞植入要比每天的基因注射更简便而易于接受。

微囊化细胞移植技术发展迅速，已广泛应用到多种疾病治疗中，如侏儒症、血友病、中枢神经系统疾病等[49]。近年来，微囊化细胞移植技术已被应用到肿瘤治疗中并成为新的研究热点。2003 年，Pasquale 等[50]将血管抑素（angiostatin）基因转入鼠成肌细胞 C_2C_{12} 中，并将其包封在海藻酸钠-聚赖氨酸-海藻酸钠（APA）微胶囊内，体内和体外试验表明微囊化细胞可以表达血管抑素。将微囊化细胞移植到 B16/*neu* 黑色素瘤模型鼠腹腔内，肿瘤生长明显被抑制，荷瘤鼠存活时间明显延长，肿瘤组织中血管密度明显减小，内皮细胞凋亡指数增加到 65%。Pasquale 等[51]将转染 IL-2 的鼠成肌细胞 C_2C_{12} 包囊后移植到小鼠腹腔内，肿瘤生长明显被抑制，在第 21 天时非治疗动物存活率只有 25%，而治疗动物存活率达到 60%，肿瘤细胞凋亡指数显著增加，而分裂指数却下降。2001 年，Joki 等[52]用人内皮抑素表达载体转染 BHK 细胞后用 APA 微胶囊包裹以保持内皮抑素的持续释放，并利用牛毛细管内皮细胞增殖率以及微管的形成率来考察内皮抑素的生物活性，结果显示内皮细胞增殖率降低了 67.2%，微管的形成也受到了抑制。将该微囊植入神经胶质瘤裸鼠体内后，肿瘤生长被抑制了 72.3%。Read 等[53]将表达内皮抑素的微囊化细胞植入大鼠体内 4 周以上，微囊内的细胞存活率达 70%（体外对照培养的微囊细胞存活率为 85%）。试验组大鼠的存活时间比对照组延长了 84%，并且试验组大鼠体内肿瘤坏死率达 77%，显示出微囊化转基因细胞的良好治疗效果。孝作祥等采用海藻酸钠微囊制作技术，将鼠白介素-12（mIL-12）基因修饰的 CHO 细胞包裹，并将微囊化细胞植入荷瘤小鼠体内，测定小鼠的抗肿瘤免疫功能及抑瘤效应。结果表明，微囊化 CHO 基因工程细胞产生的 IL-12 蛋白可自由透过微囊膜。植入荷瘤小鼠体内 21 天后，微囊化 CHO 基因工程细胞治疗组血清中白介素-12（IL-12）、白介素-2（IL-2）及 γ 干扰素（INF-γ）水平均呈上升趋势，而白介素-4（IL-4）和白介素-10（IL-10）水平则显著降低。脾脏细胞毒性 T 淋巴细胞活性及自然杀伤细胞活性均显著增加，肿瘤生长受到显著性抑制，荷瘤小鼠的存活期明显延长。可见微囊化 CHO 基因工程细胞在体内可持续、稳定地释放 IL-12，并能激发机体产生持久而强大的抗肿瘤免疫反应，对试验小鼠产生明显的抗肿瘤效应而无严重毒副作用。

中国科学院大连化学物理研究所马小军实验室在 2002 年即开展了肿瘤治疗用微囊化 CHO 细胞研究。以重组内皮抑素（endostatin）CHO 细胞（CHO-endo）为模型细胞，考察了微囊化基因重组细胞的体内生长、重组蛋白表达规律及影响微囊体内稳定性的因素[54-56]。按照移植要求研究了生物微胶囊规模化制备方法，优化了制备和培养工艺。并且根据重组 CHO 细胞的生物学特性，探索了微囊化基因工程细胞移植治疗肿瘤的可行性。结果显示，微囊化 CHO-endo 细胞可在小鼠腹腔内快速增殖，在移植后第 26 天细胞密度达到最大。并且在移植过程中细胞活性较好，可以在小鼠腹腔内表达重组内皮抑素，从而发挥其生物学功能。进一步考察了微囊化 CHO-endo 细胞表达的内皮抑素对牛主动脉血管内皮细胞（BAECs）增殖的抑制活性，研究结果显示，当培养液中添加的微囊化 CHO-endo 细胞体积为 0.01mL 时，BAECs 增殖被抑制 54.9%，当培养液中添加的微囊化 CHO-endo 细胞体积增加到 0.05mL 时，BAECs 增殖被抑制 60.7%。

微囊化 CHO-endo 细胞的鸡胚血管生成抑制试验结果显示，对于照蛋灯照射孵育 5 天的种蛋，可以观察到已经开始发育的鸡胚，并且在尿囊膜上有少量的血管生成，此时加入微囊化 CHO-endo 细胞，尿囊膜上的新生血管的生成明显受到抑制，与对照组比较血管密度降低，并且生成的血管杂乱无章，而在对照组的鸡胚尿囊膜上生成的血管形成了复杂的网络结构。由于在尿囊膜上生成的血管数量减少，鸡胚的发育也受到了影响，在第 10 天时添加微囊化 CHO-endo 细胞的鸡胚明显比对照组的鸡胚小，而微囊化 CHO-pac 细胞和生理盐水处理的鸡胚之间没有显著的差异。因此，微囊化 CHO-endo 细胞表达的重组内皮抑素可以抑制鸡胚尿囊膜血管生成，具有体内抑制血管生成的活性。

通过多次体内移植试验，确定了移植用微囊化重组细胞制剂的最佳条件，固化微囊、粒径为 200μm 和体外培养 4 天的微囊化重组细胞适于移植。腹腔移植微囊化重组 CHO 细胞治疗 B16 黑色素瘤，其生长被抑制 66.4%，荷瘤小鼠的存活率提高 40%，肿瘤组织内血管生成被抑制 59.4%，并且血管壁内皮细胞密度降低。微囊化细胞可以采用冷冻方法保存，并且冷冻保存对微囊化重组 CHO 细胞体内生长、内皮抑素表达和微囊稳定性没有显著的影响。

由此可见，微囊化技术克服了免疫排斥反应，因而使异体/异种移植成为可能，使用基因工程细胞所表达的蛋白产物对所有同种疾病患者均能产生治疗作用，由于细胞包裹在微囊内，可以在体内长期分泌目的产物[57]。与蛋白药物治疗相比的优势在于：①无须对基因产物进行化学提纯，避免了提纯试剂对人体的潜在危害，并且大大降低了工作量和成本；②无须改变宿主的基因组，具有安全性；③可批量生产，冻存后随时移植给所需患者，可起到细胞"银行"的作用，避免了自身体细胞基因治疗时每个患者都需要取自身细胞，并进行培养、基因修饰、筛选等一系列烦琐的操作，这样既保证了质量控制，又可大大降低费用；④按照治疗需要，调整移植细胞的数量，并可控制功能蛋白的持续性和阶段性表达。

与基因治疗相比微囊化细胞移植治疗也具有优势：①相对容易操作。体外基因治疗需要对每个患者的细胞进行体外基因修饰，而微囊化基因治疗只需对患有相同疾病的患者选择同样的、通用的转基因细胞系，治疗过程主要是把微囊化的目的细胞注射至腹腔或肿瘤原位。②更为经济。由于患相同疾病的患者可以用同一批的微囊化细胞进行治疗，所以花费相对较少；相反，针对每个患者建立特异的转基因细胞系十分昂贵，并且耗费人力。③安全。一般通过病毒载体进行基因治疗时，存在目的基因随机插入宿主基因组的机会，所以有其潜在的副作用，而对于体细胞基因治疗来讲，不存在对患者的细胞或基因组进行修改，即使有细胞泄漏，也会很快被宿主免疫系统识别并破坏。④可逆性。一些基因治疗的方法因改变了宿主细胞或 DNA，所以当发现问题时无法逆转治疗，而体细胞基因治疗则可在出现问题后回收微囊，从而终止治疗。⑤可重复性。许多病毒基因治疗手段只是在初次治疗时效果明显，随后因宿主的免疫系统被激活，会及时清除那些新进入的病毒基因颗粒。⑥不受目的基因片段大小的影响，而采用病毒载体的基因治疗方法在构建载体时受目的基因片段大小的限制。

因此，伴随基因工程技术的迅速发展，通过基因重组技术获得能高效表达目的蛋白（或治疗因子）的细胞，借助微胶囊的免疫隔离技术，有望对一些因子缺陷性疾病及肿瘤的治疗提供新型有效的治疗手段。

参 考 文 献

[1] Morch Y A，Donati I，Strand B L，et al. Effect of Ca^{2+}, Ba^{2+}, and Sr^{2+} on alginate microbeads. Biomacromolecules，2006，7（5）：1471-1480.

[2] Brun F，Accardo A，Marchini M，et al. Texture analysis of TEM micrographs of alginate gels for cell microencapsulation. Microsc Res Tech，2011，74（1）：58-66.

[3] Hills B P，Godward J，Debatty M，et al. NMR studies of calcium induced alginate gelation. Part Ⅱ. The internal bead structure. Magn Reson Chem，2000，38（9）：719-728.

[4] Thu B，Gaserod O，Paus D，et al. Inhomogeneous alginate gel spheres：an assessment of the polymer gradients by synchrotron radiation-induced X-ray emission，magnetic resonance microimaging，and mathematical modeling. Biopolymers，2000，53（1）：60-71.

[5] Strand B L，Morch Y A，Espevik T，et al. Visualization of alginate-poly-L-lysine-alginate microcapsules by confocal laser scanning microscopy. Biotech Bioeng，2003，82（4）：386-394.

[6] Serp D，Mueller M，von Stockar U，et al. Low-temperature electron microscopy for the study of polysaccharide ultrastructures in hydrogels. Ⅰ. Theoretical and technical considerations. Biotech Bioeng，2002，79（3）：243-252.

[7] Serp D，Mueller M，von Stockar U，et al. Low-temperature electron microscopy for the study of polysaccharide ultrastructures in hydrogels. Ⅱ. Effect of temperature on the structure of Ca^{2+}-alginate beads. Biotech Bioeng，2002，79（3）：253-259.

[8] Kwon Y J，Peng C A. Calcium-alginate gel bead cross-linked with gelatin as microcarrier for anchorage dependent cell culture. Biotechniques，2002，33（1）：212-214，216，218.

[9] Puttipipatkhachorn S，Pongjanyakul T，Priprem A. Molecular interaction in alginate beads reinforced with sodium starch glycolate or magnesium aluminum silicate，and their physical characteristics. Int J Pharm，2005，293（1-2）：51-62.

[10] Hurteaux R，Edwards-Levy F，Laurent-Maquin D，et al. Coating alginate microspheres with a serum albumin-alginate membrane：application to the encapsulation of a peptide. Eur J Pharm Sci，2005，24（2-3）：187-197.

[11] Nochos A，Douroumis D and Bouropoulos N. *In vitro* release of bovine serum albumin from alginate/HPMC hydrogel beads. Carbohydr Polym，2008，74（3）：451-457.

[12] Leick S，Kemper A，Rehage H. Alginate/poly-L-lysine capsules：mechanical properties and drug release characteristics. Soft Matter，2011，7：6684-6694.

[13] Yu N N，Li G Y，Gao Y R，et al.，Thermo-sensitive complex micelles from sodium alginate-graft-poly（*N*-isopropylacrylamide）for drug release. Int J Biol Macromol，2016，86：296-301.

[14] Koleva I，Rehage H. Deformation and orientation dynamics of polysiloxane microcapsules in linear shear flow. Soft Matter，2012，8：3681-3693.

[15] Markvicheva E A，Kuptsova S V，Mareeva T Y，et al. Immobilized enzymes and cells in poly(*N*-vinyl caprolactam)-based hydrogels：Preparation，properties，and applications in biotechnology and medicine. Appl Biochem Biotechnol，2000，88（1-3）：145-157.

[16] Vikartovska A，Bucko M，Mislovicova D，et al. Improvement of the stability of glucose oxidase via encapsulation in sodium alginate-cellulose sulfate-poly (methylene-*co*-guanidine) capsules. Enzyme Microb Technol，2007，41：748-755.

[17] 顾其胜. 海藻酸盐基生物医用材料与临床医学. 上海：上海科学技术出版社，2015.

[18] Lee K Y, Mooney D J. Alginate: properties and biomedical applications. Prog Polym Sci, 2012, 37 (1): 106-126.

[19] Marandi G B, Sharifnia N, Hosseinzadeh H. Synthesis of an alginate-poly(sodium acrylate-co-acrylamide) superabsorbent hydrogel with low salt sensitivity and high pH sensitivity. J Appl Polym Sci, 2006, 101: 2927-2937.

[20] Tada D, Tanabe T, Tachibana A, et al. Albumin-crosslinked alginate hydrogels as sustained drug release carrier. Mater Sci Eng C-Mater, 2007, 27: 870-874.

[21] Sun J Y, Zhao X, Illeperuma W R, et al. Highly stretchable and tough hydrogels. Nature, 2012, 489: 133.

[22] Chou A I, Akintoye S O, Nicoll S B. Photo-crosslinked alginate hydrogels support enhanced matrix accumulation by nucleus pulposus cells in vivo. Osteoarthr Cartil, 2009, 17: 1377-1384.

[23] Lin Z F, Wu M M, He H M, et al. 3D Printing of mechanically stable calcium-free alginate-based scaffolds with tunable surface charge to enable cell adhesion and facile biofunctionalization. Adv Funct Mater, 2019, 29: 1808439.

[24] Nakaoka R, Hirano Y, Mooney D J, et al. Study on the potential of RGD- and PHSRN-modified alginates as artificial extracellular matrices for engineering bone. J Artif Organs, 2013, 16 (3): 284-293.

[25] Diniz I M, Chen C, Ansari S, et al. Gingival mesenchymal stem cell (GMSC) delivery system based on RGD-coupled alginate hydrogel with antimicrobial properties: a novel treatment modality for peri-implantitis. J Prosthodont, 2016, 25 (2): 105-115.

[26] Yang Y, Luo Z, Zhao Y. Osteostimulation scaffolds of stem cells: BMP-7-derived peptide-decorated alginate porous scaffolds promote the aggregation and osteo-differentiation of human mesenchymal stem cells. Biopolymers, 2018, 109 (7): e23223.

[27] Armiento A R, Stoddart M J, Alini M, et al. Biomaterials for articular cartilage tissue engineering: learning from biology. Acta Biomater., 2018, 65: 1-20.

[28] Fonseca K B, Bidarra S J, Oliveira M J, et al. Molecularly designed alginate hydrogels susceptible to local proteolysis as three-dimensional cellular microenvironments. Acta Biomater, 2011, 7: 1674-1682.

[29] Lou R Y, Yu W T, Song Y Z, et al. Fabrication of stable galactosylated alginate microcapsules via covalent coupling onto hydroxyl groups for hepatocytes applications. Carbohydr Polym, 2017, 155: 456-465.

[30] Fan LH, Cao M, Gao S, et al. Preparation and characterization of sodium alginate modified with collagen peptides. Carbohydr Polym, 2013, 93: 380-385.

[31] Choi N W, Cabodi M, Held B, et al. Microfluidic scaffolds for tissue engineering. Nat Mater, 2007, 6: 908-915.

[32] Neubauer M P, Poehlmann M, Fery A. Microcapsule mechanics: from stability to function. Adv Colloid Interface Sci, 2014, 207: 65-80.

[33] Aguilar L C, Kapsa R M, O'Connell C D, et al. Controlled release from PCL-alginate microspheres via secondary encapsulation using GelMA/HAMA hydrogel scaffolds. Soft Matter, 2019, 15 (18): 3779-3787.

[34] Zhang X, Hui Z, Wan D, et al. Alginate microsphere filled with carbon nanotube as drug carrier. Int J Biol Macromol, 2010, 47 (3): 389-395.

[35] Wang F Q, Li P, Zhang J P, et al. A novel pH-sensitive magnetic alginate-chitosan beads for albendazole delivery. Drug Dev Ind Pharm, 2010, 36 (7): 867-877.

[36] Lira A A, Rossetti F C, Nanclares D M, et al. Preparation and characterization of chitosan-treated alginate microparticles incorporating all-trans retinoic acid. J Microencapsul, 2009, 26 (3): 243-250.

[37] Richardson J J, Björnmalm M, Caruso F. Multilayer assembly technology-driven layer-by-layer assembly of nanofilms. Science, 2015, 348 (6233): 2491.

[38]　Choi D H，Park C H，Kim I H，et al. Fabrication of core-shell microcapsules using PLGA and alginate for dual growth factor delivery system. J Controlled Release，2010，147：193-201.

[39]　Anderson E M，Silva E A，Hao Y，et al. VEGF and IGF delivered from alginate hydrogels promote stable perfusion recovery in ischemic hind limbs of aged mice and young rabbits. J Vasc Res，2017，54（5）：288-298.

[40]　Liu Q，Huang Y，Lan Y，et al. Acceleration of skin regeneration in full-thickness burns by incorporation of bFGF-loaded alginate microspheres into a CMCS-PVA hydrogel. J Tissue Eng Regen Med，2017，11（5）：1562-1573.

[41]　Ahmadivand S，Soltani M，Behdani M，Evensen Ø，Alirahimi E，Hassanzadeh R，Soltani E. Oral DNA vaccines based on CS-TPP nanoparticles and alginate microparticles confer high protection against infectious pancreatic necrosis virus（IPNV）infection in trout. Dev Comp Immunol，2017，74：178-189.

[42]　Rong J，Liang M，Xuan F，et al. Thrombin-loaded alginate-calcium microspheres：a novel hemostatic embolic material for transcatheter arterial embolization. Int J Biol Macromol，2017，104：1302-1312.

[43]　Zeng J，Li L，Zhang H，et al. Radiopaque and uniform alginate microspheres loaded with tantalum nanoparticles for real-time imaging during transcatheter arterial embolization. Theranostics，2018，8：4591-4600.

[44]　Wang Q，Liu S，Yang F，et al. Magnetic alginate microspheres detected by MRI fabricated using microfluidic technique and release behavior of encapsulated dual drugs. Int J Nanomed，2017，12：4335-4347.

[45]　van Elk M，Ozbakir B，Barten-Rijbroek A D，et al. Alginate microspheres containing temperature sensitive liposomes（TSL）for MR-guided embolization and triggered release of doxorubicin. PLoS One，2015，10：e0141626.

[46]　Oerlemans C，Seevinck P，Smits M，et al. Holmium-lipiodol-alginate microspheres for fluoroscopy-guided embolotherapy and multimodality imaging. Int J Pharm，2015，482：47-53.

[47]　Kang A R，Park J S，Ju J，et al. Cell encapsulation via microtechnologies. Biomaterials，2014，35（9）：2651-2663.

[48]　Scharp D W，Marchetti P. Encopsulated islets for diabetes therapy：history，current progress，and critical issues requiring solution. Adv Drug Deliv Rev，2014（67-68）：35-73.

[49]　O'Sullivan E S，Vegas A，Anderson D G，et al. Islets transplanted in immunoisolation devices：a review of the progress and the challenges that remain. Endocr Rev，2011，32（6）：827-844.

[50]　Pasquale C，Jacqueline M B，Patricia L C. Antiangiogenic cancer therapy with microencapsulated cells. Hum Gene Ther，2003，14：1065-1077.

[51]　Pasquale C，Jacqueline M B，Richard C A，et al. A novel approach to tumor suppression with microencapsulated recombinant cells. Hum Gene Ther，2003，13：1157-1166.

[52]　Joki T，Machluf M，Atala A，et al. Continuous release of endostatin from microencapsulated engineered cells for tumor therapy. Nat Biotechnol，2001，19（1）：35-39.

[53]　Read T A，Sorensen D R，Mahesparan R，et al. Local endostatin treatment of gliomas administered by microencapsulated producer cells. Nat Biotechnol，2001，19（1）：29-34.

[54]　Zhang Y，Wang W，Xie Y B，et al. *In vivo* culture of encapsulated endostatin-secreting Chinese hamster ovary cells for systemic tumor inhibition. Hum Gene Ther，2007，18：474-481.

[55]　Zhang Y，Zhou J，Zhang X L，et al. Optimization of the seeding density in microencapsulated recombinant CHO cell culture. Chem Biochem Eng Q，2008，22（1）：105-111.

[56]　Zhang Y，Wang W，Xie Y B，et al. Optimization of microencapsulated recombinant CHO cell growth，endostatin production，and stability of microcapsule *in vivo*. J Biomed Mater Res B，2008，84B：79-88.

[57]　Rokstad A M A，Lacik I，de Vos P，et al. Advances in biocompatibility and physic-chemical characterization of microspheres for cell encapsulation. Adv Drug Deliv Rev，2014，67-68：111-130.

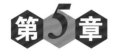

第5章

海洋胶原及其衍生物

5.1 海洋胶原及其衍生物简介

作为细胞外基质的主要组分之一，胶原是动物结缔组织的主要成分，也是哺乳动物体内含量最多、分布最广的功能性蛋白质，约占生物体蛋白质总量的30%，在某些特殊生物体内含量甚至高达80%以上。通常地，水生动物体内胶原含量高于陆生动物。海洋胶原来源丰富、可及性强、生物友好，与陆地胶原的结构和功能相似却又表现出更为丰富的多样性。迄今为止，尚未有水生动物人畜共患病的报道，因此，海洋胶原比陆地胶原的生物安全性高。此外，海洋胶原的交联度、氨基酸组成等方面呈现多样性和保守性的有机统一，表现出更独特的功能特性和衍生化潜力，因此，海洋胶原已成为最具潜力的替代性胶原来源。随着陆地资源日趋紧缺和污染压力的加剧，海洋胶原可作为新型胶原来源为胶原行业的发展提供潜在资源，而且可避免陆地胶原人畜共患病病毒传播的风险以及某些地区的宗教伦理壁垒。

中国地处亚洲东部，跨越热带、亚热带及温带区域，同时又位于太平洋西部，有着辽阔的海洋和内陆水域，沿岸分为渤海、黄海、东海及南海，是世界重要的海洋大国之一，开发海洋资源具有优势，为海洋胶原的开发提供了优越的资源条件。与传统的陆地胶原相比，海洋胶原具有如下优势[1]：①来源丰富、价格低廉。我国是水产大国，每年产生上万吨水产加工废弃物（占水产品总重的50%～70%），不仅污染环境而且造成资源浪费。利用上述废弃物制备海洋胶原不仅可大大推动产业结构高值化调整，还可解决水产加工废弃物的环境污染问题，符合绿色生产、绿色发展的要求，可形成产业可持续发展的新动能。②原料多样性高、污染率低。海洋面积约占地球表面积的71%，35亿年的发展进化形成了极为丰富的生物多样性。近年来，随着陆地生物资源的破坏和污染，海洋资源已经作为海洋药物、海洋生物材料及海洋生物制品等的储备资源，引起世界各国的普遍重视。③免疫原性低、安全性高。海洋胶原蛋白抗原性较低，不会引起明显的过敏反应；其携带人畜共患病病毒的风险远低于陆地哺乳动物源性胶原，用于医疗制品的开发安全性更高；此外，市售海洋胶原多肽类功能保健品每年已有数十亿市场，安全性和有效性均已得到普遍认可。

5.1.1 分类与界定

与陆地胶原相似，海洋胶原分子也由三条 α 肽链组成，呈典型的三螺旋结构，但其脯氨酸、羟脯氨酸等亚氨基酸含量低，因此海洋胶原的热收缩温度、玻璃化转变温度以及肽链交联度等与陆地哺乳动物源性胶原存在差异。目前，常见海洋胶原原料或产品主要有三种：海洋胶原、海洋明胶和海洋胶原多肽，这三种物质虽具有同源性，但在结构和性能上却有很大的区别。

从结构角度而言，后两者均为变性胶原，部分或完全丧失了三螺旋结构；前者则有效保持了胶原的天然活性结构。从分子量角度而言，前两者均为高分子量天然生物高分子，可形成稳定的三维结构从而承担组织工程支架、组织填充物、药用辅料或药物缓释载体等功能；后者则为小分子类物质，水溶性良好，主要用于功能保健品、化妆品等领域。从产品管理归类角度而言，前两者相关的医疗产品归属于医疗器械管理，或者作为原料归属于药用辅料管理；而后者相关的医疗产品归属于药品管理，为海洋活性物质或海洋药物。简言之，海洋胶原、海洋明胶和海洋胶原多肽三者因结构与性能不同，功能、应用与管理也不一致，但许多科学研究尤其是企业产品并未对其进行明确区分，不仅难以为消费者提供科学明晰的产品信息，而且增加了监管的难度和风险。为避免概念混淆及混用，本节对海洋胶原、海洋明胶和海洋胶原多肽给出明确定义及界定，并明确本章中所述"海洋胶原"仅包含高分子量的胶原和明胶，不包含作为海洋药物的多肽。

常见海洋胶原主要来源于鱼皮、鱼鳞、鱼鳔等组织（Ⅰ型），少量源自软骨（Ⅱ型）、肌肉（Ⅴ型）、脊索（Ⅺ型）等组织。海洋胶原具有完整的天然三螺旋结构，以胶原纤维的形式存在于动物组织中。常用海洋胶原以鱼皮、鱼鳞来源的Ⅰ型胶原为主，其分子通常具有典型$(\alpha_1)_2\alpha_2$三螺旋结构，而来源于真骨鱼类鱼皮的Ⅰ型胶原则含有其他脊椎动物所没有的第三条 α 肽链，即为$\alpha_1\alpha_2\alpha_3$。由于海洋胶原核心区的高度进化保守性，其氨基酸一级结构与陆地哺乳动物源性胶原无显著差异，即甘氨酸残基含量约为三分之一，不含色氨酸（Trp）和半胱氨酸（Cys），含少量酪氨酸（Tyr），羟脯氨酸（Hyp）含量较低。通常地，海洋胶原由于羟脯氨酸含量低、分子间交联度低，在低温下也易溶于中性盐溶液或稀酸溶液，较易制备得到可溶性胶原溶液，可操作性优于陆地胶原。海洋胶原类材料开发过程中需注意的是，海洋动物大多属于变温动物，其胶原的氨基酸组成中亚氨基酸含量较低，因此分子间交联度较低、热稳定性较差，对酶、热等反应更敏感，制备过程中需严格控制工艺温度低于变性温度，在转化医学研究中也应根据需求进行相应衍生化修饰以改善其稳定性[2]。此外，海洋胶原的热稳定性还表现为丰富的物种特异性，暖水性动物源性的胶原热稳定性高于冷水性动物，皮肤源性胶原的热分解温度低于肌肉源性胶原（1℃左右），呈现出比陆地动物来源胶原更为复杂的多样性。

海洋明胶是海洋胶原部分变性的产物。海洋生物结缔组织的韧性和交联度相对较低，因此海洋明胶比陆地明胶更易提取。凝胶强度、凝胶温度、溶胶温度、流变性能等是评价海洋明胶质量的重要指标，而上述指标则取决于分子量及分布、氨基酸组成与序列、α链含量等因素。海洋明胶的凝胶强度与陆地哺乳动物源性明胶相差不大，暖水性动物源性的明胶的凝胶强度甚至高于陆地哺乳动物，但海洋明胶的凝胶强度分布区间更为宽泛，因海洋生物种类、区域、季节等不同存在较大差异。一般地，海洋明胶的水溶性高于陆地哺乳动物源性明胶，其凝胶温度和溶胶温度分别为8～25℃和11～28℃，低于猪或牛来源的明胶（20～25℃、28～31℃），但从某些暖水性海洋鱼类提取的明胶的熔点较高，甚至接近哺乳动物明胶，可能与其氨基酸序列中脯氨酸（Pro）和羟脯氨酸含量增加有关。海洋明胶的氨基酸组分与海洋胶原基本相同，但酸碱处理使得分子量大幅降低，其分子量通常集中在几万到十几万之间，而海洋胶原的分子量可高达几十万。不同陆地哺乳动物源性明胶的性质基本相似，而海洋明胶溶液的性质则因工艺和组织来源不同存在显著差异，通常暖水性海洋明胶的理化性质或力学性能优于冷水性海洋明胶。与陆地明胶相似，海洋明胶部分变性、非均一的特殊结构组成决定其具有其他天然或合成高分子材料所不能兼备的多种特性，例如：①可迅速溶于热水形成均匀溶液，冷水中则可吸水膨胀呈水凝胶状；②是亲水化合物，在一定温度条件下可溶解形成溶液，溶液冷却后形成凝胶，溶胶-凝胶转变过程是可逆的；③是一种两性聚电解质，等电点的不同是区别酸法明胶和碱法明胶的重要标志；④其溶液黏度高，成膜性好，且其凝胶强度高，适用于组织工程支架材料；⑤玻璃化转变温度相对较低，但可通过分子内和分子间的交联予以提高；⑥虽然因部分变性丧失了天然三螺旋结构，但其相对松散的分子结构暴露出大量的氨基酸侧链基团，可以进行各种化学改性制备不同性质和功能的衍生物。

此外，脱细胞基质类海洋胶原是近几年新兴的研究热点，为鱼类等海洋动物中富含胶原的结缔组织经特殊处理后，脱除细胞、色素、杂蛋白等免疫原性和致敏原性物质后保留的天然细胞外基质，主要结构为胶原蛋白天然三维网络，还含有糖蛋白等细胞外基质成分。与上述纯化海洋胶原不同，脱细胞基质类海洋胶原不是单一组分，而是保留了天然生理结构和大部分细胞外基质组分，具有结构仿生和组分仿生的先天优势，其力学强度也优于海洋胶原，是极富潜力的新型组织工程仿生支架材料。

5.1.2　结构基础

在生物进化过程中，编码胶原的基因高度保守，自低等无脊椎动物海胆起其便呈现高度的种间同源性。作为高度进化保守的结构蛋白，海洋胶原的基本结构与哺乳动物类似，其肽链氨基酸序列变化不大，由极性氨基酸和非极性氨基酸相间排列成规则的极性区和非极性区，为其部分替代陆地胶原用于转化医学提供了结构基础[3, 4]。概括而言，海洋胶原一级结构为甘氨酸-X-Y（Gly-X-Y，X、Y 代表其他氨基酸残基，X 多为脯氨酸残基，Y 则为 4-羟脯氨酸残基或 5-羟赖氨酸残基）的三肽重复序列，亚氨基酸含量高（脯氨酸和羟脯氨酸含量可高达 15%～30%），不含色氨酸；二级结构为肽链由于特殊 Gly-X-Y 结构形成的特有的左手螺旋结构，分子量约为 100000，二级结构中 Gly 中的 N—H 与相邻链 X 残基上的—OH 可形成牢固分子内氢键以稳定分子结构；三级结构为由三条左手螺旋多肽链彼此缠绕形成的右手超螺旋结构，即胶原单体，为长 280nm、直径 1.4～1.5nm 的长圆柱状纳米结构，这种超螺旋结构使得胶原纤维抵抗胶原酶消化的能力显著增强，分子结构稳定性增加，抗原决定簇的暴露风险降低；四级结构为胶原单体按"四分之一错列"方式聚集形成的原胶原纤维。原胶原分子内部的醇醛缩合反应使得三螺旋结构更加紧凑和稳定，分子间的醛胺缩合反应使可溶性原胶原变成不溶性胶原，进一步稳定胶原结构、增强胶原纤维韧性，对其抗张强度有重要作用。由于胶原分子中不含半胱氨酸，不存在其他蛋白中常见的二硫键共价交联，交联作用主要通过组氨酸和赖氨酸的相互作用形成，多发生在胶原分子 C 端或 N 端之间。以 I 型海洋胶原为例，其分子具有典型三螺旋结构，为$(\alpha_1)_2\alpha_2$ 结构，α_1 和 α_2 的分子量分别约为 120000 和 110000，但海洋动物多为变温动物，其胶原结构具有一定特异性，其氨基酸组成中亚氨基酸含量（脯氨酸和羟脯氨酸含量的总和）明显低于陆地胶原，因此分子间交联度较低、热稳定性较差。

一级结构是胶原结构和功能的基础，也是海洋胶原与其他来源胶原功能差异的源头。氨基酸组成的不同，尤其是承担分子内、分子间相互作用的亚氨基酸含量的差异，是海洋胶原分子结构和功能差异化的根本原因，也使得海洋胶原具有更为独特的生理功能和物化特性。相较于陆地动物源性胶原，海洋胶原亚氨基酸含量低、分子交联度低，更易溶于中性盐溶液或稀酸溶液，较易制备可溶性胶原溶液或与其他材料复合用于相关研究。此外，某些特殊海洋鱼种来源的胶原或明胶具有特殊的性质，如鳕鱼明胶亚氨基酸含量极低，常温下具有良好的水溶性且室温下不凝固，用于纳米静电纺丝时可避免常规胶原类材料溶解难、固化快的难题。海洋胶原的多样性比陆地胶原更为丰富，在医用材料领域的应用可塑性更强、适用范围更广。

作为主要结构蛋白，胶原在漫长的生物进化中既形成了保守的基础结构以保证物种稳定性，又表现出多样性和差异性以适应不同生存环境。以鱼胶原为例，绝大部分鱼类属于变温动物，其栖息地温度、压力、渗透压、光照等均呈现出更为显著的多样性和特殊性，相应地，鱼胶原的结构和功能也表现为更为丰富的功能性、多样性和特异性。通常地，水产胶原的脯氨酸和羟脯氨酸含量低于陆地胶原，而含硫元素的蛋氨酸（Met）含量则高于陆地动物胶原。几种典型Ⅰ型水产胶原与Ⅰ型陆地胶原的氨基酸差异见表5.1。

表 5.1　不同来源Ⅰ型胶原氨基酸组成（每1000个氨基酸残基中某种氨基酸的数量）

氨基酸	氨基酸含量								
	牛皮	猪皮	草鱼皮	大眼鲷皮	海豚皮	鲨鱼皮	鳐鱼皮	鳕鱼皮	海参体壁
丙氨酸	119	115	135	136	106	120	114	96	111
甘氨酸	330	341	334	286	351	264	348	344	329
缬氨酸	21	22	31	22	17	45	27	25	24
亮氨酸	23	22	22	24	23	39	23	22	19
异亮氨酸	11	10	10	5	12	31	17	11	18
脯氨酸	121	123	121	116	103	63	81	100	95
苯丙氨酸	3	121	17	15	10	30	12	16	7
酪氨酸	3	1	2	4	4	9	2	3	8
丝氨酸	33	33	39	36	48	36	46	64	45
苏氨酸	18	16	24	29	25	27	36	25	34
胱氨酸	0	0	4	0	2	0	1	0	—
蛋氨酸	6	6	10	12	14	13	16	17	9
精氨酸	50	48	57	60	54	100	49	56	53
组氨酸	5	5	5	10	8	12	9	5	3
赖氨酸	26	27	23	31	19	10	28	29	5
天冬氨酸	45	44	42	51	50	57	37	52	60
谷氨酸	75	72	61	78	87	114	75	78	104
羟脯氨酸	94	97	65	77	67	—	72	50	66
羟赖氨酸	7	7	8	10	—	—	7	6	10

鱼明胶由鱼胶原变性而得，其氨基酸组成与后者基本相似。与陆地明胶相比，鱼明胶的亚氨基酸含量明显降低，且因鱼类栖息地、品类、取材部位等不同呈现

出较大差异。表 5.2 对几种常见鱼明胶与代表性陆地明胶的氨基酸组成进行了对比分析。结果显示，亚氨基酸含量呈现出一定规律性，如陆地明胶的亚氨基酸含量高于鱼明胶，湖泊淡水鱼明胶的亚氨基酸含量高于海水鱼。总体而言，鱼明胶中脂肪族羟基氨基酸（如丝氨酸和苏氨酸）含量均高于陆地明胶，亚氨基酸（脯氨酸和羟脯氨酸）含量低于陆地。鱼明胶中，暖水鱼（如大眼金枪鱼和罗非鱼）明胶亚氨基氨基酸含量高于冷水鱼（如鳕鱼和大比目鱼）明胶。亚氨基酸含量的高低直接关系胶原三螺旋结构的稳定性，影响胶原的变性温度，也与明胶的凝固点、凝胶强度和熔点密切相关。陆地明胶的脯氨酸和羟脯氨酸含量约为 30%，暖水鱼明胶为 22%～25%，冷水鱼明胶约为 17%。

表 5.2　鱼明胶与陆地明胶的氨基酸组成（每 1000 个氨基酸残基中某种氨基酸的数量）

氨基酸	氨基酸含量					
	鲤鱼鳞明胶	鲤鱼鳔明胶	鲤鱼皮明胶	鳕鱼皮明胶	狗皮明胶	牛皮明胶
甘氨酸	326	325	317	345	328	320
丙氨酸	119	126	120	107	114	112
缬氨酸	18	18	19	19	18	20
异亮氨酸	11	10	12	11	9.2	11
亮氨酸	22	21	25	23	20	25
脯氨酸	117	116	124	102	129	138
羟脯氨酸	82	81	73	53	70	94
苯丙氨酸	14	14	14	13	14	13
酪氨酸	3.3	2	3.2	3.5	1.8	2.6
丝氨酸 [a]	43	37	43	69	41	36
苏氨酸 [b]	25	29	27	25	25	18
蛋氨酸 [c]	14	13	12	13	12	4.3
胱氨酸	<1	<1	<1	<1	<1	<1
羟赖氨酸	7.1	7.4	4.5	6	7.9	7.4
赖氨酸	25	26	27	25	22	27
组氨酸	5.2	3.8	4.5	7.5	7.4	5
精氨酸	52	53	53	51	45	50
天冬氨酸	48	47	47	52	54	45
谷氨酸	69	71	74	75	81	72

a 以水解丢失约 5% 校正后数值；b 以水解丢失约 3% 校正后数值；c 蛋氨酸和蛋氨酸亚砜总量。

5.1.3　结构与来源的相关性

作为最重要的结构蛋白之一，胶原承担了生物体大部分的结构支撑功能，因此，生物进化的适配性原则使得胶原的结构与功能因物种、环境、年龄等不同呈现出多样性。在不同的组织中胶原的结构和排列方式不同，胶原纤维的方向性和成束直径及密度也不相同，并具有各自的功能和结构特征。例如，在肌腱、皮肤和软骨组织中，胶原纤维需承受一维、二维和三维方向的张力，其胶原纤维排列分别为平行束状、多角纤维片层状及无规则排列等方式，而在角膜组织中胶原纤维则为交叉排布的光滑片层状，使光的散射效应最小化。海洋环境比陆地环境条件更为复杂，因此海洋动物的种类、生活环境、捕捞季节、取材部位等均可影响所得胶原的性质。

1. 不同来源及品类的影响

目前所见的海洋胶原相关研究或产品多以鱼类胶原为主，根据涉及鱼的品类不同，可分为淡水鱼类和海洋鱼类、冷水鱼类和暖水（含热带）鱼类、有鳞鱼类和无鳞鱼类、软骨鱼类和硬骨鱼类、深水鱼类和浅水鱼类等，其分类标准和复杂程度远高于陆地动物。此外，同一鱼种，在不同海域或不同季节、不同年龄捕捞，其胶原的性质也呈现出多样性变化，更增加了选材的复杂性，因此，制备优质的海洋胶原，材料选择是至关重要的第一步。从国际现况来看，由于海洋资源远超淡水资源，因此海洋鱼类胶原的研究相对聚焦，而我国的淡水资源和水产养殖条件得天独厚，淡水鱼类胶原的研究居于世界前列。考虑到海洋胶原的研究多为低水平的散点研究，多样性高、聚焦度低，因此本书中不对其多样性展开描述，仅提示该问题供该领域研究者或企业在原料选择时予以科学考量。除个别特例外，通常淡水鱼类胶原的羟脯氨酸含量和变性温度均略高于海洋鱼类，暖水鱼类胶原的羟脯氨酸含量和变性温度略高于冷水鱼类，硬骨鱼类胶原的羟脯氨酸含量和变性温度略高于软骨鱼类。表 5.3 列示了部分水产胶原的羟脯氨酸、亚氨基酸含量与变性温度的差异性。

表 5.3　不同来源水产胶原的羟脯氨酸、亚氨基酸含量及变性温度差异

来源及品类		羟脯氨酸含量	亚氨基酸含量	变性温度/℃
淡水	草鱼	94	104	28.4（皮）、32（鳞）
	褐头鱼	87.2	210.5	22（皮）
	南亚黑鲮	83	201	35（鳞）

来源及品类		羟脯氨酸含量	亚氨基酸含量	变性温度/℃
淡水	厚唇鲃	84	130	35（鳞）
	江鼠大鳍鳠	74（ASC）	213（ASC）	32.1（ASC）
	银鲤	84	119	34.5（皮）
	鲤鱼	76（皮）	190（皮）	31.7（皮）
	斑点叉尾鮰	73（ASC）、75.9（PSC）	170.9（ASC）、177.2（PSC）	32.5
海洋	红牙鳞鲀	71.1（皮）	161.1（皮）	27～28（皮）
	水母	54（PSC）	133（PSC）	28
	海星	61	158	24.7（体壁）
	鱿鱼	84（ASC）	180（ASC）	29.4（皮）
	头鲈	73	180	29.7（鳞）、19.4（皮）
	鳕鱼	69	191	10
	乌贼	90	188	27
	长鳍金枪鱼	63.9（PSC）	177.2（PSC）	28.6（PSC）

注：ASC. 酸溶胶原；PSC. 酶溶胶原。

2. 不同取材部位的影响

鱼皮、鱼鳞、鱼骨、鱼鳔、鱼肉等均是制备海洋胶原的原料，但由于胶原在上述组织中执行的功能并不完全相同，其结构和性质也略有差异[5]。对于同一条鱼，取材部位不同制备的鱼胶原性质也有差异，因此，海洋鱼类胶原制备原材料的选择除应考虑品类、来源外，还应根据需求合理选择取材部位。表 5.4 列示了部分鱼类不同取材部位所得胶原的差异，供研究者和生产企业参考[1]。

表 5.4 不同取材部位对鱼胶原性质的影响

鱼品类	取材部位	羟脯氨酸含量	亚氨基酸含量	变性温度/℃
大头鲤	鱼鳍	58.8	166	35.5
	鱼鳞	56.2	156	35.2
	鱼皮	73.2	165	35.7
	鱼骨	73.8	174	36.4
	鱼鳔	80.5	175	37.3

续表

鱼品类	取材部位	羟脯氨酸含量	亚氨基酸含量	变性温度/℃
深海红鱼	鱼皮	64	165	16.1
	鱼鳞	65	160	17.7
	鱼骨	61	163	17.5
黄笛鲷	鱼皮	77	193	28.6
	鱼骨	68	163	32.5
红牙鳞鲀	鱼皮	71.1	161.1	27～28
	鱼骨	87.2	190.3	31～32
	鱼肉	88.2	190.4	30～32

3. 不同制备工艺的影响

海洋胶原的制备过程是在尽量保持胶原结构的前提下对其他组分的去除，常用的胶原制备方法为酸溶法和酶溶法，所得胶原分别为酸溶胶原（ASC）和酶溶胶原（PSC）。由于制备过程中涉及酸、碱、盐或生物酶的使用，不可避免会造成部分氨基酸组分的破坏和丢失，而同样原料若采用不同制备工艺，所得胶原的性质也略有差异，如 PSC 的等电点略高于 ASC、多聚体含量低于 ASC 等，因此对于同种鱼原料，所得的 PSC 和 ASC 性质并不完全一致，制备时应结合时间、成本、得率以及用途等具体情况予以考量。此外，生物相容性研究显示，PSC 的免疫原性低于 ASC，因此对于医用海洋胶原材料的制备，作者优先推荐使用酶溶法。表 5.5 举例说明了不同制备工艺对鱼胶原性质的影响，供研究者和生产企业参考[1]。

表 5.5 不同制备工艺对鱼胶原性质的影响

原料	制备工艺	羟脯氨酸含量	亚氨基酸含量	变性温度/℃
鲤鱼	酶溶	109	231	29
	酸溶	89	199	32.9
斑点叉尾鮰	酶溶	75.9	177.2	—
	酸溶	73	170.9	32.5
条纹鲇鱼	酶溶	91	211	35.38
	酸溶	86	206	35.35
比目鱼	酶溶	77.3	186.4	26.7
	酸溶	79.5	189.7	26.6

续表

原料	制备工艺	羟脯氨酸含量	亚氨基酸含量	变性温度/℃
黑鳍鲨	酶溶	94	204	35.9
	酸溶	91	196	36.2
长鳍金枪鱼	酶溶	63.9	177.2	28.6
	酸溶	60.3	174.3	28.8

此外，酶法制备海洋胶原时，蛋白酶对端肽区进行剪切以便于胶原分子的释放，此过程会引起胶原分子交联方式的转变，如 β 链、γ 链转变为 α 链等，因此，PSC 中 β 链、γ 链、二聚体和三聚体的含量均低于 ASC，两种不同工艺制备的海洋鱼胶原中 α_1/α_2 比值以及交联链（包括三聚体、二聚体、β 链、γ 链）/单体链（$\alpha_1 + \alpha_2$）比值见表 5.6。

表 5.6　不同制备工艺中鱼胶原组分含量差异

鱼胶原	来源	α_1/α_2	$\beta/(\alpha_1 + \alpha_2)$	$\gamma/(\alpha_1 + \alpha_2)$
ASC	多须石首鱼	—	1.59	1.32
	羊头鲷	—	1.3	0.62
	深海红鱼	2.47	1.52	1.1
PSC	多须石首鱼	—	0.5	0.23
	羊头鲷	—	0.84	0.51
	深海红鱼	2.15	1.03	0.19

氨基酸组分和肽链种类的差异，使得 ASC 和 PSC 暴露的氨基酸侧链也存在一定差异，表现为二者的等电点、Zeta 电位等也略有差异（表 5.7）[6]。在选择海洋胶原作为医用材料时应关注 ASC 和 PSC 的这一差异，尤其采用海洋胶原与其他材料如壳聚糖、透明质酸等聚电解质材料复合制备组织工程支架材料时，等电点和 Zeta 电位的差异将对制备工艺和复合材料性质产生显著影响。

表 5.7　同种原料所得 ASC 和 PSC 的等电点差异

鱼胶原	原料来源	等电点
ASC	六线鱼皮	6.31
	点纹斑竹鲨鱼皮	6.21
	黑鳍鲨鱼皮	6.78
	点纹斑竹鲨软骨	6.53
	黑鳍鲨软骨	6.96

续表

鱼胶原	原料来源	等电点
PSC	六线鱼皮	6.38
	点纹斑竹鲨鱼皮	6.56
	黑鳍鲨鱼皮	7.02
	点纹斑竹鲨软骨	7.03
	黑鳍鲨软骨	7.26

5.1.4 理化性质

胶原分子中的脯氨酸和羟脯氨酸是形成交联结构的基础，也是保持胶原稳定性和力学性能的基础。海洋胶原中脯氨酸和羟脯氨酸含量降低，是其理化性质区别于陆地胶原的主要因素，如凝胶模量降低、溶胶-凝胶转变温度降低等，且海洋胶原对溶剂离子强度的变化也更为敏感，这些结构和理化性质的变化使得海洋胶原的功能活性表现出更为丰富的多样性[7-10]。与陆地胶原相同，海洋胶原的理化性质主要体现在等电点、溶胶-凝胶转变、热力学、光谱学性质等，本节不详述，仅对其与陆地胶原存在差异且影响其医学领域应用的几个理化性质展开介绍。

1. 等电点（pI）和 Zeta 电位

通过测定 Zeta 电位可准确判定胶原的电荷性质。不同来源海洋胶原的氨基酸组成略有差异，因此其等电点（pI）并不相同。尤其值得注意的是，不同制备工艺（尤其是酶解法中蛋白酶来源的选择）下同种原料所得的海洋胶原的 pI 和 Zeta 电位存在差异，其差异大小与制备工艺对端肽区的破坏程度相关。用长鳍金枪鱼胃蛋白酶水解六线鱼皮制备的 PSC 的端肽区保持相对完整，因此 pI 和 Zeta 电位与 ASC 相差不大。猪胃蛋白酶可部分去除胶原蛋白端肽，用其制备的鲨鱼皮 PSC 的 pI 和 Zeta 电位与 ASC 有显著性差异。

明胶的等电点是在明胶化的过程中形成的，胶原的等电点取决于其本身结构中解离基团的不同电荷自身平衡情况。胶原原料经过酸、碱处理破坏了解离基团的电荷平衡，使得离子与电荷的对比关系发生变化。为使得正负电荷重新趋向平衡，必然会改变介质的 H^+ 或 OH^- 浓度，导致介质的 pH 上升或下降、等电点发生位移。ASC 的等电点为 7~9，PSC 的等电点为 4.7~5.2。

2. 热稳定性

亚氨基酸含量是影响胶原热稳定性的关键因素，通常情况下，亚氨基酸含量越高，胶原的热稳定性便越高。羟脯氨酸含量与胶原热稳定性不呈线性相关，而是双曲线性相关，其中 Gly-Pro-Hyp 序列的总量更是影响胶原热稳定性的关键要素。冷水鱼类胶原的羟脯氨酸含量低于暖水鱼类，其热稳定性也相对较低，换言之，海洋生物的生活环境差异使得其胶原氨基酸组分呈现多样性，从而导致其热稳定性各不相同。此外，许多因素均可影响海洋胶原的热稳定性，如制备工艺、取材部位等。通常而言，ASC 的变性温度比 PSC 低 1~2℃。骨和肌肉位于鱼类的体内，因此二者所含的胶原则通常比暴露于外部的皮肤胶原的变性温度高 3~4℃。对于同一水域的不同鱼类，有无鳞片也会影响其皮肤胶原亚氨基酸的含量。

3. 流变性

明胶是一种物理性凝胶，其溶胶-凝胶转变由分子链间的相互作用改变所致。明胶的熔点越高，体系内分子间相互作用力越强，凝胶的热稳定性越高；而凝胶温度越高，则凝胶网络越容易形成。明胶的分子量、二级结构组成等均能影响明胶的流变性，α 链含量的高低与凝胶强度呈正相关。海洋明胶的流变性与原料来源有密切关系，某些冷水鱼类的明胶在 10℃时仍为溶液状态，不发生凝胶化，而暖水鱼类明胶的凝胶温度相对较高。一般认为，不同的栖息地环境中，海洋鱼类胶原的氨基酸组成略有差异，亚氨基酸和疏水氨基酸含量均可影响海洋明胶的流变性。

与陆地明胶相比，海洋明胶的凝胶和溶胶温度更低，溶液黏度更高。猪、牛明胶的典型凝胶、溶胶温度分别为 20~25℃、28~31℃，而多数海洋明胶则为 8~25℃、11~28℃。由于海洋明胶的分子结构对原料、加工方式等影响更为敏感，其凝胶和溶胶的温度区间分布较为宽泛。2002 年，Gómez-Guillén 等[11]对不同海洋鱼类明胶的流变性能（黏弹性和凝胶强度）和化学性质/结构组成（氨基酸组成、分子量分布、三螺旋结构等）进行对比分析，认为虽然氨基酸组成是凝胶性质的重要决定因素，α 链、β 链、γ 链的分布对明胶的物理性能也有显著影响。例如，比目鱼皮明胶的凝胶性质和热稳定性高于许多其他冷水鱼类明胶，这与其氨基酸组成、α_1/α_2 比值及分子量分布有明确相关性。

4. 凝胶强度

凝胶强度是对明胶在特定温度下的硬度、刚度、强度和可压缩性的量度，一般与明胶的浓度和分子量相关。明胶的凝胶强度用 Bloom 值表示。海洋明胶的凝胶强度较低，通常为 0~270g Bloom，陆地明胶的凝胶强度相对较高，为 200~240g Bloom（牛、猪等），但黄鳍金枪鱼皮明胶的凝胶强度可高达 426g Bloom。以不同鱼类栖息地环境区分，某些暖水鱼类如草鱼、罗非鱼明胶的凝胶强度相对较高（罗非鱼皮明胶强度可达 128~273g Bloom），而许多冷水鱼类明胶的凝胶强度较低（多为 70～110g Bloom），个别鱼类明胶在 10℃时仍为溶液状态（如鳕鱼明胶）。

5. 成膜性

海洋明胶具有优异的成膜性，但其明胶膜的水蒸气透过率（WVP）多低于牛明胶膜，这与海洋明胶的一级结构有关。由于海洋明胶亚氨基酸含量较低，可与水分子形成氢键相互作用的侧链较少，疏水性高于牛明胶，因此其 WVP 值相对较低[12]。通常而言，热带鱼类皮明胶膜的张力和延伸性与陆地明胶相似，阻湿性较差，而寒带鱼类皮明胶的阻湿性则显著低于热带鱼类。

6. 傅里叶变换红外光谱（FTIR）

不同来源、不同取材部位、不同制备工艺所得海洋胶原的分子结构存在差异，其 FTIR 的吸收峰也有不同。FTIR 显示，深海红鱼鱼皮胶原 1633cm^{-1} 处的光谱强度为 43.5%，高于鱼鳞（31.5%）和鱼骨（33.4%），说明其无序结构更多；而在 1660cm^{-1} 处，鱼皮胶原的光谱强度为 22.6%，远低于鱼鳞（55.9%）和鱼骨（39.9%），表明后两者的氢键数量或强度远高于前者；就 1696cm^{-1} 与 1660cm^{-1} 处光谱强度比值而言，深海红鱼鱼皮胶原高于鱼鳞、鱼骨，进一步证实了前者分子间交联程度较高。对比不同制备工艺所得鱼胶原 FTIR 可以发现，其 ASC 和 PSC 的酰胺Ⅰ、酰胺Ⅱ特征峰并无差异，表明两者的分子有序度一致，但 ASC 的酰胺Ⅲ吸收峰明显低于 PSC，可能由 PSC 中生物酶切割端肽区所致。

7. 圆二色谱

所有海洋胶原的圆二色谱均有三螺旋结构的特征峰，即 220nm 附近的正吸收峰和 197～199nm 的负吸收峰，但不同海洋胶原的圆二色谱仍因其结构不同存在少许偏差。海洋明胶和多肽在 210～230nm 范围内没有正吸收峰，均为无规则卷曲构象。与陆地皮胶原不同，海洋皮胶原均具有双相热转变的特性，这意味着海洋胶原存在至少两种不同结构域或不同稳定性的胶原分子，如$(\alpha_1)_2\alpha_2$、$(\alpha_1)_3$ 等。

8. 十二烷基硫酸钠-聚丙烯酰胺凝胶电泳（SDS-PAGE）

Ⅰ型海洋胶原分子由三条 α 链组成，通常为$(\alpha_1)_2\alpha_2$，个别Ⅰ型海洋胶原分子结构为 $\alpha_1\alpha_2\alpha_3$，但由于 α_3 与 α_1 链的电泳行为非常接近，必须借助特殊电泳手段如 SDS-PAGE 才能将两者有效区分。不同来源的海洋胶原分子量之间存在差异，酶解法会特异性降解胶原的端肽，因此同种海洋胶原的 PSC 与 ASC 分子量也不尽相同。蛋白酶剪切端肽区后，会导致部分 β-二聚体解聚为两条 α 链，因此 ASC 的交联结构（β-二聚体和 γ-三聚体）含量高于 PSC。

5.1.5　生物学功能

海洋胶原的结构重复度高、较少形成抗原决定簇，因此免疫原性较低，去除端肽后免疫原性进一步降低，已有研究认为海洋胶原的免疫原性低于陆地源性胶原。海洋胶原具有与陆地胶原相似的生物学功能[13,14]，如良好的生物相容性、低免疫原性、生物可降解性等，还可促进细胞黏附生长，其小分子降解产物的生物活性甚至高于后者，作为目前常用胶原的替代物用于生物医用领域具有良好的结构和功能基础。目前可检索的胶原生物功能研究，尤其是临床应用研究大部分为陆地源性胶原的数据，海洋胶原在医用领域的应用和系统研究尚处于起步阶段，但已有少量研究证据显示，二者的基本生物学功能大致相似，在开发海洋胶原用于临床研究时可完全参考业已成熟的陆地源性胶原产品，并且随着研究应用证据的积累和深入，基于海洋胶原的独特性能开发可用于新的临床适应证的新产品、新材料。

1. 止血功能

海洋胶原具有典型的三螺旋结构和足够发达的四级结构，是其凝聚和黏附性能的结构基础，海洋胶原可以与血小板通过黏合、聚集作用形成血栓，从而启动内源性凝血途径起到止血作用[15]。同时，胶原对创面有很好的黏附性，一般情况下只需较短时间的压迫就可达到满意的止血效果，使用方便。胶原海绵或粉末等产品在临床上具有很好的止血作用，可快速凝固创口渗血，多用于内脏手术时毛细血管渗血。胶原还可促进细胞增殖，加快伤口愈合，通过刺激组织的再生与修复来防止再次出血的发生，对于创伤局部止血以后的愈合与恢复十分有利[16]。

2. 组织修复与再生功能

胶原的组织修复与再生功能主要体现在以下几个方面[17-19]：①刺激血管生成；②促进肉芽组织生长，刺激巨噬细胞生成大量淋巴细胞因子，促进组织修复和胶原沉积；③减轻慢性炎症的发生；④刺激成熟胶原纤维束的生成，并可调节成纤维细胞的行为，影响早期的浅表色素沉着；⑤促进细胞外基质相关物质的生成，改善细胞微环境。

胶原是人体组织的主要支架蛋白，并且参与组织器官的营养代谢。胶原与网状纤维、蛋白多糖、纤维粘连蛋白等大分子物质一起构成了细胞外基质的主要成分，为细胞的移行、增殖、代谢等提供了结构支持。在组织修复阶段，胶原可诱导各种生长因子如上皮生长因子、血小板来源的生长因子、转化生长因子以及胰岛素样生长因子等在创伤部位聚集，并动员巨噬细胞进入创伤组织，促进组织再生和功能恢复。此外，胶原还有调节上皮细胞分化、诱导内皮细胞移行以及促进血管生成等作用。作为结缔组织的主要成分，胶原具有良好的组织相容性，作为植入材料应用于人体时炎性反应、免疫反应等较弱，随着新生组织的形成可被完全降解吸收，并可进行原位填充、诱导组织的再生修复。胶原类组织修复材料在临床上已有广泛应用，如组织填充材料（包括注射美容材料）、组织替代材料（如组织工程皮肤、组织工程角膜等）等，不仅可提供实质性组织填充或组织工程支架，还可促进机体部位内源性胶原的沉积和组织再生，其疗效已得到普遍认可。在骨组织工程中，胶原由于具有天然的沉积矿化位点，可与非胶原类蛋白质（尤其是各类生长因子）结合引导矿化进程，已作为主要组分用于新型人工骨的设计制备中，可显著提高骨诱导、骨生成活性。

3. 抑菌功能

降解产物的性能是生物材料功能安全性和有效性评价的热点问题。作为胶原的降解产物，陆地胶原多肽的抑菌活性研究报道较少，而海洋胶原多肽便具有优异的抑菌活性。2010 年，Gómez-Guillén 等[20]采用 18 种菌株（包括革兰氏阳性菌、革兰氏阴性菌）对金枪鱼和鱿鱼皮明胶多肽的抑菌活性进行了系统研究，所用多肽的分子量范围为 1000～10000、小于 1000，研究结果显示，两种多肽对嗜酸乳杆菌、动物双歧乳杆菌、腐败希瓦氏菌、明亮发光杆菌等均有显著的抑制活性，分子量越小，抑菌活性越高，由此推断，海洋胶原多肽的抑菌活性与氨基酸侧链暴露程度和活性序列有关。也有研究发现，海洋胶原多肽中碱性氨基酸富集度越高，对革兰氏阳性菌、阴性菌的抑制活性越高。

海洋胶原多肽的抑菌活性与氨基酸组成、氨基酸序列、分子量等因素有密切联系，上述因素均可影响多肽对于细菌胞膜的识别与黏附活性，但目前尚无确切数据揭示规律性问题。一般认为，海洋胶原多肽由于亚氨基酸含量低、疏水性强，可顺利透过细菌胞膜进入细胞质，其侧链中的正电荷可促进多肽对革兰氏阴性菌胞膜上脂多糖的结合黏附。另外，不同细菌胞膜性质和组成的不同，也会影响海洋胶原多肽的抑菌特异性。2005 年，Patrzykat 等[21]研究发现，海洋胶原多肽与细菌胞膜上的脂多糖结合后，细胞外膜部分破坏，多肽分子上的碱性侧链可与细胞质膜结合发挥进一步的抑菌作用，因此多肽性质和细菌胞膜性质均可影响多肽的抑菌活性。

4. 抗氧化活性

海洋胶原多肽是优良的脂类过氧化抑制剂、自由基清除剂和金属离子螯合剂，可保护细胞拮抗自由基胁迫，提高细胞存活率，减少氧化损伤导致的细胞死亡[22]。海洋胶原及明胶的活性多肽均可有效抑制叔丁基过氧化氢（t-BHP）对大鼠肝脏细胞的氧化损伤，其活性呈剂量依存性。某些鱼类胶原多肽还可抑制过氧化生物酶类引起的细胞损伤，例如，鳕鱼胶原多肽可显著抑制肝癌细胞中谷胱甘肽过氧化物酶、过氧化氢酶、超氧化物歧化酶的活性。

海洋胶原多肽的抗氧化活性与其氨基酸组成、结构和疏水性有关。在多肽的氨基酸组分中，羟脯氨酸、羟赖氨酸和蛋氨酸均有较高的抗氧化活性，半胱氨酸、组氨酸和苯丙氨酸次之，其他氨基酸基本无抗氧化活性。某些特殊肽段序列即使不含上述活性氨基酸或其含量极低，也有较强的抗氧化活性，肽段序列与抗氧化活性之间的相关性规律尚需要进行大量深入的研究证实，但某些活性肽段序列正被逐渐发现。海洋胶原多肽的疏水性高于陆地动物，脂溶性更好，便于与脂类结合抑制其氧化损伤。海洋胶原多肽中，皮肤源性的多肽甘氨酸和脯氨酸含量更高，因此其抗氧化活性高于肌肉源性胶原多肽。

酶法制备海洋胶原多肽时，不同蛋白酶切位点不同，制备的海洋胶原多肽分子量、肽链序列等均不相同，抗氧化活性也各有差异。已有研究证实，以碱性内切蛋白酶制备的海洋胶原多肽，其抗氧化活性高于通过胶原酶、胃蛋白酶、酪氨酸酶、中性酶、木瓜蛋白酶、胰蛋白酶等水解酶法制备的多肽。

5. 降血压肽活性/ACE 抑制剂

血管紧张素转化酶（angiotensin converting enzyme，ACE）是血压调节的关键酶，也是高血压常规治疗药物的主要作用靶点。化学合成的 ACE 抑制肽虽然可有效抑制高血压，但会引起咳嗽、味觉紊乱、皮疹、血管神经性水肿等副反应，因此筛选生物源性 ACE 抑制剂已成为研究热点。海洋胶原多肽是 ACE 抑制剂的潜在来源之一。

目前，ACE 抑制肽的构效关系规律尚未完全确立，但前期研究已初步形成如下共识：①较低分子量，以便于识别 ACE 活性位点并有效结合。②合理的 C 末端三肽序列，是多肽与 ACE 有效结合的关键影响因素。C 末端所含疏水氨基酸或精氨酸、赖氨酸均可提高 ACE 抑制活性。③富含疏水氨基酸和脯氨酸。

5.1.6 与陆地胶原的差异性

海洋胶原与陆地胶原的相似性在前面已有分析，许多研究已经证实，除热力学性质外，海洋胶原的绝大部分性质与陆地胶原高度相似，在此不做赘述，仅就其差异性进行简述。就分子结构而言，绝大多数真骨鱼类真皮胶原含有哺乳动物所没有的第 3 条 α 链，Senaratne 等[23]研究发现从暗鳍腹刺鲀皮中提取的 I 型胶原由 $\alpha_1(I)\alpha_2(I)\alpha_3(I)$ 组成，与哺乳动物 I 型胶原的组成 $[\alpha_1(I)]_2\alpha_2(I)$ 不同。与陆地胶原相比，海洋胶原的胶原纤维束更粗，更容易发生酶、热等反应，胶原的变性温度（T_d）与海洋动物的生存环境及亚氨基酸（脯氨酸和羟脯氨酸）的含量，尤其是羟脯氨酸的含量呈正相关。冷水鱼的羟脯氨酸含量更低，因此一般冷水鱼胶原的 T_d 值明显低于暖水鱼，而绝大部分鱼胶原的 T_d 值都低于陆生动物。简言之，海洋胶原与陆地胶原的差异主要体现在如下几个方面。

1. 氨基酸组成

海洋胶原与陆地胶原的氨基酸差异在前面已有阐述，简言之，由于进化保守，二者的主要氨基酸组成基本一致，这是海洋胶原有望替代陆地胶原的结构基础；但由于物种和来源的差异，二者在某些氨基酸含量方面又存在差异，这是二者性质差异性的结构基础。对海洋胶原和陆地胶原的氨基酸组成差异进行合理分析和认识，有助于对二者的性能差异和应用领域进行科学判断。如前所述，海洋胶原的亚氨基酸含量偏低，但由于其多样性远高于陆地胶原，对二者的平行对比研究面临干扰因素。表 5.8 为以冷水鱼皮明胶和牛皮明胶产品为代表，对二者的氨基酸组成进行大致比较，更为直观地对比两种不同来源的胶原类产品亚氨基酸含量的差异[24]。

表 5.8 冷水鱼皮明胶和牛皮明胶氨基酸组成差异的大致比较

氨基酸	氨基酸含量（每 1000 个氨基酸残基中）	
	冷水鱼皮明胶	牛皮明胶
丙氨酸	112	114
精氨酸	49	51
天冬氨酸	48	45
半胱氨酸	—	—
谷氨酸	72	71
甘氨酸	347	313
组氨酸	11	5
羟赖氨酸	5	11
羟脯氨酸	60	86
异亮氨酸	11	11
亮氨酸	21	25
赖氨酸	28	34
蛋氨酸	13	6
苯丙氨酸	13	13
脯氨酸	96	135

续表

氨基酸	氨基酸含量（每 1000 个氨基酸残基中）	
	冷水鱼皮明胶	牛皮明胶
丝氨酸	63	37
苏氨酸	24	18
色氨酸	—	—
酪氨酸	9	3
缬氨酸	18	22

2. 热稳定性

　　由于一级结构中亚氨基酸含量较低，海洋胶原的分子内交联度较低，水溶性更好，易于分离提取，但其热稳定性也相对较低。海洋胶原的热稳定性是影响其变性温度的关键因素，主要由其生活环境温度、含水量和交联度共同影响，而含水量（结合水和自由水的总量）更是影响海洋胶原物理性质的主要因素之一。研究证实，海洋胶原的变性温度通常低于常用的牛胶原，但不同来源、不同品类、不同部位和不同制备工艺所得的海洋胶原的变性温度与牛胶原的差异并不相同，目前尚无普遍认可的系统性对比研究数据。2017 年，Gauza-Wlodarczyk 等[10]采用差示扫描量热法（differential scanning calorimetry，DSC）对鱼胶原和牛胶原的热力学性质进行了对比研究，证实羟脯氨酸含量与热力学性质密切相关，甚至直接决定了胶原的热稳定性。鱼胶原和牛胶原的最大吸热峰分别出现在（420±10）K 和（493±5）K，分别对应了二者的变性温度（表 5.9）。低温时，二者变性过程都极为缓慢，但温度升高到 350K（鱼胶原）和 500K（牛胶原）后，二者的变性差异显著性开始凸显，但在低于 420K 的温度范围内二者热力学性质差异并不显著，这提示在应用温度不超过 420K 的条件下，鱼胶原具有替代牛胶原的可行性和科学性。

表 5.9　鱼胶原和牛胶原的放热峰和吸热峰差异

升温速率 /(K/min)	鱼胶原吸热和放热峰对应温度/K		牛胶原吸热和放热峰对应温度/K	
	吸热峰	放热峰	吸热峰	放热峰
10	353±3		386±2	
	388±3	452±4	438±4	458±3
	420±10			

续表

升温速率 /(K/min)	鱼胶原吸热和放热峰对应温度/K		牛胶原吸热和放热峰对应温度/K	
	吸热峰	放热峰	吸热峰	放热峰
2	316±4	434±4	360±5	384±2
	338±6		384±2	506±4
	407±3		493±5	
	414±4			

玻璃化转变温度和热收缩温度是海洋胶原区别于陆地胶原的关键物化性质之一，可直观反映其用于人体临床的便利性和可操作性。一般认为，玻璃化转变温度（T_g）和热收缩温度（T_s）与胶原主链的氢键和刚性有密切关系。鱼胶原中亚氨基酸含量显著低于陆地胶原，因此其 T_g、T_s 相对较低。T_s 与胶原的四级结构或晶体结构相关，但亚氨基酸含量（而非单独羟脯氨酸含量）则是影响 T_s 的关键参数，亚氨基酸中的吡咯环结构（而非羟基氨基酸间的羟基相互作用）是维持胶原二级结构稳定性和刚性的最主要因素，这一维稳功能更多体现于分子内部作用而非分子间相互作用。以鳕鱼皮胶原为例，其分子中的亚氨基酸含量在脊椎动物中最低，二级结构稳定性最差，在弱酸溶液中温度高于 10℃ 时便表现为热力学结构不稳定。通常认为，以 1000 个氨基酸残基计，亚氨基酸数量每减少 3 个，热收缩温度便相应地降低 1℃。几种代表性脊椎动物的胶原氨基酸组成与热收缩温度的相关性见表 5.10。

表 5.10　脊椎动物胶原的氨基酸组成和热收缩温度

	氨基酸含量（以每 1000 个氨基酸残基中氨基酸含量计）							
	肺鱼皮	鲨鱼皮	鲟鱼鱼鳔	大比目鱼皮	鳕鱼骨	鳄鱼皮	蟒蛇皮	蟾蜍皮
亚氨基酸								
脯氨酸	129	113	102	108	100	128	119	110
羟脯氨酸	78	79	82	63	59	93	102	78
总量	207	192	184	171	159	221	221	188
羟基氨基酸								
羟脯氨酸	78	79	82	63	59	93	102	78
丝氨酸	42	45	50	51	70	42	44	66
苏氨酸	24	26	29	27	21	22	18	26
总量	144	150	161	141	150	157	164	170
热收缩温度/℃	63	53	50	40	40	59	57	54

3. 凝胶强度

商业明胶的凝胶强度通常在 100~300g Bloom 之间，猪或牛源性的明胶的凝胶强度为 200~240g Bloom，而海洋明胶的凝胶强度分布广泛，通常在 0~270g Bloom 范围，但某些特殊海洋明胶的凝胶强度可接近甚至高于传统明胶。海洋明胶的凝胶强度与 α 链含量呈正相关，即 α 链含量越高、凝胶强度越高。

4. 凝胶温度和溶胶温度

与传统明胶相比，海洋明胶的凝胶温度和溶胶温度较低，而同等浓度下的溶液黏度则高于牛皮凝胶。海洋明胶的凝胶温度和溶胶温度受原料来源、物种品类、取材部位和制备工艺等影响很大。一般地，冷水鱼类明胶中亚氨基酸含量更低，其凝胶温度和溶胶温度也低于暖水鱼类，部分热带鱼类明胶的溶胶温度甚至接近陆地明胶。

5. 乳化性和起泡性

明胶溶液通常没有乳化性，碱法制备的陆生动物皮明胶在高于 0.6%浓度时才表现出一定乳化能力。海洋明胶则具有良好的乳化性，且在乳化过程中稳定性良好，即使温度、盐浓度和 pH 有微调时仍可一定程度上保持乳化稳定。

海洋明胶的起泡性与浓度呈正相关。鱼皮明胶的起始起泡力高于鱼鳞明胶和鱼骨明胶，但泡沫稳定性低于后两种鱼明胶。此外，海洋明胶的疏水部分吸附在气液界面后，还可以通过增加溶液黏度来降低气液相的表面张力，促进泡沫的形成和稳定。

6. 其他功能性差异

结构决定功能，除热力学性质之外，氨基酸组分的差异还对海洋胶原的其他性质如抗氧化、抗高血压等活性产生影响。由于此方面的对比研究不多，聚焦于医药领域应用的系列对比研究尤其匮乏，作者仅提供少量资料供参考，而若想以海洋胶原替代陆地胶原应用于人体临床，则对两者的结构和功能进行系统对比研究是不可回避的关键制约因素。

以抗氧化活性为例，海洋胶原和陆地胶原均可通过抑制脂类过氧化、清除自由基、促进细胞增殖等提高抗氧化活性，但单体氨基酸的抗氧化活性为羟脯氨酸＞酪氨酸＞蛋氨酸＞半胱氨酸＞组氨酸＞苯丙氨酸，单以氨基酸组成考量，似乎陆地胶原的抗氧化活性更强，但实际研究证实，两者的抗氧化活性相差不多，甚至部分海洋胶原表现出更为优越的抗氧化活性。已有许多研究结果显示，肽链结构对抗氧化活性的影响较单纯的氨基酸组成更为显著，许多肽链即使不含上述高抗氧化活性氨基酸组分或含量极低，仍表现出极强的抗氧化性能，但对于海洋胶原和陆地胶原而言，对应这种功能的肽链结构并不一致（表 5.11）。此外，抗氧化活性与胶原的分子量大小呈负相关，分子量越高，抗氧化能力越弱，降解后胶原的抗氧化活性可提高 20%以上。

表 5.11　不同来源的抗氧化肽肽链结构差异

来源	抗氧化肽肽链结构	抗氧化机理
猪皮胶原	Gln-Gly-Ala-Arg	清除自由基
牛皮明胶	Gly-Pro-Hyp-Gly-Pro-Hyp-Gly-Pro-Hyp-Gly	抑制脂类过氧化；促进细胞增殖
阿拉斯加绿鳕鱼皮明胶	Gly-Glu-Hyp-Gly-Pro-Hyp-Gly-Pro-Hyp-Gly-Pro-Hyp-Gly-Pro-Hyp-Gly， Gly-Pro-Hyp-Gly-Pro-Hyp-Gly-Pro-Hyp-Gly-Pro-Hyp-Gly	抑制脂类过氧化；促进细胞增殖
秘鲁鱿鱼皮明胶	Phe-Asp-Ser-Gly-Pro-Ala-Gly-Val-Leu， Asn-Gly-Pro-Leu-Gln-Ala-Gln-Pro-Gly-Glu-Arg	抑制脂类过氧化；促进细胞增殖
秘鲁鱿鱼外套膜明胶	Gly-Pro-Leu-Gly-Leu-Leu-Gly-Phe-Leu-Gly-Pro-Leu-Gly-Leu-Ser	抑制脂类过氧化；铁还原力
叫姑鱼皮明胶	His-Gly-Pro-Leu-Gly-Pro-Leu	清除自由基；抑制脂类过氧化；提高肝细胞中抗氧化酶水平

胶原尤其是小分子量的胶原多肽可与血管活性酶类如血管紧张素转化酶（ACE）相结合从而抑制其活性，降低血压，虽然其 ACE 抑制活性与结构的关系尚未明确证实，但部分研究已发现 C 末端的三肽序列是关键因素，C 末端含疏水氨基酸的三肽序列时，ACE 抑制活性更强，Arg 或 Lys 的存在更可显著增强降血压活性。海洋胶原和陆地胶原的 ACE 抑制肽的肽链序列存在一定差异性，其活性也因物种或部位等存在显著差异（表 5.12）[25]。

表 5.12　不同来源的 ACE 抑制肽肽链结构的差异

来源	ACE 抑制肽肽链结构	活性
阿拉斯加绿鳕鱼皮明胶	Gly-Pro-Leu	IC_{50} 为 2.6μmol/L
	Gly-Pro-Met	IC_{50} 为 17.13μmol/L
秘鲁鱿鱼皮明胶	Gly-Pro-Leu-Gly-Leu-Gly-Phe-Leu-Gly-Pro-Leu-Gly-Leu-Ser	IC_{50} 为 90.03μmol/L
牛皮明胶	Gly-Pro-Val	IC_{50} 为 4.67μmol/L
	Gly-Pro-Leu	IC_{50} 为 2.55μmol/L

续表

来源	ACE 抑制肽肽链结构	活性
鸡腿胶原	Gly-Ala-Hyp-Gly-Leu-Hyp-Gly-Pro	IC_{50} 为 29μmol/L
鸡骨胶原	Tyr-Tyr-Arg-Ala	IC_{50} 为 33.9μmol/L
猪皮明胶	Gly-Phe-Hyp-Pro	IC_{50} 为 91μmol/L
	Gly-Pro	IC_{50} 为 360μmol/L

简言之，随着对于陆地动物人畜共患病病毒传播的安全风险的认识逐渐加深，猪、牛等来源的食品、化妆品、保健品、药品和医疗器械的安全性问题已引起了国际社会的普遍关注。寻求安全性更高、资源更丰富的新型胶原来源是解决上述问题的途径之一。海洋胶原成本低廉、来源丰富、免疫原性低、生物风险低，是极有潜力的陆地胶原的替代品[26-28]。本节中对海洋胶原的结构、功能和应用现况进行了系统分析，认为胶原的高度进化保守性是海洋胶原替代陆地胶原的最根本基础。虽然海洋动物种类、栖息环境等的多样性导致海洋胶原结构和功能呈现更多变化，但其胶原的氨基酸组成、主要结构、基本功能等都与陆地胶原极为相似[29-31]，此外，海洋胶原的溶解性、生物活性、免疫原性和选择多样性更具优势，有望开发出性能更优、适应证更新的医疗产品用于人体临床。

需强调的是，虽然海洋胶原在食品、化妆品、保健品、药包材等领域已有广泛应用，但作为生物医用材料用于临床的产品极少，应用基础研究也缺乏系统性，难以为临床应用的拓展提供有力支撑和科学引导；与陆地动物源性胶原的对比研究尚不够深入和系统，难以为其科学替代后者用于人体临床提供充分的风险控制证据。开发海洋胶原基海洋生物医用材料具有重要的科学意义、社会意义和临床价值，但任重道远，仍需科研、企业、监管、医疗等各行业的共同参与和积极推动。

5.2　海洋胶原及其衍生物的制备与纯化

原料控制是生物医用材料风险管理的重要环节。海洋胶原来源丰富、资源储备量大，但其来源的多样性及制备工艺的不同也会直接影响质量的稳定性和功能的多样性。与壳聚糖类、海藻酸盐类海洋源性生物材料行业的初步成熟现况不同，海洋胶原材料行业虽然在食品、美容、保健等领域渐成规模，但在医药领域尚处于起步阶段，限制该类海洋源性材料在医用领域实质性突破的关键因素之一便是合格原料的宏量制备问题。目前可规模化获得的海洋胶原类原料仅为工业级、食品级的海洋明胶、胶原多肽，而保持天然结构和功能的海洋胶原因其制备工艺复杂、技术壁垒高等，迄今尚未形成规模化制备技术或平台。本节结合国内外开发的现况，基于笔者团队十余年的实践经验，对海洋胶原的原料选择、制备技术、关键工艺控制及设施设备等关键要素进行系统总结。

5.2.1 制备工艺概述

海洋胶原制备工艺主要包括原料预处理、提取、纯化步骤。具体如下：①原料预处理。主要通过清洗、切割以及化学预处理等方式去除黏液、灰分、色素、脂肪、杂蛋白等杂质，便于胶原提取。预处理中，氢氧化钠溶液或盐溶液常用于黏液、脂肪等的去除。对于无机组分含量较高的骨、软骨、鱼鳞等组织，还需采用酸溶液或乙二胺四乙酸脱钙从而获得更高的胶原提取率。②胶原提取。原料预处理后，胶原的溶解性增加，通过热水提取、酸法、碱法或酶法等可有效提取。不同提取工艺各有优缺点，实际提取过程中更多情况下是多种分离提取法合理共用、互为补充。③胶原纯化。提取的胶原经盐析、离心、透析等操作去除杂质、离子等，再经冷冻干燥、真空干燥等处理可获得高纯度胶原原料。不同来源、不同种类的海洋胶原制备工艺有所差异，海洋胶原的变性温度较低，为降低提取过程中的变性降解，需全程控制低温制备。

相较于陆地动物，鱼类等海洋动物的组织结构致密度较低，胶原较易分离提取，酶法制备和酸法制备是最常用的工艺。常规的胶原制备方法包括热水提取、酸法提取、碱法提取和酶法提取，其中热水提取法常用于海洋明胶或胶原多肽的制备，酸法提取多用于海洋胶原或胶原多肽的制备，酶法提取成本较高，常用于附加值较高的海洋胶原或高品质胶原多肽的制备[32]。碱法提取在海洋胶原制备中较少应用。海洋胶原比陆地胶原具有明显的优势，人畜共患病病毒传播风险更低，原料来源也更为广泛和低廉，水产加工废弃物中的鱼皮、骨头、鳍、头、内脏和鳞片均可作为鱼胶原的原料来源[33, 34]，不仅可解决胶原安全来源的问题而且可缓解水产废弃物造成的环境污染问题，因此，海洋胶原越来越受到科研界和企业界的重视。以鱼鳞和鱼皮为原料提取海洋胶原的思路由日本最先提出，日本对海洋胶原相关产品的研发和转化活跃度也处于世界领先水平，多种海洋胶原制品在日本获得广泛认可和应用，市场培育基本成熟。目前，鱼鳞和鱼皮来源的Ⅰ型海洋胶原已广泛应用于功能保健品和其他食品中，软骨来源的Ⅱ型海洋胶原也开始应用于关节功能修复相关的功能保健品中。海洋胶原的提取率与材料来源、制备工艺有关，与供体年龄也有关，老年动物的胶原组织因具有更多数量的交联体，比来自幼龄动物的胶原组织更难溶解、提取。

1. 热水提取

胶原不溶于冷水，但在热水中溶解度明显提高。热水提取法即在一定条件下用热水抽提以得到水溶性胶原的方法。热水提取法工艺中，高温条件会破坏胶原的天然三螺旋结构，用该方法提取的鱼胶原多为胶原变性产物即明胶，因此通常不推荐用该方法制备非变性海洋胶原，热水提取法常见于海洋明胶和胶原多肽类样品的制备。

40℃或更高温度的热处理可造成胶原分子中氢键和某些共价键的部分断裂，破坏三螺旋结构，造成螺旋-移平卷转变化，胶原分子部分变性转变为明胶。罗非鱼皮资源丰富、易获取，是鱼明胶制备的主要原料之一。2009 年，杨贤庆等[35]用热水提取法制备罗非鱼皮明胶，认为最佳提取工艺为：4℃条件下，鱼皮以 0.213mol/L 盐酸浸泡 21min，再于 42℃水浴条件下提取 12.6h，所得明胶经 SDS-PAGE 显示含有 α_1、α_2 和 β 链，是典型的 I 型胶原，同时具有较高的凝胶强度。

2. 酸法提取

酸法提取是利用一定浓度的酸溶液提取胶原，其作用机理主要是通过低离子浓度酸性条件破坏分子间的离子键和席夫碱结构，从而引起胶原纤维膨胀、溶解、释放到提取介质中。胶原是酸溶性蛋白质，在中性或碱性条件下不易溶出，而在酸性条件下却较易溶出[36]。采用酸法提取的胶原通常称为酸溶胶原（ASC），作为提取介质使用的酸主要包括盐酸、乙酸、柠檬酸和甲酸等[37]。实际生产中，多采用 pH 为 2.5 的 0.05～0.5mol/L 的乙酸溶液或 0.15mol/L 的柠檬酸缓冲液作为酸性提取介质，与柠檬酸溶液提取的胶原相比，以乙酸溶液为提取介质制备的胶原多聚体成分含量较高。

酸法提取海洋胶原工艺简单、适用于规模化制备，是目前最常用的方法之一。以鱼皮胶原的酸法提取为例，结合笔者团队多年实践经验建议其制备过程中的关键控制点如下：①经预处理去除冗余组织并冲洗干净后的鱼皮原料浸入 0.5mol/L 的乙酸溶液中，料液比 1∶20（W/V），搅拌（转速 60r/min）6h；②40 目纱网过滤，分离残渣，保留滤液备用；③残渣多次重复上述酸溶步骤继续提取胶原；④将多次提取、过滤所得滤液合并，再经透析处理，冻干后即可获得酸溶性鱼胶原，这一步是制备鱼胶原的关键，直接影响胶原的产出率。料液比及提取次数是影响产出率的主要因素。鱼鳞中无机物组分含量较多，胶原与其他组分交联紧密，浸提介质渗入较难，相较于鱼皮原料而言，鱼鳞源性酸溶胶原的制备工艺耗时更长。实际生产中，应加强对所用原料本质的认识，针对不同原料采用对应的预处理工艺和提取工艺，方能有效提高胶原的纯度和产出率。例如，若采用海盘车等原料制备胶原，则需向预处理完成的海盘车中加入 0.5mol/L 乙酸缓冲液，再置于冰水浴中搅拌处理 20h，低温下经 6000r/min 离心 40min 后，去除残渣收集上清液，便得到酸溶胶原。

3. 碱法提取

碱法提取耗时较长、产出率不高，在海洋胶原的制备中该工艺较为少用，常见于海洋明胶的制备。碱法提取即利用碱性介质在特定条件下提取胶原。然而碱性条件下易造成胶原的肽键水解，通常不用于非变性胶原的制备。采用碱法提取时，若胶原分子过度水解，还会产生 D, L-氨基酸消旋混合物，若消旋混合物中的 D 型氨基酸含量多于 L 型氨基酸，则会抑制 L 型氨基酸的吸收。某些 D 型氨基酸有毒性作用，甚至有致癌、致畸和致突变风险。鉴于上述原因，碱法提取在以获得非变性胶原为目的制备工艺中应用较少，多见于明胶的制备工艺。

常用碱法处理剂包括石灰、氢氧化钠、石膏等，通常是将鱼皮样品匀浆后，再以碱液浸泡多次溶胀，最后离心分离制备胶原。迄今为止，碱法提取制备海洋胶原的报道极少，且所得海洋胶原基本不用于医疗、食品等领域。例如，1986 年，Sato 等[38]用 0.1mol/L 的 NaOH 溶液处理从鳟鱼、鲭鱼、鲤鱼及鳗鱼肉中分离制得碱溶胶原，该团队同时还采用酸法、热水提取法提取到酸溶胶原以及热水溶性胶原。2015 年，罗臻团队[39]报道了用 0.1mol/L 的 NaOH 溶液提取海参胶原的方法。

4. 酶法提取

酶法提取即利用各种生物酶在特定条件下通过酶切分离提高胶原溶解性，从而提取胶原的工艺。所使用的酶通常包括中性蛋白酶、木瓜蛋白酶、胰蛋白酶和胃蛋白酶等。酶法提取的胶原具有纯度高、溶解性好、理化性质稳定等优点，产出率和工艺周期也优于其他方法，是规模化制备非变性胶原的常用工艺。

酶法提取胶原是与其他制备方法合并使用的首选方法，在用其他工艺提取胶原时，若辅以蛋白水解酶来促进胶原纤维的溶解，便可在温和条件下将胶原暴露在蛋白水解酶中，更便于胶原的分离提取。酶法提取胶原工艺中，胃蛋白酶是最常用的蛋白水解酶，可特异性切断胶原非螺旋区的端肽而对天然螺旋区则没有酶切，由此制备的海洋胶原仍可保持完整的三螺旋结构，不损伤其生物学结构和功能。胃蛋白酶处理可在造成有限的蛋白水解前提下快速高效地制备大量鱼胶原，所得的胶原样品由于特异性切了 C 末端肽，可显著降低由端肽造成的胶原抗原性风险，生物安全性显著提高，相较于其他几种类型海洋胶原，胃蛋白酶处理制备的海洋胶原更适于应用于生物医用材料领域。此外，针对不同的原料情况，实际规模化制备海洋胶原的工艺中通常会采用几种提取方法组合以提高胶原提取效率、改善提取质量[40]，如酸法-酶法组合、碱法-酶法组合等。

5. 中性盐法提取

中性盐法提取是利用各种不同的盐在特定条件下提取盐溶性胶原。所使用的盐主要有氯化钠、氯化钾、乙酸钠、三羟甲基氨基甲烷盐酸盐等。可采用不同浓度的氯化钠或硫酸铵对提取的胶原溶液进行盐析处理，以沉淀出不同类型的胶原。中性盐法提取海洋胶原耗时较长、产出率不高且工艺条件不易稳定，因此在海洋胶原规模化制备中并不常用。

中性盐法提取海洋胶原需控制提取条件为中等离子强度，若盐浓度太低，则胶原难以溶解析出，常用盐浓度为 0.15～1mol/L。中性盐法提取制备的海洋胶原可较好地保持胶原分子的天然三螺旋结构和初始氨基酸组成，但该法制备的海洋胶原在体内的代谢速度比海洋胶原 ASC 快，若将其作为医用材料用于人体临床则需对其生物降解速率进行重点关注。

胶原的溶解和分级受中性盐效应影响而比较复杂，某些盐可提高胶原的稳定性，某些盐则降低胶原的构象稳定性而对提取非变性胶原不利。氯化钠和乙酸钠是最为常用的海洋胶原中性盐提取剂。1990 年，Montero 等[41]用不同浓度的氯化钠溶液从鳕鱼和蛙鱼的肌肉以及鱼皮中提取盐溶性胶原。1998 年，张宗恩等[42]报道了在酸性条件下用乙酸钠在 5℃下搅拌浸提、离心得到粗制盐溶性胶原液。2002 年，秦玉青等[43]研究报道了在 0℃下，用 2%的氯化钠溶液提取盐溶性胶原。

单一提取法都存在自身的不足，其中热水提取法由于提取温度较高，得到的胶原大多变性为明胶；碱法迅速且彻底，但含羟基和巯基的氨基酸全部被破坏且产生消旋作用（结构变异）；酸法提取能最大限度地保持其三螺旋结构，但产品得率较低，且提取时间较长；酶法提取的溶出率高且能降低胶原的抗原性，但水解不够彻底，由于蛋白酶切除了胶原的非螺旋端肽，可能会引起胶原结构部分发生变化。目前的研究热点为结合法提取鱼胶原，如将酸、碱、热水和酶法提取有机结合，或者辅以超声、高压等方式提高产出率[44]，近年来结合法制备鱼胶原的相关研究已逐年增加，但在规模化生产中仍以上述传统方法为主。

5.2.2　纯化工艺概述

1. 沉淀法

沉淀法又包括等电点法、盐析法、有机溶剂沉淀、高价金属离子沉淀等多种方法。在中性或接近中性的溶液中，天然的胶原分子在较高或较低的盐浓度下可被定量沉淀分离。在稀酸溶液中，胶原分子在 0.7～2.0mol/L NaCl 溶液浓度条件下可以有效沉淀析出。鉴于盐析沉淀简便易行、成本低廉，从中性盐或稀酸溶剂中反复沉淀是回收和纯化提取胶原分子的首选方法，该方法的突出优点是不会引起大分子胶原的变性。

NaCl 是胶原盐析纯化的最常用盐，其用于沉淀纯化海洋胶原时的添加方式包括：①直接加入固体 NaCl 粉末；②加入预先配制的高浓度 NaCl 溶液；③以浓 NaCl 溶液作为透析外液，透析外液的浓度根据内液体积及平衡后需要达到的 NaCl 溶液浓度进行计算。其中，直接加入固体粉末可能导致胶液局部盐浓度过高，从而影响盐析纯化效果，因此通常推荐将后两种方法用于胶原的纯化。

2. 柱层析法

采用中性盐析沉淀工艺，仍然会有杂蛋白与胶原共析出来，所以得到的胶原的纯化程度较低，必要时还需进一步纯化以去除盐和小分子蛋白质。可选择的进一步纯化方法包括柱层析法和膜分离法。

柱层析法是利用不同组分在层析柱中的流速、黏度、分子量的差别进行分离，从而得到所需的目标组分。柱层析法中，最适用于胶原纯化工艺的首推凝胶过滤法，即通过葡聚糖凝胶截留小分子蛋白质，而高分子量的胶原不进入凝胶内部，从而率先洗脱出凝胶柱，如此可获得高纯度的胶原。已有团队采用 Sephacryl S-100 凝胶过滤柱对胶原进行分离纯化，可显著提高胶原的纯度，该方法的缺点是操作较为复杂，难以作为量产工艺用于规模化生产。

DEAE 纤维素柱分离法主要应用于 II 型和 IV 型胶原制品的分离纯化，非胶原杂质残留在柱内，而 II 型、IV 型胶原则可有效洗脱纯化，这是一种去除胶原制品中的非胶原杂质的有效方法。DETE 纤维素柱或 C 羧甲基维素柱分离法常用于 V 型胶原的纯化。在中性 pH 条件下，通过逐步减小洗脱液的离子强度可将沉淀在层析柱上的 V 型胶原溶解洗脱，对胶原进行临界分离，尤其适用于含量较低的特殊类型胶原的分离纯化。

需明确的是，通过柱层析法分离纯化海洋胶原的前提条件是：必须已确定所需纯化的不同类型胶原在不同盐浓度下的溶解度；必须已明确拟选择的洗脱剂定量分离所需胶原的能力。单一的柱层析分离对于海洋胶原的纯化仍有一定局限性，但仍是通过选择性分离得到高纯度海洋胶原的有效方法。

3. 膜分离法

膜分离法是指在分子水平上对不同粒径分子的混合物在通过半透膜时实现选择性分离的方法。膜分离法由于兼有分离、浓缩、纯化和精制的功能，又有高效、节能、环保、分子级过滤及过滤过程简单、易于控制等特征，应用较为广泛，尤其是反渗透膜分离法更适合工业化应用。大分子胶原的溶液黏度较高，为保证海洋胶原的稳定性，其制备、溶解等均需在低温下进行，而低温条件下胶原溶液的流动性极低，易造成分离膜孔隙堵塞，这是膜技术用于海洋胶原分离纯化的关键难题。

利用分离膜内外的浓度梯度差，可将非胶原的小分子蛋白质和钠离子与外部透析液交换，从而达到分离纯化的目的。通常工艺方法如下：①盐析纯化后的胶原复溶：以适宜比例的 0.5mol/L 的乙酸溶液溶解盐析纯化后的胶原，搅拌均匀后得均一的海洋胶原复溶液；②膜分离：将复溶的海洋胶原溶液装入透析袋中，透析袋截留分子量为 100000，选择合适的透析外液，将透析袋放入 4℃透析缸中透析数天，每 12h 更换一次透析外液，实时监测透析外液的 pH 及电导率，直至两个参数没有波动时视为膜分离达到平衡状态。关于透析外液的选择，可以选择浓度梯度不断降低的乙酸溶液，也可以选择磷酸缓冲液或者去离子水，具体视海洋胶原的临床用途而定。

5.2.3　除热原工艺概述

热原（pyrogen）指由微生物产生的能引起恒温动物体温异常升高的致热物质，包括细菌性热原、内源性高分子热原、内源性低分子热原及化学热原等。热原控制是制备医用海洋胶原材料的技术难点，在保证海洋胶原分子量不降低、天然结构不破坏的前提下实现热原的有效去除，是医用级海洋胶原制备的关键瓶颈问题。热原去除通常可采用如下方法。

1. 活性炭吸附法

活性炭吸附法常用于海洋胶原多肽的除热原工艺中。在胶原多肽溶液中加入 0.1%～0.5%（W/V）的一级活性炭，煮沸并搅拌 15min，即能除去大部分热原，此外，活性炭还有脱色、助滤、除臭作用。但活性炭也会吸附部分药液，造成胶原得率降低。对于大分子量、高黏度的海洋胶原和明胶溶液而言，活性炭吸附法并不适用，一则加热会导致分子变性、分子量降低，二则活性炭在高黏度溶液中难以有效去除。

2. 离子交换法

热原在水溶液中带负电，可被阴离子交换树脂交换吸附而与胶原分离。该方法上样量大、分离效果好，适用于规模化生产工艺，但树脂易吸附饱和，须实时监测并对树脂进行再生处理。

3. 凝胶过滤法

凝胶实质为分子筛结构,热原为小分子物质,胶原分子量较高,根据其分子量大小的差异可利用凝胶过滤法将两者分开。但实际操作中由于胶原和明胶等溶液黏度高,以凝胶过滤法去除热原时通常难以实现二者的有效分离。

4. 超滤法

超滤膜的膜孔孔径仅为 $3\sim15nm$,可有效透过细菌与热原,大分子胶原则难以透过。现代规模化生产工艺中常采用超滤法实现热原的快速去除。但该法所用超滤膜成本高,且胶原溶液黏度较高、滤过性差,因此采用超滤法进行海洋胶原去热原时需优化工艺参数,以提升分离效果、降低超滤膜损耗。

5.2.4　Ⅰ型海洋胶原制备

Ⅰ型胶原分布最为广泛,存在于大多数动物组织或器官中。在规模化生产中,鱼皮、鱼鳞仍是制备Ⅰ型海洋胶原的优选原料,因为两者的胶原纤维基本全部由Ⅰ型胶原组成,杂蛋白含量较低,可大大简化Ⅰ型胶原提取、纯化的工艺流程。此外,鱼鳞、鱼皮获取简单、成本低廉、多样性高,是规模化生产海洋胶原的优选原料来源。从动物组织中分离提取Ⅰ型海洋胶原最主要的难点在于:如何在不破坏胶原分子间的共价交联和胶原分子的超螺旋结构的前提下,实现非变性胶原有效、高效的提取分离。所有类型胶原都不溶于有机溶剂,水溶性胶原多分布于胶原纤维之间,水溶性较好,但只占整个胶原总量很小的一部分。因此,胶原的制备过程便是从胶原纤维中尽可能高效多量释放胶原分子的过程。不同生物组织的特性及交联情况,决定了提取胶原所用的最优方法以及相应的胶原产出率。鉴于海洋胶原的热稳定性略低,还应控制整个生产工艺在低温、温和条件下进行,以降低提取、纯化等工艺造成的胶原变性或降解。

1. 原料预处理

原料预处理在海洋胶原制备过程中至关重要,与胶原的纯度和产出率均密切相关。在这一工艺步骤中,原料中的大部分非胶原成分被去除,有利于后期胶原的提取与纯化。在原料预处理中,去除的绝大部分成分为非胶原成分,如黏液、色素、多糖、脂肪等以及无机成分(通常为磷酸钙、磷酸镁等灰分),黏液、多糖、脂肪等成分多以盐洗的方式去除,无机灰分常以酸溶或金属螯合剂置换方式去除,色素等则需氧化去除或采用有机溶剂去除。由于海洋生物品种繁多、原料来源广泛,预处理方式不尽相同,在生产加工时应因料施策。

鱼皮组织结构比较松散，脂肪和色素的含量较高，且不同品类鱼皮的组织结构、色素和脂肪含量等有较大差异，其预处理和加工工艺也需相应调整。通常以氯化钠溶液和磷酸氢二钠缓冲液处理鱼皮原料，去除鱼皮表面残余鱼鳞及鱼肉、色素、黏液等非胶原成分。为了利于胶原的浸出，还需对胶原纤维进行溶胀松解，通常采用稀碱溶液对鱼皮原料进行溶胀处理，一则可以疏松胶原纤维之间的紧密连接，使得后续步骤中易于溶出，二则便于去除鱼皮中的少量脂肪组分。若选用的鱼皮原料中脂肪含量较高，必须再增加有机溶剂浸提脂肪的步骤，如以乙醇、氯仿/乙醇混合液脱脂等，以提高胶原提取的提取率和质量。

鱼鳞组织中含有大量的无机物成分，其表面的黏液质也会阻碍胶原的溶出。采用适当浓度的氯化钠溶液清洗鱼鳞，可达到去除鱼鳞表面蛋白质及黏液质等非胶原成分的目的，为去除鱼鳞中的无机物成分，通常选用螯合剂 EDTA 缓冲液进行脱钙处理。EDTA 缓冲液的脱钙效果在 pH 为 7.0～7.5 的范围内最佳，pH过高或过低均易引起鱼胶原的变性。脱钙处理彻底与否直接影响胶原的提取效果和质量，残留的无机物成分会导致胶原提取率降低，且增加样品灰分和重金属等含量，严重影响产品质量。未经完全脱钙的鱼鳞，其胶原提取率只有脱钙彻底鱼鳞的 20%。

2. 胶原提取

非变性的高分子量、高纯度海洋胶原的制备难度较高，我国目前尚无医用海洋胶原的规范化、规模化生产平台。单一提取方法难以在不破坏其三螺旋结构的前提下有效分离胶原分子，通常采用酸法-酶法联合提取法更为高质有效。脱脂脱钙后的鱼皮或鱼鳞原料加入稀酸溶液（如 0.01mol/L 盐酸溶液）充分浸泡，鱼皮、鱼鳞原料的质量与稀酸溶液的体积之比为（1∶10）～（1∶15），60～65℃条件下温和搅拌至组织充分溶胀，热提取法浸提胶原，提胶时间通常在 2～5h，视不同原料情况而定。所得胶原粗提液用碱性蛋白酶于 50℃限制性酶切处理 3～5h 促进胶原溶出，碱性蛋白酶的添加量控制为原料量的 0.05%～0.1%（质量分数）。酶解后的胶原溶液用助剂过滤脱腥脱色，可获得白色或淡黄色透明的胶原液体。

3. 胶原纯化

原料的预处理工艺中，绝大部分杂蛋白、色素、脂肪、无机盐、黏液等杂质已被有效去除，但生物组织的复杂性仍会使得微量的非胶原成分混入胶液之中，造成临床医用的潜在生物学安全风险，因此需要进一步纯化去除微量杂质以满足医用材料的要求。纯化工艺是海洋胶原制备工艺中的关键核心技术，对于医用级海洋胶原的制备尤为重要。胶原的常用纯化方法主要包括沉淀法、膜分离法、色层分离法。对于医用级海洋胶原，还需设计热原去除工艺以控制生物安全性风险。

4. 干燥成型

为防止污染和蛋白变性，医用级海洋胶原的干燥成型建议采用冷冻干燥或真空低温干燥。食品级海洋胶原可在真空浓缩后行喷雾干燥，为防止热变性，干燥结束时应迅速冷却后分装保存。

5.2.5 Ⅰ型海洋明胶制备

对于海洋明胶与哺乳动物（牛、猪皮或骨）明胶的制备，其基本工艺大致相似。但由于原料的生物特性区别，必须对制备工艺方法做出相应调整。海洋明胶制备通常可分为 3 个阶段：原料前处理、胶液提取和精制、胶液的成型和干燥（图 5.1）。

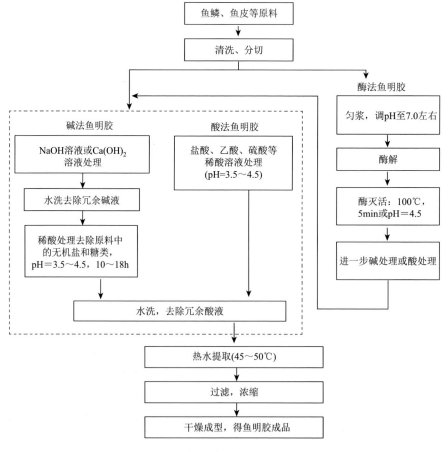

图 5.1　鱼明胶制备工艺示意图

1. 原料预处理

（1）分拣：去除不属于制备明胶的原料以减少杂质的混入，可根据原料的不同性质进行区分处理，以保障后续工艺的顺利实施。

（2）清洗：去除鱼加工过程混杂的血、黏液等残留物。

（3）脱脂：鱼鳞的脂肪含量一般不高，不需脱脂处理。鱼皮的脂肪含量情况比较复杂，对于不同鱼品类或不同栖息地的鱼，鱼皮原料脂肪含量相差迥异。对于高脂肪含量的鱼皮原料必须进行脱脂处理。常见的脱脂方法有脂肪酶脱脂、有机溶剂脱脂、水力脱脂等。对于脂肪含量一般的鱼皮原料，通常采用盐溶液或碱溶液水力脱脂，而对于三文鱼皮等高脂肪含量的鱼皮，则需将有机溶剂脱脂与水力脱脂联合使用方能达到所需效果。

2. 原料前处理

原料的前处理工艺是确保明胶品质的基础。前处理的过程是胶原转化为明胶溶出的过程。前处理的方法通常有 3 种：酸处理、碱处理、酶处理，所得明胶分别为酸法明胶（A 型）、碱法明胶（B 型）和酶法明胶（E 型）。

A 型明胶采用酸溶液处理来断裂胶原分子间及分子内的离子键、氢键等非共价交联键，进而破坏胶原的非螺旋结晶区，促进三螺旋结构的松散和亚基的释放。常用的一元酸为盐酸，多元酸则包括硫酸、亚硫酸、柠檬酸、磷酸等，也可采用混合酸溶液处理原料。酸处理工序在明胶生产工艺中称为脱灰（即脱钙）。

B 型明胶采用碱溶液降低胶原纤维的内聚力，使原料的组织疏松、体积膨胀，胶原三螺旋结构的氢键部分断裂，便于后续明胶的提取。常用碱溶液主要包括石灰乳、氢氧化钠、碳酸钠等。碱处理在明胶制造工艺中称为浸灰。

E 型明胶利用蛋白酶切断胶原分子三螺旋结构端肽，同时还可作用于分子的非螺旋区，切断分子间和分子内的交联，并将非胶原水解去除以减少杂质混入，处理后的胶原纤维经过加热解开为三条单链，可得分子量分布均匀的高质量明胶。

3. 提取与处理

明胶胶液的提取过程就是胶原变性的过程。海洋明胶提取的基本方法是水提（熬胶），也即用高于胶原变性温度的水浴提取明胶胶液。原则上要求通过降解作用使胶原分子尽可能地水解成明胶，同时不破坏胶原肽链的共价结构，使明胶分子量分布集中在比较狭窄的范围内。分次（道）提胶即在不同的提取温度条件下将明胶从原料中溶出，可避免由于提胶时间过长而使明胶发生次级水解，从而导致明胶的质量下降。胶液提取工艺影响明胶成品的主要因素有 pH、温度、时间、料液比。

海洋明胶提取 pH 的选择应该根据不同的原料和前处理方法调整，一般地，提取海洋明胶的 pH 应该调整在 2～7 范围内。提胶温度应以高于胶原变性温度为起始温度，但由于海洋胶原的变性温度较低，而且不同物种、不同组织的海洋胶原变性温度多样性复杂，其提胶温度也应选择与原料性质相匹配的温度。在确定的提胶温度下，提胶时间与提取率和明胶的黏度、凝胶强度有密切关系，时间过短则提胶不足，过长则水解过度。相较 pH、提胶温度和提胶时间等因素，料液比对提胶质量和成品率的影响略小。一般而言，一次提胶液的最高浓度应控制在 10% 以下，若胶液的最低浓度低于 2% 以下则不考虑收集利用。

4. 精制与纯化

胶液精制与纯化处理的目的是通过各种方法去除盐分和杂质，提高明胶的纯度，主要方法包括过滤、离子交换、生物膜处理等。

过滤可去除颗粒物及部分溶于胶液的非胶原成分，提高明胶的透明度。目前，胶液的过滤大多采用棉饼过滤的方式。对于已经溶入或者悬浮在胶液中的非胶原成分，则需先添加凝聚剂、助滤剂、氧化还原剂等，再通过过滤等方式去除杂质、提高明胶透明度。离子交换可有效脱除明胶生产中产生的盐分，将成品明胶灰分降低至 0.5% 左右。明胶提取胶液中固形物含量低，采用膜技术脱水浓缩可将大分子的明胶截留、小分子的水和盐分透过膜，从而达到脱盐、浓缩的目的，考虑到明胶胶液的黏度随着固形物比例的增加而增加，一般进行两级膜分离处理。

5. 浓缩、凝固和干燥

（1）浓缩：明胶胶液固形物含量超过 30% 才能在低温条件下形成凝胶，便于后续干燥。提取的明胶胶液通常需进行真空浓缩，其基本要求是真空、低温、短时，尽可能减少长时间高温，以免降低明胶的凝胶强度和黏度。

（2）凝固：利用明胶的溶胶-凝胶可逆性质可实现明胶胶液的可控凝固，先将胶液凝固为胶体，再在低温低湿条件进行干燥。典型方法是将胶液通过螺杆挤出，并迅速将胶液温度降至凝胶温度以下，使之形成胶条，再进行低温干燥。

（3）干燥：低温、低湿度、低微生物是明胶干燥的基本条件，应在洁净区进行。工业制备中通常采用长网隧道式干燥方式，可保证胶条的均匀干燥，水分含量降低至 14% 以下。

5.3 海洋胶原及其衍生物的生物安全性及其评价

海洋胶原作为一种新型的生物医学材料受到广泛关注，然而海洋胶原在生物体内的生物安全性问题与胶原来源、应用方式等均有关系，这一问题仍然没有得到很好的解决，在一定程度上影响了海洋胶原在医学领域的应用。本节以鱼胶原为例，针对海洋胶原的特性及生物安全性评价进行了试验，以期为海洋胶原在生物医学领域的应用提供参考和证据支持。为便于读者理解海洋胶原生物安全性检测的方法及初步结果，本书选择笔者团队宏量制备的医用级鱼胶原 ASC 和 PSC 样品，根据 GB/T 16886 系列标准要求进行生物安全性检测，样品剂型为冻干海绵状，制备过程中严格控制杂质、热原、微生物污染等因素，冻干后经辐照灭菌用于生物安全性评价。试验前，对 ASC 和 PSC 样品行扫描电镜表面结构观察，两种样品中胶原纤维均呈层级有序排列，PSC 样品中的排列有序性更高、结构更为细致，可能与端肽去除后分子有序度更高有关（图 5.2、图 5.3）。

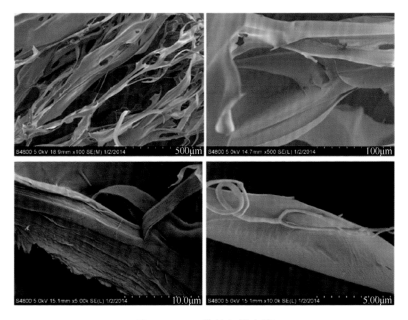

图 5.2　ASC 海绵扫描电镜

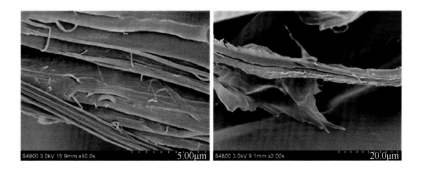

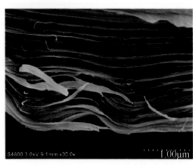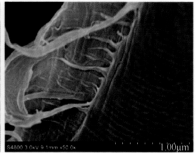

图 5.3　PSC 海绵扫描电镜

5.3.1　细胞毒性试验

ASC、PSC 试验样品分别制备浸提液，另准备无热原的 0.9%生理盐水作为对照组。L-929 细胞培养 48～72h 后制备细胞悬液，调整细胞浓度为 2×10^4 个/mL。试验设置对照组、PSC 组、ASC 组和阴性对照组，每组设 6 个平行孔，每孔加入 100μL 细胞悬液，培养 24h 后，弃去原培养基，对照组、处理组分别加入 100μL 材料浸提液，阴性对照组加入新鲜培养基，对照组更换培养基。分别于培养 48h、72h 后取出培养板，CCK-8 法检测细胞相对增殖率（RGR），结果显示，海洋胶原 ASC 组、PSC 组的细胞相对增殖率均在 85%以上，符合细胞毒性试验的要求（表 5.13）。

表 5.13　48h、72h 细胞毒性试验结果

组别	48h 试验结果		72h 试验结果	
	$A(\bar{x} \pm s)$	RGR/%	$A(\bar{x} \pm s)$	RGR/%
PSC 组	$0.804 \pm 0.025^*$	86.45	$1.015 \pm 0.022^*$	88.26
ASC 组	$0.798 \pm 0.019^*$	85.80	$1.003 \pm 0.021^*$	88.26
对照组	0.650 ± 0.010	69.89	0.954 ± 0.020	84.20
阴性对照组	0.930 ± 0.112	100.00	1.133 ± 0.029	100.00

*与对照组比有显著性差异（$p < 0.05$）。

5.3.2　急性全身毒性试验

本试验采用小鼠腹腔注射的方法，对两种鱼胶原样品的浸提液进行急性全

身毒性试验，同时每种样品设置两组给药浓度，通过观察鱼胶原对小鼠毒性反应、体重变化和脏器指数的影响，探讨鱼胶原 ASC 和 PSC 样品的急性全身毒性风险。

试验采用昆明种小鼠，体重 18～22g，雌雄各半，设置试验组和对照组，每组各有 10 只雌性及 10 只雄性。每只小鼠按 50mL/kg 剂量注射，试验组分别给予海洋胶原 PSC 和 ASC 生理盐水浸提液及两倍浓度生理盐水浸提液，对照组给予等量的生理盐水。分别在刚注射后及注射后 24h、48h 和 72h 观察各组小鼠的一般状态、毒性表现及死亡数。依据体重变化、中毒症状或有无死亡等，确定海洋胶原急性全身毒性。72h 时将小鼠处死解剖，观察各脏器有无病变。并且称量器官质量，计算脏器指数。检测结果显示，海洋胶原 ASC 和 PSC 组在 24h、48h 和 72h 均未观察到小鼠出现步态不稳、呼吸困难、惊厥、呕吐、瘫痪、大小便排泄不良等变化。小鼠体重和脏器指数均未发现异常。小鼠体重呈增长趋势，无死亡和中毒反应，证明海洋胶原浸提液不引起小鼠急性全身毒性反应，满足生物医用材料的要求。

5.3.3　抗原性试验

以 ICR 小鼠作为动物模型，采用酶联免疫吸附分析（ELISA）测定鱼胶原 PSC 诱导小鼠产生抗体的特性及其相关指标的变化特点。称取海洋胶原 PSC 样品 0.0125g，加入 0.1mol/L 乙酸 100mL，作为抗原样品，选用虾蛋白作为阳性对照。将 30 只雌性 ICR 小鼠随机分为 6 组，每组 5 只，分别为低剂量处理组（5μg/kg 海洋胶原 PSC）、中剂量处理组（50μg/kg 海洋胶原 PSC）、高剂量处理组（500μg/kg 海洋胶原 PSC）、对照组（0.1mol/L 乙酸）、胶原阳性对照组（海洋胶原 PSC＋氢氧化铝佐剂）和虾蛋白阳性对照组（虾蛋白＋氢氧化铝佐剂），注射量为 0.1mL。每隔一周腹腔注射一次，共注射 3 次。其间观察小鼠注射后的症状，每次注射后 7d 眼眶取血，提取血清，检测小鼠血清中 I 型胶原抗体（collagen type I antibody，COL-I Ab）水平。

免疫稳定后，各海洋胶原 PSC 组 ICR 小鼠产生的 I 型胶原抗体浓度范围为 160.50～164.25μg/L，抗原性较低（图 5.4）。不同剂量海洋胶原 PSC 处理组中，IgG、IgA、IgM 作为特征性免疫球蛋白，在各剂量处理组之间无显著差异，其浓度范围分别是 421.79～433.72ng/mL、46.52～50.33μg/mL、1.80～1.93ng/mL（表 5.14）。作为体液免疫系统中重要的免疫效应分子，免疫球蛋白 IgG、IgA 和 IgM 在生物体内的含量可以直接体现免疫反应的发生情况。IgG、IgA、IgM 的检测结果也显示鱼胶原的抗原性较低，满足医用植入材料的要求。

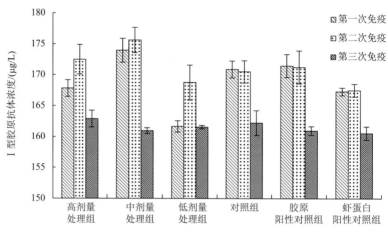

图 5.4   PSC 抗原性试验结果

表 5.14   不同处理组 IgG、IgA、IgM 水平

组别	IgG 浓度/(ng/mL)	IgA 浓度/(μg/mL)	IgM 浓度/(ng/mL)
高剂量处理组	424.81±3.02	46.86±0.34**	1.81±0.01
中剂量处理组	437.59±3.39*	49.53±0.80*	1.89±0.04
低剂量处理组	429.81±3.91	47.94±0.43	1.82±0.01
对照组	429.53±4.00	48.58±0.83	1.87±0.03
胶原阳性对照组	442.03±2.14	48.94±0.34**	1.80±0.03
虾蛋白阳性对照组	422.5±2.81b	47.11±0.35*	1.83±0.02

**差异极显著（$p < 0.01$）；*差异显著（$p < 0.05$）。

5.3.4   皮内刺激试验

IL-4、IL-6 可精确协调 T 淋巴细胞活化和单核细胞到炎症部位聚集，因此 IL-4、IL-6 水平的高低可反映样品的皮内刺激反应程度。IL-4 主要由 $CD4^+T$ 淋巴细胞分泌，介导 Th2 型免疫反应。IL-6 是 B 淋巴细胞的刺激因子，能够激活巨噬细胞。通常地，动物源性生物材料尤其是植入性生物材料，需严格控制其组织刺激性在可接受区间内。

海洋胶原 ASC、PSC 试验样品分别制备浸提液。另准备无热原的 0.9%生理盐水作为对照，以 20%乙醇作为阳性对照。新西兰白兔分为 4 组，分别为 PSC 组、ASC 组、对照组和阳性对照组。试验前称量，彻底除去动物背部脊柱两侧被毛，75%乙醇消毒，每侧选取 5 个点。注射后立即以及 24h、48h、72h 各时刻观察并记录各注射点的红斑和水肿情况，并于兔耳缘静脉取血，测定血浆 IL-4、IL-6 水平。结果显示，试验组和对照组的兔子的皮肤均未发现红斑、水肿和坏死等，ASC、PSC 组皮肤刺激水平均未高于对照组，平均计分差不大于 1.0，符合皮内刺激要求。IL-4、IL-6 两种炎症因子水平检测证实，海洋胶原 PSC 诱导产生的炎症因子水平总体上低于 ASC，也即 PSC 的皮内刺激性低于 ASC，接近甚至低于 0.9% 生理盐水造成的皮内刺激，这可能与 PSC 中酶切去除了端肽区有关（图 5.5）。

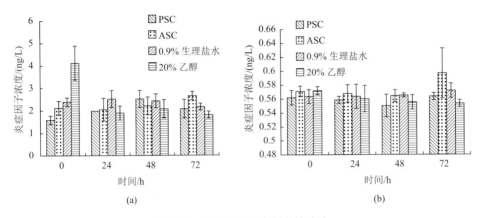

图 5.5　海洋胶原皮内刺激性试验

（a）IL-4；（b）IL-6

5.3.5　体内植入试验

将材料植入动物的皮下组织，观察并检测植入后局部皮肤和肌肉组织的反应情况以及各血液生化指标，可评价材料的组织相容性和安全性。对鱼胶原材料进行皮下植入试验可评价其是否满足医用植入材料的安全性要求。

以市售胶原海绵（购自北京益而康生物工程开发中心，源自牛跟腱）为对照品。样品尺寸统一为 Φ10mm。试验动物选用新西兰白兔，雄性，体重不低于 2kg。麻醉后，在兔的脊柱两侧部位等距离各选 2 个植入部位，一侧植入海洋胶原样品，另一侧植入对照胶原样品。植入后用头孢曲松钠对试验兔进行抗感染注射，每天两次，注射 3 天。1 周、4 周和 8 周后分别处死，沿脊柱方向剖开皮肤，观察植入点及周围组织有无病变。分离皮下组织，切取植入材料和其周围组织，制备局部组织液，检测 IL-4、IL-6 因子水平。

试验组与对照组的背部手术切口均愈合良好，未见出血，无红肿及异常分泌物。植入后的 8 周内，炎症反应导致组织中 IL-4 因子和 IL-6 因子的浓度均高于正常生理水平。ASC、PSC 处理组中，IL-6 因子水平随时间推移呈降低趋势，且通常低于同时间点的对照组水平（4 周时，ASC 组 IL-6 水平与对照组相近）。整个试验周期中，ASC、PSC 处理组的 IL-4 因子和 IL-6 因子水平均显著低于牛跟腱胶原处理组（图 5.6），表明海洋胶原比市售的医用牛跟腱胶原制品组织相容性更高，完全满足医用植入材料的组织安全性要求。

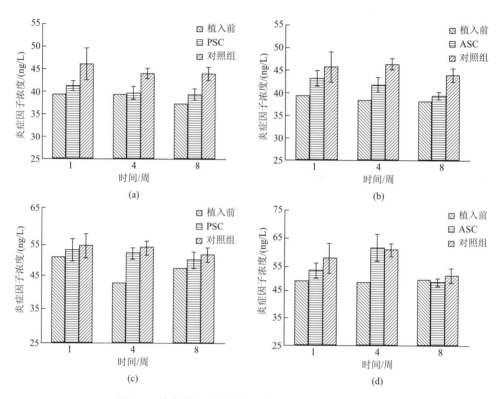

图 5.6　体内植入试验中各组的 IL-4、IL-6 因子水平

（a）、（b）IL-4；（c）、（d）IL-6

5.3.6　热原试验

海洋胶原 ASC、PSC 试验样品分别制备浸提液。另准备无热原的 0.9% 生理盐水作为对照。新西兰白兔分为 3 组，分别为 PSC 浸提液处理组、ASC 浸提液处理组和生理盐水处理组，每组 2 只。注射前测肛温后，每组动物静脉注射 2mL/kg。注射后每隔 30min 测一次肛温，共测 6 次，每次 15min。

注射前白兔肛温在 38.6～38.9℃的正常范围内。给药 30min 后，各组肛温均上升。1.5h 后，ASC 组的肛温逐渐接近于空白对照组并最终稳定在 39℃，而 PSC 组从 0.5h 后则一直维持在一个较高的温度范围内，并在 2.5h 后达到 38.5～38.6℃的最高温度，但仍低于 ASC 组。此外，ASC 组和 PSC 组的肛温差在 0.5～0.6℃

之间，生理盐水组的肛温差为 0.4℃，表明海洋胶原 ASC、PSC 的致热原性与无热原生理盐水无显著差异。简言之，海洋胶原 ASC 和 PSC 组中，3 个时间点总共 6 只试验兔的体温升高均低于 0.6℃，且 6 只新西兰白兔体温升高总和低于 2.8℃，符合生物医用材料的热原标准要求。

5.3.7 溶血试验

海洋胶原制备过程中若残留的试剂、杂质等成分超过安全水平，也会在进入体内血液循环后诱导血细胞凝聚，引起血液循环功能障碍等不良反应。建议将溶血试验列入海洋胶原样品生物相容性的必选检测项以确保其安全性风险满足医用材料的要求。

兔耳静脉取血 1.5mL，放入加有玻璃珠的三角瓶中，轻微搅拌去除纤维蛋白。将去纤维蛋白后的血样转移到加有 10mL 生理盐水的离心管中，混合均匀之后以 2500r/min 离心 5min，弃去上清液，上述步骤重复三次，直到上清液变透明。用生理盐水将以上步骤得到的红细胞配成 2% 的细胞悬液备用。

试验样品根据 GB/T 16886 系列标准规定的方法制备样品浸提液，如表 5.15 所示向各试管中依次添加所需试剂。1、2 号管为受试样品管，3 号管为生理盐水阴性对照管，4 号管为蒸馏水阳性对照管。加液完毕后，各组试管立即置于 37℃ 的恒温培养箱中温育，3h 后观察溶血情况。

表 5.15　溶血试验设计分组表

所需试剂	试剂体积/mL			
	1、2	3	4	5
2%红细胞悬液	2.5	2.5	2.5	—
0.9% NaCl	2.2	2.5	—	4.7
蒸馏水	—	—	2.5	—
供试品溶液	0.3	—	—	0.3

3 小时后，作为阳性对照的蒸馏水组发生了明显的溶血现象。而 PSC 组、ASC 组与生理盐水阴性对照组的观察结果相似，各试管内均没有出现明显的溶血现象（图 5.7）。采用分光光度计于 545nm 处检测各管的吸光度（表 5.16），结果显示，海洋胶原 PSC 和 ASC 样品的溶血率分别为 0.7% 和 0.3%，低于目前常用的陆地哺乳动物源性胶原类生物材料，如牛跟腱源性胶原溶血率约为 2.25%。GB/T 16886 系列标准要求生物医用材料的溶血率应低于 5%，海洋胶原 PSC 和 ASC 基本不引起溶血现象，血液相容性优良，符合生物医用材料的溶血试验要求。

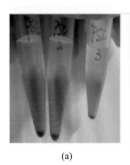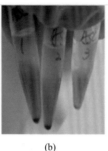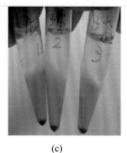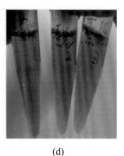

(a)   (b)   (c)   (d)

图 5.7　溶血试验大体观察

（a）～（d）依次为 PSC 组、ASC 组、生理盐水阴性对照组、蒸馏水阳性对照组

表 5.16　溶血试验各组上清液吸光度值

编号	吸光度值			
	蒸馏水阳性对照组	生理盐水阴性对照组	PSC 组	ASC 组
1	1.023	0.052	0.065	0.056
2	0.989	0.064	0.065	0.066
3	1.112	0.059	0.052	0.062

5.3.8　过敏试验

过敏反应是过敏体质者在初次接触异物过敏原之后，再次暴露于同一异物过敏原的情况时发生严重的、全身性、具有潜在死亡性的一系列高敏反应。由过敏原诱导产生的特异性抗体与肥大细胞和嗜碱性粒细胞结合，导致后者脱颗粒，分泌一系列具有生物活性的化学介质和蛋白酶，同时多种细胞因子从细胞中释放出来。本试验通过建立豚鼠过敏模型，在致敏后观察豚鼠的过敏反应，并通过检测血液生化指标进行海洋胶原样品致敏性的检测和评价。

海洋胶原 ASC、PSC 试验样品按标准要求制备浸提液。注射前经 0.25μm 孔径亲水 PTFE 针式滤器过滤除菌。以无热原的 0.9%生理盐水作为对照，以 1.25mg/mL 牛血清白蛋白作为阳性对照。豚鼠分为四组，每组 8 只。两组处理组分别注射鱼胶原蛋白 PSC 和 ASC 样品浸提液；对照组注射灭菌的 0.9%生理盐水；阳性对照组注射 1.25mg/mL 牛血清白蛋白。取上述豚鼠，称重后隔日每只每次腹腔注射 0.5mL 液体，共注射三次进行致敏。每日观察每只动物的行为和体征。将所有组分为 A、B 两小组，各 4 只。在首次注射后的第 14 天，对 A 组别的豚鼠进行激发。豚鼠足背静脉注射各组液体 1mL，诱发过敏反应，观察激发后 30min 内豚鼠有无过敏反应症状。在首次注射后第 21 天，对 B 组进行激发，观察激发后 30min 内豚鼠有无过敏反应症状。第 14 天对 A 组豚鼠和第 21 天对 B 组豚鼠眼眶取血，检测血浆中组胺（HIS）、肥大细胞类胰蛋白酶（MCT）、IgG 和 IgE 的含量。在第 21 天分别处死各组豚鼠，并解剖观察各器官形态有无异常，肺部行组织切片观察。

对照组中没有出现过敏反应现象，阳性对照组出现 3 次以上的咳嗽、竖毛等过敏现象。ASC、PSC 组各有一只豚鼠出现了轻微的打喷嚏现象，结果评定为阴性。ELISA 检测结果证实，海洋胶原 ASC 和 PSC 样品对豚鼠过敏刺激的作用与生理盐水接近，IgE 没有显著升高，不会诱导豚鼠产生严重过敏反应（图 5.8）。各组肺部切片如图 5.9 所示，海洋胶原 PSC 和 ASC 处理组的豚鼠肺部切片未出现

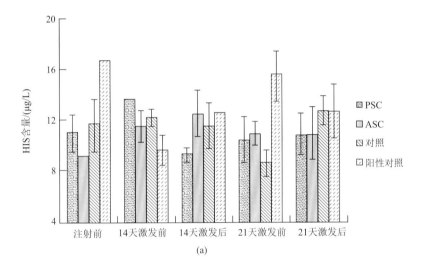

(a)

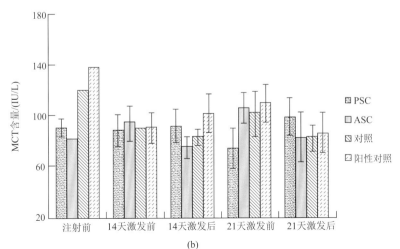

(b)

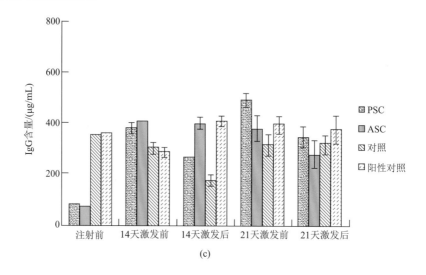

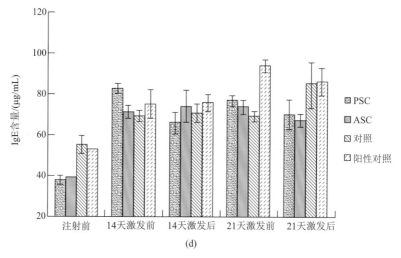

图 5.8　豚鼠过敏试验血浆 ELISA 检测

（a）HIS；（b）MCT；（c）IgG；（d）IgE

大面积的片状坏死和点状坏死，肺泡未出现扩大，未出现炎症因子浸润，尤其是嗜酸性粒细胞浸润。上述结果显示，致敏后各组试验动物均未出现明显的阳性反应现象，且血浆中组胺、MCT、IgG 和 IgE 的含量及豚鼠肺部切片等过敏反应指示性指标的定量、定性研究均证实，海洋胶原 ASC 样品和 PSC 样品对豚鼠的过敏反应刺激与生理盐水组指标接近，组织相容性和生物安全性良好，符合医用材料的要求。

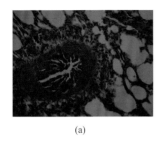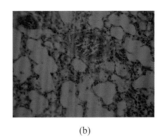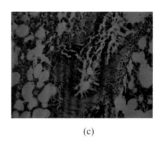

(a)　　　　　　　　　　　(b)　　　　　　　　　　　(c)

图 5.9　豚鼠肺部 HE 染色切片（×200）

（a）PSC 处理组；　（b）ASC 处理组；　（c）对照组

简言之，本节中以鱼胶原 ASC 和 PSC 样品为代表，参考相关医用材料的标准和法规要求，对海洋胶原材料的生物安全性和相容性进行了系统评价，探讨其作为医用材料的安全性和可行性。上述研究业已证实，海洋胶原生物相容性良好：①无细胞毒性，甚至可促进 L-929 细胞增殖；②不引起急性全身毒性反应，小鼠体征、体重和脏器指数等均未发现异常；③低抗原性，不会引起严重的免疫反应；④无严重致敏反应，各指标与生理盐水组指标接近，不会产生严重的过敏反应；⑤组织刺激性低，且植入体内后炎症因子 IL-4 和 IL-6 水平与生理盐水组相近，显著低于临床使用的牛源性胶原产品，证实其比陆地动物胶原的组织刺激性更低、植入安全性更高，可以作为一种蛋白质材料长时间存在于生物体内而不发生严重的免疫反应；⑥血液相容性良好，不引起溶血反应，海洋 PSC 和 ASC 的体外溶血率分别为 0.7% 和 0.3%，远低于临床使用的牛源性胶原产品（2.5%）。

上述研究中，对海洋胶原作为医用材料需关注的关键质量指标进行了系统性概括，仅针对原料、不包括产品，仅列示基本要求、不涵盖特殊要求。对于鱼胶原基医用产品的质量控制，则需根据不同临床适应证和产品性质制定适用性的质控技术指标。上述对海洋胶原生物相容性的系统评价，部分回答了鱼胶原应用于生物医用材料领域的安全性疑问，证实其可作为一种医学生物材料应用于人体医学工程中，为海洋胶原在医学临床领域的应用提供了参考和支持证据。

5.4　海洋胶原及其衍生物在组织修复中的应用

天然细胞外基质是直径分布在几十到几百纳米的蛋白纤维，主要是由以胶原、弹性蛋白为代表的蛋白类物质和以透明质酸为代表的多糖类物质复合形成的三维网状结构，可为细胞的物质交换提供场所，并为组织生长提供支撑。将海洋胶原与其他材料复合制备纳米静电纺丝纤维，可仿生天然细胞外基质的组分和结构，为细胞、活性因子等构建仿生微环境和更多黏附位点，从而引导组织再生修复。

海洋胶原具有与陆地胶原相似的结构、组成和功能，作为细胞外基质的天然组分，海洋胶原的组织相容性、组织诱导性与其在再生医学领域的应用也与海洋胶原具有很高的相似性。海洋胶原的转化医学尚处于起步阶段，产业和产品均不成熟，但笔者基于对海洋胶原应用基础研究的国内外进展的综合调研，主要以鱼胶原为例给出海洋胶原研究中最活跃、最具突破潜力的几个方向，供同领域科研工作者和产业界同仁参考。此外，考虑到某些代表性淡水鱼胶原研究及开发资料比海洋鱼胶原更为全面深入，为更全面、更科学地分析目前鱼胶原在再生医学领域的基础研究和产品开发现况，本节中部分采用了淡水鱼胶原的相关数据并在文中有清晰说明，便于读者辨证性采证。

5.4.1 伤口护理

外科创面的正确处理是外科手术治疗成败的关键之一，而创面良好愈合是创伤后机体功能恢复的前提。目前国内临床使用的愈合止血敷料品牌较多，但据临床反馈，止血效果较好的、全国公认的是美国强生公司的"速即纱"，其他品牌敷料的止血效果都差别不甚明显；另外，伤口封闭敷料主要为纤维蛋白胶，但它是从人血或动物血液提取，病毒传播风险较大。在众多功能化的生物敷料中，胶原敷料因为具有止血、组织修复和促愈合等功效，在临床上有广泛的应用。

与陆地胶原类似，海洋胶原也可黏附血小板从而达到快速止血的效果。Pal等以南亚野鲮鱼鳞为原料提取的胶原的变性温度可达 35.2℃，稳定性良好，可有效促进伤口愈合、上皮化以及组织修复，有望作为皮肤替代物应用于全层皮肤损伤的治疗。朱伟等发现，鱼鳞胶原通过促进 PDGF、TGFβ 等因子的表达、引导巨噬细胞聚集及活化来促进免疫低下小鼠模型的伤口愈合。许多报道证实，海洋胶原无刺激性、无致敏性、免疫原性低，用于创面护理可快速止血并促进创面修复。通过接枝或衍生化修饰，不仅可改善海洋胶原的稳定性，还可赋予其更多的生物活性如抗菌性。此外，作为降解产物，海洋胶原多肽还可通过调节炎症因子表达起到抗炎作用，为海洋胶原用于难愈性创面修复提供依据。海洋胶原还可增强细胞黏附和增殖能力，提高创面上皮化的速度和质量。不添加任何生长因子的情况下，海洋胶原便可显著上调外皮蛋白、丝蛋白和转谷氨酰胺酶-1（transglutaminase-1，TGase1）基因的表达，诱导角质形成细胞分化，促进创面愈合。

1. 止血

徐志霞团队[45]制备鱿鱼皮 PSC 和 ASC 海洋胶原海绵，分别采用 EDC 交联、EDC/干热交联（DHT）结合进行改性处理，得到四个试验组分别为 PSC-E 组、ASC-E 组、PSC-E/D 组和 ASC-E/D 组，通过兔耳止血效果和肝脏止血效果评价海洋胶原的止血性能。兔耳创伤止血试验中，PSC-E 组的出血量最少且止血时间最短（0.23g，114s），医用纱布对照组的平均止血时间最长（284s）。明胶海绵组出血量显著少于医用纱布组，且 PSC-E 的效果优于明胶海绵组；从止血时间上看，明胶海绵组与医用纱布组存在极显著差异（$p < 0.01$），与 PSC-E 组存在显著差异（$0.01 < p < 0.05$）。综上所述，4 种鱿鱼皮胶原海绵组均能起到止血作用，其中 PSC-E 组的止血效果最好，优于市售明胶海绵，能有效地缩短出血时间，减少出血量，达到快速止血的效果（表 5.17）。

表 5.17　鱿鱼皮胶原止血材料兔耳创面止血效果

项目	医用纱布	明胶海绵	PSC-E	ASC-E	PSC-E/D	ASC-E/D
出血量/g	0.61±0.06[*]	0.42±0.10	0.23±0.78[*]	0.64±0.19[*]	0.56±0.12	0.60±0.20[*]
止血时间/s	284±52[**]	156±28	114±16[*]	127±23[*]	133±25[*]	60±35[**]

*表示与明胶海绵比较，$0.01 < p < 0.05$，差异显著；**表示与明胶海绵比较，$p < 0.01$，差异极显著。

在肝脏创面止血试验中，4 种鱿鱼皮胶原海绵和明胶海绵均可在 140s 内完全止血（表 5.18）。从平均止血时间来看，明胶海绵组最短（103s），医用纱布组最长（239s），鱿鱼皮胶原海绵组均略高于明胶海绵而远远低于医用纱布组。从出血量上看，鱿鱼皮胶原海绵组不劣于市售明胶海绵组和医用纱布组，其中 PSC-E 组最少（0.16g），ASC-E 组与明胶海绵组相同（0.21g），医用纱布组最多（0.35g）。综合以上两项指标，鱿鱼皮胶原海绵组均可有效缩短肝脏创面出血时间，减少出血量，达到快速止血的效果，其中尤以 PSC-E 组的止血效果最好，略优于市售明胶海绵。

表 5.18　鱿鱼皮胶原止血材料肝脏止血效果

项目	医用纱布	明胶海绵	PSC-E	ASC-E	PSC-E/D	ASC-E/D
出血量/g	0.35±0.06[**]	0.21±0.04	0.16±0.02[*]	0.21±0.06	0.17±0.06	0.18±0.04
止血时间/s	239±31[**]	103±11	112±28	127±14[*]	132±21[*]	134±22[**]

*表示与明胶海绵比较，$0.01 < p < 0.05$，差异显著；**表示与明胶海绵比较，$p < 0.01$，差异极显著。

2. 创面愈合

海洋胶原通过静电纺丝制备成纳米纤维膜，具有类似细胞外基质的仿生结构和良好的力学性能，用于伤口护理可有效促进创面愈合。图 5.10 为罗非鱼胶原纳米纤维结构与力学表征结果。扫描电镜照片显示海洋胶原纳米纤维直径为（310±117）nm，类似于人类细胞外基质中胶原纤维的直径。通过戊二醛交联可以有效地提高机械强度和热稳定性，抗拉强度可达（6.72±0.44）MPa，符合人体皮肤的要求（2.5MPa）。此外，海洋胶原纳米纤维的初级脱水温度和蛋白质的主要失重温度分别为70℃和300℃，说明其热稳定性适合于人类应用。通过交联所诱导的胶原分子之间的相互作用，可稳定海洋胶原的三螺旋结构，增强了机械强度和热稳定性。采用FTIR和XRD对酰胺基的特征吸收峰的变化和交联后的衍射峰进行了分析，结果表明海洋胶原纳米纤维交联后仍保持天然α螺旋结构。

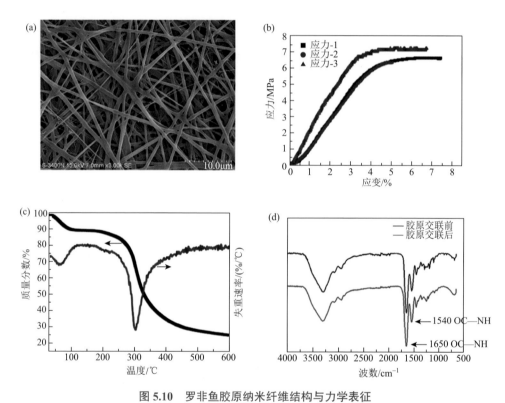

图 5.10　罗非鱼胶原纳米纤维结构与力学表征

（a）扫描电镜照片；（b）应力-应变曲线；（c）TG-DTG曲线；（d）交联前后的FTIR图谱

　　在伤口愈合过程中，海洋胶原纳米纤维不仅能增强细胞黏附和增殖能力，也能提高上皮化的速度和质量。研究证实，海洋胶原纳米纤维膜可显著上调外皮蛋白、丝蛋白和转谷氨酰胺酶-1基因的表达。在棘层细胞和颗粒层细胞中，可促进外皮蛋白和丝蛋白的表达。转谷氨酰胺酶-1是一种关键酶，是角质化过程中证实形成角质层的直接证据。因此，上述结果证实海洋胶原纳米纤维可有效诱导角质形成细胞分化，形成完整的表皮，这可能与其氨基酸组成密切相关。

海洋胶原含有大量的脯氨酸（Pro）和少量的酪氨酸（Tyr）、蛋氨酸（Met），而脯氨酸和酪氨酸是参与角质形成细胞的迁移和分化的氨基酸。此外，蛋氨酸可促进蛋白质和核酸的合成，作为重要的甲基供体，在细胞增殖和分化中起着重要作用。

莫秀梅等[46]采用 SD 大鼠背部全层皮肤缺损模型评价罗非鱼胶原纳米纤维对创面愈合的影响。结果显示，与对照组相比，鱼胶原纳米纤维组创面愈合率明显提高，第 7 天结痂开始消失，第 14 天大部分创面被连续表皮覆盖（图 5.11），而其他两组创面未完全愈合。组织病理学结果证实，鱼胶原纳米纤维在创面愈合过程中引起的炎症反应最低，并在诱导新表皮生长方面表现出最佳状态（图 5.12）。第 7 天炎症反应明显减轻，新表皮结构完整。第 14 天时新生表皮层呈现完整且连续的生理结构特征。表皮细胞完全分化，基底细胞排列紧密，角质层清晰可见。研究结果表明，鱼胶原纳米纤维具有良好的生物活性，可显著促进创面闭合及上皮化，且不引起免疫反应，在皮肤组织再生中有良好的应用潜力。

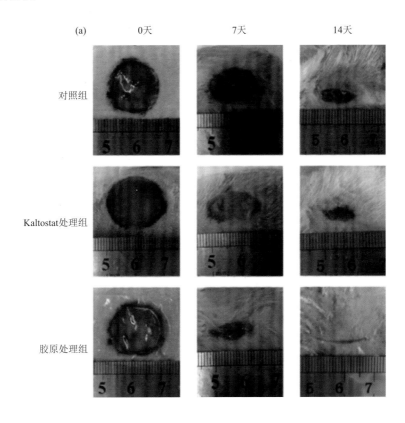

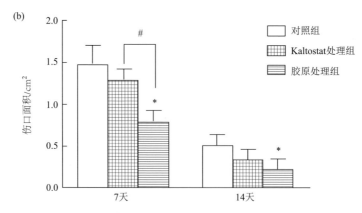

图 5.11 鱼胶原纳米纤维用于 SD 大鼠伤口愈合试验

（a）经鱼胶原纳米纤维膜处理后皮肤创伤、商品膜 Kaltostat 处理后皮肤创伤及对照组未经治疗皮肤创伤在不同时间点的愈合情况；（b）伤口经治疗后不同时间点的面积 ［*与对照组相比差异显著（$p<0.05$）；#与 Kaltostat 组比差异显著（$p<0.05$）］

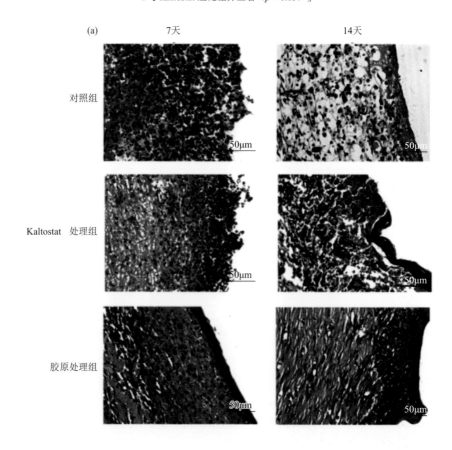

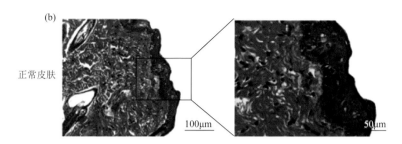

图 5.12　鱼胶原纳米纤维用于 SD 大鼠伤口愈合的组化结果

（a）第 7 天和第 14 天鱼胶原纳米纤维或商品膜 Kaltostat 处理后伤口，对照组为未处理的伤口；（b）正常皮肤

3. 国内外产品开发现况

目前，仅 Eucare Pharmaceuticals 公司（印度）开发的鱼胶原基止血产品通过 CE 认证上市销售，可用于多种创面护理修复。美国 FDA 和我国 NMPA（国家药品监督管理局）均无此类产品获批。

Eucare Pharmaceuticals 公司基于 I 型鱼胶原开发了 KOLLAGEN®-D、Helisorb® Sponge Powder、Helisorb® Sponge、KolSpon®、BioFil®、DonorDres®、KolSpon® Tape 等产品（图 5.13），可用于急性创伤、部分皮肤缺损、各种烧烫伤、供皮区覆盖、压力性溃疡、静脉淤积性溃疡、糖尿病溃疡、口腔止血等的护理，可有效止血且促进创面愈合，并可即时缓解患者伤痛，依从性良好。该类产品大部分已获欧盟 CE 认证，可在欧盟国家销售。

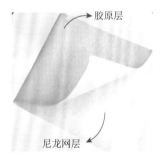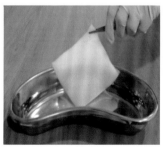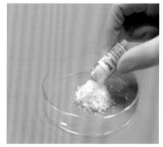

胶原层

尼龙网层

图 5.13　不同剂型的市售鱼胶原医疗器械产品（伤口护理类）

中国部分企业在鱼鳔源性胶原医用产品的开发方面进行了探索。青岛海大倍尔信生物科技有限公司基于鱼鳔源性胶原和甲壳素复合材料开发的创面敷料产品"倍尔信止血愈合海绵"获批作为Ⅲ类医疗器械上市销售并列入国家科技成果重点推广计划项目，适用于普外科、妇产科、整形外科、口腔科等手术中创面止血和伤口愈合，还可用于浅度烧烫伤、褥疮、糖尿病创面、宫颈炎等难愈性创面的

护理以及意外创伤、战地救护、工矿事故创伤等急救止血处理，产品使用简单、不黏附手术器械、操作性良好，可快速止血，兼具镇痛、抑菌、促愈合等功能，且可减少瘢痕组织的增生。与临床常用的其他竞品对比分析显示，倍尔信止血愈合海绵的止血、伤口护理等效果均优于市售的猪、牛源性胶原海绵和可吸收止血纱布（表 5.19）。

表 5.19　倍尔信止血愈合海绵与其他竞品的伤口护理效果对比分析

	倍尔信止血愈合海绵	胶原海绵（猪、牛源性）	可吸收止血纱布
成分	甲壳素＋鱼鳔源性胶原	猪、牛源性胶原	氧化纤维素
酸碱性	中性	中性	酸性
止血时间/min	1～3	2～8	1～3
吸收时间/周	1～4	6～12	1～4
对凝血障碍患者效果	有显著效果	无效	无效
抑菌效果	优	差	一般
降解产物	氨基葡萄糖＋多种氨基酸	多种氨基酸	二氧化碳＋水
促进愈合效果	优	一般	无效

5.4.2　组织再生修复

1. 皮肤组织

作为细胞外基质的主要组分，海洋胶原可促进皮肤、黏膜组织、骨及软骨等多种软硬组织的再生修复。脱细胞鱼皮作为新型脱细胞基质类产品，在国内外都属于新型前沿类产品。业已证实，脱细胞鱼皮基质比临床常用的脱细胞猪皮、牛皮类产品含有更为丰富的脂肪和 ω-3 脂肪酸，可显著促进创面区域新生血管的生成，对于创伤修复尤其是难愈性创面的修复具有明显的促进作用。ω-3 脂肪酸的存在还可有效降低炎症反应，并刺激、诱导细胞向创伤区域转移、归巢和增殖，此外，脱细胞鱼皮的三维网状结构比猪皮、牛皮类产品更易于细胞的迁入和增殖，从而加快创伤修复的进程[47]。动物模型试验和人体临床试验数据显示，Kerecis™ 用于难愈性慢性溃疡创面后可诱导细胞迁入三维网状结构中，最终形成新生组织愈合创面，其创面愈合速度和效果显著优于脱细胞猪皮、牛皮类产品。

2013 年，美国 FDA 批准了首例脱细胞鱼皮产品 Kerecis™ 用于慢性溃疡创面的治疗，该产品临床适应证与市售的猪、牛脱细胞基质产品类似（图 5.14），但该产品中含有丰富的 ω-3 等不饱和脂肪酸，表现出优异的抗炎性能，可有效促进难愈性创面的愈合。小样本人体临床研究结果显示，难愈性溃疡患者连续使用 Kerecis™ 5 周后，创面面积、深度分别减少 40%、48%，部分患者创面甚至完全闭合，效果优于市售的猪、牛脱细胞基质产品，表明该产品在难愈性创面的护理领域应用潜力巨大。

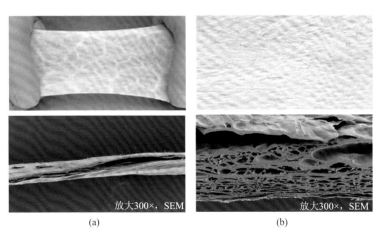

图 5.14　市售脱细胞牛皮基质产品（a）和 Kerecis™ 产品（b）对比图

Magnusson 等[48]对脱细胞鱼皮基质用于糖尿病溃疡等慢性溃疡再生修复的安全性和有效性进行体外评价，根据 ISO 10993 系列标准（等同于我国的 GB/T 16886 系列标准）的要求，系统评价了脱细胞鱼皮基质的细胞毒性、热原、皮肤刺激、致敏性、全身毒性、亚慢性毒性、遗传毒性、肌肉内植入等生物安全性指标，并对其结构、蛋白组分、细胞因子水平、促血管生成等效果进行了研究，结果显示脱细胞鱼皮基质为完整有序的三维多孔结构，其中的蛋白成分主要为 I 型胶原，分子量为（115～130）×10^3。该脱细胞鱼皮基质生物相容性和生物安全性良好，对中性粒细胞或巨细胞无明显刺激作用，对 IL-10、IL-12p40、IL-6、TNF-α 等炎症因子的分泌无显著影响，可有效促进新生血管的生成并引导细胞迁入支架内部，从而促进创面愈合。他们认为，脱细胞鱼皮的制备过程更加温和，因此含有的生物活性成分远高于哺乳动物源性的脱细胞基质，用于慢性溃疡的治疗有明显优势。

Baldursson 等[49]首次对脱细胞鱼皮基质和脱细胞猪小肠黏膜下层进行了对比研究。他们招募了 81 名志愿者（约 4mm 全层皮肤损伤），对两者进行非劣效性对比研究。结果显示，脱细胞鱼皮基质处理组伤口愈合更快，在主要终点（术后 28 天）

时伤口完全闭合。ELISA 检查结果证实该脱细胞鱼皮基质不会引起机体的自身免疫反应，安全性和有效性良好。这是对脱细胞鱼皮基质和家畜类脱细胞基质产品临床效果的首次报道，为该类新型产品的转化和应用提供了重要依据。

2. 生物补片

Li 等[50]通过体外试验发现，新型鱼胶原骨架对小鼠胚胎成纤维细胞的活性和增殖具有良好的生物相容性；通过体内试验发现，该骨架可防止脑组织粘连，减少炎症的发生，促进成纤维细胞生长，增强组织再生和愈合，有望作为硬脑（脊）膜替代物用于组织工程领域。

Kjartansson 等[51]制作了绵羊硬脑膜缺损动物模型（缺损尺寸 2cm×1cm），初步研究了脱细胞鱼皮产品 Kerecis Omega3 Dura^{TM} 对硬脑膜缺损的修复作用，分别于术后 2 周、5 周、8 周、11 周处死动物，行 MRI 检查、解剖观察和组织学评价。MRI 结果显示，Kerecis Omega3 Dura^{TM} 植入初期有温和的炎症反应，随时间延长逐渐消失，11 周时已无炎性细胞存在，整个试验期间伤口闭合良好，无脑脊液渗漏现象。对损伤部位解剖发现，术后 5～8 周手术部位有部分组织粘连现象，11 周时粘连消失，术后 2～11 周机体细胞逐渐迁入脱细胞鱼皮基质中，损伤区新生硬脑膜逐渐生成。组织学检测显示，术后 8 周内可观察到新生硬脑膜组织逐渐产生并生长，至 11 周时可形成完整的新生硬脑膜结构。该项研究为脱细胞鱼皮基质用于硬脑膜损伤修复的可行性提供了科学依据，但在正式进入临床应用前，尚需进行大样本的动物模型研究、人体临床研究以及与其他产品的非劣效性对比研究。

3. 角膜组织

柏登生医股份有限公司利用台湾鲷鱼鱼鳞经脱细胞技术处理开发的"生物眼角膜 Biocornea"，在构造上与人类角膜相似，具有排列规则的层状结构和良好的透明度[52]，已于 2015 年取得德国联邦卫生部所属德国联邦药品和医疗器械研究所核准进行人体试验。该人工角膜具有天然有序的胶原结构支架，接种角膜细胞后，可引导细胞迁入三维结构中有序生长（图 5.15）[53]。小型猪等动物模型试验结果显示，该脱细胞鱼鳞源性新型人工角膜可有效修复 2mm 厚度穿透性角膜穿孔，术后 3～4 天穿孔部位有效闭合且无明显炎症反应，裂隙灯检查显示角膜水肿基本消失，无明显渗出、血管增生等炎症反应（图 5.16）[54]。

van Essen 等[52]发现，鱼鳞来源的胶原基质作为人类捐献角膜组织的可能替代物，其透光度和散射性质与人类角膜基本一致，但对于其免疫原性还需进一步研究。中国海洋大学樊廷俊团队将鳕鱼胶原和鱼皮源性硫酸软骨素复合做载体支架构建人工角膜，相较于陆地源性胶原而言更易于细胞潜入，在兔全层角膜移植动物模型移植 3 个月后基本可恢复角膜透明度，为海洋源性全层人工角膜的构建奠定了基础。

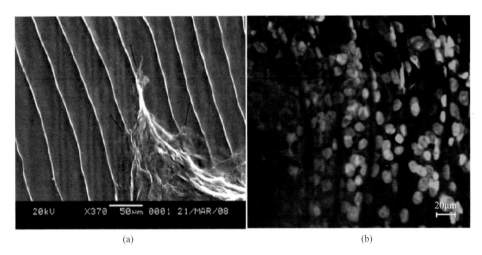

图 5.15　脱细胞鱼鳞基质型人工角膜

（a）角膜细胞（蓝色箭头指示）在脱细胞鱼鳞基质上生长；（b）接种 7 天后荧光染色，绿色为细胞核，红色为 F-肌动蛋白（F-actin）

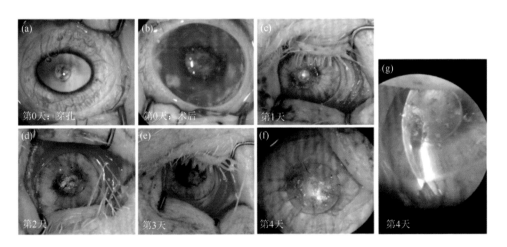

图 5.16　脱细胞鱼鳞基质型人工角膜小型猪动物模型试验结果

（a）角膜穿孔模型；（b）～（f）术后 0～4 天，轻微炎症反应；（g）术后第 4 天裂隙灯检查

4. 口腔材料

胶原类产品是口腔科最常用的生物材料之一，可用于拔牙后的止血、牙窝填充等，还可用于诱导牙周组织、牙齿组织等再生。胶原膜目前仍是牙周组织

再生的主流产品，市场需求量大。Eucare Pharmaceuticals 公司基于Ⅰ型鱼胶原开发的 KolSpon® Plug 产品用于牙窝填充，可有效防止牙龈吸收、促进创面愈合，减轻感染；颗粒剂 KolSpon®Cubes 产品用于牙窝填塞或缺损修补，则可有效促进组织再生；Periocol®-GTR 产品为鱼胶原基牙周组织再生膜，可用于牙龈萎缩的修补以及牙周组织的再生；SyboGraf™-C 产品则采用仿生医学理论将鱼胶原与纳米羟基磷灰石复合制备人工骨粉，具有骨传导和骨诱导功能，可用于骨折修复、牙周骨缺损、种植牙再生修复等口腔科领域（图 5.17）。上述产品中，KolSpon® Plug、KolSpon®Cubes 和 Periocol®-GTR 均已获得 CE 认证，可在欧盟国家销售。

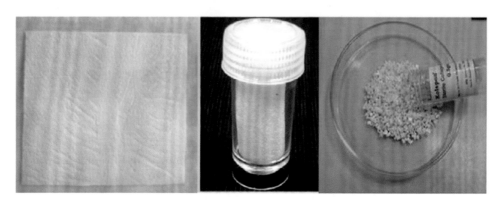

图 5.17 不同剂型的市售鱼胶原医疗器械产品（口腔类产品）

Singh 等[55]评价了纳米羟基磷灰石（Sybograf®）与鱼胶原膜（Periocol®）联合治疗牙周袋骨缺损的疗效，并与单纯的翻瓣清创术（OFD）相对比，术后第7 天、1 个月、3 个月和 6 个月随访，考察牙龈菌斑指数、牙周袋深度（PPD）、临床附着水平（CAL）和牙龈指数（GI），并采用数字化软件评估骨填充程度。结果显示对照组 PPD 平均减少（3.22 ± 1.09）mm，CAL 增加（2.78 ± 1.09）mm，而试验组在 6 个月内 PPD 减少（4.33 ± 0.5）mm，CAL 增加（3.78 ± 0.66）mm。另外，试验组牙龈退缩平均增加（0.55 ± 0.72）mm，而对照组增加（0.44 ± 0.52）mm。因此与单纯的翻瓣清创术相比，鱼胶原膜与骨材料联合表现出更好的临床治疗结果。在另一项类似的临床研究中，选取 14 位患者的 18 处骨缺损进行评价，结果显示对照组 PPD 减少（3.22 ± 1.09）mm，CAL 增加（2.77 ± 1.09）mm。而试验组 PPD 减少（4.33 ± 0.5）mm，CAL 增加（3.77 ± 0.66）mm，对于骨填充厚度，试验组平均增加（2.07 ± 0.67）mm，而对照组增加（0.91 ± 0.21）mm，该项研究再次验证了鱼胶原膜与骨材料联合治疗牙周缺损的疗效。

另外，鱼胶原膜 Periocol®-CG 是一种可控释洗必泰的胶原膜，可用于慢性牙周炎的治疗。Pattnaik 等[56]报道了一项 Periocol®-CG 的 RCT（随机对照试验）临

床研究，他们选择 20 名牙周炎患者共 40 个位点，并分为试验组（A）和对照组
（B）两组，A 组施以龈下根面平整术（SRP）和 Periocol®-CG 联合治疗，而 B 组
单独进行 SRP 处理。在基线和 1 个月后龈下收集微生物样品，PCR 法检测牙龈卟
啉单胞菌（*Porphyromonas gingivalis*）和福赛斯坦纳菌（*Tannerella forsythia*），并
于基线、1 个月和 3 个月记录探测深度（PD）、临床附着水平和牙龈指数。结果显
示，治疗部位的所有临床指标均有显著改善。观察期内试验组较对照组均有显著
改善，另外，福赛斯坦纳菌和牙龈卟啉单胞菌均显著减少。

Gottumukkala 等[57]进一步对比了 Periocol®-CG 和缓释姜黄素的胶原海绵（CU）
在辅助治疗慢性牙周炎中的疗效。他们将 60 例慢性牙周炎患者共 120 个位点随机
分作两组，分别实施 Periocol®-CG 和 CU 治疗，并在基线、1 个月、3 个月和 6 个月
随访，记录牙龈菌斑指数、牙龈指数、牙周袋深度（PPD）、临床附着水平（CAL）
和微生物系数。结果显示两组患者的牙龈菌斑指数和牙龈指数均显著降低，并且在
6 个月的临床观察终点，微生物系数、PPD 和 CAL 也有显著改善。在研究的最后阶
段，鱼胶原膜 Periocol®-CG 作为药物洗必泰的递送载体，表现出更好的临床疗效。

Prathap 等[58]比较了羟基磷灰石（Periobone G）单独使用或与鱼胶原膜
（Periocol®）联合使用对二级根分叉病变的临床疗效。研究者选取十名双侧磨牙
根分叉病变的患者，随机分组，分别采用单独植入骨材料与联合使用胶原膜。
于基线、3 个月和 6 个月随访，记录牙龈菌斑指数、牙龈指数、垂直探测深度、
水平探测深度、临床附着水平、边缘龈位置和骨填充量。结果显示 6 个月时两
组的垂直和水平探测深度的统计学结果显著降低，临床附着水平显著增加。他
们认为，骨材料与胶原膜联合应用取得更好的效果，但与单独使用骨材料相比
无显著性差异。Srivastava 等[59]在另外一项类似的研究中也得到了与此类似的结
论。他们将 19 例根分叉病变患者共 30 个位点随机分作两组，Ⅰ组是植入骨材料
（Grabio Glascera）联合使用胶原膜（Periocol®），Ⅱ组单独植入骨材料。结果表明，
6 个月后Ⅰ组的 PD 和 CAL 分别平均增加（3.94±1.81）mm、（3.57±2.21）mm，
而Ⅱ组的 PD 和 CAL 分别增加（3.94±1.81）mm 和（3.57±2.21）mm。Ⅰ组和
Ⅱ组的骨填充分别为（3.25±2.32）mm（33.23±15.58%）和（5.14±3.84）mm
[（40.26±19.14）%]，牙槽骨丧失分别为（−0.25±0.68）mm 和（−1.19±0.79）mm，
缺陷分辨率分别为（3.50±2.34）mm 和（5.93±4.01）mm。

5. 人工骨

许多研究业已证实，海洋胶原可促进上皮细胞增殖、成纤维细胞胶原沉积、
骨小梁生成以及成软骨分化等。Mredha 等[60]以贝斯特鲟提取的鱼鳔胶原制成的
水凝胶与骨质连接紧密，强度较高，承重性能好，有望作为新一代骨科移植物用
于人工软骨及骨缺损修复材料。在牙科方面，Zhou 等[61]通过研究鱼胶原/生物活

性玻璃/壳聚糖混合物纳米纤维膜对狗的根分叉病变的作用，发现其可促进成骨，有潜力作为引导组织再生联合植骨修复（GTR/GBR）膜用于临床。柏登生医股份有限公司利用鱼鳞胶原与羟基磷灰石模拟人体骨质组成，开发了胶原骨移植物，用于颅面骨、牙周、四肢骨、脊柱、骨盆等骨骼缺损或裂隙手术填充。

6. 人工软骨

有研究发现，纯海洋胶原支架和海洋胶原/羟基磷灰石支架均能促进 BMSCs 分化为软骨细胞，两种支架在复合 hMSCs 后分别在成软骨诱导培养基和成骨细胞培养基中培养 20 天，发现成软骨组的免疫组织学染色和阿尔辛蓝染色都呈阳性，而成骨细胞组的茜素红和 I 型胶原组织学染色均呈阳性。这表明纯海洋胶原支架倾向于促进 hMSCs 的成软骨分化，而双相海洋胶原/羟基磷灰石支架更利于成骨分化。Mredha 等将来自鲟鱼的胶原与聚 N, N-二甲基丙烯酰胺（PDMAAm）制备成含有双网络的高强度水凝胶，发现该水凝胶中胶原的变性温度得到改善，具有各向异性的溶胀行为，且机械性能与天然软骨相当，植入兔膝关节软骨缺损处后 4 周，水凝胶表现出良好的生物力学性能，同时具有一定黏附性能，与软骨下骨结合良好。有研究发现，将聚乙二醇二丙烯酸酯（PEGDA）与鱼胶原共混，可制备出具有双网络的高机械强度的水凝胶，胶原含量为 8wt%时，复合凝胶断裂强度为 783kPa，比纯胶原水凝胶强度提高 11.6 倍；复合凝胶压缩模量比纯胶原水凝胶提高 2~3 倍，适合用于软骨或骨缺损修复。另外，将鱼胶原引入聚乙烯醇（PVA）/聚乙烯基吡咯烷酮（PVP）水凝胶体系，采用辐射交联与冻融循环相结合的方法，也可以制备具有较高生物活性的 PVA/PVP/胶原复合水凝胶。基于含水率、溶胀性能、力学性能及微观结构研究胶原对复合水凝胶结构与性能的影响，试验结果表明上述方法制备的水凝胶具有交联时间短、制备效率高以及水凝胶性能高等特点。此外，水凝胶支架的液体环境还能保护细胞和敏感的药物（多肽、蛋白质、寡核苷酸和 DNA 等），运输养料及细胞分泌产物等，尤其适合修复不规则的软骨缺损。

位晓娟等[62]设计了海洋源性脱细胞软骨基质用于软骨修复，该支架具有良好的结构仿生和成分仿生性能，杨氏模量高达 23.84MPa，可显著促进软骨细胞增殖、迁移并维持其细胞表型，促进软骨特异性细胞外基质的分泌。他们建立了新西兰白兔软骨缺损模型，分别设置空白组（Ctrl 组）、海洋脱细胞软骨组（DSCS组）、海洋脱细胞软骨＋细胞组（DSCS/cell 组），采用市售胶原海绵产品作为对照组（Col I 组），体内试验结果显示，植入 12 周后，DSCS 组、DSCS/cell 组软骨缺损区域基本完全修复，Ctrl 组、Col I 组仍有缺损暴露且损伤部位有明显炎症反应（图 5.18）组织学结果证实，DSCS 组、DSCS/cell 组中再生组织表现为明显的透明软骨特征，富含 II 型胶原基质（图 5.19），有望为解决目前透明软骨仿生修复难题提供新的解决方案。

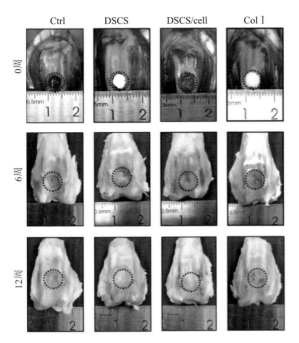

图 5.18　6 周、12 周后新西兰白兔全层软骨缺损修复结果

Ctrl 组、DSCS 组、DSCS/cell 组和 Col I 组植入软骨缺损部位 6 周、12 周的大体观察

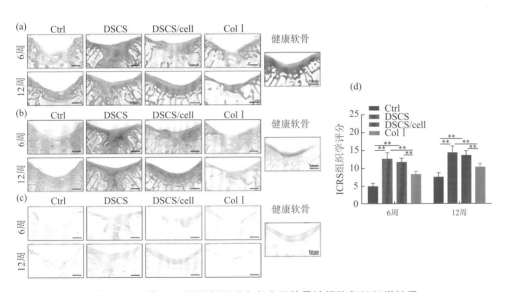

图 5.19　6 周、12 周后新西兰白兔全层软骨缺损修复组织学结果

（a）HE 染色；（b）番红 O-固绿染色；（c）Col II 免疫组化染色；（d）各组软骨损伤的 ICRS 评分
[**表示与对照组相比差异极显著（$p<0.01$）]

7. 人工血管

吴桐[63]采用静电纺制备了芯层负载肝素的聚（乳酸-己内酯）[P(LLA-CL)]、壳聚糖和鱼胶原的复合支架（壳聚糖和胶原的质量比为1∶4），结果表明三者质量比为12∶1∶4时制备的血管支架的爆破强度、拉伸强度和热力学稳定性达到最佳平衡，梯度静电纺使支架具有较大的孔径，鱼胶原和壳聚糖构成的外层促进了内皮的快速形成，P(LLA-CL)构成的中层提升了支架的拉伸强度和弹性；支架的降解机制特殊，可以长期维持纤维形貌和结构稳定；纵向的梯度对称结构使支架具有较大孔径，利于血管细胞长入。殷海月等[64]进一步研究了不同质量比的P(LLA-CL)、壳聚糖和鱼胶原血管支架的影响。结果表明混纺纤维支架具有较好的力学性能，当胶原/壳聚糖/P(LLA-CL)的质量比为20∶5∶75和40∶10∶50时，这两种支架具有较高的拉伸强度、断裂伸长率，且与天然血管的力学性能接近。另有试验将PCL与鱼胶原的静电纺血管支架植入羊体内，发现有少量血小板黏附，与兔模型中结果相同；当支架接种上细胞后再植入，支架-细胞复合体在1个月内保持通畅，无炎症反应发生；6个月时支架上观察到足够的内皮细胞层汇合和血管重塑，且无血栓形成，支架结构稳定性良好。Ahn等[65]制备的PCL与鱼胶原的静电纺血管支架在体外能维持一个月的生理功能，植入动物体内后可以维持结构完整性。基于上述认识，海洋胶原/PCL复合支架是一种有潜力的新型人工血管。

5.5 海洋胶原及其衍生物在药物载体中的应用

海洋胶原和明胶是最常用的天然缓释载体材料，具有优良的生物相容性和可降解性，可在温和条件下加工成不同剂型的缓释材料，与多种药物、活性因子等联用起到缓释作用且不影响药效。

5.5.1 抗菌/消炎类药物

Eucare Pharmaceuticals公司将Ⅰ型鱼胶原作为药物载体与盐酸四环素复合开发的 PerioCol®-TC 产品，载药量约为2mg，用于抑制牙周组织炎症或感染、减少牙龈萎缩，促进牙周组织修复。另有 PerioCol®-CG 产品，为Ⅰ型鱼胶原与2.5mg葡萄糖酸氯己定复合制备的载药膜剂，也可用于牙周组织炎症或感染的处理。BioFil®-AB 产品是 Eucare Pharmaceuticals 公司针对慢性创面和糖尿病溃疡开发的产品，为颗粒剂，由Ⅰ型鱼胶原和2%莫匹罗星、1%甲硝唑组成，主要用于难愈性溃疡、静脉溃疡、感染性创面、糖尿病溃疡、压力性溃疡、渗出液较多创面及窦道、下层创面等临床适应证。不同剂型的市售鱼胶原医疗产品（药械组合类产品）见图 5.20。

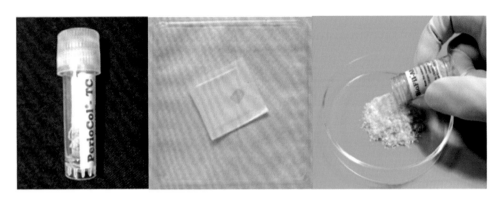

图 5.20　不同剂型的市售鱼胶原医疗产品（药械组合类产品）

尚柯[66]以化学沉降法将抗菌剂 Ag_4O_4 添加到鱼胶原纤维中，制备了鱼胶原抗菌止血医用敷料，并研究其体外抗菌效果和止血效果，抗菌效果如图 5.21 所示。单纯的鱼胶原纤维不具有抗菌效果，添加抗菌剂后具有不同程度的抗菌效果，其中，含 Ag_4O_4 的鱼胶原纤维组抑菌圈面积显著大于含苯扎溴铵组，证实所得 Ag_4O_4 鱼胶原抗菌敷料具有显著的抗菌效果，可有效地抑制大肠杆菌、金黄色葡萄球菌、白假丝酵母菌和铜绿假单胞菌的生长。

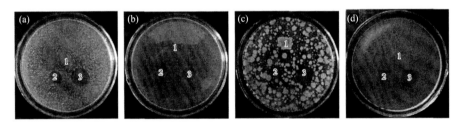

图 5.21　鱼胶原医用敷料的抗菌效果

（a）～（d）依次为大肠杆菌、金黄色葡萄球菌、白假丝酵母菌和铜绿假单胞菌的培养基；图中抑菌圈编号：
1 为单纯鱼胶原纤维，2 为载负苯扎溴铵的鱼胶原纤维，作为阳性对照组，
3 为载负 Ag_4O_4 的鱼胶原纤维，作为试验组

Veeruraj 等[67]制备了鱼胶原 ASC、PSC 凝胶和膜剂作为载药支架，载负阿莫西林、四环素或制霉菌素后评价其对肺炎克雷白杆菌、金黄色葡萄球菌、霍乱弧菌、铜绿假单胞菌、絮状表皮癣菌、白癣菌、白假丝酵母菌七种常见病原微生物的抑制作用，12h 后观察抑菌圈情况，结果证实海洋胶原膜剂和凝胶均具有长效缓释效果。

5.5.2 生长因子

莫秀梅等[68]通过同轴静电纺制备了芯层含有重组人转化生长因子-β3（rhTGF-β3）和牛血清白蛋白的 P（LLA-CL）/鱼胶原纳米纤维，体外缓释试验结果表明该支架在 60 天内可持续稳定释放 rhTGF-β3，且释放的 rhTGF-β3 仍保持良好的功能活性。细胞试验证明，该缓释支架可促进人脐带间充质干细胞（WMSCs）向软骨细胞分化，可作为组织工程支架用于气管软骨再生。

Cao 等[69]以鱼胶原、壳聚糖和硫酸软骨素为主要材料制备了组织工程皮肤支架，同时负载 bFGF-PLGA 微球（MPs），构建了"支架＋因子"的仿生型人工皮肤。这种新型人工皮肤具有良好的吸水膨胀性和生物降解性，与组织液接触后吸水膨胀并逐渐降解，MPs 随之缓慢释放，可在长时间内显著促进创面部位成纤维细胞的增殖，从而加快创面愈合。另有许多研究证实，海洋胶原、海洋明胶可与 EGF、VEGF、NGF、BMP、富血小板血浆（PRP）等多种生长因子复合形成载药缓释体系，用于皮肤、神经、血管、韧带、骨等多种组织的再生修复。

5.5.3 生物活性因子

Amal 等[70]制备了壳聚糖-胶原-淀粉膜（chitosan-collagen-starch membrane，CCSM）并载负石榴皮提取物提高其抗菌性能，用于促进创面愈合过程中上皮组织的再生。建立全层皮肤损伤模型后，分别于术后 8 天、18 天、25 天计算再上皮化率，发现与空白对照组和 CCSM 组相比，载负石榴皮提取物 CCSM 组的再上皮化率显著升高（$p < 0.001$）并可抑制铜绿假单胞菌增殖，促进上皮细胞增殖，并促进损伤组织结构和功能的再生修复。

Wang 等[71]将 PVA 与鱼鳞胶原多肽、壳寡糖共混后制备了静电纺丝膜，其中，PVA 组分可保证成膜性和纳米纤维的力学性质，而鱼鳞胶原多肽、壳寡糖两种生物活性因子则为抑菌、促修复因子。研究结果显示，这一共混膜可破坏细菌胞膜导致细胞内容物外泄，从而显著抑制金黄色葡萄球菌（革兰氏阳性菌）和大肠杆菌（革兰氏阴性菌）的活性，其中对前者的抑制活性高于后者。此外，该共混膜中的鱼鳞胶原多肽、壳寡糖组分还可刺激皮肤成纤维细胞增殖，加速创面愈合。

Pathan 等[72]以鱼鳞胶原和羟丙基甲基纤维素为原料制备了复合凝胶（CNG），将姜黄素纳米乳液负载于上述 CNG 凝胶中，进行体外缓释试验和动物模型试验。结果显示，鱼鳞胶原基 CNG 凝胶可有效延长姜黄素的释放速率、加快皮肤损伤创面的闭合。另有研究显示，以海洋胶原复合支架作为缓释支架复合 ω-3 脂肪酸后，可促进慢性创面的修复。

5.5.4　抗肿瘤药物

将植入式缓释药膜与纳米技术相结合，可使药物在肿瘤局部维持较长时间的有效性，提高药物靶向性，减少全身毒副作用。郭豪[73]从鲢鱼皮中提取出 PSC，并将其与壳聚糖复合，经戊二醛（GA）或 EDC 交联，制备了鱼胶原-壳聚糖复合海绵（FC-CS）。另以胆固醇、琥珀酸酐、乙二醇壳聚糖和生物素为原料，采用三步反应合成了生物素化胆固醇疏水改性乙二醇壳聚糖聚合物（Bio-CHGC）作为阿霉素缓释纳米粒，再将 Bio-CHGC-阿霉素纳米粒与 FC-CS 复合制备了多重缓释药膜，并对其吸水性、降解性、释放特性及细胞毒性等进行了表征。结果表明，缓释药膜的释放比单纯载药纳米粒慢；缓释药膜的释放主要是通过基质降解方式，而扩散只是辅助的释放形式；此外，Bio-CHGC 药膜组对细胞的抑制率高于未生物素化的 CHGC 药膜组，说明该缓释药膜具有双重缓释及靶向作用，有望作为新型抗肿瘤制剂用于肿瘤辅助治疗。

简言之，海洋胶原并非一种新开发的海洋生物材料，在食品、化妆品、保健品、化工、药用胶囊、试验试剂等领域已有多年应用历史，但作为生物医用材料的开发则确属于"新材料"范畴。迄今为止，世界范围内对于海洋胶原基医用产品的开发刚起步、初收获，绝大部分国家在该领域的产品开发尚属空白。随着海洋战略在全球国际竞争力中地位的日益凸显，海洋胶原类医用产品的开发和行业成熟迎来新的机遇。虽然受物种进化、生活环境等影响，海洋胶原与传统胶原存在一定差异，但毋庸置疑的是，海洋胶原与传统胶原的同源性决定了两者结构与功能的相似性。海洋胶原作为新型医用胶原来源在原料储备、成本控制、生物风险、市场体量、产业化基础以及政策层面等方面均具有良好的可行性，有望成为继壳聚糖、海藻酸盐之后的第三大海洋生物医用材料，成为海洋科研的新热点、新动力。

参 考 文 献

[1]　位晓娟，顾其胜. 蛋白质基海洋生物医用材料. 上海：上海科学技术出版社，2020.

[2]　Liu W T，Tian Z H，Li C H，et al. Thermal denaturation of fish collagen in solution：a calorimetric and kinetic analysis. Thermochim Acta，2014，581：32-40.

[3]　顾其胜，蒋丽霞. 胶原蛋白与临床医学. 上海：第二军医大学出版社，2003.

[4]　李八方. 水生生物胶原蛋白理论与应用. 北京：化学工业出版社，2015.

[5]　Silvipriya K S，Kumar K K，Kumar B D，et al. Fish processing waste：a promising source of type-Ⅰ collagen. Current Trends in Biotechnology and Pharmacy，2016，10（4）：374-383.

[6]　Simpson B K，Nollet L，Toldrá F，et al. Food Biochemistry and Food Processing. 2 ed. New York：John Wiley and Sons Inc，2012 .

[7] Piez K A，Gross J. The amino acid composition of some fish collagens：the relation between composition and structure. J Biol Chem，1960，235（4）：995-998.

[8] 曾名勇，张联英，刘尊英，等. 几种鱼皮胶原蛋白的理化特性及其影响因素. 中国海洋大学学报（自然科学版），2005，35（4）：608-612.

[9] Kharyeki M E，Rezaei M，Motamedzadegan A. The effect of processing conditions on physico-chemical properties of whitecheek shark（*Carcharhinus dussumieri*）skin gelatin. Int Aquat Res，2011，3：63-69.

[10] Gauza-Włodarczyk M，Kubisz L，Mielcarek S，et al. Comparison of thermal properties of fish collagen and bovine collagen in the temperature range 298~670K. Mater Sci Eng C：Mater Biol Appl，2017，80：468-471.

[11] Gómez-Guillén M C，Turnay J，Fernández-Díaz M D，et al. Structural and physical properties of gelatin extracted from different marine species：a comparative study. Food Hydrocoll，2002，16：25-34.

[12] Avena-Bustillos R J，Chiou B，Olsen C W，et al. Gelation，oxygen permeability，and mechanical properties of mammalian and fish gelatin films. J Food Sci，2011，76：E519-E524.

[13] Yamamoto K，Igawa K，Sugimoto K，et al. Biological safety of fish（tilapia）collagen. Biomed Res Int，2014，2014：630757.

[14] Song E，Yeon Kim S，Chun T，et al. Collagen scaffolds derived from a marine source and their biocompatibility. Biomaterials，2006，27（15）：2951-2961.

[15] 王茵，黄煜，林彩平，等. 鱼鳞胶原复合止血海绵的制备及其效果的验证. 福建农业学报，2013，28（4）：315-319.

[16] Pal P，Srivas P K，Dadhich P，et al. Accelerating full thickness wound healing using collagen sponge of mrigal fish（*Cirrhinus cirrhosus*）scale origin. Int J Biol Macromol，2016，93（Pt B）：1507-1518.

[17] Yamada S，Yamamoto K，Ikeda T，et al. Potency of fish collagen as a scaffold for regenerative medicine. J Biomed Biotechnol，2014，4976：302932.

[18] Parenteau-Bareil R，Gauvin R，Berthod F. Collagen-based biomaterials for tissue engineering applications. Materials，2010，3（3）：1863-1887.

[19] Ramshaw J A M，Peng Y Y，Glattauer V，et al. Collagens as biomaterials. J Mater Sci：Mater Med，2009，20：S3-S8.

[20] Gómez-Guillén M C，López-Caballero M E，Alemán A，et al. Antioxidant and antimicrobial peptide fractions from squid and tuna skin gelatin// Le Bihan E，Koueta N. Sea By-Products as Real Material：New Ways of Application. Trivandrum：Transworld Research Network，2010：89-115.

[21] Patrzykat A，Douglas S E. Antimicrobial peptides：cooperative approaches to protection. Protein Pept Lett，2005，12：19-25.

[22] Zhuang Y L，Sun L P，Zhao X，et al. Antioxidant and melanogenesis-inhibitory activities of collagen peptide from jellyfish（*Rhopilema esculentum*）. J Sci Food Agric，2009，89（10）：1722-1727.

[23] Senaratne L S，Park P J，Kim S K. Isolation and characterization of collagen from brown backed toadfish（*Lagocephalus gloveri*）skin. Bioresour Technol，2006，97：191-197.

[24] Haug I J，Draget K I，Smidsrød O. Physical and rheological properties of fish gelatin compared to mammalian gelatin. Food Hydrocoll，2004，18：203-213.

[25] Gómez-Guillén M C，Giménez B，López-Caballero M E，et al. Functional and bioactive properties of collagen and gelatin from alternative sources：a review. Food Hydrocoll，2011，25（8）：1813-1827.

[26] Kim S E. Marine Proteins and Peptides：Biological Activities and Applications. New York：John Wiley and Sons Inc，2013：589-629.

[27] Ehrlich H. Biological Materials of Marine Origin：Invertebrates. New York：Springer，2010.

[28] Pang S，Chang Y P，Woo K K. The evaluation of the suitability of fish wastes as a source of collagen. IPCBEE，2013，53（15）：77-81.

[29] Ehrlich H. Collagens of aquatic invertebrates：insights，trends and open questions. Proceedings of the 5th Freiberg Collagen Symposium，Freiberg，Germany，2012.

[30] Addad S，Exposito J Y，Faye C，et al. Isolation，characterization and biological evaluation of jellyfish collagen for use in biomedical applications. Mar Drugs，2011，9（6）：967-983.

[31] Pati F，Datta P，Adhikari B，et al. Collagen scaffolds derived from fresh water fish origin and their biocompatibility. J Biomed Mater Res A，2012，100（4）：1068-1079.

[32] Regenstein J M，Zhou P. Collagen and gelatin from marine by-products//Shahidi F. Maximising the Value of Marine By-Products. Cambridge：Woodhead Publishing Limited，2007：279-303.

[33] Nagai T，Suzuki N. Isolation of collagen from fish waste material—skin，bone and fins. Food Chem，2000，68（3）：277-281.

[34] Arnesen J A，Gildberg A. Extraction of muscle proteins and gelatin from cod head. Process Biochem，2006，41：697-700.

[35] 杨贤庆，张帅，郝淑贤，等. 罗非鱼皮胶原蛋白的提取条件优化及性质. 食品科学，2009，30（16）：106-110.

[36] Yan M，Li B，Zhao X，et al. Characterization of acid-soluble collagen from the skin of walleye pollock（*Theragra chalcogramma*）. Food Chem，2008，107（4）：1581-1586.

[37] Skierka E，Sadowska M. The influence of different acids and pepsin on the extractability of collagen from the skin of Baltic cod（*Gadus morhua*）. Food Chem，2007，105：1302-1306.

[38] Sato K，Yoshinaka R，Sato M，et al. A simplified method for determining collagen in fish muscle. Bull Jap Soc Fish，1986，52（5）：889-893.

[39] 罗臻，黄静敏，陈血建，等. 海参胶原蛋白的提取及其理化性质. 安徽农业科学，2015，43（3）：145-146，150.

[40] Nalinanon S，Benjakul S，Kishimura H. Collagens from the skin of arabesque greenling（*Pleurogrammus azonus*）solubilized with the aid of acetic acid and pepsin from albacore tuna（*Thunnus alalunga*）stomach. J Sci Food Agric，2010，90（9）：1492-1500.

[41] Montero P，Borderias J，Turany J，et al. Characterization of hake（*Merluccius merluccius* L.）and trout（*Salmo irideus* Gibb）collagen. J Agric Food Chem，1990，38（3）：604-609.

[42] 张宗恩，陶宁萍. 水产废弃物的综合利用. 环境保护，1998，9：31-32.

[43] 秦玉青，王愷，刘承初. 鱿鱼皮胶原蛋白的提取利用实验研究. 中医研究，2002，15：20-21.

[44] Jiang Z N，Bo J Q，Zheng Q X，et al. Extraction of collagen from fish scales with papain under ultrasonic pretreatment. Adv Mat Res，2012，366：421-424.

[45] 徐志霞，赵昕，邹峥嵘，等. 鱿鱼皮胶原蛋白医用止血材料的研究. 中国海洋药物，2014，33（5）：64-70.

[46] Zhou T，Wang N，Xue Y，et al. Electrospun tilapia collagen nanofibers accelerating wound healing via inducing keratinocytes proliferation and differentiation. Colloid Surf B：Biointerfaces，2016，143：415-422.

[47] 位晓娟，王南平，何兰，等. 脱细胞鱼皮基质作为新型组织工程支架的研究进展. 中国修复重建外科杂志，2016，30（11）：1437-1440.

[48] Magnusson S，Baldursson B T，Kjartansson H，et al. Regenerative and antibacterial properties of acellular fish skin grafts and human amnion/chorion membrane：implications for tissue preservation in combat casualty care. Mil Med，2017，182：383-388.

[49] Baldursson B T, Kjartansson H, Konrádsdóttir F, et al. Healing rate and autoimmune safety of full-thickness wounds treated with fish skin acellular dermal matrix versus porcine small-intestine submucosa: a noninferiority study. Int J Low Extr Wound, 2015, 4 (1): 37-43.

[50] Li Q, Mu L, Zhang F, et al. A novel fish collagen scaffold as dural substitute. Mater Sci Eng C- Mater Biol Appl, 2017, 80: 346-351.

[51] Kjartansson H, Olafsson I H, Karason S, et al. Use of acellular fish skin for dura repair in an ovine model: a pilot study. Open Journal of Modern Neurosurgery, 2015, 5: 124-136.

[52] van Essen T H, Lin C C, Hussain A K, et al. A fish scale-derived collagen matrix as artificial cornea in rats: properties and potential. Invest Ophthalmol Vis Sci, 2013, 54 (5): 3224-3233.

[53] Lin C C, Ritch R, Lin S M, et al. A new fish scale-derived scaffold for corneal regeneration. Eur Cells Mater, 2010, 19: 50-57.

[54] Chen S C, Telinius N, Lin H T, et al. Use of fish scale-derived biocornea to seal full-thickness corneal perforations in pig models. PLoS One, 2015, 10 (11): e0143511.

[55] Singh V P, Nayak D G, Uppoor A S, et al. Clinical and radiographic evaluation of nano-crystalline hydroxyapatite bone graft (Sybograf®) in combination with bioresorbable collagen membrane (Periocol®) in periodontal intrabony defects. Dent Res J, 2012, 9: 60-67.

[56] Pattnaik S, Anand N, Chandrasekaran S C, et al. Clinical and antimicrobial efficacy of a controlled-release device containing chlorhexidine in the treatment of chronic periodontitis. Eur J Clin Microbiol Infect Dis, 2015, 34: 2103-2110.

[57] Gottumukkala S N V S, Sudarshan S, Mantena S R. Comparative evaluation of the efficacy of two controlled release devices: chlorhexidine chips and indigenous curcumin based collagen as local drug delivery systems. J Maxillofac Oral Surg, 2014, 12 (3): 254-259.

[58] Prathap S, Hegde S, Kashyap R, et al. Clinical evaluation of porous hydroxyapatite bone graft (Periobone G) with and without collagen membrane (Periocol) in the treatment of bilateral grade II furcation defects in mandibular first permanent molars. J Indian Soc Periodontol, 2013, 17 (2): 228-234.

[59] Srivastava S, Tandon P, Gupta K K, et al. A comparative clinico-radiographic study of guided tissue regeneration with bioresorbable membrane and a composite synthetic bone graft for the treatment of periodontal osseous defects. J Indian Soc Periodontol, 2015, 19 (4): 416-423.

[60] Mredha M T I, Kitamura N, Nonoyama T, et al. Anisotropic tough double network hydrogel from fish collagen and its spontaneous *in vivo* bonding to bone. Biomaterials, 2017, 132: 85-95.

[61] Zhou T, Liu X, Sui B, et al. Development of fish collagen/bioactive glass/chitosan composite nanofibers as a GTR/GBR membrane for inducing periodontal tissue regeneration. Biomed Mater, 2017, 12 (5): 055004.

[62] Lim T, Tang Q, Zhu Z, et al. A decellularized scaffold derived from squid cranial cartilage for use in cartilage tissue engineering. J Mater Chem B, 2020, 8: 4516-4526.

[63] 吴桐. 静电纺蛋白-多糖-乳酸己内酯共聚物复合纳米纤维支架用于小口径血管组织工程. 上海: 东华大学, 2014.

[64] Yin H, Wang J, Gu Z, et al. Evaluation of the potential of kartogenin encapsulated poly(L-lactic acid-*co*-caprolactone)/collagen nanofibers for tracheal cartilage regeneration. J Biomater Appl, 2017, 32 (3): 331-341.

[65] Ahn H, Ju Y M, Takahashi H, et al. Engineered small diameter vascular grafts by combining cell sheet engineering and electrospinning technology. Acta Biomater, 2015, 16: 14-22.

[66] 尚柯. 一种基于鱼胶原的抗菌止血医用敷料的制备及其性能研究. 上海: 东华大学, 2012.

[67] Veeruraj A，Arumugam M，Ajithkumar T，et al. Isolation and characterization of drug delivering potential of type-I collagen from eel fish *Evenchelys macrura* . J Mater Sci：Mater Med，2012，23：1729-1738.

[68] Wang J，Sun B，Tian L，et al. Evaluation of the potential of rhTGF-*β*3 encapsulated P（LLA-CL）/collagen nanofibers for tracheal cartilage regeneration using mesenchymal stems cells derived from Wharton's jelly of human umbilical cord. Mater Sci Eng C，2017，70：637-645.

[69] Cao H，Chen M M，Liu Y，et al. Fish collagen-based scaffold containing PLGA microspheres for controlled growth factor delivery in skin tissue engineering. Colloid Surf B：Biointerfaces，2015，136：1098-1106.

[70] Amal B，Veena B，Jayachandran V P，et al. Preparation and characterisation of *Punica granatum* pericarp aqueous extract loaded chitosan-collagen-starch membrane：role in wound healing process. J Mater Sci：Mater Med，2015，26：181.

[71] Wang Y，Zhang C L，Zhang Q，et al. Composite electrospun nanomembranes of fish scale collagen peptides/chito-oligosaccharides：antibacterial properties and potential for wound dressing. Int J Nanomedicine，2011，6：667-676.

[72] Pathan I B，Munde S J，Shelke S，et al. Curcumin loaded fish scale collagen-HPMC nanogel for wound healing application：*ex vivo* and *in vivo* evaluation. Int J Polym Mater，2019，68（4）：165-174.

[73] 郭豪. 鱼胶原基复合海绵的制备及其用作缓释药膜的研究. 福州：福州大学，2014.

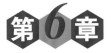

第6章

>>

琼脂糖及其衍生物

6.1 大型海藻多糖

从动植物获取材料应用于生物医学，是目前生物医学材料领域的重要研究内容之一。从海洋生物，特别是海洋植物——大型海藻中获取生物医学材料的研究非常活跃，究其原因，一是这些材料本身生物相容性非常好，部分还具有免疫调控、抗菌、抗病毒、抗癌等医学功能，如海藻酸钠、琼脂糖、卡拉胶、岩藻多糖、昆布多糖等，二是大型海藻生物量非常大，需要充分回收和利用，避免造成环境的污染和资源的浪费。特别是近海兴起的规模化栽培大型海藻的产量非常高，需要提高其附加价值，并最大限度开发利用以免造成二次污染。开发大型海藻多糖生物医学材料既是海洋产业发展的需要，也是发掘新型生物医学材料以及医学技术发展的需要。

海藻主要包括红藻、褐藻、绿藻以及蓝藻等[1, 2]，以前两者研究居多。不同海藻含有不同的海藻多糖和其他化学物质，其中因海藻多糖产量大、提纯相对容易，是主要的研究和应用产物。红藻多糖主要有琼脂、卡拉胶和琼胶-卡拉胶中间多糖，均为以半乳糖为基本单位的聚多糖。琼脂主要包括琼脂糖和琼脂果胶，其中以琼脂糖为主要研究与应用对象；根据糖环上硫酸酯键个数的不同，卡拉胶主要包括K型（Kappa）、I型（Iota）、L型（Lambda）三种类型。海带、昆布、泡叶藻和墨角藻等褐藻主要产生褐藻胶、岩藻多糖和昆布多糖。绿藻主要产生木聚糖、甘露聚糖及少量葡聚糖。蓝藻主要产生螺旋藻多糖，但作为材料研究较少。

海藻多糖的生物医学活性因种类、分子量等不同而不同[1, 2]。例如，大分子量琼脂糖无生物医学活性，一般为惰性材料，但降解成寡糖后有一定生物活性。一些海藻多糖如卡拉胶、昆布多糖等能调控免疫细胞（如巨噬细胞、T淋巴细胞、B淋巴细胞等）的分化、成熟、增殖等，并有一定抗病毒活性。海带水溶性多糖对补体旁路有一定的作用；海藻多糖钙螯合物（CaSP）能选择性抑制病毒在宿主细胞中的复制和传播，其中钙离子螯合物和硫酸根在宿主细胞抗病毒过程中起关键作用。海藻多糖不仅具有清除活性氧的作用，还能够显著降低脂质过氧化物（LPO）的含量，提高过氧化氢酶（CAT）和超氧化物歧化酶（SOD）的活性，具有清除过多自由基与抗脂质过氧化的作用，如螺旋藻多糖能显著增强机体抗氧化及抗自由基损伤的能力。从海带、羊栖菜、海蒿子、螺旋藻等提取的海藻多糖还具有抑制肿瘤的效果，它是通过提高生物机体对肿瘤细胞的防御能力和增强宿主免疫系统的功能来实现。由于海藻在海洋环境中生存会不断受到外界生物的侵袭，因此在长期的进化过程中可能产生对各种微生物有抗菌活性的化合物。例如，在鸭毛藻、孔石莼、酸藻和松节藻中分离得到具有抑制大肠杆菌活性较强的提取物，在鸭毛藻、酸藻、海黍子和松节藻、小私膜藻中分离到抗金黄色葡萄球菌活性较强的提取物。另外，海藻是一种优良的润肤剂，主要是形成保湿性凝胶，在皮肤表面形成保护膜，防止水分蒸发。研究人员对大量繁殖在沿海潮汐带的绿藻进行了研究，发现其中的硫酸化多糖具有明显的保湿作用。多糖类物质有明显的降血脂作用。例如，从紫菜中提取得到的紫菜多糖能明显地降低健康小鼠血中胆固醇量，还可促使高脂肪、高胆固醇喂养的大鼠血清中甘油三酯和胆固醇含量分别下降30.0%和48.6%。

尽管海藻多糖量大、功能多，但提取纯化工艺繁杂，酸碱消耗量及受环境影响大。海藻粗多糖提取方法主要有水提、酸提和碱提，通过控制温度和时间防止多糖降解。海藻多糖是一类组成相当复杂的生物大分子，将粗多糖进一步提纯常采用乙醇沉淀法、季铵盐沉淀法、DEAE 纤维柱层析法和凝胶柱层析法。通常提到的多糖纯品实质上只能是一定分子量范围的均一组分。通过分子筛或者阴离子交换柱等可以达到多糖与蛋白质分离的目的。纯度鉴定的方法有乙酸纤维素膜电泳、葡聚糖凝胶 G-75 色谱图等。

目前海藻多糖主要用于食品添加剂，如琼脂、卡拉胶；其次包括用于生化分析如琼脂糖以及临床医学如海藻酸钠等。发现、拓展这些海藻多糖材料的新应用领域，既是对海洋经济的推动，也有助于丰富对海藻多糖的认知。鉴于海藻多糖具有抗病毒、抗肿瘤、抗突变、抗辐射和增强免疫力等生物医学活性，而我国海藻资源十分丰富，以廉价海藻多糖为基础开发具有临床医学应用的功能性物质，是生物医学材料研究的重要发展方向。

以龙须菜、江蓠为主的大型海藻栽培因应环境协调性、富营养化防治、经济和社会效益的需要在部分沿海地区发展起来。从龙须菜中可提取琼脂，该琼脂质量好且含量高（20%～25%）；江蓠是多种海藻中综合性能较为优异的品种，适于规模化栽培，其生态效益显著。规模化栽培大型海藻的产量非常高，迫切需要提高其产品的附加价值。其中重要的产物即为琼脂，在食品、药品、生化检测等方面获得广泛应用，进一步作为生物医学材料应用于临床将显著提高其附加价值。一旦将琼脂广泛应用于临床医学获得成功，效益是多方面的：一是海藻的规模化栽培可有效地改善环境；二是海藻提取物琼脂的附加价值大大提高；三是可以获得一类新型的天然生物材料。

6.2 琼脂糖的结构、性能与应用

琼脂（agar，琼胶、菜燕、冻粉），是从石花菜及其他红藻类（Rhodophyceae）植物提取出来的藻胶，在我国及日本已有 300 多年的应用历史，据不完全统计，琼脂和琼脂糖的用途有 1000 多种[1]。它们常用作食品添加剂、化妆品添加剂、生物培养基以及电泳凝胶等。由琼脂糖（agarose，占 90%）和琼脂果胶（agaropectin，占 10%）两部分组成，琼脂糖（琼胶素、琼胶糖），是琼脂中不带电荷的中性组成成分；而琼脂果胶是非凝胶部分，是带有硫酸酯（盐）、葡萄糖醛酸和丙酮酸等官能团的复杂多糖。用作食品添加剂、培养基、牙科印模材料的主要是琼脂，而用于生化分析的主要是纯化后的琼脂糖。琼脂糖基本结构是 1, 3 连接的 β-D-半乳糖和 1, 4 连接的 3, 6-内醚-L-半乳糖交替连接起来的长链（图 6.1），主要为线型多聚物，但部分支链琼脂糖则从 β-1, 3 键分出另一条链形成支链型琼脂糖。

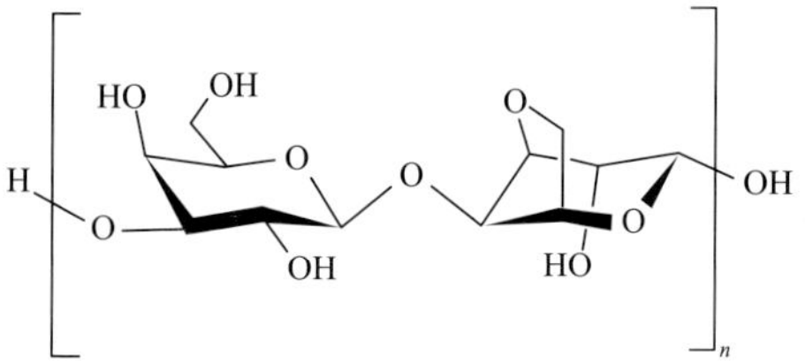

图 6.1 琼脂糖的线型链结构（1, 3-糖苷键连接的 β-D-半乳糖和 1, 4-糖苷键连接的 3, 6-内醚-L-半乳糖交替连接）

琼脂糖具有海藻多糖的共性，即其分子中含有多羟基，但它也有许多区别于其他海藻多糖的特性。琼脂糖分子在高温水溶液中呈无规则线团状，随着温度的降低，分子间产生氢键作用，形成双螺旋胶束，温度继续降低则双螺旋逐渐凝集，形成三维网状结构的凝胶，琼脂糖凝胶是一种典型的热可逆性凝胶。已有人对琼脂糖凝胶的各种性质做过深入的研究[3]。琼脂糖凝胶是由其双螺旋胶束凝集后形成三维网状结构而生成的，这种独特的多重结构是那些一般靠化学键交联的合成高分子水凝胶所不具备的。它比海藻酸盐和聚赖氨酸形成的高分子电解质复合物更稳定。琼脂糖的凝胶化能力非常强，在 1g/L（0.1%）的浓度下便能形成凝胶。该凝胶具有很好的组织相容性，对人体无毒无害。

琼脂糖凝胶分子链双螺旋聚集形成"接合区"（在水凝胶中，部分高分子链段之间形成的一种稳定的、接触比较紧密的区域，具有一定的有序性，相当于化学交联点的作用）（图 6.2），然后生成凝胶。微晶性接合区光散射引起琼脂糖凝胶发白。在胶凝点后，琼脂糖螺旋缓慢收紧，即凝胶收缩，水分从凝胶中渗出。水分与网络的分离称为脱水收缩（synersis）。琼脂糖的脱水收缩较慢，对其应用的影响不大，脱水收缩度与琼脂糖的浓度成反比。

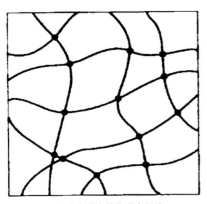 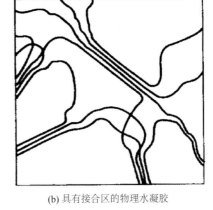

(a) 具有交联点的化学水凝胶　　　　　　　(b) 具有接合区的物理水凝胶

图 6.2　化学和物理水凝胶示意图

琼脂、琼脂糖有着广泛的应用，具体如下。

（1）琼脂糖凝胶对蛋白质无特异性吸附，不会吸附培养基中的营养成分，是细胞培养微载体的可选材料。

（2）琼脂、琼脂糖因为有特殊的凝胶性质，尤其有显著的稳固性，并且易吸收水分、可以直接食用、有特殊的稳定效应，已经广泛应用于食品、医药、化工、纺织、国防等领域。

（3）琼脂糖除了有与琼脂同样的性质以外，还具有电渗作用小、凝胶强度高、溶液无色等特性，在临床检验、生化分析（包括酶、核酸、抗原、抗体、病毒和多糖等的分离纯化）以及高级药物的制备等方面都具有广泛应用。同时它也是制作胶囊药品外壳的主料，并可用于代血浆的制造，也常用作稳定剂与乳化剂[1]。

琼脂糖可用于生物培养基，主要就是基于其细胞亲和性好这一特点。细胞在生理条件下一般带负电荷，更加倾向于在带有正电荷的表面上贴壁生长。若能对琼脂糖凝胶表面进行适当的处理，增加其对动物细胞的黏附，则可能发展成为一类新型的动物细胞培养体系。王国祥等[4]以琼脂糖凝胶颗粒为基质，采用包被法对琼脂糖表面进行改性，制备了一种新型细胞培养微载体，该载体具有良好的细胞贴壁生长的性能、消化性能和回收性能，细胞在载体间能够实现迁移传递。

（4）鉴于琼脂的凝胶特性，其可作为牙科印模材料。

琼脂糖应用于生物医学领域具有显著的优势：①生物相容性好，植入炎症反应小，降解成寡糖还具有抗菌、抗氧化［通过阻止诱导型 NO 合成酶（iNOS）的表达来抑制过量 NO 的产生）、抗病毒、抗癌（可以促进癌细胞的凋亡，抑制 TNF-α 的产生从而抑制癌细胞的产生）等医学功能；②成膜性和细胞不粘性，赋予其特殊的防粘连效果；③通过快速凝胶效应达到止血效果；④形状可塑，可冷冻成海绵状，注射凝胶化或微凝胶化形成可喷涂液，实现多种方式应用；⑤天然的网络结构和多孔取向性，有利于支架构建和细胞定向迁移；⑥易于与其他材料配伍或接枝，可根据需要改变和调整复合材料的性能；⑦生物量巨大，规模化栽培产量高，提取操作简单，成本低廉。国内外利用琼脂糖的特殊功能将其用于组织再生的报道近年来陆续出现。例如，用于神经修复的导管，有阻止周围组织粘连和有助于神经细胞增殖、取向爬行生长的功能；琼脂糖与软骨细胞混合后体外培养，发现对软骨基质的组装有利；利用琼脂糖的高含水性，可将其作为细胞微囊，维持细胞活性；作为生长因子微供体等。

琼脂糖具有无毒、细胞亲和性好、可降解、凝胶速度快等性质，小分子具有刺激体细胞增殖和合成胞外基质的功能。但分子量较大的琼脂糖分子链稳定，显生物惰性。特别是人体中没有琼脂糖特异降解酶，其降解主要依赖酸碱环境和吞噬细胞[5]，难以在消化系统以外有效快速降解，无法较好体现其生物活性，制约其在生物医学方面的应用。因此降解成低聚糖或寡糖，或者与其他材料复合、接枝改性是改善琼脂糖生物活性，拓展其医学应用领域的重要手段。

6.3　降解琼脂糖及其医学应用

尽管琼脂糖在生物医学领域有潜在的研究与应用价值，但高分子量的琼脂糖降解速率慢（人体内），水溶解温度高（超过 40℃），无生物活性。为提高其医学应用价值，将其降解成分子量小、低温可溶解的低聚琼脂糖，甚至寡糖，可望提高其生物活性，并拓展应用领域。

6.3.1　低聚琼脂糖

琼脂糖尽管在人体内没有降解酶，但在海洋环境和微生物中存在两种琼脂糖特异降解酶：α-琼脂糖酶和 β-琼脂糖酶。作为一种糖类化合物，其糖苷键容易在酸、碱、氧化等环境断裂而降解。控制降解条件（温度、时间、浓度等），可得到低聚琼脂糖（分子量为几万）和琼脂寡糖（几个到十几个糖环，分子量在一万以下）。

低聚琼脂糖根据分子量的不同，显示出凝胶温度降低，甚至常温下可以溶解或水溶液在低温下无凝胶现象。琼脂寡糖常温下可溶于水，基本没有凝胶现象。

1. 低聚琼脂糖的制备与结构

市面上琼脂糖商品的分子量约为 20 万，在双氧水中降解时，分子量随降解时间延长而降低（结果如图 6.3 所示），在降解 15～20h 后，分子量趋于稳定[6]。双氧水的氧化作用导致产物中产生醛基，可通过 $NaBH_4$ 进行还原，恢复羟基结构。最终低聚琼脂糖的化学结构与高分子琼脂糖只是分子量的差别，化学结构相同。

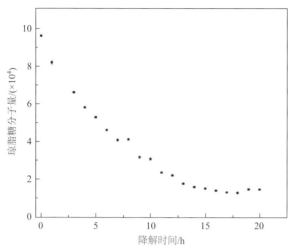

图 6.3　琼脂糖分子量与降解时间的关系

低聚琼脂糖的凝胶温度取决于分子量（或降解时间），同时由于分子链短，凝胶粒子明显小于未降解琼脂糖形成的凝胶粒子（图 6.4），在常温下形成微凝胶并可喷涂成膜。低聚琼脂糖尽管生物活性没有提高，但在体内降解速率加快，可在低温形成凝胶，即使不形成凝胶，因脱水可成膜，最终可制备成喷涂产品。

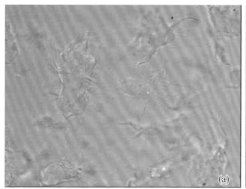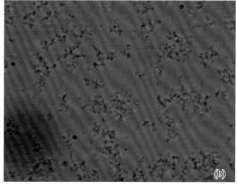

图 6.4　未降解与降解琼脂糖凝胶粒子

（a）未降解；（b）降解

2. 低聚琼脂糖的生物医学应用

低聚琼脂糖直接作为喷涂敷料或与胶原/明胶共混作为敷料,用于皮肤创面的愈合,初步证明在止血和促进组织愈合方面有积极作用[7]。动物试验结果表明,低聚琼脂糖组和低聚琼脂糖＋明胶组对伤口止血、快速成膜、后续的皮肤修复和组织结构的恢复都有积极作用;而自体皮肤覆盖组和空白组伤口淤血严重,伤口修复 3 周仍未愈合,甚至自体皮肤覆盖部位出现组织坏死。后续还需通过大量动物试验验证喷涂琼脂糖作为创伤修复敷料的有效性。

6.3.2 琼脂寡糖

1. 琼脂寡糖的制备与结构

目前获取低聚琼脂糖或琼脂寡糖主要有化学降解和酶降解[8]两种方法,通过分离、纯化、检测等来确定其聚合度和糖单元的结合位置[4]。琼脂糖降解成琼脂寡糖的产物主要是琼寡糖和新琼寡糖两种形式,其中琼寡糖的非还原性末端主要是在 β-D-半乳糖端,而新琼寡糖以 3,6-内醚-L-半乳糖端为非还原性末端[9]。通过酸降解和氧化还原降解等化学方法主要获得琼寡糖,而通过 β-琼脂糖酶酶降解的方式主要获得新琼寡糖。琼脂寡糖的结构式如图 6.5 所示。

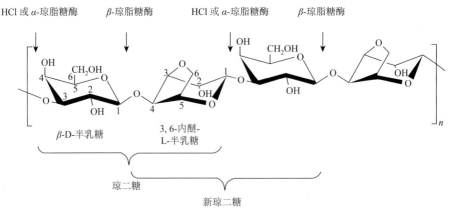

图 6.5 琼脂寡糖的结构式

琼脂寡糖的氧化还原降解制备方法主要是通过羟基自由基氧化还原的方式来降解琼脂糖。例如,韩丽君等[10]通过加入维生素 C 启动诱导反应,在 Fenton 体系中加入过氧化氢进行降解反应,加入过氧化氢酶作为反应终止剂来终止反应,再经过一系列的分离纯化流程,采用冷冻干燥浓缩方式获得琼脂糖降解产物。袁志坚等[11]通过调控氧化反应时间的长短获得了不同分子量的琼脂寡糖，采用黏度法测定产物的分子量，通过体外动物试验测试了产物的体外降解速率等特性，结果表明琼脂糖降解后使得其凝胶温度降低，且产物在动物体内的降解速率加快，可用作皮肤敷料。

除氧化还原法外，研究者还通过酸解方式获得不同聚合度的琼脂寡糖。毛文君等[12]通过酸解法，向琼脂或琼脂糖中加水、加酸反应后浓缩离心，再加入有机溶剂获得上清液，然后浓缩，用色谱柱分离，冷冻干燥，最终获得了奇数琼脂寡糖单体，如琼三糖、琼五糖和琼七糖等。于广利[13]则在酸解反应后通过色谱柱分离纯化，浓缩和冷冻干燥溶液后获得了偶数琼脂寡糖单体。薛长湖等[14]在 pH 1~2 的酸性条件下对琼脂糖进行降解，经分离提纯得到上清液和沉淀物，他们将上清液减压蒸馏浓缩和喷雾干燥得到小分子寡糖；将沉淀物真空干燥和粉碎后得到大分子量的低聚糖。陈海敏等[15]通过改变降解条件，如采用不同种类的酸（如柠檬酸、盐酸、硫酸等），分析琼脂寡糖聚合度的变化。通过薄层层析分析法发现以硫酸降解的产物主要是单糖和二糖，以盐酸降解的产物主要集中在三糖至八糖，因此可以在不同降解条件下来制备出不同聚合度的琼脂寡糖。作者课题组在盐酸作用下得到琼脂寡糖。琼脂寡糖的化学结构与琼脂糖相同，只是链段变短。降解得到的琼脂寡糖是由 2~20 个糖环构成的小分子链（分子量见表 6.1）。通过飞行时间质谱图（图 6.6）可知，寡糖样品的离子峰主要分布在 $m/z = 400~1600$。飞行时间质谱试验以甘油作为基质，其分子量为 92，而在图 6.6 中分子量最小琼脂寡糖对应离子峰强度为 509，它代表最小寡糖分子量 $M + 2$ 个甘油分子量 $+ H^+$ 分子量。离子峰强度为 509，可推算出所代表寡糖的分子量为 324，此为琼二糖的分子量，因此可认为这个峰代表琼二糖分子的离子峰。而图中出现的其他离子峰分别对应着琼三糖、琼四糖、琼五糖等。从图中可以看出，每个相邻的离子峰的间隔差分别为 162 和 144，而 β-D-半乳糖和 3,6-内醚-L-半乳糖的分子量分别为 162 和 144。这说明在盐酸降解过程中，通过切断 1,3 糖苷键连接的 β-D-半乳糖和 1,4 糖苷键连接的 3,6-内醚-L-半乳糖，获得低分子量的琼寡糖。图中琼二糖和琼三糖所对应的离子峰强度比其他糖类的离子峰强度高，也就是说我们所获得的产物主要集中于琼二糖和琼三糖，主要以奇数糖为主要成分。

表 6.1　盐酸降解琼脂糖工艺与产物分子量的关系

序号	T/℃	t/min	乙醇浓度	重均分子量	数均分子量	重均/数均比
1	60	30	70%	3148	2891	1.09
2	70	60	90%	2529	2120	1.19
3	80	90	>95%	2995	2527	1.19

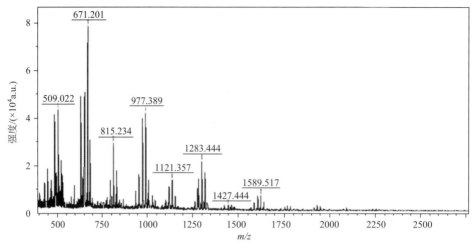

图 6.6　琼脂寡糖的飞行时间质谱图（$m/z = 450\sim2000$）

通过化学方法降解得到的产物存在分子量不均一、反应条件难以控制等问题，因此研究者尝试通过特定酶的酶解方式获得高纯度的产物。α-琼脂糖酶和 β-琼脂糖酶均能使琼脂糖降解成琼脂寡糖。于文功等[16]用大肠杆菌重组株表达的 α-琼脂糖酶水解琼脂糖获得新琼四糖和新琼六糖，采用色谱柱分离、浓缩冷冻干燥等方法，得到纯度为 95%以上的新琼寡糖。同时，于文功等也通过以 β-琼脂糖酶水解琼脂糖获得不同聚合度的新琼寡糖，主要集中在新琼八糖等偶数寡糖。采用大肠杆菌转基因方式获得琼脂糖酶，并利用琼脂糖酶水解琼脂糖得到高纯度的新琼寡糖，可以避免化学降解法出现的弊端。但是由于酶解的试验条件要求比较严格，生产成本高，此方法不适宜大批量投入工业生产，所以研究者还在不断寻求更适宜的降解方法。

2. 琼脂寡糖的生物活性

琼脂寡糖的聚合度一般为 2～10 之间，由于琼脂寡糖具有低分子量的特点，常温下能溶于水，适合于作为"药物"成分而不适合作为生物医学材料组分。可拓宽其在医药学领域中的应用，并有可能展现特殊的生物活性。

1）抗菌作用

琼脂寡糖能有效地抑制细菌的增殖，抑制菌落的生长，具有抗菌性；抑制食物的腐烂，是一种天然的防腐剂[17]。

2）抗肿瘤与抗氧化作用

琼脂寡糖能够有效抑制前列腺素 PGE2 的分泌和促进肿瘤坏死因子的表达，抑制癌细胞的产生[18]。琼脂寡糖还具有抗氧化作用，能够直接清除活性氧自由基，使得抗氧化酶的活性得以提高[14]，可治疗如慢性关节炎等慢性疾病。

3）益生元效应

在小鼠动物试验中，研究发现琼脂寡糖能够促进乳酸菌和双歧杆菌的增殖，而抑制肠球菌的增殖，促进肠胃蠕动和消化，是一类新型的益生元[19]。于文功等[20]采用酶降解法制备了新琼寡糖，试验研究发现其对肠道内乳酸菌和双歧杆菌有促进增殖作用，两种菌落在小鼠体内的表达数量比用大豆低聚糖刺激产生的菌落数量大，有望用作促进肠胃蠕动的药物。

3. 琼脂寡糖的生物医学应用

琼脂寡糖作为一类具有生物活性的糖类材料，能够抑制肿瘤细胞和细菌、真菌的生长，在疾病的预防，食品、药品和化妆品等领域中具有较大的应用潜力。

陈海敏等[21]制备得到琼二糖，通过α-葡萄糖苷活性的检测，在小鼠糖尿病模型中研究琼二糖为主的琼脂寡糖对葡萄糖的调控作用。结果发现，在一定剂量范围内，琼脂寡糖能够有效抑制患有糖尿病小鼠的血糖量，发挥琼脂寡糖的抗氧化功效，有望作为一种治疗糖尿病的药物。在脐静脉内皮细胞模型中，陈海敏等[22]检测到以琼六糖为主的琼脂寡糖通过促进内皮细胞凋亡，在 S 期阻滞细胞增殖，具有明显的抑制血管形成的作用，可用于治疗肿瘤血管疾病。

由于琼脂寡糖具有抗菌功效，可减少菌落产生，因此可以作为防腐剂添加到食品或药品中。由于琼脂寡糖具有抗肿瘤作用，能够提高机体细胞免疫力，同时也具有抑制细菌生长等功能，所以研究者将其作为饲料添加剂，喂食给鱼虾贝蟹，提高它们的免疫力和生长活性[23]。

此外，琼脂寡糖具有许多亲水性的羟基，通过糖苷键断裂而获得的琼脂寡糖，其分子链上有许多游离的羟基，能够与水分子以氢键的形式结合形成网状结构，达到保水保湿的作用。同时随着琼脂寡糖的链段变短，其分子结构利于水分子接近，从而具有较好的吸湿能力。加上琼脂寡糖来源于海洋多糖，原料来源广泛且安全无毒，研究者想通过在化妆品中添加琼脂寡糖，来提高其保湿功效[23]。傅晓妍[24]在对新琼寡糖进行化妆品应用初步评价中发现新琼寡糖对小鼠黑色素瘤 B16 细胞的黑色素合成有抑制作用，具有美白功效，有望用于美白化妆品中。

琼脂寡糖由于分子量小、水溶性好、容易被人体吸收，与生物惰性琼脂糖相比，它具有多种生物医学功能，有“药物”作用，如抗癌、抗氧化、抗炎、美白等功能。例如，琼脂寡糖能够抑制胃癌、肝癌和膀胱癌等肿瘤细胞活性，可以抑制前列腺素 PGE2 的分泌和诱导肿瘤坏死因子 TNF-α 的产生，从而抑制癌细胞的产生；也可抑制酪氨酸酶的单酚酶和二酚酶活性，从而减少皮肤中黑色素的形成，可添加在化妆品中用于美白。琼脂寡糖可以抑制 NO（NO 过量引发类风湿关节炎）的产生，由此用来预防和治疗如关节炎等一些慢性炎症类疾病。

曹佳林[25]研究了琼脂寡糖对黑色素产生的抑制作用，发现黑色素瘤 B16 细胞内酪氨酸酶活性的抑制率与琼脂寡糖浓度相关（图 6.7）。在一定浓度范围内（0～1000μg/mL），其抑制率随着材料浓度的增大而增大。在 1000μg/mL 时琼脂寡糖对酪氨酸酶活性的抑制率已达到 32%，与空白对照组相比差异显著（$p < 0.001$）。而相同浓度（100μg/mL）下，琼脂寡糖对酪氨酸酶活性的抑制（7%）强于琼脂糖对酪氨酸酶的抑制（2%），弱于熊果苷对酪氨酸酶活性的抑制（16%）。

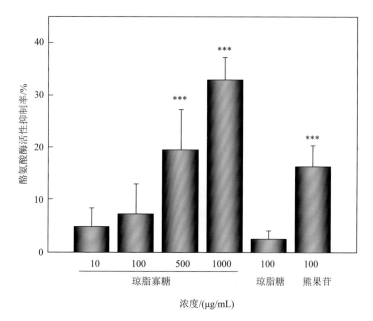

图 6.7 黑色素瘤 **B16** 细胞内酪氨酸酶活性抑制率

$n = 6$，***指与对照组相比，$p < 0.001$

斑马鱼试验结果表明（图 6.8），阳性对照药熊果苷对斑马鱼黑色素形成的抑制率为 97%（与正常对照组比较，$p < 0.01$），说明熊果苷在 2000μg/mL 浓度条件下对斑马鱼黑色素形成有显著的抑制作用。琼脂寡糖对斑马鱼黑色素形成抑制率为 46%（与正常对照组比较，$p < 0.01$），说明琼脂寡糖在 2000μg/mL 浓度条件下对斑马鱼黑色素形成具有显著的抑制作用。琼脂寡糖在浓度为 222μg/mL 和 667μg/mL 条件下对斑马鱼黑色素的抑制不明显，但当浓度上升到 2000μg/mL 时，斑马鱼黑色素形成抑制率从 3%增加到 46%，所以可以通过提高寡糖的浓度，增强寡糖对斑马鱼黑色素形成的抑制效果。

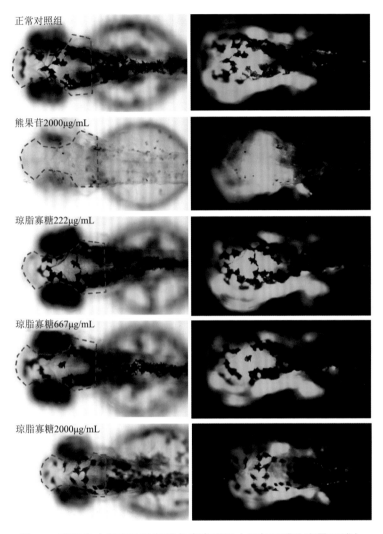

正常对照组

熊果苷2000μg/mL

琼脂寡糖222μg/mL

琼脂寡糖667μg/mL

琼脂寡糖2000μg/mL

图 6.8　斑马鱼在荧光下头部黑色素表型图（红色区域为定量区域）

6.4 琼脂糖乙酸酯及其医学应用

　　由于琼脂糖中含有大量的羟基，其很容易吸水溶胀，不利于构建生物医学领域常用的水溶液稳定多孔支架材料，加工成所需形状（如纤维、多孔支架）存在一定的难度；同时琼脂糖的亲水性强，不利于生物分子的吸附以及细胞的黏附。通过对琼脂糖分子中的羟基进行疏水改性修饰，增加其在有机溶剂中的溶解度，使其成为具有类似聚乳酸性质的材料，方便加工（容易纺丝或者成球），并在生理环境保持多孔,同时通过调整酯化取代度,增加两亲性,提高对生物分子和细胞的黏附,有望广泛应用于生物医学领域。

6.4.1 琼脂糖乙酸酯的制备、结构与性能

琼脂糖在二甲亚砜(DMSO)或吡啶溶液中采用乙酸酐酯化,通过调控反应温度和时间,可得到不同乙酰度琼脂糖乙酸酯。反应方程式如图 6.9 所示[26]。琼脂糖一个糖单元上含 4 个羟基,因此理论上最高酯化取代度(DS)为 4,事实上,由于大分子反应的不完全性,最高酯化取代度小于 4,且可根据反应条件控制酯化度。其中吡啶作为溶剂可得到高分子量琼脂糖乙酸酯,后续可构建一定强度三维多孔支架或电纺丝成纤维膜。

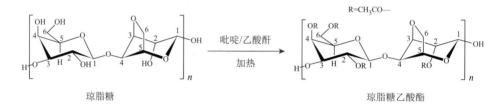

图 6.9 琼脂糖酯化反应方程式

琼脂糖乙酸酯化后疏水性明显增强,不溶于热水,可溶于 DMSO、丙酮或二甲基甲酰胺(DMF)等有机溶剂中,酯化取代度为 2.6 时接触角大于 90°,显示明显疏水性(表 6.2)。纤维状琼脂糖乙酸酯的吸水率随取代度提高明显降低,同时细胞容易黏附在琼脂糖乙酸酯膜表面,增殖性好,细胞形态良好(图 6.10)。酯化后的琼脂糖成为两亲性材料,有助于生物分子(蛋白质)及细胞的黏附。

表 6.2 琼脂糖和琼脂糖乙酸酯的接触角

样品	取代度	接触角/(°)	相对标准偏差
琼脂糖	0	48	0.008
乙酸酯 1	1.3	62	0.009
乙酸酯 2	2.6	94	0.007
乙酸酯 3	3.7	126	0.008

琼脂糖在体内非消化道的降解主要通过吞噬细胞完成,琼脂糖乙酸酯的降解机制目前仍不明朗。皮下埋植试验表明琼脂糖乙酸酯在体内降解速率慢,22 周内失重小于 40%。由于材料较"硬",在埋植区有炎症反应和纤维性包囊。总体上琼

脂糖乙酸酯降解速率仍较慢，但在水溶液中机械强度提高，溶胀率低，细胞亲和性提高。在 PBS 溶液中琼脂糖乙酸酯多孔支架 540 天仍保持完好。

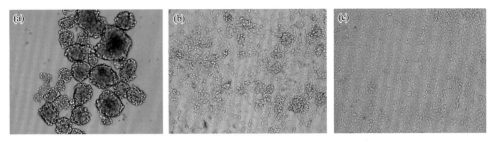

图 6.10　成纤维细胞在琼脂糖乙酸酯膜表面的形态观察（×100）

（a）DS = 1.3；　（b）DS = 2.6；　（c）DS = 3.7

6.4.2　琼脂糖乙酸酯的医学应用

由于琼脂糖乙酸酯不溶于水，类似于聚乳酸类聚合物，在水相中容易成球，因此可作为药物载体。图 6.11 为琼脂糖乙酸酯负载 5-氟尿嘧啶（5-FU）后的显微镜图片，显示成球均匀。

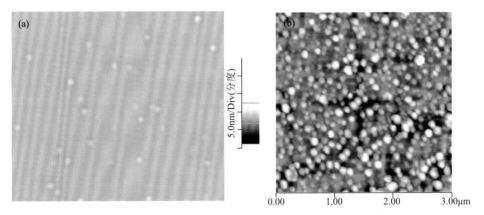

图 6.11　琼脂糖乙酸酯载药微球在光学显微镜（×400）（a）和原子力显微镜（b）下的形态

琼脂糖乙酸酯可通过盐粒滤法制备多孔支架，孔隙率达到 90%，并维持一定强度；以沸点低、挥发性强的丙酮为溶剂制备的支架的贯通孔比 DMSO 为溶剂制备的多（图 6.12）。植入白兔胫骨（直径为 0.5cm 圆柱体缺损）后半年内全部降解，其间骨组织长入，有血管生成。由于支架孔隙率高达 90%，降解速率慢（PBS 环境长达 540 天不塌陷变形），作为修复较慢的骨再生支架非常有利；降解产物不产生酸性环境，综合性能可望优于聚乳酸系列多孔支架材料。

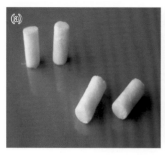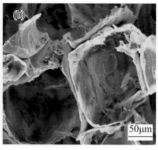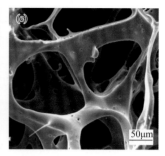

图 6.12　琼脂糖乙酸酯支架照片（a）及微观结构的扫描电镜照片［（b）DS = 2.6（DMSO 为溶剂）；（c）DS = 3.7（丙酮为溶剂）］

　　一定分子量琼脂糖乙酸酯以丙酮/二甲基乙酰胺（DMAC）混合物为溶剂可静电纺丝成纤维[27]，得到的纤维布中纤维丝细而均匀（图 6.13）。纺丝质量与溶液浓度关系较大，因为当溶液的浓度太低时，溶液的黏度低于临界纺丝黏度值，分子链段之间相互缠结作用很小，此时主要靠表面张力来维持射流的形态，因

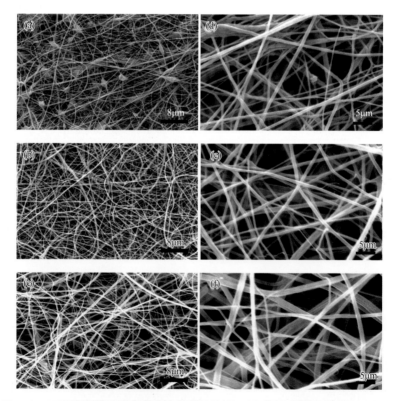

图 6.13　不同琼脂糖乙酸酯溶液浓度下纤维的 SEM 图（丙酮/DMAC = 2∶1）

（a）3%；（b）7%；（c）8%（×4000）；（d）3%；（e）7%；（f）8%（×20000）

此，往往会形成喷射液滴，在接收板上形成珠子；而浓度高于 8%时，黏度太大，射流难以分裂，纺丝阻力大，难以保持喷射细流的连续性，容易造成针头堵塞。随着溶液浓度的增大，纤维的直径呈上升趋势。琼脂糖乙酸酯最佳纺丝条件为：丙酮/DMAC = 2∶1（体积比）、浓度为 5%，该条件既能保证纺丝顺利进行，又能得到直径适中的纤维。

琼脂糖乙酸酯静电纺丝纤维有很好的细胞黏附特性和组织相容性（图 6.14）。尽管琼脂糖乙酸酯的疏水性提高，但材料的丝状结构及粗糙度的改变可以增强细胞的贴附和增殖。由此可见，生物材料性能以及表面的拓扑结构（表面粗糙度、尺寸和取向等）对生物相容性影响很大。

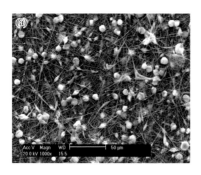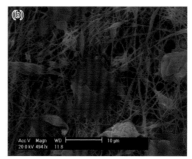

图 6.14　成纤维细胞在琼脂糖乙酸酯膜上的生长情况 ［（b）为（a）的局部放大］

6.5　琼脂糖接枝改性及其医学应用

由于琼脂糖显电中性，亲水性强，显生物惰性，因此对蛋白、多肽、细胞无黏附性。尽管通过降解或酯化可提高琼脂糖的生物相容性，但生物活性仍待提高，使其更适用于生物医学工程领域对降解、靶向性、生物活性等的要求。通过接枝具有生物活性的透明质酸（HA）、明胶、聚乙烯亚胺以及多巴胺等，可望提高琼脂糖的生物活性。

6.5.1　琼脂糖接枝透明质酸

人体内存在大量 HA 酶，致使 HA 在体内降解快，作为支架难以在体内维持足够的时间，但它具有生物活性；而琼脂糖降解慢，具有生物惰性，因此通过化学接枝将两者连接在一起，得到的接枝物可发挥各自的优势，以满足生物医学工程需要。

1. 琼脂糖接枝透明质酸的制备、结构与性能

琼脂糖链有大量羟基，可通过引入反应性官能团环氧基，使其连接活性官能团，能与含氨基分子反应，有助于将含氨基生物活性分子连接到琼脂糖分子链上。反应式如下，琼脂糖与环氧氯丙烷反应，生成环氧化琼脂糖。但该产物在放置一段时间后容易形成不溶于水的交联物，这对活化琼脂糖的长期存放不利[28]。

$$\text{R}—\text{OH} + \text{Cl}—\text{CH}_2—\overset{\displaystyle O}{\overset{\displaystyle \triangle}{\text{CH}—\text{CH}_2}} \longrightarrow \text{R}—\text{O}—\text{CH}_2—\overset{\displaystyle O}{\overset{\displaystyle \triangle}{\text{CH}—\text{CH}_2}}$$

反应性环氧化琼脂糖与 HA 反应（见下方反应式），得到琼脂糖接枝透明质酸（简写 AG-g-HA）。红外光谱分析显示（图 6.15）反应后透明质酸的羧基（1741cm^{-1}）在 AG-g-HA 分子上，表明接枝成功。由于附加交联现象的存在，活化琼脂糖与 HA 反应产物分为可溶上清液中可溶部分与不溶沉淀两部分产物。接枝率可根据反应前投料比控制。

$$\text{HA}—\text{OH} + \text{R}—\text{O}—\text{CH}_2—\overset{\displaystyle O}{\overset{\displaystyle \triangle}{\text{CH}—\text{CH}_2}} \longrightarrow \text{HA}—\text{O}—\text{CH}_2\text{CH(OH)CH}_2\text{O}—\text{R}$$

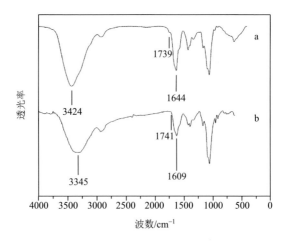

图 6.15　HA（a）和 AG-g-HA（b）的红外光谱

琼脂糖在体内因没有降解酶而降解速率慢，HA 的引入可显著提高降解速率。AG-g-HA 在白鼠皮下 4 周内可降解，与之对照的琼脂糖仅降解失重 20%（图 6.16）。HA 的引入加快了琼脂糖基材料的降解。深入研究表明，降解速率的提高是由

于 HA 快速降解导致整个材料的碎片化，进而有助于吞噬细胞快速吞噬碎片，加快降解[29]。

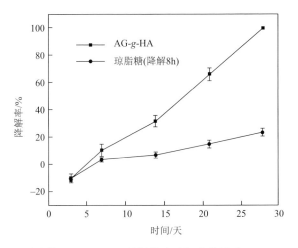

图 6.16　琼脂糖和 AG-*g*-HA 材料体内降解率曲线（$n=3$，$\bar{x} \pm s$）

　　HA 有助于改善琼脂糖对细胞的黏附行为（图 6.17），同时 AG-*g*-HA 没有明显的细胞毒性，细胞增殖率与同浓度的琼脂糖和 HA 类似[30]。在 mRNA 和蛋白水平证明 AG-*g*-HA 刺激成纤维细胞表达胶原的行为与 HA 类似，而琼脂糖没有刺激活性。这表明 AG-*g*-HA 的活性由接枝的活性成分——HA 带来，同时胶原表达水平的提高有助于组织的快速修复。

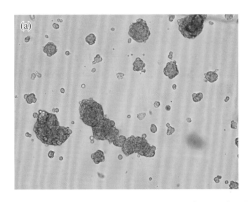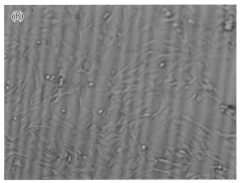

图 6.17　成纤维细胞 3T3 接种在载玻片上的显微图片（24h）

（a）琼脂糖涂膜；（b）AG-*g*-HA 涂膜（×100）

2. AG-*g*-HA 的医学应用

AG-*g*-HA 中 HA 的功能之一是对多肽分子的富集和跨膜转运，这有助于将

AG-*g*-HA 作为药物载体实现药物的有效跨膜。AG-*g*-HA 负载胰岛素可控制粒子尺寸在微米到纳米范围，并在不同酸度环境显现不同的缓释效果。采用 Caco-2 细胞模型进行跨膜转运试验，证实胰岛素、AG-*g*-HA/胰岛素和降解 6h 琼脂糖（AG 6h）/胰岛素的普萘洛尔通透性系数（P_{app}）分别为（0.105 ± 0.011）$\times10^{-6}$cm/s、（0.592 ± 0.067）$\times10^{-6}$cm/s 和（0.115 ± 0.013）$\times10^{-6}$cm/s。AG-*g*-HA/胰岛素组与 AG 6h/胰岛素组和胰岛素组比较有显著差异（$p<0.01$）[30]。

由于降解速率快，且 HA 有刺激成纤维细胞合成胶原的活性，AG-*g*-HA 的另一个医学应用是作为支架用于皮肤组织的再生修复，特别是它刺激成纤维细胞表达胶原，可望促进皮肤创面再生。AG-*g*-HA 溶解后采用冷冻干燥的方法可得到多孔支架（图 6.18），并利用 HA 对生长因子的富集作用，在冻干过程中负载生长因子，使多孔支架同时缓释生长因子，可望对成纤维细胞的增殖有明显促进作用。利用负载 bFGF 的 AG-*g*-HA 海绵修复昆明小鼠背部皮肤缺损，4 周后附负生长因子组伤口愈合率达 100%，皮肤组织再生情况与正常组织结构相近[29]。在 mRNA 分子水平证实伤口胶原表达水平在 HA 和 AG-*g*-HA 存在下明显比其他组高，而 3 周后变化不明显，这表明 HA 刺激成纤维细胞表达胶原有明显的时效性[31]。

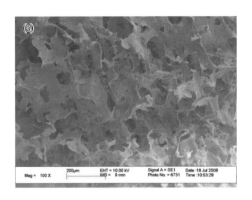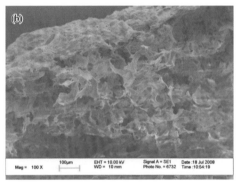

图 6.18　AG-*g*-HA（接枝率 37.7%）负载 bFGF 海绵扫描电镜照片

（a）表面；（b）截面

6.5.2　琼脂糖接枝明胶

琼脂糖形成水凝胶主要是由于糖环上大量羟基形成氢键，不需要像戊二醛类交联剂进行化学交联，而细胞黏附性低和难降解的特性使纯琼脂糖凝胶无法成为细胞三维培养的理想材料，故需要引入降解速率快、细胞相容性好的组分进行改性。明胶具有良好的生物活性和生物降解性，但在生理温度（37℃）下不能形成凝胶。将两者连接在一起，有望发挥各自优势，得到生物相容性好的水凝胶。

1. 琼脂糖-明胶接枝物的制备、结构与性能

琼脂糖-明胶接枝物的合成步骤[32]为：将 1.2g 明胶加入 30mL 已除水的 DMSO 中，在 60℃下搅拌溶解备用。然后将 0.6g 低聚琼脂糖加入 30mL 已除水的 DMSO 中，在 80℃下搅拌溶解，加入 5mg/mL 的 CDI（羰基二咪唑）活化 1h，将已溶解的明胶与之混合，在 55℃反应 5h 后加适量去离子水终止反应。琼脂糖-明胶接枝物的纯化：①将上述反应后的溶液放入透析袋（透过分子的重均分子量 $M_w = 3000$）透析 3 天，每天换水 3 次以去除多余的 DMSO、咪唑等小分子，透析结束后冻干；②将冻干后的产物在 80℃溶解（质量浓度 2%），注射入冷的液态石蜡制成直径 2～3mm 的胶珠，将该胶珠放入干净的烧杯中加去离子水在 37℃下搅拌 3 天，每天换水，去除未反应的明胶，然后冷冻干燥，得到接枝物。通过调整反应物的质量比，得到不同接枝率的琼脂糖-明胶接枝物。

降解不同时间的低聚琼脂糖的分子量及成胶状况如表 6.3 所示，用黏度法测试降解琼脂糖的分子量，得到降解 0h、5h、8h 和 10h 的琼脂糖的分子量分别为 173000±5000、72000±6000、51000±4000 和 27000±3000，随着反应时间的增加，琼脂糖的分子量逐渐降低。当降解到 10h 时，在 3%的浓度和 37℃的条件下，30min 内不能成凝胶，需要放置过夜才能形成不会流动的水凝胶。综合考虑分子量和成胶性能，选择降解 8h 的琼脂糖作为接下来研究使用的材料，因为其保留了成胶性能，分子量比降解前大大降低，有望改善琼脂糖难降解的问题。

表 6.3　低聚琼脂糖的分子量及其对成胶状况的影响

降解时间/h	分子量	是否凝胶化（3%，37℃，30min）
0	173000±5000	是
5	72000±6000	是
8	51000±4000	是
10	27000±3000	否

利用小瓶倒置法测量水凝胶成胶时间的示意图如图 6.19 所示，测试结果如图 6.20 所示，琼脂糖凝胶成胶的时间约为 30s，C1 的成胶时间与琼脂糖成胶时间相差不大，可能是因为接枝率比较低。C2 和 C3 成胶时间分别达到 120s 和 160s。这说明水凝胶成胶主要靠琼脂糖链之间的相互作用，随着明胶含量的提高，水凝胶成胶速度变慢。纯的琼脂糖成胶太快，达不到均匀包裹细胞操作的时间需要，而接枝物的成胶时间长达 160s，有充分的时间将细胞混匀，更符合实际应用中的需求。

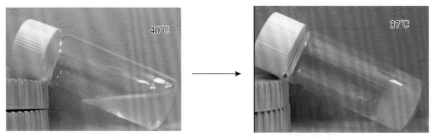

图 6.19　琼脂糖-明胶接枝物水凝胶的成胶示意图

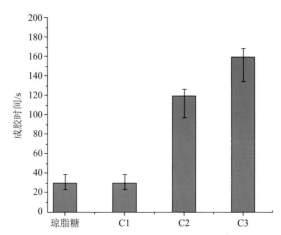

图 6.20　琼脂糖水凝胶和不同接枝率琼脂糖-明胶接枝物水凝胶的成胶时间（37℃）

C1～C3 分别为接枝率 12.7%、40.3%、86.3%的琼脂糖-明胶接枝物

　　水凝胶作为组织再生材料需要具备一定的降解特性，结果如图 6.21 所示，接枝明胶后，琼脂糖接枝物降解速率明显加快。由琼脂糖和 C1、C2、C3 水凝胶的皮下埋植试验结果可知，琼脂糖在埋植过程中未见炎症，琼脂糖-明胶接枝物水凝胶中只有 C3 在 1 周时有炎症反应，随后消失，这可能是由于明胶存在轻微的免疫原性。各组材料周围均有血管包覆，这表明材料的组织相容性良好。从材料体积上来看，琼脂糖埋植到皮下 5 周，体积变化不大，而 C1～C3 的体积均随时间减小。并且在同一时间，接枝率越高，体积越小，这表明明胶的加入改善了水凝胶的降解性能，但降解的速度比皮肤重建的速度稍慢。

　　图 6.22 是水凝胶包封成纤维细胞 3 周后使用活/死细胞染液染色并拍摄的激光共聚焦图（放大倍数为 10 倍，标尺尺寸为 200μm），C1～C3 分别为接枝率 12.7%、40.3%、86.3%的琼脂糖-明胶接枝物水凝胶。绿色点代表活细胞，红色点代表死细胞。可以观察到，C3 水凝胶的细胞量最多，培养到 3 周时细胞存活率明显强于 C1 和 C2，细胞活性达到 93.22%。结果表明在琼脂糖上接枝明胶显著提升了细胞的存活率和增殖效率，该水凝胶无细胞毒性且生物活性好，支持 3D 环境中的细胞附着和生长。

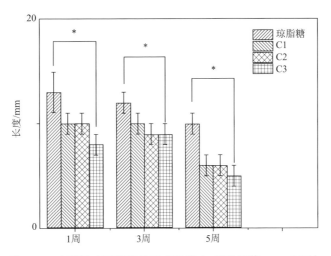

图 6.21　水凝胶皮下埋植的尺寸变化（*差异显著，$p < 0.05$）

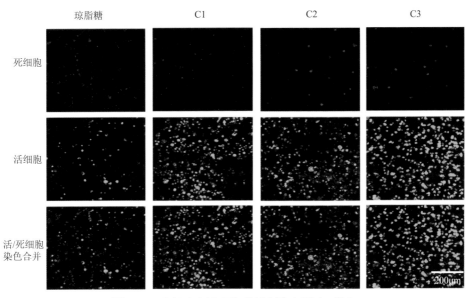

图 6.22　水凝胶中活/死细胞试剂染色图（3 周）

2. 琼脂糖-明胶接枝物的医学应用

PBS、琼脂糖-明胶接枝物水凝胶和负载成纤维细胞的琼脂糖-明胶接枝物水凝胶在 3 天、7 天、14 天和 21 天修复小鼠皮肤缺损的大体观察和愈合率（图 6.23）结果表明，术后 3 天，水凝胶吸收了伤口渗出液并保持伤口湿润，这有利于伤口的修复。术后 7 天，负载成纤维细胞的琼脂糖-明胶接枝物水凝胶处理过的伤口直径为 2mm，而其他两组的伤口均在 4mm 左右。术后 14 天，负载成纤维细胞的琼脂糖-明胶接枝物水凝胶和单独水凝胶处理的伤口已结痂脱落,创面呈粉红色。而PBS处理的伤口还有2~3mm的结痂。到术后21天,负载成纤维细胞的琼脂糖-明胶接枝物水凝胶和单独水凝胶处理的伤口颜色恢复到正常皮肤的颜色,而PBS处理的伤口还有1mm的痂。上述结果表明负载成纤维细胞的琼脂糖-明胶接枝物水凝胶对小鼠皮肤缺损修复的效果比PBS和单独水凝胶更好。

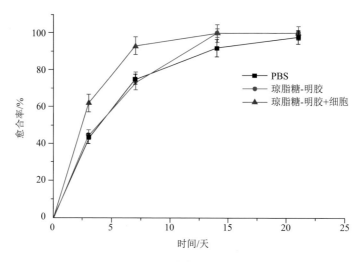

图 6.23　小鼠皮肤缺损修复的愈合率

6.5.3　琼脂糖-聚乙烯亚胺-透明质酸共聚物

琼脂糖(AG)在室温中凝胶,具有良好的生物相容性,包括无毒、无免疫原性、非诱变和非致癌性,分子链上丰富的羟基能为靶向配体提供众多的附着点[33],且琼脂糖的凝胶特性有助于束缚基因。含氨基材料如聚乙烯亚胺(PEI)为常用的基因富集阳离子材料。将琼脂糖与PEI的优势结合起来,可望得到新的基因递送载体。在琼脂糖-LMW(低分子量)PEI合成方案中,一个琼脂糖分子能结合多个LMW PEI分子,促进其"质子海绵效应"。透明质酸(HA)作为一种潜行分子,易于渗透到组织和细胞中;它可用于诱导受体介导的细胞内信号,如内吞和信号转导。CD44、透明质酸结合蛋白(HABP)、透明质酸介导的游走受体(RHAMM)和淋巴管内皮透明质酸受体-1(LYVE-1),都被确认为肿瘤细胞或部分体细胞中大量表达的透明质酸受体,这为HA修饰的载体能靶向到分布HA受体的细胞或组织提供了依据。因此,它能作为载体靶向剂,有望提高对富含HA受体细胞的转染效率。然而,HA在循环中很快降解,在血流中的半衰期仅为2~5min[34],限制了它在生理环境中的应用。HA结合到聚合物分子上后,在体内外使用,能维持较长的时间。设计含 HA 的三元琼脂糖-聚乙烯亚胺-透明质酸共聚物（AG-PEI-HA）载体，可望实现较高的转染和靶向肿瘤效率，拓展琼脂糖衍生物的医学应用领域。

1. AG-PEI-HA 的合成、结构与性能

通过琼脂糖糖环上羟基与羰基二咪唑（CDI）反应得到 AG-CDI，然后与 PEI 伯氨基反应合成得到中间产物 AG-PEI；再采用 EDC/NHS 活化 HA 中的羧基，最终反应得到 AG-PEI-HA 三元共聚物（反应式见下方）。元素分析结果表明，共聚物中每一个琼脂糖分子链平均接枝 7.5 个 PEI 分子，在这 7.5 个 PEI 单元上平均连接 2.3 个 HA 分子。

一般阳离子聚合物与 pDNA 复合形成的粒子大小与阳离子聚合物/pDNA 的 N/P 比相关。AG-PEI-HA 与 pDNA 形成的粒子大小同样与 N/P 比相关（图 6.24）。AG-PEI-HA/pDNA 复合物的 N/P 比为 0.1 时，形成的粒子呈不规则状态，大小接近微米。当 N/P 比大于 1 时，粒子逐渐变成球状，粒径变小并呈现出相对均一的分布。当 N/P 比为 5~100 时，对应的粒子平均粒径为 80~250nm。琼脂糖的自凝胶性和 PEI 与 pDNA 离子对自组装导致紧密球状物的形成。单纯的 PEI 1200（1200 为分子量）和 pDNA 形成粒径约为 1300nm 的粒子，而以往的报道表明，PEI 25000 在 N/P 比为 30 时，可以形成平均粒径为 200nm 的粒子。这意味着阳离子聚合物中的电荷对复合物的粒径有重要影响，较高的电荷量有利于形成较紧密的复合物。AG-PEI-HA/pDNA 可形成平均粒径与 PEI 25000/pDNA 相近的复合物，这意味着一个琼脂糖分子接枝 7.5 个 PEI 1200 后能够结合 pDNA 形成粒径 200nm 以下的粒子，这与 PEI 25000 的作用类似。

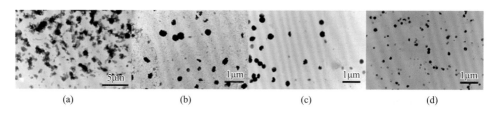

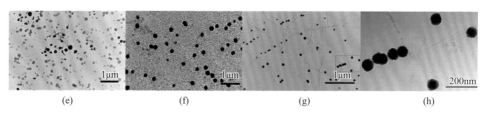

图 6.24　不同 N/P 比条件下形成的 AG-PEI-HA/pDNA 复合物 TEM 图

（a）0.1；（b）1；（c）5；（d）10；（e）20；（f）50；（g）100；（h）为（g）图中方框部分的高倍图

复合物的表面电荷对粒子与细胞的相互作用有重要影响。AG-PEI-HA/pDNA 复合物的 Zeta 电位随着 N/P 比的增加而增加。当 N/P 比为 0.1 时，粒子的 Zeta 电位约为−15mV，意味着 pDNA 的负电荷没有被完全中和。随着 N/P 比的增加，AG-PEI-HA/pDNA 复合物的 Zeta 电位逐渐增加，并达到最大值 10mV。而 PEI 25000 与 pDNA 在相同 N/P 比时，所形成的粒子呈现较高的 Zeta 电位（15~33mV）。AG-PEI-HA/pDNA 中，Zeta 电位值减小可能是因为琼脂糖、HA 与 PEI 结合后，伯氨基减少，带负电的 HA 也会中和部分正电荷。一般来说，带正电的粒子更容易被细胞摄入，这是因为细胞膜带负电，通过静电作用吸附带正电的粒子。但过多的正电荷会严重破坏细胞膜，因此正电荷多也产生副作用，这也是 HMW（高分子量）PEI 有较强毒性的原因之一。AG-PEI-HA 显示细胞毒性低，即使浓度达到 20μg/mL，其毒性类似于 PEI 1200，细胞的存活率也超过 80%。在同等浓度下，PEI 25000 组细胞存活率低得多。这表明在一定浓度下，AG-PEI-HA 的毒性比 PEI 25000 的小。一方面，引入了生物相容性好和带负电荷的基团，如羟基和羧基，屏蔽了 PEI 中伯氨基的高电荷密度；另一方面，AG-PEI-HA 在细胞内降解和较少的 LMW PEI 在胞内滞留而使毒性降低。在细胞内 AG-PEI-HA 很可能降解成 LMW PEI、琼脂糖和 HA 或它们的寡糖，这些都是毒性较低的物质[35]。但 PEI 25000 不降解，它的高电荷密度破坏和溶解了细胞膜，导致细胞死亡[36]。与 pDNA 或 AG-PEI-HA/pDNA 相比，小鼠尾静脉注射 PEI 25000/pDNA 后，肝脏、脾脏、肺脏和肾脏发生了比较严重的炎性细胞浸润，表明 AG-PEI-HA/pDNA 具有良好的生物相容性，在工作液浓度范围内不会对小鼠的主要器官造成损害，为其体内应用提供了前提条件。

在转染效率方面，与 PEI 1200、AG-PEI 相比，AG-PEI-HA 在 N/P 比为 1、5、10 和 20 转染 293T 细胞后的 GFP（绿色荧光蛋白）阳性细胞数更多（图 6.25）；并且在 N/P 比为 10 和 20 时 GFP 阳性细胞最多，甚至超过 Lip2000 的转染效率。这表明 AG-PEI-HA 有较高的基因转染效率。

比较不同细胞株之间的转染差别，如成骨细胞、NIH-3T3、HUVEC、HeLa、A549 和 B16 细胞。结果表明，复合物的转染效率具有细胞株依赖性。在 HeLa、A549 和 B16 细胞中的转染效率要比成骨细胞、NIH-3T3 和 HUVEC 高得多。这表明对恶性肿瘤细胞的转染效率高，而对正常细胞的转染效率相对低一些。

PEI 1200 的低转染效率可能是由于基因复合物进入细胞后，PEI 1200 无法有效保护 DNA 免于 DNA 酶降解。然而，当多个 PEI 分子接枝到琼脂糖链上后，单分子中由于伯氨基和叔氨基产生的正电荷相应增加，这就有利于形成结构紧密的复合物，从而很好地保护 DNA。另外，伯氨基和细胞膜之间增加的相互作用，以及 HA 和 HA 受体之间的作用，促进了复合物的摄入[37]。AG-PEI-HA 在癌细胞中的转染效率较高，是由于癌细胞过度表达 CD44、HABP、RHAMM、LYVE-1 等受体，这有利于含有 HA 的 AG-PEI-HA/pDNA 复合物与其结合。然而目前还没有文献证明 293T 细胞具有 CD44、HABP、RHAMM 或 LYVE-1 受体，试验结果却表明它的转染效率很高，这可能是因为同属于癌细胞株的 293T 细胞可能含有 HA 内吞受体[38]，能特异性地介导含 HA 复合物的摄入。

2. AG-PEI-HA 的医学应用

将 Cy5 标记的 AG-PEI-HA/pDNA 纳米复合物进行体内示踪，尾静脉注射荷 Hela 细胞瘤小鼠 48h 后，共聚物组中的小鼠肿瘤部位荧光最强，但 Lipo2000/

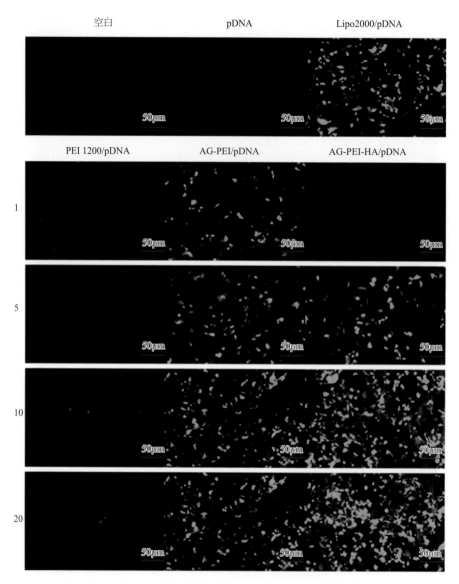

图 6.25   不同 N/P 比条件下 GFP 阳性的 293T 细胞荧光显微镜图
（Lipo2000 按照推荐使用量作为对照）

pDNA 组只在肝组织处出现荧光（图 6.26，图 6.27）。显然 Cy5 标记的 AG-PEI-HA/pDNA 复合物特异性地在肿瘤组织部位聚集和滞留，并发现注射 Cy5 标记的 AG-PEI-HA/pDNA 后，肿瘤细胞对复合物有较强的摄入能力，并在肿瘤部位聚集。这可能是由于肿瘤细胞表达高水平 HA 受体，能促进经 HA 修饰的复合物的摄入。此外，增强渗透性和滞留（EPR）效应起了重要作用，因为大多数实体肿瘤与正常组织相比，具有血管丰富、结构完整性差、静脉回流缓慢、淋巴排毒不畅、局部血管通透性高的特点[39]。这些特点凸显了 AG-PEI-HA 作为载体在基因递送中的优势。

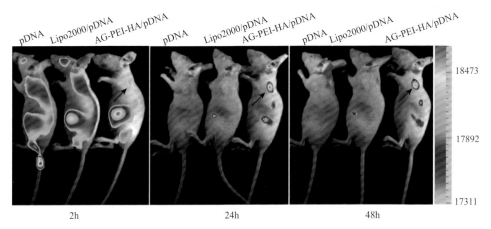

图 6.26　荷 Hela 细胞瘤小鼠尾静脉注射 Cy5 标记的 AG-PEI-HA/pDNA 纳米
复合物后的体内荧光图

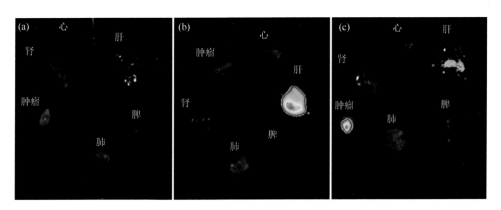

图 6.27　荷 Hela 细胞瘤小鼠尾静脉注射 Cy5 标记的不同基因物质 48h 后
主要器官的体外荧光图

（a）pDNA；（b）Lipo2000/pDNA；（c）AG-PEI-HA/pDNA

利用 AG-PEI-HA 负载绿色荧光蛋白干扰小 RNA（GFP siRNA）转染稳定表达 GFP 的细胞后，细胞中的 GFP 的表达明显下降，表明 AG-PEI-HA 具有有效递送基因并转染的功能。那么是否可将功能性的 siRNA 递送到目标细胞，从基因水平上缓解或治疗某些疾病，以此检验 AG-PEI-HA 的载体递送效果？采用葡聚糖硫酸钠（DSS）诱导小鼠急性结肠炎模型，通过制备 AG-PEI-HA/改良 TNF-α siRNA

复合物，对结肠炎进行干扰，评价其作为体内用基因转染载体的可能性。发现与正常小鼠的结肠相比，DSS 诱发的急性结肠炎导致结肠中的 TNF-α mRNA 表达急剧上升，空载体 AG-PEI-HA 和 AG-PEI-HA/随机 siRNA 对 TNF-α mRNA 几乎没有抑制作用，与正常小鼠的表达水平有极为显著的差异。单纯的改良 TNF-α siRNA 作用后，TNF-α mRNA 表达水平有所下降，但是作用并不明显。而 Lipo2000/改良 TNF-α siRNA 处理后，TNF-α mRNA 表达有所上升。这与体外试验中 Lipo2000/改良 TNF-α siRNA 对 TNF-α 因子的表达具有下调作用的结果不符。有两种可能的解释：首先，体外细胞的基因沉默是在一个相对封闭的系统内进行，细胞不发生增殖，Lipo2000 负载足够的改良 TNF-α siRNA 进行基因沉默后，基因表达水平下调是合理的，而体内环境则是一个相对开放的体系，Lipo2000 刺激结肠部位后，细胞可以不断从其他部位迁移到结肠，做出免疫性反应，上调了基因的表达水平；其次，结肠中的巨噬细胞有 M1 和 M2 两种表型，M1 型在肠道的稳态中起到抑制炎症的作用，服用脂质体载体药物后，向 M2 型转变，引起了结肠组织对微生物入侵的保护能力降低，从而导致更严重的结肠炎症[40]。AG-PEI-HA 负载改良 TNF-α siRNA 后，有效地抑制了结肠中 TNF-α mRNA 的水平，与 DSS 对照组相比有显著性差异。

在蛋白表达水平以及小鼠血清中的 TNF-α 因子表达水平检测也证实 AG-PEI-HA/改良 TNF-α siRNA 组与其他对照组相比，TNF-α 因子的表达水平明显下降。

就作为基因载体而言，商品化的脂质体 Lipo2000 性能非常优越，并被广泛应用在转染试验中。而脂质体载药体系对患处的作用不明显，除了常见的低靶向性和较大的细胞毒性等缺点外，脂质体在器官中的分布也因器官而异。AG-PEI-HA 在负载 siRNA 后，具有良好的载药性能和基因调控能力，有可能作为一种潜在的载药体系应用在基因治疗方面。

6.5.4　琼脂糖接枝多巴胺

多巴胺是脑内的神经递质，首先由诺贝尔生理学或医学奖获得者、瑞典科学家 Carlsson 发现（1958 年），随后，历经神经科学家 20 多年的研究，多巴胺成为公认的脑内神经递质，现在更是神经科学的重要研究对象[41]。近代人们对多巴胺的黏附性能的研究越来越多。Hearing 等[42]将多巴胺的邻苯二酚基团接枝到大豆分离蛋白（SPI）上，通过酰胺化反应制备了含多巴胺的植物蛋白黏合剂，结果表明蛋白的黏附强度和防水性能有了一定的提升，而黏结剂的黏结能力主要取决于酚羟基的结构与数量。Kobayashi 等[43]将肝素与多巴胺反应通过多巴胺酚羟基的黏附能力把肝素粘在金属血管支架上以防止血管再狭窄的发生。Chi 等[44]通过将多巴胺接上 PEG 的一端，多巴胺的酚羟基再与四氧化三铁纳米粒子黏附，从而形成 PEG 包裹纳米微球结构，避免纳米粒子与血浆蛋白相互作用，延长了其在体内循环系统中存在的时间。由于琼脂糖对生物分子、细胞的黏附能力弱，连接多巴胺分子可望改善其生物分子和细胞黏附性能。

琼脂糖加热溶解后，置于冰水浴中搅拌待其冷却。加入 2, 2, 6, 6-四甲基哌啶-1-氧自由基和溴化钠，用氢氧化钠调 pH 至 10.5，搅拌 1h 待其混合均匀。加入一定量的 10%次氯酸钠反应，用 1mol/L NaOH 调节 pH 维持在 10.5，反应 2h。反应结束后，按体积比 1∶3 加无水乙醇将琼脂糖析出，再用乙醇与丙酮离心洗涤两遍，40℃旋转蒸发抽干。加入 100mL 水加热溶解，用 1mol/L 盐酸中和至中性后冷却。透析 3 天后冻干 24h，得到羧化琼脂糖（AG-COONa）。将羧化琼脂糖加入 100mL PBS 溶液中，加热溶解。冷却至室温后，用 0.5mol/L 盐酸调节 pH 至 5.5，搅拌 30min 待其体系稳定。加入 EDC 和多巴胺，维持 pH 在 5.5，反应 2h。透析 3 天后冻干 24h 得到琼脂糖接枝多巴胺（AG-DN）样品。反应式如下：

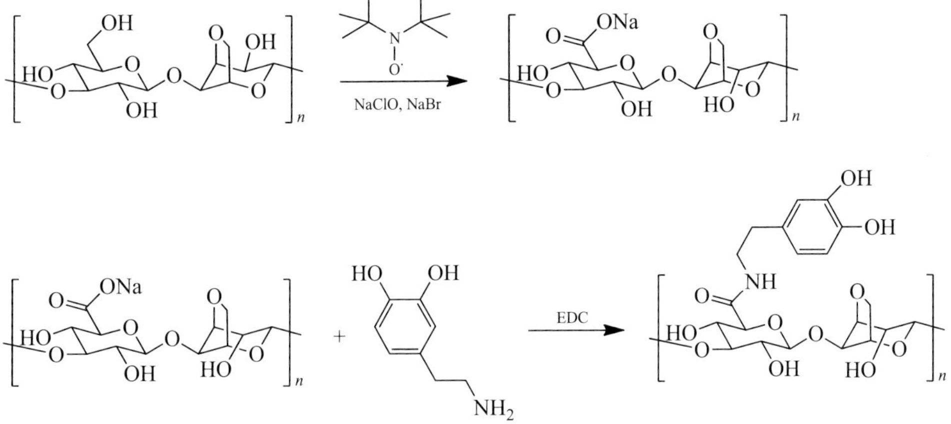

通过红外光谱、核磁共振波谱等检测知接枝反应成功，羧化反应发生在 C6 羟基上，并确定多巴胺的接枝率为 9.3%。

观察成纤维细胞在三种材料上的生长情况，发现琼脂糖对细胞无黏附能力，细胞无法贴壁，大量细胞悬浮后死亡，并且团聚在一起；而羧化琼脂糖和琼脂糖接枝多巴胺材料上的细胞生长得比较好，细胞形态呈长梭形，且分布均匀，随着时间的增加逐渐增殖至铺满整个玻片。结果说明，羧化琼脂糖羧基的增加可以增强细胞的黏附，对细胞在材料上的黏附有促进作用。多巴胺的存在也有可能利于细胞黏附。由此可见，生物材料表面官能团的结构对生物材料与周围组织细胞的相容性有很大的影响。

小鼠纹状体神经细胞培养发现琼脂糖对照组的神经细胞无法贴壁，所有的细胞都悬浮着，呈球状，看不到突触的伸展；而聚赖氨酸、羧化琼脂糖和琼脂糖接枝多巴胺组均能使神经细胞贴壁生长；24h 后细胞突触慢慢延伸，对比后可以发现空白组还有大部分细胞呈球状，突触没有伸展出来，而三组材料上细胞均出现了较长的突触；48h 和 60h 后细胞突触继续生长（图 6.28），除了空白对照组细胞突触比较短之外其他三组材料上细胞突触已经有了一定的长度，表明细胞生长得比较好。定量分析各种材料上生长神经细胞突触的长度（表 6.4）后发现，多巴胺组较羧化组有明显改善。

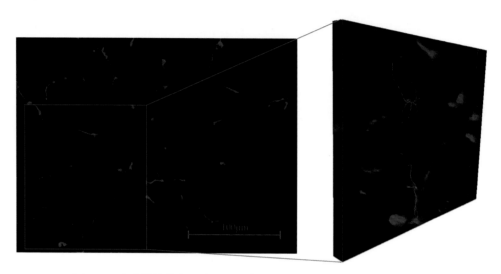

图 6.28　琼脂糖接枝多巴胺材料上神经细胞突触生长的免疫组化分析图

表 6.4　各种材料生长神经细胞突触长度比较

材料	空白玻片	聚赖氨酸	羧化琼脂糖	琼脂糖接枝多巴胺
长度/μm	92.37	106.65	77.67	95.72

6.5.5　胺化琼脂糖

氨基作为功能性官能团在生物医学领域有广泛应用，因此在琼脂糖链上引入氨基有助于生物惰性琼脂糖的功能化[45]。氨基荷正电特性可赋予琼脂糖富集荷负电的多肽或生长因子等功能，也可赋予其抗菌特性；另外通过氨基可引入其他官能团如荧光基团，赋予其显色功能。

1. 荧光显色剂

环氧化琼脂糖直接与乙二胺发生开环反应，得到胺化琼脂糖（AA），其中的氨基可与荧光素异硫氰酸酯（FITC）反应，得到琼脂糖荧光显色剂（FITC-AA）。该显色剂可在水溶液中利用琼脂糖在室温下的凝胶效应自组装成荧光粒子（图 6.29）。自组装的荧光粒子平均尺寸为 40～50nm，FITC-AA 明显延长了细胞染色时间（图 6.30）。琼脂糖链上接枝多个 FITC 荧光分子有助于单个分子链荧光强度的提高，荧光猝灭现象减少，另外琼脂糖的难以降解有助于 FITC-AA 在细胞内停留更长时间。因此后期标记率明显提升，标记时间延长。存放半年后的 FITC-AA 纳米粒子标记人早幼粒白血病细胞（HL-60），显示荧光强度较高（图 6.31），表明荧光粒子稳定，可长时间保存，这相比常用的量子点保存时间短，优势明显。

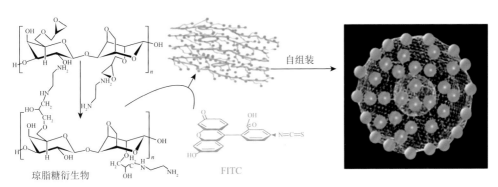

图 6.29　FITC-AA 的化学合成和自组装纳米粒子形成

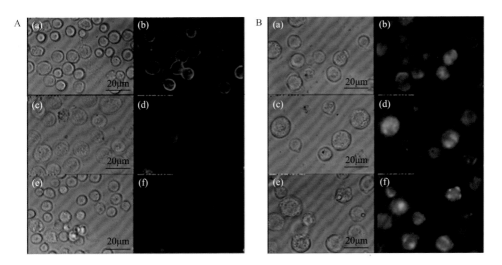

图 6.30　细胞荧光标记后的形态

（A）FITC 与 NIH-3T3 作用后的形态（细胞与 0.5μg/mL FITC 共孵育）；（B）FITC-AA 与 NIH-3T3 作用后的形态（细胞与 100μg/mL FITC 共孵育）；（a）标记 12h 后白光下细胞的形态；（b）标记 12h 后荧光显微镜下细胞的形态；（c）标记 24h 后白光下细胞的形态；（d）标记 24h 后荧光显微镜下细胞的形态；（e）标记 36h 后白光下细胞的形态；（f）标记 36h 后荧光显微镜下细胞的形态

图 6.31 存放半年后的 FITC-AA 纳米粒子标记 HL-60 细胞后的细胞形貌
（孵育 12h，剂量 100μg/mL，×100）

2. 胺化琼脂糖抗菌剂

阳离子材料如壳聚糖具有抗菌活性，其抗菌机制主要是：①材料的阳离子特性使其结合唾液酸，抑制微生物的运动；②阳离子物质渗入微生物的胞体，并通过阻止 DNA 向 RNA 转化而抑制微生物的生长[46]。壳聚糖起抗菌作用的基团是伯氨基，但不溶于水限制了它的应用。生物惰性的琼脂糖胺化后，也可能具有抗菌活性。

PEI 通过共价固定的方法，用于材料的表面改性，能有效抑制水中和空气中的细菌和真菌，包括致病性菌株和抗生素耐药菌株[47]。然而，传统的 PEI 涂层由于与相邻的聚电解质层没有化学键结合，在生理条件下结构不稳定[48]。利用 PEI 良好的抗菌特性，结合琼脂糖在生物医学方面的优势，合成 AG-PEI 和 AG-PEI-HA 复合材料，可拓展琼脂糖衍生物在抗菌领域的应用。

AG-PEI 和 AG-PEI-HA 的抗菌活性有明显的剂量依赖关系，随着浓度的提高，细菌的成活率明显降低，而琼脂糖没有抑菌能力（图 6.32）。抑菌圈试验结果也表明它们对革兰氏阴性菌（大肠杆菌，E. coli）、阳性菌（金黄色葡萄球菌，S. aureus）的抑制作用有明显的剂量依赖关系（图 6.33）。图 6.34 显示 S. aureus 和 10%的琼脂糖溶液共孵育后，细菌表面并没有产生很大变化，细菌的立体感仍然很强。而细菌与 AG-PEI 及 AG-PEI-HA 共孵育后，细菌菌体发生严重变形，胞体塌陷，变成扁平结构；由 E. coli 与 AG-PEI 及 AG-PEI-HA 共孵育后的图片可以更清晰地看到，胞体塌陷扁平，菌体聚集，与正常形态形成很大反差。AG-PEI 和 AG-PEI-HA 在这一浓度下对细菌的胞体表面产生了破坏作用。总体上阳离子化琼脂糖衍生物对细菌的生长有一定抑制作用。

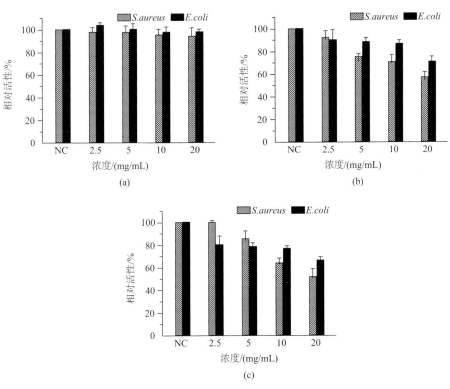

图 6.32 琼脂糖（a）、AG-PEI（b）和 AG-PEI-HA（c）对 *S. aureus* 和
E. coli 的抑菌率（NC 为阴性对照）

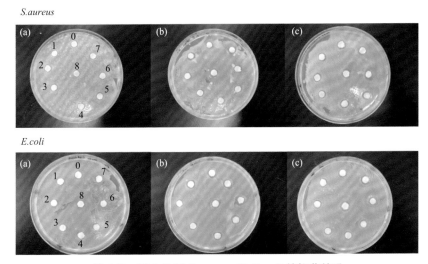

图 6.33 聚合物对 *S. aureus* 和 *E. coli* 的抑菌效果

（a）、（b）、（c）分别表示琼脂糖、AG-PEI 和 AG-PEI-HA 三种聚合物的抑菌情况；0～8 对应阴性对照（PBS）和
0.125%、0.25%、0.5%、1%、1.5%、2%、5% 和 10% 的聚合物溶液

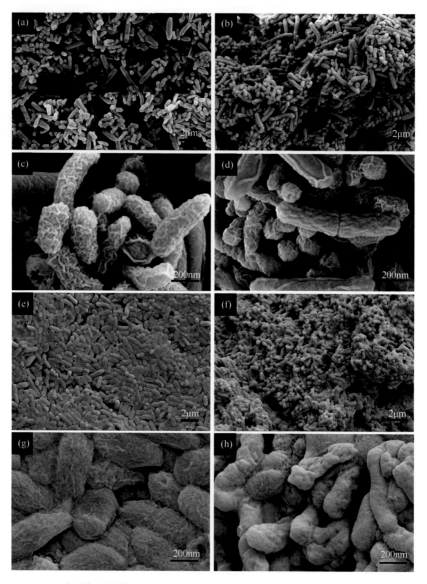

图 6.34 *E. coli* 分别与琼脂糖、AG-PEI 和 AG-PEI-HA 在 37℃摇床中共孵育 24h 后的形貌

（a）阴性对照；（b）琼脂糖组；（c）（a）的局部放大图；（d）（b）的局部放大图；（e）AG-PEI 组；
（f）AG-PEI-HA 组；（g）（e）的局部放大图；（h）（f）的局部放大图

6.6 其他琼脂糖基生物材料

除以上几节介绍的琼脂糖改性拓展其在生物医学领域的应用外，通过改性使琼脂糖功能化，拓展其应用的研究还有很多。邱广亮等[49]采用乳化复合技术将多糖等天然高分子包裹在磁性氧化铁(四氧化三铁)粒子表面,制备出了粒径为20～300nm、分散系数为0.090～0.601的磁性琼脂糖复合微球。形成的"四氧化三铁-多糖"复合微球不仅具有磁性,可方便地进行分离和磁性导向,还具有良好的生物相容性和分散性。董聿生等[50]以 MAMS(磁性琼脂糖微球)为基球,合成了 3 种新型的磁性亲和吸附剂,其对于纯化尿激酶粗品有较好的分离效果。由此可见,磁性多糖微球在酶的固定化、免疫测定、细胞分离、靶向药物、亲和层析、卫生保健、化妆品、化学分析等领域均有广泛的应用前景。

卢灿辉等[51]以硝酸铈铵作引发剂,研究了琼脂糖与甲基丙烯酸甲酯的接枝共聚反应,获得了一系列高接枝效率的共聚物。张伟等[52]制备出了不同粒径的微球状琼脂糖凝胶,通过交联、偶联反应在凝胶上引入二乙氨基乙基基团,制得了琼脂糖型骨架的弱阴离子交换剂。还有人研究了不同射线对琼脂糖结构的影响[53,54]。

琼脂糖在生物医用材料中应用较多的是利用琼脂糖制作人工生物胰。从近年来的文献可见,以具有优异生物相容性的琼脂糖对胰岛进行微囊化的前景明确,其中心问题是控制琼脂糖膜使之符合免疫隔离的要求。对于人工生物胰,通常使用海藻酸钠-聚赖氨酸作为免疫隔离膜,但其选择渗透性不尽如人意。姚康德等[55]以琼脂糖/聚乙烯醇互穿聚合物网络作为免疫隔离膜,并取得了良好的试验效果。对琼脂糖膜的研究显示,由于其具有高度的组织相容性和稳定性,在移植领域有很大的应用潜力。琼脂糖膜的渗透系数能精确测定,与海藻酸钠-聚赖氨酸膜相比较,琼脂膜在包被技术上更简便、性质更稳定且费用更低。王文敬等[56]则成功地制备了性质优良的"琼脂糖胶/聚苯乙烯磺酸微囊化胰 B 细胞株MIN6"人工生物胰。也有人将琼脂糖三维支架用于神经再生的研究。

通过化学活化、接枝、共混等手段改性,使琼脂糖性能改变来满足特定需要,目前报道较多。例如,用环氧氯丙烷活化琼脂糖凝胶[57],可使琼脂糖凝胶色谱介质高密度偶联色谱配基 5-氨基吲哚。将琼脂糖与聚甲基丙烯酸甲酯(PMMA)接枝共聚[51],产物既有多糖的骨架,又有合成高分子的支链,PMMA 支链能赋予多糖加工成型性,而多糖可改善 PMMA 的生物相容性和亲水性。试验表明,一方面接枝共聚可改善琼脂糖在有机溶剂中的溶解性;另一方面透光率几乎达到有机玻璃制品的透明性标准,可望在隐形眼镜制造中得到应用。

将同种异体的软骨细胞在琼脂糖凝胶中培养一段时间后,移植于兔关节软骨缺损部位,免疫组化分析显示移植组新形成的软骨中 II 型胶原和糖胺聚糖较对照组的多。琼脂糖凝胶冻干后形成的海绵具有类似隧道的狭长孔隙,壁厚适中且具有一定的强度,这种结构在修复脊髓线型神经细胞中表现出独特的优点[58]。复合脑源性神经营养因子(BDNF)的多孔琼脂糖支架[59],具有贯通的单向排列线状孔道,将其植入成年大鼠的脊髓损伤处,一个月后发现该支架能有效诱导宿主细胞入侵,新生轴突沿着支架孔道呈线性延伸,脊髓得以重建和再生。通过和其他天然材料混合使用，可以有效提高琼脂糖复合支架的细胞黏附性和生物相容性[60]，拓展其在组织工程中的应用。纤维蛋白/琼脂糖复合支架具有与天然角膜相似的黏弹性、透明度和光学系数，将兔的角膜上皮细胞、基质细胞和血管内皮细胞接种于纤维蛋白/琼脂糖复合支架，验证了该支架体外培养全层兔角膜的可能性[61]。在该支架上生长的细胞和组织呈现多层上皮细胞、细胞连接、细胞角蛋白、基膜和细胞外基质的连贯性分化，最终形成与天然组织相似的口腔黏膜替代物[62]。将成人纤维细胞和角质细胞接种至纤维蛋白/琼脂糖复合支架，可构建全层仿真皮肤[63]。将接枝明胶的琼脂糖支架皮下植入糖尿病大鼠和非糖尿病大鼠[64]，植入的支架被纤维囊包裹且纤维囊附近有成熟的血管生成，组织侵入支架内部，说明该支架的细胞相容性良好，用作填充植入材料有利于新生血管分化。羟基磷灰石/琼脂糖复合凝胶，可用于骨再生，并能以注射剂型使用[65]。

由此可见，琼脂糖通过改性，突破其作为食品添加剂、生化分析及培养基用凝胶、色谱填料等应用范畴，可拓展到临床医学，这些研究初步表明它的巨大应用潜力。通过化学或物理方法改性琼脂糖，提高琼脂糖的生物医学活性，是后续开发应用的关键。目前琼脂糖作为关键功能组成在医学上的应用仍处于研究阶段，一是该类研究时间短，数据积累少，从监管层面上看还没有稳定可靠的关于琼脂糖植入"体内"的数据；二是没有找到或形成独特、不可替代的生物医学特性，使琼脂糖的重要性不可或缺。相信随着研究报道越来越多，琼脂糖及其改性物的特殊功能将逐渐挖掘出来，其在生物医学上的应用指日可待。

参考文献

[1] 杨宇峰. 近海环境生态修复与大型海藻资源利用. 北京：科学出版社，2016.

[2] Gustavsson P E, Larsson P O. Superporous agarose, a new material for chromatography. J Chromatogr A, 1996, 734（2）：231-240.

[3] 陈申如, 张其标, 苏喜荣. 不同来源琼胶提取琼脂糖的比较. 海洋水产研究, 2002, 12, 23（4）：51-55.

[4] 王国祥, 聂峰光, 苏志国. 明胶包被的琼脂糖微载体及其细胞培养特性. 药物生物技术, 2001, 8（5）：264-267.

[5] Christensen L. Normal and pathologic tissue reactions to soft tissue gel fillers. Dermatol Surg, 2007, 33：S168-S175.

[6] 储彬. 基于改性琼脂糖可喷涂微凝胶及其用于皮肤敷料的研究. 广州：暨南大学，2012.

[7] 罗静华. 可喷涂琼脂糖用于皮肤修复的研究. 广州：暨南大学，2010.

[8] 问莉莉, 董静静, 李思东. 琼胶寡糖的制备及其应用研究进展. 山东化工, 2011,（5）：28-30.

[9] 陈海敏, 朱鹏, 严小军. 琼寡糖的制备及其体内抗氧化活性的研究. 中国海洋药物, 2005, 24（3）：29-32.

[10] 韩丽君, 范晓, 李宪璀, 等. 琼胶多糖的降解方法：02132573.1. 2004-01-14.

[11] 袁志坚, 包磊, 张灵敏, 等. 大型海藻多糖-琼脂糖的改性及作为皮肤敷料的研究——琼脂糖的降解及其特性. 材料导报, 2010, 24（16）：460-462.

[12] 毛文君, 管华诗. 奇数琼胶寡糖单体及其制备方法：03138971.6. 2004-07-21.

[13] 于文功, 李京宝, 褚艳, 等. 一种新琼四、六糖的制造方法：031125794.4. 2004-02-04.

[14] 薛长湖，徐强，赵雪，等. 琼胶低聚糖清除自由基的活性. 水产学报，2003，27（3）：283-288.

[15] 陈海敏，严小军，郑立，等. 琼胶的降解及其产物的分析. 郑州工程学院学报，2003，24（3）：41-44.

[16] 于文功，李京宝，褚艳，等. 一种制造新琼八糖、新琼十糖和新琼十二糖的方法：03139101.X. 2004-04-07.

[17] 张红艳，林凯，阎春娟. 国内外天然食品防腐剂的研究进展. 粮食加工，2004，（3）：57-60.

[18] 张真庆，江晓路，管华诗. 寡糖的生物活性及海洋性寡糖的潜在应用价值. 中国海洋药物，2003，22（3）：51-56.

[19] 胡斌. 新琼寡糖的益生元效应研究. 青岛：中国海洋大学，2006.

[20] 于文功，王晔，胡斌，等. 琼胶寡糖作为益生元的应用：200410024380.9. 2005-03-16.

[21] 陈海敏，严小军. 琼脂寡糖对糖尿病小鼠血糖和氧化-抗氧化态的效应. 营养学报，2006，28（2）：152-155.

[22] 陈海敏，严小军，骆其君，等. 一种琼胶寡糖在化妆品中的应用：200910099054.7. 2010-12-01.

[23] 刘江涛，蔡俊鹏，吴冰. 琼胶酶及其综合应用的研究概况. 现代食品科技，2005，21（1）：177-179.

[24] 傅晓妍. 新琼寡糖的酶法制备和化妆品功效的初步评价. 青岛：中国海洋大学，2006.

[25] 曹佳林. 琼寡糖的制备及其免疫调控活性研究. 广州：暨南大学，2016.

[26] 赵瑞芳. 琼脂糖醋酸酯的制备及其生物相容性研究. 广州：暨南大学，2010.

[27] 尤玲玲. 琼脂糖的疏水化及用于组织工程支架研究. 广州：暨南大学，2011.

[28] 叶巧巧. 透明质酸促进细胞表达和组装细胞间质的研究（Ⅰ）琼脂糖与 HA 的反应. 广州：暨南大学，2007.

[29] 黄建艳. 琼脂糖接枝透明质酸共聚物作为多肽载体的研究. 广州：暨南大学，2009.

[30] Huang J Y，Zhang L M，Chen P，et al. Transportation efficiency of insulin loaded in agarose-grafting-hyaluronan microparticle through *in vitro* Coca-2 cell monolayer. Curr Appl Phys，2011，11（3）：794-799.

[31] 彭晓慧. 琼脂糖接枝透明质酸的生物活性及其用于皮肤再生的研究. 广州：暨南大学，2012.

[32] 黄秀英. 琼脂糖接枝明胶的制备及其负载成纤维细胞用于皮肤再生修复的研究. 广州：暨南大学，2019.

[33] Forrest M L，Gabrielson N，Pack D W. Cyclodextrin-polyethylenimine conjugates for targeted *in vitro* gene delivery. Biotechnol Bioeng，2005，89：416-423.

[34] Harada H，Takahashi M. CD44-dependent intracellular and extracellular catabolism of hyaluronic acid by hyaluronidase-1 and-2. J Biol Chem，2007，282：5597-5607.

[35] Xu P S，Quick G K，Yeo Y. Gene delivery through the use of a hyaluronate-associated intracellularly degradable crosslinked polyethyleneimine. Biomaterials，2009，30：5834-5843.

[36] Samsonova O，Pfeiffer C，Hellmund M，et al. Low molecular weight pDMAEMA-block-pHEMA block-copolymers synthesized via RAFT-polymerization：potential non-viral gene delivery agents. Polymers，2011，3：693-718.

[37] Yang J H，Liu Y，Wang H B，et al. The biocompatibility of fatty acid modified dextran-agmatine bioconjugate gene delivery vector. Biomaterials，2012，33：604-613.

[38] Weigel J A，Raymond R C，Weigel P H. The hyaluronan receptor for endocytosis（HARE）is not CD44 or CD54（ICAM-1）. Biochem Biophys Res Commun，2002，294：918-922.

[39] Maeda H，Wu J，Sawa T，et al. Tumor vascular permeability and the EPR effect in macromolecular therapeutics：a review. J Control Release，2000，65：271-284.

[40] Crielaard B，Lammers T，Morgan M，et al. Macrophages and liposomes in inflammatory disease：friends or foes？. Int J Pharm，2011，416：499-506.

[41] Wieland J A，Houchin-Ray T L，Shea L D. Non-viral vector delivery from peg-hyaluronic acid hydrogels. J Control Release，2007，120（3）：233-241.

[42] Hearing V J，Jiménez M. Analysis of mammalian pigmentation at the molecular level. Pigm Cell Res，1989，2（2）：75-85.

[43] Kobayashi T，Urabe K，Winder A，et al. Dhica oxidase activity of TRP1 and interactions with other melanogenic enzymes. Pigm Cell Res，1994，7（4）：227-234.

[44] Chi A，Valencia J C，Hu Z Z，et al. Proteomic and bioinformatic characterization of the biogenesis and function of melanosomes. J Proteome Res，2006，5（11）：3135-3144.

[45] 张灵敏. 胺化琼脂糖的制备及生物医学应用研究. 广州：暨南大学，2013.

[46] Sashiwa H，Aiba S. Chemically modified chitin and chitosan as biomaterials. Prog Polym Sci，2004，29：887-908.

[47] Milović N M，Wang J，Lewis K，et al. Immobilized N-alkylated polyethylenimine avidly kills bacteria by rupturing cell membranes with no resistance developed. Biotechnol Bioeng，2005，90：715-722.

[48] He T，Chan V. Covalent layer-by-layer assembly of polyethyleneimine multilayer for antibacterial applications. J Biomed Mater Res A，2010，95：454-464.

[49] 邱广亮，栗淑媛，金志兰，等. 磁性琼脂糖复合微球的制备和性质. 精细化工，1999，16：38-41.

[50] 董聿生，梁峰，余向阳，等. 磁性琼脂糖亲和吸附剂的合成与应用.西北大学学报（自然科学版），2001，31（2）：121-123.

[51] 卢灿辉，徐晨. 甲基丙烯酸甲酯与琼脂糖的接枝反应及其共聚物的研究. 福建师范大学学报（自然科学版），1995，11（4）：56-61.

[52] 张伟，张教强，邵伟，等. 琼脂糖凝胶的制备及化学改性研究. 应用化工，2003，32（1）：24-27.

[53] Ajji Z，Othman I，Rosiak J M.Production of hydrogel wound dressing using gamma radiation. Nucl Instrum Meth B，2005，229：375-380.

[54] 刘丽红. 钴-60 辐照对琼脂结构与性质的影响. 福建化工，2003，（3）：35-37.

[55] 于德民，高伟，尹潍，等. 生物人工胰——以琼脂糖/聚乙烯醇互穿聚合物网络为免疫隔离膜. 天津医药，1996，24（6）：359-360.

[56] 王文敬，王竹平. 琼脂糖胶/聚苯乙烯磺酸微囊化胰 B 细胞株 MIN6 作为人工生物胰的实验研究. 中华器官移植杂志，1997，18（2）：88-90.

[57] 史清洪，彭冠英，孙舒，等. 环氧氯丙烷活化琼脂糖凝胶过程强化及性能评价. 过程工程学报，2007，7（4）：743-746.

[58] Stokols S，Sakamoto J，Breckon C，et al. Templated agarose scaffolds support linear axonal regeneration. Tissue Eng，2006，12（10）：2777-2787.

[59] Stokols S，Tuszynski M H. The fabrication and characterization of linearly oriented nerve guidance scaffolds for spinal cord injury. Biomaterials，2004，25，5839-5846.

[60] Bhat S，Tripathi A，Kumar A. Supermacroprous chitosan-agarose-gelatin cryogels: *in vitro* characterization and *in vivo* assessment for cartilage tissue engineering. J R Soc Interface，2011，8：540-554.

[61] Alaminos M，Sanchez-Quevedo M D C，Munoz-Avila J I，et al. Construction of a complete rabbit cornea substitute using a fibrin-agarose scaffold. Invest Ophth Vis Sci，2006，47，3311-3317.

[62] Alaminos M，Garzon I，Sanchez-Quevedo M C，et al. Time-course study of histological and genetic patterns of differentiation in human engineered oral mucosa. J Tissue Eng Regen M，2007，1：350-359.

[63] Carriel V，Garzon I，Jimenez J M，et al. Epithelial and stromal developmental patterns in a novel substitute of the human skin generated with fibrin-agarose biomaterials. Cells Tissues Organs，2012，196：1-12.

[64] Bloch K，Vanichkin A，Damshkaln L G，et al. Vascularization of wide pore agarose-gelatin cryogel scaffolds implanted subcutaneously in diabetic and non-diabetic mice. Acta Biomater，2010，6：1200-1205.

[65] Watanabe J，Kashii M，Hirao M，et al. Quick-forming hydroxyapatite/agarose gel composites induce bone regeneration. J Biomed Mater Res A，2007，83：845-852.

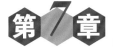

海洋无机生物材料

7.1 海洋无机生物材料简介

海洋生物材料是生物材料的一个重要组成部分，主要有天然高分子材料和无机材料。在组织替换和重建方面，由于海洋生物材料资源丰富、具有良好的生物功能性及可塑性强，其受到了生物材料界的广泛关注。海洋天然生物材料如珊瑚、贝壳、珍珠母和海绵动物等提供了丰富的无机材料来源。其衍生的钙化合物如碳酸盐、磷酸盐和硅酸盐已经被广泛应用于生物医用材料的构建。

7.1.1 海水成分对海洋生物无机矿化的影响

生物无机矿化作用是在一定条件下，生物体的不同部位以各种矿化作用方式，在有机物质的影响下生成生物矿物的过程。根据生物控制的程度可将生物矿化作用分为生物诱导矿化作用和生物控制矿化作用。生物诱导矿化作用指生物的生命活动与周围环境相互作用而引起的矿化作用。生物控制矿化作用指通过细胞的活动直接控制矿物的成核、生长、形态和沉积的位置。根据矿化作用发生的位置又可分为细胞内、细胞外和细胞间生物无机矿化作用[1]。

海水是一种化学成分复杂的混合溶液，对海洋生物矿化过程有着重要的影响。海水成分主要包括水、溶解于水中的多种化学元素和气体。迄今海水中已发现的化学元素达 80 多种，依其含量可分为三类：常量元素、微量元素和痕量元素。有时，后两类也通称微量元素。每升海水中超过 100mg 的元素称为常量元素。主要的常量元素有氧、钠、镁、硫、钙、钾、溴、碳、锶、硼、氟 11 种，约占化学元素总含量的 99.8%～99.9%。其他化学元素含量极少，其中，每升海水中含量为 1～100mg 的元素称为微量元素，如铁、钼、钾、铀、碘等。每升海水中含有的 1mg 以下的元素称为痕量元素，如金、银、镉等。溶解于海水中的化学元素绝大多数是以盐类离子的形式存在的，其中氯化钠最多，占 88.6%，硫酸盐占 10.8%。海水盐分的成因与地球的起源、海洋的形成及演变过程有关，一般认为，盐分主要来源于地壳岩石风化产物及火山喷出物。海水的常量元素之间的浓度比例几乎不变，具有恒定性，这对于研究海水浓度具有重要意义。

海水成分对生物矿化具有重要的影响，生物类群骨骼的矿物类型由海水的 Mg/Ca 摩尔比决定。不同生物对矿化的生物控制程度不同，因此对海水化学响应的形式也会不同。在海水化学演化的过程中，简单生物会改变骨骼矿物的类型来适应海水化学演化，而复杂生物会通过生物过程控制海水化学对骨骼矿物的影响。大多数造礁生物和主要碳酸钙沉积物生产者都是简单生物，如藻类、海绵和珊瑚，它们对壳体分泌的化学环境控制较弱，受海水的 Mg/Ca 摩尔比和温度的影响明显。

7.1.2 海洋无机生物材料分类

1. 碳酸钙和磷酸钙

海洋中丰富的钙化合物如碳酸钙可作为不同磷酸钙的前体材料。其中，珊瑚或其他海洋生物外壳里的碳酸钙，包含两种完全不同的矿物形式：方解石（calcite）和文石（aragonite）。海洋中的浮游植物和动物对碳酸盐沉积的主要机制可归结为 3 种：

（1）海洋中的浮游植物通过光合作用利用水体中 CO_2 和 HCO_3^- 中的 C，使水溶液的 pH 升高从而引起碳酸盐的沉积。

（2）海洋浮游植物通过自身的生理生态过程促进碳酸盐的沉积。颗石藻是细胞外表面具有颗石片落的海洋超微浮游钙化植物，颗石藻除了通过光合作用将 CO_2 转化为有机质外，还可通过细胞内的高尔基体/颗石体的代谢将由 CO_2 溶于水形成的 HCO_3^- 吸收和固定，并形成以 $CaCO_3$ 为主要成分的钙质片落（颗石片落），然后被转运到细胞表面。

（3）生物钙化作用。Ca^{2+} 是许多生物的生理功能元素和重要结构组分，但是细胞内过高的 Ca^{2+} 浓度会使细胞中毒，然而在海洋环境中，细胞外的 Ca^{2+} 浓度比细胞内的高几个数量级，所以生物通过 Ca^{2+} 交换泵交换析出钙，形成生物钙质骨架，碳酸酐酶（carbonic anhydrase，CA）参与了一些生物钙质骨架的形成，并且在牡蛎珍珠层和不造礁珊瑚的钙化组织中也发现 CA 参与矿化。

研究者总结了这类碳酸钙的演变及生理学特性，而且探索了其有机/无机的理化构成和机械性能[2, 3]。表 7.1 总结了一些可用作钙前体的具有碳酸钙成分的海洋生物物质，这些物质可被探索应用于生物医学领域。由于珊瑚独特的孔隙互连结构，珊瑚骨架碳酸盐材料被广泛用作骨科和牙科的替代材料。珊瑚的这种微观结构组成和机械性能在骨组织再生方面具有重要的作用[4]。不过，海洋衍生的碳酸钙骨架材料溶解快，结构稳定性差，因此不适用于骨组织修复。Braye 等[5]研究了不同的植入股骨的骨替代物吸收速率，研究证实珊瑚的吸收速率比羟基磷灰石快。为了规避这些缺陷，研究者[6, 7]将矿化藻类的骨架变成更稳定的结构如磷酸钙。这类珊瑚衍生材料主要以颗粒的形式使用于骨移植和骨组织工程中。虽然此转换方式产生了海洋衍生的磷酸钙，但是珊瑚的微观结构丧失了。

表 7.1　具备碳酸钙成分的无脊椎和脊椎海洋生物物质

来源	物种	应用领域	参考文献
珊瑚	珊瑚藻	骨填充	[6]，[8]
	石枝藻	骨填充	[8]
海绵	海绵 *Paricharax heteroraphis*（三分支钙质海绵骨针）	用作生物陶瓷涂层的前体材料	[9]
软体动物贝壳	出自鲍鱼属的珍珠母；紫贻贝和牡蛎；珍珠贝	用作生物陶瓷涂层的前体材料	[10]～[12]
鱼骨	大青鲨	骨填充和用作生物陶瓷涂层的前体材料	[13]

Roy 等[7]研究了将红藻碳酸钙骨架转化为磷酸钙的制备路线，试验表明，通过联合热处理和化学处理，可以得到含有羟基磷灰石纳米微晶的磷酸钙材料，并且红藻的天然微观结构也能得到维持，见图 7.1。具体制备方法为将红藻颗粒在400℃的高温炉中热处理 3h（在较高的温度下，碳酸盐相分解进而转化为磷酸盐相），水热交换方程如反应式（7.1）所示。该转化方法为制备出契合骨再生需求的填充物和支架材料提供了新的途径。

$$10CaCO_3 + 6(NH_4)_2HPO_4 + 2H_2O \longrightarrow Ca_{10}(PO_4)_6(OH)_2 + 6(NH_4)_2CO_3 + 4H_2CO_3$$
$$(7.1)$$

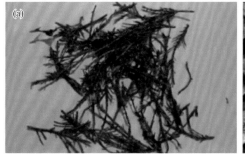
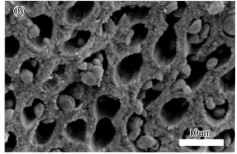

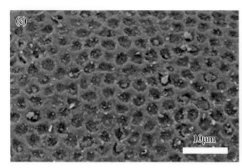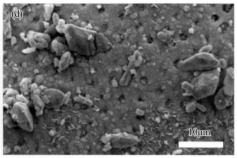

图 7.1 用作钙源的红藻[7]

（a）红藻照片；（b）红藻 SEM 照片；（c）经 400℃热处理 3h 后的红藻 SEM 照片；
（d）热处理及(NH₄)₂HPO₄处理后的红藻 SEM 照片

  Walsh 等[14]通过低压水热法制备了珊瑚衍生的羟基磷灰石。方法为：在高碱性及常压环境下，于 100℃低温下，珊瑚的碳酸钙结构转化为钙磷酸盐材料。如图 7.2 所示，SEM 结果表明羟基磷灰石保持了原有藻类的独特微孔结构。因此，通过水热法将碳酸盐相转化为羟基磷灰石，需满足以下三点：①通过燃烧或化学方法去除藻类中的有机物质；②避免分解碳酸盐相；③保持原始的藻类形态。

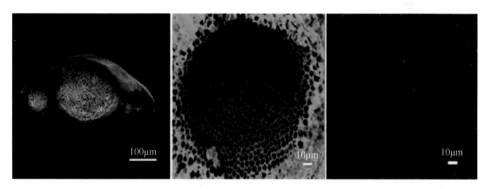

图 7.2 转化后的羟基磷灰石的 SEM 照片[14]

  除了将碳酸钙作为钙的前体外，磷酸钙包括羟基磷灰石在内，可从丰富的海洋鱼骨资源中直接获得。除了利用热处理方法消除有机物质并保持无机磷酸钙框架外，如图 7.3 所示，Boutinguiza 等[15]通过激光光束处理鱼骨，得到以微粒形式存在的磷酸钙粒子。羟基磷灰石微粒可通过连续及脉冲式的激光烧蚀得到（熔化射出和断裂）[16]，并且可通过调整激光的能量和脉冲来获得不同的晶体结构。其中，脉冲式的激光有利于结晶，而连续式的激光偏向于形成无定形颗粒。与来自海洋的贝壳相似，不同的人体部位，如骨、牙齿和矿化肌腱等，均是纳米复合材料和蛋白质的复合体，并具备优异的力学性能。从材料的机械性能和生物性能出发，我们可以仿生模拟制备蛋白质和矿物质复合的微观结构，制备出新型的人造材料，并应用于生物医学工程领域。

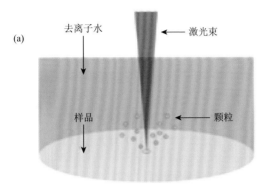

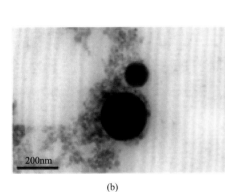
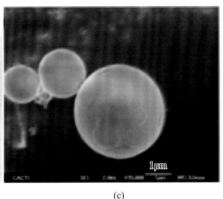

图 7.3　激光光束处理鱼骨得到以微粒形式存在的磷酸钙粒子[15]

（a）在去离子水中，激光烧蚀处理鱼骨得到磷酸钙微粒的示意图；（b）、（c）鱼骨经激光烧蚀得到的磷酸钙微粒的透射电镜照片和扫描电镜照片

2. 生物矿化硅

生物矿化硅包含玻璃态的非晶硅，形成于多种水生生物，如海绵动物、硅藻、放射虫和领鞭毛虫等[17]。海洋生物中最具代表性的生物硅化生物是海绵动物和硅藻。

海绵物种除了富含丰富的海洋胶原外，它也是生物矿化硅的重要来源。具有海绵骨架的海绵可分为三类：寻常海绵纲、六射海绵纲和钙质海绵纲（具有海绵二氧化硅骨架）[18]。六射海绵纲是一种二氧化硅骨架，也被称为玻璃海绵纲[19]。其骨架由硅质的针状结构（轴向细丝状的水合二氧化硅）构成。那么，如何从这些海绵生物资源中分离得到二氧化硅呢？我们可将收集到的海绵动物用 5%～25%（体积分数）的次氯酸钠溶液处理，去除多余的有机物质。洗涤后将残留物在浓 HNO_3/H_2SO_4（1∶4）中浸泡过夜，即可得到纯净的具有轴向丝状形态的二氧化硅骨针[20]。

海绵骨针具有较好的力学性能、光学和电学特性。这种天然复合生物材料的"刚柔并济"特性归因于其内部的分层结构和二氧化硅的水合性[21]。与商业玻璃相比，这种生物二氧化硅具有实质性的结构韧性和机械稳定性。而且海绵骨针可作为极好的光发射器，用作单模、少模或多模光纤。这归因于其末端带有透镜状结构，有助于增加光收集效率[22]。另外，研究者发现海绵骨针是电的良导体，电荷可沿胶原形成的路径传输，去除胶原后，骨针的导电性降低[14]。

硅藻是浮游微藻类单细胞真核生物，种类繁多，广泛分布于全球海洋及淡水环境。硅藻最显著的特点为其硬质细胞壁（又称硅质壳），具有复杂、精妙、多样的图案结构。根据硅藻细胞结构的对称性，其可分为中心硅藻和羽纹硅藻两类（图 7.4）[23]。中心纲（Centricae）硅藻呈圆形，辐射对称，壳面上的花纹自中央一点向四周呈辐射状排列，海产十分丰富。植物体为单细胞，有些种以壳面互相连接成带状群体。羽纹纲（Pennatae）硅藻为长形或舟形，花纹排列呈两侧对称，表面有线纹、肋纹、纵裂缝（壳缝），壳面中央呈加厚状，称中央节，在两端称端节。

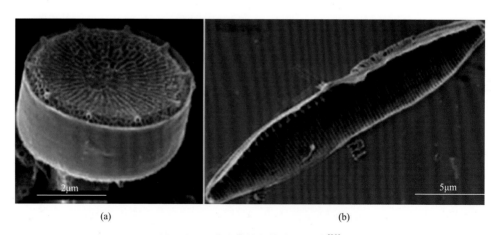

(a)   (b)

图 7.4　两种硅藻的扫描电镜图像[23]

（a）属于中心硅藻的假微型海链藻；（b）属于羽纹硅藻的菱形藻

生物矿化硅可应用于骨替换和骨再生研究。例如，研究者已观察到人成骨肉瘤细胞（Saos-2）在涂覆 β-甘油磷酸盐的矿化硅表面培养时，表现出较高的矿化生物活性。而且，在基底表面同时涂覆生物矿化硅和Ⅰ型胶原不仅增加了细胞磷酸钙沉积，也促进了细胞增殖。在生物医学领域，除了从生物硅有机体中获得生物矿化硅外，Lopez-Alvarez 等[21]从海洋前体制备出了生物形态碳化硅陶瓷。通过控制藻类或海洋植物的热解，将熔化的硅渗入碳模板中，得到具有孔隙及孔隙互连微观结构的轻质高强材料。图 7.5 为水生植物灯芯草经热解及硅渗透前后材料的 SEM 照片。

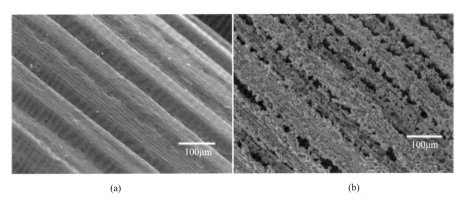

(a)   (b)

图 7.5 水生植物灯芯草经热解及硅渗透前（a）、后（b）材料的 SEM 照片[21]

7.1.3 海洋无机生物材料的生物应用

海洋生物种类丰富，化学多样性是合成化学技术难以达到的，并且还有很多深海生物有待发现。海洋生物的多样性为工业和医学提供了巨大的应用前景，正快速发展为蓝色生物科技。

1. 碳酸钙和磷酸钙

在生物医学方面，磷酸钙主要用作生物陶瓷，应用于药物释放系统、组织工程支架，骨移植替代品及面部填充剂[24, 25]。贝壳粉具有吸附性、生物矿化性、无毒性等特点，可以作为各类药物的优良载体，能够提高维生素 C、阿司匹林等药物制剂的抗氧化性能和缓释性能。同时贝壳高温处理后的煅烧物对一般的细菌具有明显的抑菌作用，可用作抗菌剂的载体。海洋鱼骨无机材料可以用于提取钙及其他元素，形成钙补充剂、钙磷补充剂和骨粉营养补充剂。

2. 生物矿化硅

生物矿化硅是一种极具应用潜力的海洋生物材料。硅材料具有化学惰性、热稳定性和生物相容性，能够在生物医学方面有诸多应用。此外，硅对较宽范围光波都不吸收，不受磁场影响，因而对携带的复合材料的光学性质和磁性没有影响。

应用硅烷偶联剂能够较为方便地进行硅的表面改性来实现多种功能。因此，基于海绵和硅藻等含有生物矿化硅的海洋生物材料，可以应用于药物投递、组织再生和生物传感器等（图 7.6）[26]。

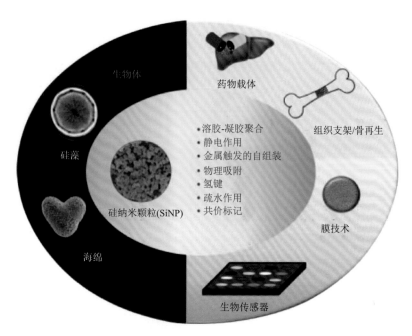

生物体
药物载体
组织支架/骨再生
硅藻
· 溶胶-凝胶聚合
· 静电作用
· 金属触发的自组装
· 物理吸附
· 氢键
· 疏水作用
· 共价标记
硅纳米颗粒(SiNP)
膜技术
海绵
生物传感器

图 7.6　海洋生物矿化硅的生物医学应用[26]

　　硅藻具有独特的多孔结构、良好的机械性能、较大的内部空间，并且价格低廉，已经被用于开发作为药物载体的微胶囊。通过一些表面改性的方法能够进一步提升负载药物的释放性能。通过靶向基团的修饰可以实现载药体系的靶向投递，温敏性材料的修饰能够实现负载药物温度响应的智能释放[27, 28]。

　　海绵动物借助酶的作用进行生物硅化，产生尺寸介于微米和纳米的二氧化硅结构，这种结构可以与胶原类的聚合物形成微米或纳米级的复合材料。海绵的二氧化硅陶瓷结构具有连通的多孔结构，可以用于构建骨修复支架（图 7.7）。骨修复支架需要有适合的孔隙大小、连通性和分布来满足组织再生过程中的细胞黏附和增殖。一般认为具有 150～800μm 孔径的支架有利于骨组织的长入。连通的孔隙结构能够满足血管的长入来支持骨的矿化和纤维组织的生长。

　　海洋无机生物医用材料是生物医用材料中的重要分支，也是生物医用材料的纵深发展方向之一。海洋生物存量大，由不同的生物形成多种化学成分和材料结构的多样性，具有巨大的开发潜力，其种类繁多、功能优良、安全性好且价廉易得，因而在生物医药领域的开发和转化前景广阔。

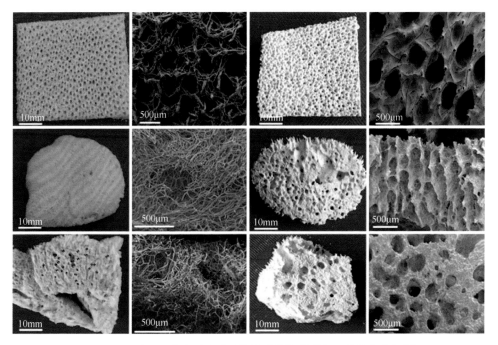

图 7.7　通过不同的海洋海绵结构构建的羟基磷灰石骨修复支架[29]

7.2　海洋无机生物材料的晶体结构

　　构成海洋生物体系器官的基本元素大概有 20～25 种，其中 H、C、O、Mg、Si、P、S、Ca、Mn 和 F 等是海洋生物体不同生物无机材料的主要组成元素[30-32]。在众多元素中，Ca 元素具有特殊重要的意义。Ca 广泛地存在于有机体，是构成海洋脊椎动物骨骼和牙齿，以及无脊椎动物即软体动物外壳的主要成分[31, 33]。由于磷酸钙和碳酸钙矿物都具有相对较高的晶格能和相对较低的溶解性，因此在生物环境中具有很好的热力学稳定性，能够稳定地存在。相反，含水的结晶盐，如草酸钙和硫酸钙，其溶解性要大得多，因而并不广泛存在于生物中。不可溶的钙盐，如碳酸盐和磷酸盐，存在于整个生物界，许多沉淀物用作支撑结构或者是特殊的硬组织，其中一些出现在动物的骨骼或其他坚硬部位。例如，羟基磷灰石，磷酸钙的晶型之一，是骨和牙的主要无机成分[34]；方解石和文石，碳酸钙诸多晶型的两种，则构成无脊椎动物即软体动物的外壳[30, 33]，见表 7.2。

表 7.2　海洋生物器官中的主要无机矿物

化学式	晶体学名称	生物器官	密度/(g/cm³)	硬度（莫氏硬度）
$CaCO_3$	方解石	乌龟壳、棘皮动物刺、珊瑚、海绵骨针	2.17	3
$CaCO_3$	文石	腕足动物、软体动物外壳	2.93	3.5～4
$CaMg(CO_3)_2$	白云石	棘皮动物的牙	2.85	3.5～4
$MgCO_3$	菱镁矿	海绵骨针	3.01	4
$Ca_{10}(PO_4)_6(OH)_2$	羟基磷灰石	海洋生物的牙、骨，幼年软体动物骨	3.1～3.2	5
$SiO_2(H_2O)$	非晶水合二氧化硅	海绵骨针	20～22	5.5～6.5

7.2.1　羟基磷灰石

海洋磷酸钙生物无机材料中最常见的是羟基磷灰石（HAp），它是海洋生物体骨和牙齿最主要的无机矿物，且多数情况下生物羟基磷灰石的成分不纯[34]。羟基磷灰石理论组成为 $Ca_{10}(PO_4)_6(OH)_2$，Ca/P 比为 1.67，其晶体为六方晶系，属 L^6PC 对称型和 $P6_3/m$ 空间群，其结构为六角柱体［图 7.8（a）］，与 c 轴垂直的面是一个六边形，a、b 轴夹角为 120°，晶胞参数为 $a=b=0.9418\text{nm}$，$c=0.6884\text{nm}$，单位晶胞含有 10 个 Ca^{2+}、6 个 PO_4^{3-} 和 2 个 OH^-。羟基磷灰石结构比较复杂，其在（0001）面的投影见图 7.8（b）。由图可见，结构中 OH^- 位于晶胞的 4 个角上，10 个 Ca^{2+} 分别占据 2 种位置，4 个 Ca^{2+} 占据 Ca（Ⅰ）位置，即 $z=0$ 和 $z=1/2$ 位置各 2 个，该位置处于 6 个 O 组成的 Ca-O 八面体的中心。6 个 Ca^{2+} 处于 Ca（Ⅱ）位置，即 $z=1/4$ 和 $z=3/4$ 位置各有 3 个，位置处于 3 个 O 组成的三配位体中心。其多面体围绕六次螺旋轴分布，构成平行于 c 轴的螺旋六重对称性结构通道，OH^- 位于通道之间由 Ca^{2+} 和氧原子形成的垂直于 c 轴平面的等边三角形中心，这种结构恰似一个"离子交换柱"。6 个 PO_4^{3-} 四配位体分别位于 $z=1/4$ 和 $z=3/4$ 的平面上，这些 PO_4^{3-} 四面体的网络使得羟基磷灰石结构具有较好的稳定性[35]。

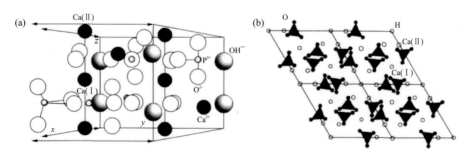

图 7.8　羟基磷灰石的晶体结构（a）和晶面投影（b）

　　生物羟基磷灰石的结构非常复杂，晶格中的 Ca^{2+}、OH^- 和 PO_4^{3-} 容易被其他的元素取代而形成非化学计量比的羟基磷灰石。生物羟基磷灰石经常含有 CO_3^{2-}、Cl^-、F^-、Na^+、Mg^{2+} 等杂质离子，其中 CO_3^{2-} 的含量较高。CO_3^{2-} 可取代 OH^- 或 PO_4^{3-} 的位置而形成 α 型或 β 型碳酸磷灰石[30]。

　　锶可以进入羟基磷灰石的晶格，取代钙离子形成锶磷灰石。中国科学院深圳先进技术研究院潘浩波研究团队发现，金枪鱼鱼骨中的锶元素含量高达 450μg/g，远远地高于陆生生物如牛、羊等骨骼中的锶含量。同时对高温煅烧后的金枪鱼鱼骨的晶相分析也表明，鱼骨无机矿物成分含有锶磷灰石（图 7.9）[36]。

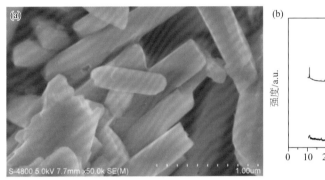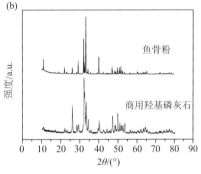

图 7.9　在 800℃ 下煅烧 4h 后的金枪鱼鱼骨粉的微观形貌（a）和 X 射线衍射谱图（b）[36]

　　氟离子可以取代羟基磷灰石中的氢氧根离子从而形成含氟磷灰石[$Ca_{10}(PO_4)_6F_2$]，存在于牙齿的牙釉质中；骨和牙由磷酸钙组成，存在形式为羟基磷灰石（HAp）与蛋白质共存[37]。除羟基磷灰石之外，磷酸钙类无机材料晶体类型还包括非晶磷酸钙（ACP）、磷酸八钙（OCP）、二水磷酸氢钙（DCPD）、磷酸氢钙（DCP）等其他晶体结构，被认为是作为羟基磷灰石的前体相而存在。磷酸钙无机材料之间不同的晶体结构主要取决于钙磷的摩尔比以及 PO_4^{3-} 质子化、Ca^{2+} 羟基化的不同。不同条件下磷酸钙无机矿物会形成不同的晶体结构，且不同晶体结构之间能互相转化。有关磷酸钙其他晶型演变为羟基磷灰石的机制，主要包括以下 3 种：①先形成 ACP，然后转化为 OCP，最后变成 HAp；②先形成 DCPD，然后转化成 HAp；③先形成结晶不好的 HAp，再逐渐成熟[30-32]。

　　无论陆生或者海洋生物，脊椎动物的骨骼作为一个典型的例子，最能反映自然环境磷酸钙无机材料和生物体系内磷酸钙无机物之间的巨大差别。正常情况下，基于体内的各种调控因素如激素，以及外部因素如重力场等，骨骼中的磷酸钙——羟基磷灰石在生命周期内始终不断地生长、溶解、重构，形成骨吸收和骨再生的动态平衡。而骨骼的动态平衡不仅起到力学结构的支撑作用，也能保持体内平衡储存钙，并且在机体需要时提供钙[30]。

与骨骼具有类似的高度复杂的设计和调控，牙釉质也具有独特结构以适应牙组织的特殊力学环境。牙釉质包含长丝带状的羟基磷灰石晶体，并在成熟牙组织中占了很大的质量分数（95%，骨中占65%）。牙釉质羟基磷灰石的晶体生长及牙齿成熟的过程是通过对有机组元的消耗来完成的。牙釉质初始的蛋白质含量很高，主要成分为成釉蛋白。在牙釉质形成过程中，随着矿物的成熟，蛋白质含量减少，最终得到高矿物含量的牙釉质[38]。

7.2.2 碳酸钙

生物体系中含有组成成分相同，但是晶体结构不同的6种碳酸钙晶型，分别为方解石、文石、球文石（vaterite）、一水合碳酸钙、六水合碳酸钙和非晶碳酸钙[30, 39]。在这些同分异构体中，方解石和文石两种晶型能够作为热力学稳定的结构沉淀析出。常见的碳酸钙晶体和非晶碳酸钙的微观形貌如图7.10所示。由于同主族元素的相容性，镁离子经常存在于碳酸钙晶格中，且在某些碳酸钙晶格中的含量可高达30%[40]。

文石为正交晶系（又称斜方晶系）结构，晶胞参数为 $a = 0.494nm$，$b = 0.794nm$，$c = 0.572nm$，碳酸根平面垂直于轴，Ca—O距离为0.25nm[30]。方解石为三方晶系，呈立方最紧密堆积，晶胞参数为 $a = 0.572nm$，$\alpha = 101.9°$，Ca—O距离为0.237nm[41]。

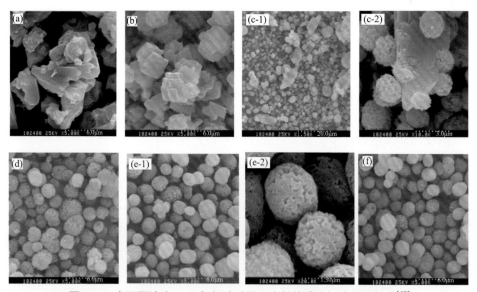

图 7.10　在不同浓度 L-天冬氨酸诱导下生长的碳酸钙的微观形貌[40]

（a）反应溶液中生长的非晶方解石；（b）在每毫升含 0.25mg 天冬氨酸的反应溶液中生长的层状和菱形方解石晶体；（c）在每毫升含 0.5mg 天冬氨酸的反应溶液中生长的方沸石球及层状和菱形方解石晶体；（d）在每毫升含 0.75mg 天冬氨酸的反应溶液中生长的球文石晶体和少量方解石晶体；（e）在每毫升含 1.0mg 天冬氨酸的反应溶液中生长的球文石晶体；（f）在每毫升含 1.5mg 天冬氨酸的反应溶液中生长的球文石晶体

　　方解石和文石晶型的碳酸钙矿物存在于大多数的生物系统，例如，腹足纲动物壳的珍珠层就是文石构成的（图 7.11）[42]。

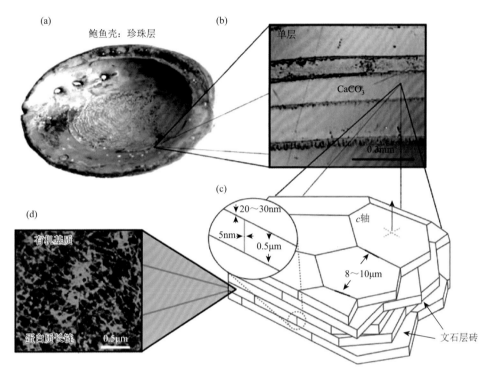

图 7.11　珍珠的层级结构——鲍鱼壳的内层[42]

（a）整个外壳；（b）中间层的中构造；（c）文石层砖的微观结构；（d）纳米结构显示有机中间层占外壳总质量的 5%

　　球文石是碳酸钙的 3 种非水合晶体中热力学状态最不稳定的一种（晶体结构和点群见图 7.12），在含水溶液中它会迅速转变成方解石或者文石，在自然界中较为罕见[30, 43]。尽管如此，某些有机体却也能沉淀出球文石晶体结构的碳酸钙。例如，清华大学的研究人员[44]就在华南地区淡水养殖的无光珍珠中发现了生物球文石矿物，无光珍珠的 X 射线衍射谱图表明其衍射峰符合球文石晶体结构，且基本不含文石（图 7.13）。他们研究发现淡水无光珍珠中的球文石晶体具有与珍珠层类似的"砖块和泥浆"的分级结构。单个球文石片的尺寸约为 8μm×2μm×0.4μm。在半成熟的无光珍珠中，文石/球文石界面被破坏，而边界是连续的；并且观察到了文石和球文石之间有两种不同的接触方式。不仅如此，他们还首次分析了球文石晶片的取向规律，结果表明球文石晶体沿着[010]方向，晶片呈垂直于平面方向排列；从相邻的晶体到微米尺度范围内同时含有较强的[010]方向的晶面纹理和较弱的[101]和

[102]方向的晶面纹理。此外，相邻晶体的错向角主要集中在小于 10°的小角度，60°内有另一处聚集。某些品种海绵骨针也由球文石构成，而大多数海绵骨针为富镁方解石。针刺可能起结构支撑的作用或者防止食肉动物对其造成伤害。

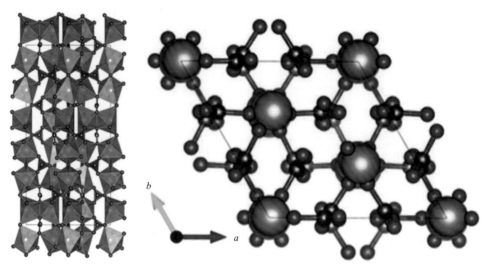

图 7.12　球文石晶体结构的多面体示意图（空间群 $P6_522$ ）[30]

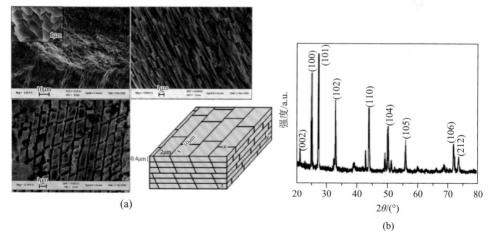

图 7.13　淡水无光珍珠中的球文石的分级微观结构（a）和 X 射线衍射谱图（b）[43]

　　鱼耳石是存在于鱼类内耳的碳酸钙生物无机材料，可以用来鉴别鱼类年龄，起到听觉和平衡系统的作用。鱼耳石一般由星耳石、微耳石、矢耳石各一对组成。清华大学冯庆玲教授团队的研究工作表明，文石晶体是耳石中无机矿物的主要成分[45]。但是在某些异常矿化的情况下，球文石晶体会替代文石晶体，成为耳石的主要无机矿物成分。对于鱼类而言，耳石含有球文石比含有文石更年轻。针对大样本健康野生鲤鱼耳石的研究发现，星耳石中无机矿物为纯球文石晶体，微耳石和矢耳石中为纯文石晶体[45]。

非晶碳酸钙主要沉淀在许多植物的叶子上，它的作用是储存钙。非晶碳酸钙在水溶液中会迅速发生相变，在无机系统中非常不稳定。但非晶碳酸钙在生物矿物中似乎是稳定的，这一般是由于生物大分子（如聚糖）在固体表面的黏附[30]。

除了在海洋动物中起到结构支撑的作用外，碳酸钙生物矿物还具有一系列其他功能。海洋动物中方解石和文石可用作重力传感器。这些重力传感器装置（如平衡石、内耳砂、耳石、耳泡）以类似于液体在半循环导管中的作用方式，探测角动量的变化[30]。

三叶虫是远古海洋生物，而存在于三叶虫眼睛里的方解石有着透镜的功能[30, 46]。Towe 等[46]采用 X 射线衍射的方法确定三叶虫角膜透镜的结构和组织，发现由六方排列的方解石单晶组成。化石研究表明，三叶虫眼睛中的每个晶体都按照特殊的规律排列，以使唯一的无折射晶体 c 轴垂直于透镜表面，在这个方向上方解石晶体表现得像玻璃一样各向同性，形成单一的图像。

Aizenberg 等[47]认为，棘皮动物海蛇尾的骨骼具有复杂碳酸钙方解石微观结构，使其成为具有明显多重功能特性的光受体系统。海蛇尾是敏感的光响应物种，可以根据白天和黑夜相应地改变身体的颜色，同时可以探测捕食者的阴影，从而迅速逃离危险。Aizenberg 团队研究发现，海蛇尾骨骼内存在有序的球形微结构，这些微结构具有双透镜的特性。这种微结构透镜可将可见光聚焦到神经中枢系统，该神经束被认为是主要的光受体。通过构筑方解石单晶的上下表面和单晶取向，最大程度上减小相差和双折射，微透镜达到了智能化的排列设计。此外，透镜排列是从角度选择为 10° 的方向探测光线，而发光系统也通过调节到达光受体的光通量以适应此角度选择系统，从而构成一个极其精巧的生物系统。

7.2.3 硅基海洋矿物

二氧化硅及其水合物（通常称为硅酸）有晶体和非晶态两大类。与上述海洋生物矿化形成的碳酸钙和磷酸钙生物无机矿物不同，海洋生物中的硅基矿物往往处于非晶态，包括溶胶、凝胶等形式[30]。许多单细胞生物能够矿化产生非晶硅结构，其中以硅藻和放射虫最为著名，它们能矿化出非晶硅基的精美带状多孔壳和微骨骼[48]。这些非晶硅基矿物有别于玻璃态，生物体内的非晶硅基矿物颗粒极小（直径小于 50nm），可以被塑造成各种形式，像硅藻一样的许多单胞有机体以这种生物矿物为骨骼[48]。虽然非晶硅基矿物在分子水平上是无定形的，但它继承了如凝胶，或者是由胶体粒子组成的致密聚集体的特殊微结构。这些结构反映了当聚合过程进行时，最初形成的小粒子的聚集和溶解程度上的差别。在 pH 为中性和碱性的纯溶液中，初级粒子带少量负电荷，因此聚合程度由内部建立的静电荷限制，产生一些特殊的结构。这种精确的有选择的粒子排列取决于有机基质指导的沿着特殊方向的聚集过程。凝胶结构是由存在于周围环境中的阳离子及带正电的聚电解质中和初级粒子表面的负电荷形成的。

硅藻细胞的硅石薄壳是一个封闭的空腔形式。这一封闭的空腔使得硅藻进入生命循环中的冬眠期时可以保护自己免受外部环境的破坏。非晶硅石薄壳包容生物体，并在冬眠结束细胞重获活性时被去掉。硅藻的硅石壳源于大的网状囊泡的紧密堆积阵列。它们由还没有矿化的细胞分泌并附着在细胞外膜壁上。这些囊泡排列成一薄层泡沫状的膜，具有多边形对称性并且排列成有孔隙的空间。值得注意的是，矿化只发生在囊泡的周围而不在囊泡内部，由此在细胞壁上形成硅石连续多孔的框架形貌（图 7.14）。硅藻细胞膜中观察到的多种形貌，可以用紧密堆积

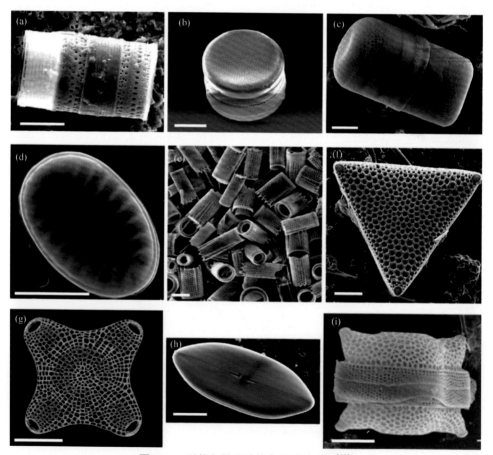

图 7.14 形状和微观结构多样性的硅藻[48]

（a）～（d）和（f）～（i）为几种海洋硅藻的微观结构照片；（e）为硅藻化石生物硅的
微观结构照片；标尺：10mm

的囊泡对细胞壁弯曲的表面的几何背离来解释，但是实际过程要复杂得多。硅石沉积囊泡被分泌，并沿着位于两个大的网隙囊泡之间的孔隙处的内质网上的微管方向装配。硅石沉积最初被切向限定在管状系统中，在细胞壁或细胞质膜上形成孔洞相距数微米的开放式网眼结构。要组建三维结构，硅石沉积囊泡就要沿大网隙囊泡的侧面远离细胞壁延展。矿化的最后阶段，网隙囊泡从细胞壁上分离，新形成的空间被小囊泡占据并形成复杂的形貌。后来的矿化过程中在每一个初始的孔上都形成一薄层纳米孔硅石。小囊泡的排列非常精确且具可复制性，这使每个硅石框架中的细胞内都生成了纳米尺度的硅石。

一些放射虫用网状硅石建构的多层同心壳层就是通过许多的硅石小骨针形成径向连接的[49]。而另外的一些放射虫，切向和径向生长则变得更倾向于后者，这样形成的就是单层的具有径向骨针的多孔矿化壳（图7.15）[49]。硅藻和放射虫体内空腔的多孔无机壳层的形貌形成过程，是基于附着在细胞壁上有组织的囊泡紧密堆积成阵列。这种连续的硅石框架结构是填充囊泡中的孔隙空间，即膜限制的隔室的结果。将这一机制和径向生长耦合就会在很多的单细胞生物内形成复杂的三维骨架。

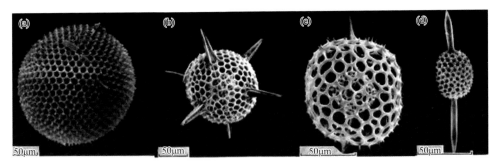

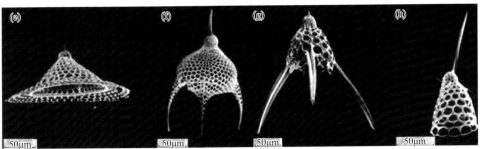

图 7.15　（a）～（d）泡沫虫目放射虫骨架的微观形貌，以球形到椭圆形和穿孔壁为特征；（e）～（h）罩笼虫目放射虫骨架的微观形貌，以帽状骨骼、小球形头和一个或多个后脑室为特征[49]

7.2.4　海洋无机矿物晶生长基础

晶体学是一门不断发展和完善的学科。1951 年，Burton 等以表面扩散模型奠定了晶体生长界面过程的基础，构建了以传输理论与界面过程动力学相结合的现代晶体生长理论（图 7.16）[30,50]。海洋无机矿物是通过生物体内进行的晶体成核和发育过程形成的，因此有别于传统的晶体学研究中一般通过过饱和度的控制、物质扩散和传输等因素来研究并建立晶体生长模型[30]。海洋生物体内无机材料的矿化包含各种层次的多级调控因素，涉及更多且更加复杂的化学及生物过程，如结构互补、空间匹配和静电协同等，且这些作用往往是通过蛋白质、细胞乃至基因来实现的[30]。因此海洋无机材料的晶体生长也为晶体科学发展带来新方向和新的挑战。

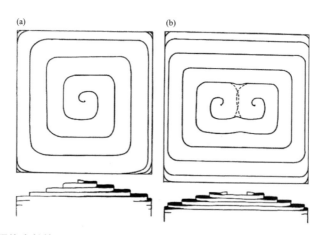

图 7.16　晶体螺旋生长的平面和侧面示意图：在单个螺杆位错与晶体表面（a）和一对这样的位错与表面相交处（b）的生长形成[30]

虽然无机材料在生物体内结晶和生长的控制十分复杂且千变万化，但生物因素乃至环境因素对于无机材料的调控最终仍然要通过其最基本的物理化学过程——晶体生长来实现。所以对晶体生长理论的深入理解，对于了解生物体系内无机材料的形成机理来说是十分重要的[30-32]。

崔福斋等[30]认为生物体系内的有机物可以改变晶体生长的过程及其最终形貌，并且认为生物调控的基本途径是通过有机物对不同方向晶体（或晶面）生长动力学所造成的各向异性实现的。自然界中很多矿物的结构形成过程中，有机基质往往是晶体成核过程中最关键的调控因素。生物体系中，作为"模板"的有机基质或生物蛋白质会特异性诱导无机材料在有机基质/溶液的界面上定向沉积并组装，且上述结晶过程往往是非均相成核，如骨在骨膜基质上的沉积[30,51]。

生物体系中无机材料晶体的生长和发育过程也包括成核、生长和聚集 3 个阶段，与物理学上一个完整的结晶过程类似[30, 52]。同样，能量的最小化也是生物体内无机材料结晶/矿化的最初驱动力，并且也是控制无机材料晶体矿物的物相、形貌、尺寸和排列等的根本因素[30]。

1. 结晶过程中的热力学

生物体系中体液是物质和能量传输的基本途径，几乎所有无机材料的形成都是溶液体系中的结晶过程，这与传统的晶体生长物理模型是建立在气相生长的试验基础和理论分析上不同。晶体的成核和生长反映了同一物质的相变过程，即从溶液状态变成固体状态。经典的热力学理论认为，结晶过程中，初始溶液的吉布斯（Gibbs）自由能高于所形成晶体以及最终溶液的吉布斯自由能总和，此时溶液处于过饱和状态，因此形成结晶[30, 53]。

在生物体系中，无机材料的溶解度往往较小，或者不溶于水。同时生物体系无机材料所处的溶液并不是简单纯水体系，往往是组分非常复杂的体系，如体液。因此，有别于传统的溶解度及其相关表述，生物体系中的无机材料在溶液中的状态通常用活度积（activity product，AP）表示[31, 54]。若生物体系中某无机材料的化学组分是 $A_aB_bC_c\cdots N_n$，且该无机材料在溶液中存在以下的电离平衡关系[31, 54]：

$$aA + bB + cC + \cdots + nN \Longrightarrow A_aB_bC_c\cdots N_n \tag{7.2}$$

那么该无机材料在溶液中的活度积就被定义为[31, 54]

$$AP = \alpha_A^a \alpha_B^b \alpha_C^c \cdots \alpha_N^n \tag{7.3}$$

式中，α 是溶液中各个组分的活度。在体系中固相和溶液处于平衡状态时，溶液中该无机材料的活度积就是化合物 $A_aB_bC_c\cdots N_n$ 的溶度积（solubility product，K_{sp}）。溶解度较小无机盐的溶解度是用 K_{sp} 来描述的，且是一个仅和温度有关的常数，所以也被称为溶度积常数。对于难溶盐，它们溶液的过饱和度（σ）或者是饱和度（S）定义如下[31, 54]：

$$\sigma = S - 1 = \frac{AP}{K_{sp}} - 1 \tag{7.4}$$

当 $S=1$（$\sigma=0$）时，体系处于平衡状态；当 $S>1$（$\sigma>0$）时，体系处于过饱和状态，趋向于形成结晶；而 $S<1$（$\sigma<0$）时则为未饱和溶液，体系中的固体倾向于溶解。在溶解的研究中，为了表述和讨论上的方便，还定义了未饱和度，用 σ_{under} 表示[31, 54]：

$$\sigma_{under} = 1 - S \tag{7.5}$$

结晶/溶解过程中的热力学动力是固相晶体与溶液间的吉布斯自由能（ΔG_v），且 ΔG_v 与饱和度相关。对于结晶过程来说，其相变的自由能变化可以描述为[31, 54]

$$\Delta G_v = -kT \ln S \tag{7.6}$$

式中，k 是玻尔兹曼常量；T 是热力学温度。若固相晶体/溶液系统处于平衡状态，则系统的吉布斯自由能最小。若固相晶体/溶液系统处于非平衡态，则系统中的相为亚稳相，就会出现相变。固相晶体和溶液之间是否能够实现转变以及如何转变，就涉及相变动力学的内容，也就是成核[31, 55]。

2. 成核

新相的长大是系统吉布斯自由能降低的过程，因此在过饱和的亚稳相中，新相一旦成核就能自发生长。但是只有当溶液的过饱和度超过了临界值，即达到临界过饱和度时，才能观测到溶液自发均相成核。之所以过饱和度要达到临界值，是因为晶核形成过程中，新相（固相晶核）在原来单一的液相（过饱和溶液）中同时会产生新的固/液界面，而固/液界面就会引起界面能的出现[56, 57]。而如果人为地加入固相杂质和晶种，则能不同程度地降低乃至消除临界现象的产生[52]。

晶核的产生和后续晶体生长本质上是固/液界面的形成和扩展。尽管固相晶体从过饱和溶液中析出是一个自发的能量下降（$\Delta G_v < 0$）过程，但是固/液界面的形成和扩展使晶体/溶液界面的总吉布斯自由能上升（$\Delta G_v > 0$），因此结晶形核和生长这一过程中，总表面能会上升。假定新生的晶核近似为半径为 r 的圆球，那么成核过程中，晶核通过相变而降低的体相吉布斯自由能 ΔG_v（体自由能）为[30-32]

$$\Delta G_v = \frac{4\pi r^3}{3\Omega} \Delta g \tag{7.7}$$

式中，Ω 是晶体成核和生长基本单元的体积；Δg 是每个基本单元所含有的相变吉布斯自由能。体系增加的界面能 ΔG_s（面自由能）为[30-32]

$$\Delta G_s = 4\pi r^2 \gamma_{SL} \tag{7.8}$$

式中，γ_{SL} 是界面能，单位为 J/m^2。一个完整的成核过程，其总能量的变化是降低的体自由能和增加的面自由能之和[30-32]：

$$\Delta G_n = \Delta G_v + \Delta G_s = \frac{4\pi r^3}{3\Omega} \Delta g + 4\pi r^2 \gamma_{SL} \tag{7.9}$$

若 $\Delta G_v < 0$，过饱和溶液中的热力学趋势则倾向于结晶形核；若 $\Delta G_v > 0$，过饱和溶液中的热力学趋势则会阻止晶核形成，避免溶液中出现新相。从公式（7.7）和公式（7.8）可知，ΔG_v 与晶核半径 r 的三次方成正比，而 ΔG_s 与 r 的二次方成正比。所以当 r 数值较小的时候，ΔG_s 在 ΔG_n 中会占较大的分量，增加的面自由能（ΔG_s）高于降低的体自由能（ΔG_v），ΔG_n 体现出上升的趋势，因此体系倾向于阻止晶核形成。当 r 足够大时，ΔG_v 在 ΔG_n 中会占较大的分量，增加的面自由能（ΔG_s）低于降低的体自由能（ΔG_v），ΔG_n 体现出下降的趋势，体系倾向于自发形核。由于吉布斯自由能是连续函数，在 ΔG_v 和 ΔG_s 两个极值之间必然会存在一个极大值。这个极大值是亚稳态转变为稳定态所必须克服的能量，此时对应的 r 为临界晶核半径（r^*）。临界晶核半径 r^* 也是亚稳态能够存在而不立即转变为稳定态的必要条件。因此，晶核半径小于临界值 r^* 时，面自由能项的上升幅度大于体自由能项的下降幅度，使成核总能量随着晶核的长大（r 的增大）而上升，从而使成核成为热力学上的非自发过程，抑制了结晶；当晶核的半径大于 r^* 时，体自由能的下降幅度开始大于面自由能的上升幅度，晶核的进一步生长变为总能量下降的过程，从而实现自发的成核和晶体生长[55]。

与上述溶液中的均相成核不同，生物体系结晶过程中的成核往往发生于生物有机基底，而有机基质作为一个异相存在于溶液中，在很大程度上会改变甚至控制无机材料的成核过程[31]。崔福斋等[30]指出，晶体中的分子或离子，与固体基质特别是具有官能团的有机基质发生化学成键作用，其键能都会高于它们和溶剂分子间的作用，而更强的键合对应于更低的界面能。因此晶核沉积在一个固相基底后形成的固/固界面能会低于晶核存在于溶液形成的固/液界面能，从而使成核的位垒降低，更易于结晶成核。更有趣的是，有机基质和无机基质间的键合作用还能诱导生物体系中无机材料的定向成核。此外，两相间的结构如果在分子或原子层次上互补并排列一致，则能够将界面间由于晶格不匹配所产生的界面张力降低到最小，同时化学成键还可以大大降低体系中的熵，从而促进了匹配晶面在基底上的优先选择性成核。

3. 成核动力学

在物理化学中，热力学变量是状态函数，决定了体系最终的状态。因此溶液如果过饱和，无论是否能够形成大于临界尺寸的晶核或者是否存在异相，结晶过程最终一定会发生[30, 31, 55]。上述界面能所产生的临界效应决定了成核过程的时间尺度是成核的动力学过程[58]。动力学变量是过程函数，决定了溶液从亚稳态到稳态变化的途径和速度。溶液若处于热力学不稳定状态，而在动力学上仍然处于相对的稳定状态，那么就产生了亚稳态。生物体系尽管是一个非平衡体系，但是在动力学上仍然处于相对的稳定状态，即体系中存在大量的亚稳态，因此仍然维持着相对的稳定性[30, 55]。

针对均相体系，界面能所产出的成核位垒（ΔG_n^*）为

$$\Delta G_n^* = \frac{16\pi\gamma_{SL}^2\Omega^3}{3(kT\ln S)^2} \tag{7.10}$$

而成核动力学即取决于这一能垒。成核速率（J_n）一般通过能垒的大小来表达：

$$J_n = Ae^{-\Delta G_n^{\bullet}/kT} \tag{7.11}$$

式中，A 是速率常数。体系处于亚稳态时，尚未越过成核位垒，无法即时成核。由于体系的热力学不稳定状态，经过一段时间后，溶液中仍然会发生均相的结晶成核，溶液体系也最终回到能量最小化的稳定状态。经过的那段时间即是成核诱导时间（induction time，τ）。研究认为，τ 和 J_n 有着反比的关系，即 $\tau \propto J_n^{-1}$，且成核速率取决于界面能和过饱和度[59]。在异相成核中，诱导时间和过饱和度也有类似的关系，但由于异相成核的界面能往往小于均相成核体系，所以异相成核相对于均相成核来说容易得多[30, 55]。

4. 晶体生长动力学

晶体生长动力学用于研究晶体成核以后继续生长发育并形成完整晶体的过程[60]。晶体生长的动力学取决于生长机制，而生长过程中界面的微观结构决定了晶体生长机制。因此，界面特性也和晶体生长动力学密切相关。在分子层次上，晶面包含了相对光滑的几何平面，称为台地；晶面上还存在台阶，且台阶本身也存在很多扭折（图 7.17）[50]。宏观的晶体生长速度在微观上可以通过台阶运动来描述。晶体生长过程中，作为生长最基本单元的溶质，首先吸附在晶体的表面。相较于台阶和台地，生长单元更倾向于吸附在扭折表面[30, 60]。因为扭折可以给生长单元提供更多的成键方向，使生长单元可以被晶体更为牢固地结合并更容易融入晶体结构中。而最初若是吸附在台地上，生长单元会通过晶面运动或者晶体/溶液中的脱附-吸附过程逐渐接近台阶，特别是扭折处，然后通过更多的成键方向实现更好的吸附。当然，台地上的小生长单元也可以在晶面上二维成核，聚集形成大的聚集体，这一聚集体称为岛结构，进而形成新的台阶[30, 55, 59, 60]。

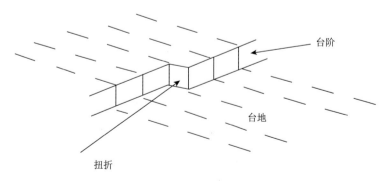

图 7.17　单个原子层台阶上出现扭折的示意图（此处将单个原子视为立方体）[50]

晶体的生长就是生长单元在固/液界面上的吸附大于溶解的过程。从能量的角度看，在台阶扩展的过程中，溶质分子从过饱和的液相进入晶体，台阶获得的体相能（$\Delta G_{台阶,v}$）为[55, 59, 60]

$$\Delta G_{台阶,v} = n\Delta g = \frac{L}{a}\Delta g \qquad (7.12)$$

式中，L 是台阶长度；a 是溶质分子的直径；n 是溶质分子的个数。而台阶扩展的同时，台阶和溶液的界面长度也相应地增加了 $2a$。与固/液界面类似，台阶和溶液间也存在着同样的界面能，称为台阶能（$\gamma_{台阶}$），是在特定方向的界面能分量。台阶生长的过程中除了获得的体相能外，还需要付出台阶能的增加（$\Delta G_{台阶,s}$）[55, 59, 60]：

$$\Delta G_{台阶,s} = 2a\psi\gamma_{台阶} \qquad (7.13)$$

式中，ψ 是台阶的形状因子，而总能量为两项之和：

$$\Delta G_{台阶}\Delta G_{台阶,v} + \Delta G_{台阶,s} = \frac{L}{a}\Delta g + 2a\psi\gamma_{台阶} \qquad (7.14)$$

式中，体相能为降低值，所以 $\Delta G_{台阶,v}$ 项为负值；而台阶能是增加的，所以 $\Delta G_{台阶,s}$ 项为正值。台阶的二维生长过程中，只有当 L 超过临界值即 L_c 以后，$\Delta G_{台阶} \leq 0$，这时台阶才会自发扩展并推动晶体生长。在台阶生长理论中，光滑界面不能借助于热激活自发地产生晶体生长必需的台阶，只能通过二维成核（岛结构的形成）不断地形成台阶以维持晶体的持续生长。Burton 等指出除二维成核之外，晶体中的缺陷，如位错、孪晶，都能够消除或减小二维成核的位垒，并提供天然的生长台阶（图 7.18）[30, 50]。

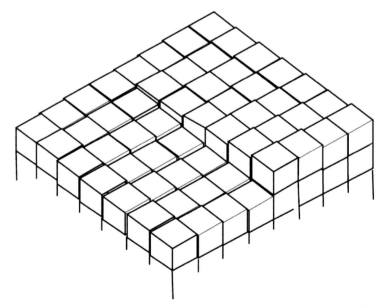

图 7.18　螺旋位错与晶体表面相交的示意图（原子以立方体显示）[50]

台阶形成后，在热力学驱动力（过饱和度）的作用下，会沿着晶面运动。当台阶铺满整个晶面时，就长出一层新的晶体。在晶体生长过程中，台阶的运动主要还是取决于通过面（晶面）扩散或者体扩散（从溶液到晶体表面）到达台阶的溶质分子的吸附。对于溶液生长，Burton 等分析了从流体到扭折的扩散过程，总结出了溶液生长中台阶生长的动力学规律[55, 59, 60]：

$$V(L) \approx V_{\infty}\left(1 - \frac{e^{\sigma L_c} - 1}{e^{\sigma} - 1}\right) \approx V_{\infty}\left(1 - \frac{L_c}{L}\right) \tag{7.15}$$

台阶的生长速率（V）是台阶长度（L）的函数。台阶越长，其生长速率越大。当 L 趋近于 ∞ 时，台阶的生长速率达到最大值 V_{∞}。这就是说单根直台阶的生长速率 V_{∞} 是每个生长台阶的速率极限；当 L 趋近于 L_c，由公式可知，台阶的生长速率趋向于零，这也可以从二维成核的热力学关系式中得到解释。同时我们还可以看出，在给定的过饱和度 σ 下，当 $L > L_c$ 时，$V > 0$，台阶可以自发生长；当 $L < L_c$ 时，$V < 0$，台阶将自发缩小乃至消失。这种性质和我们前面在"2. 成核"中所描述的晶核行为是完全一致的。

7.3 海洋无机生物材料的生物学性能

7.3.1 生物相容性定义及分类

根据国际标准化组织（International Standards Organization，ISO）的解释，生物相容性是指生命体组织对非活性材料产生反应的一种性能，一般是指材料与宿主之间的相容性。生物材料植入人体后，对特定的生物组织环境产生影响和作用，生物组织对生物材料也会产生影响和作用，两者的循环作用一直持续，直到达到平衡或者植入物被去除。

生物相容性分类包括血液反应、生物学反应和材料反应。

7.3.2 海洋无机生物材料的血液反应

根据 ISO 10993 的定义，血液相容性是血液对外源性物质或材料产生合乎要求的反应，一般是指材料与血液各成分之间的相容性。

（1）凝血因子激活：生物材料与血液接触时，可以激活凝血因子，启动凝血系统形成血栓。机体中血液凝固的途径有外源性凝血系统和内源性凝血系统两种。当机体组织受损而释放组织因子时，可启动外源性凝血系统；当血管内膜受损或血液接触异物时，血液凝固启动内源性凝血系统。生物材料与血液接触所引起的凝血是经内源性凝血系统实现的。内源性凝血一般是从凝血因子XII激活为XIIa开始，随后相继激活其他凝血因子，发生凝血，目前作用机制尚不清楚。研究表明，有许多因素可以激活凝血因子XII，如生物材料表面的负电荷、胶原纤维、激肽释放酶、腺苷二磷酸、纤溶酶、胰酶等。

（2）生物材料与血浆蛋白的相互作用：当材料与血液接触后，首先发生的是蛋白质分子在材料表面的非特异性吸附。血液中含有多种蛋白质，包括纤维蛋白原、血清白蛋白、免疫球蛋白、补体蛋白等，分别在凝血和免疫响应过程中发挥着重要的作用。材料对血浆蛋白的吸附对其后续的细胞效应产生影响，是血液相容性的重要研究内容。

（3）生物材料与血细胞的相互作用：血液中的主要有形成分是血细胞，包括红细胞、白细胞和血小板，分别在维持营养和氧气供给、炎症和凝血过程中发挥重要的作用。由生物材料引起的溶血、白细胞活化及血小板黏附和活化情况是血液相容性的主要研究内容。

（4）材料对血管内皮细胞的影响：血管内皮细胞排布于血管的内壁，是血管壁与血液之间的分界细胞。血管内皮细胞是血液与组织物质转运的重要屏障，合成和分泌多种活性物质，参与物质的代谢，与血液中的细胞发生相互作用，维持凝血和抗凝血平衡，保证血液正常流动。材料入血后，很难避免与内皮细胞接触，会使血液复杂的生理过程发生改变。血液与异物表面接触后形成血栓的机制见图7.19。

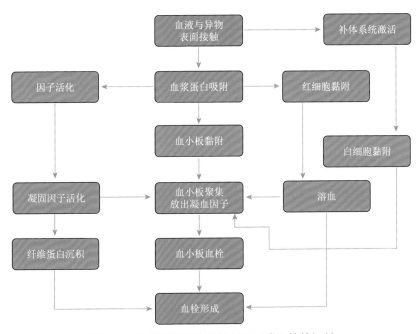

图 7.19　血液与异物表面接触后形成血栓的机制

7.3.3　海洋无机生物材料的生物学反应

免疫系统的最终功能是使机体能防御微生物的感染。无论何时机体受到组织损伤，并预料到伴随这个损伤微生物成分可能会原发性或继发性牵涉其中，免疫系统都会被激化。免疫系统通过逐层大量接触到的分子来确定何为"自体"，何为"异体"，从而达到防御的目标。总之，免疫系对自体分子或损伤的自体组织不会发生反应。然而，当一个特殊的分子被视为异体时，全部的免疫反应就会被动员起来试图清除或孤立它。在大部分情况下，免疫反应是精确、特异及可良好调控的，自体组织不会受明显影响。然而，严重的感染、持续存在的创伤或自我免疫（对自体不适当的免疫）可能导致大量的组织损伤，这些都直接归因于机体免疫系统。所以尽管免疫系统最初进化是来识别和消灭感染因子，但非感染性的异物材料也会引起免疫反应，有时最终导致严重的组织损伤（即使没有感染）。因此，对免疫反应的一个包容性更大的定义是抗原能与相应免疫应答的产物（抗体或致敏淋巴细胞）在体内或体外发生特异性结合，引起免疫系统反应的性能。在体内可表现为溶菌、杀菌、促进吞噬或中和毒素等作用，有时也引起免疫病理损伤。在体外，由于参加反应的抗原的物理性状以及反应条件的不同，出现凝集、沉淀、细胞溶解和补体结合等反应。

1. 先天性和获得性免疫

对微生物的防御是一个两阶段的过程，由一个对"创伤"的相对非特异的先天性反应开始，随后是更特异地针对特殊致病因子的获得性免疫反应（图 7.20）。

尽管识别入侵微生物的能力有限，先天性免疫相对早期的成分（进化而来的）提供了对微生物感染的第一道防线。精确特异针对特殊感染因子的获得性免疫在先天性免疫反应后发展。值得注意的是，先天性免疫的成分不仅在一开始反应，在获得性免疫后也有反应；随后按次序，获得性免疫和先天性免疫的成分共同作用，产生一个更有效、更有活力的免疫反应。

2. 组织反应

组织相容性是指生物材料与组织之间应有的一种亲和能力，即生物材料与机体组织器官或体液接触后，不会导致细胞、组织功能的下降，不会产生炎症、癌变及排异反应，不被组织液侵蚀等，而被机体所接受的一类生物材料的性能。

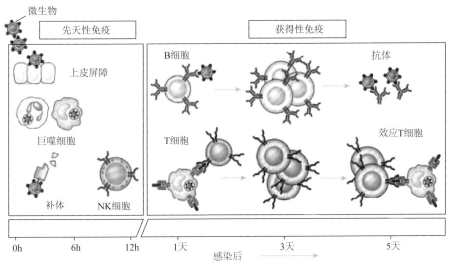

图 7.20　免疫系统防御微生物感染机制

7.3.4　海洋无机生物材料的材料反应

生物环境出人意料地恶劣，并且能导致许多材料被快速或逐步破坏。从表面上看，通常认为人体中性的 pH、低的盐浓度及适中的温度将构成温和的体内环境，然而许多特殊的机理会影响植入体并导致其失效。这些对异物的特异性消除作用是生物体经过数千年进化发展起来的，当代的生物材料在体内也受到这些机理的作用。首先，许多生物材料随所承受的持续或者循环的应力，发生磨损和弯曲；这一过程发生在对金属具有电化学腐蚀作用和能使高分子塑化（软化）的水和离子环境中。然后引发特殊的生物机制：蛋白质吸附在材料上并加速金属的腐蚀；细胞分泌强氧化性物质和酶并导致直接消化材料；强降解性物质聚集并浓缩在细胞和材料间，不被周围的液体所稀释。

生物材料应用过程中，我们不希望其发生不可控的降解，因为这类降解可能导致材料结构的破坏，使植入器件的功能提前丧失。相比而言，降解可控的材料可应用于组织工程或药物释放。

人体为器件植入提供了一个中性温和的环境，但是体内的水溶性离子会侵蚀植入体。此外，某些反应如细胞炎症反应，可以使器件植入部位的化学环境发生改变。特异性炎泡可以黏附在材料表面并分泌强氧化性介质（如过氧化物），使局部 pH 显著下降，导致材料的腐蚀或降解。

陶瓷的解体被定义为降解。金属表面的钝化层通常是陶瓷材料，研究表明，与金属相比，陶瓷在生理环境下的稳定性更好。这是因为陶瓷中的化学键主要是离子键，破坏它们需要更高的能量。

陶瓷的降解与金属一样，取决于其力学环境和陶瓷植入体的设计。陶瓷在力作用下可以发生应力-诱导降解。如果陶瓷含有裂缝，拉伸应力可以导致缝隙点进一步溶解，最终导致材料断裂。陶瓷微孔同样对陶瓷降解产生重要影响。微孔是应力集中点，导致裂缝形成和加速裂缝生长。另外，微孔加速降解的原因还表现在增加了材料与周围环境的接触面积。

生物降解陶瓷在生理环境中的侵蚀是溶解和物理解体共同作用的结果。溶解程度取决于陶瓷自身的溶解性和植入体植入部位的pH。晶粒边缘的材料总是优先溶解，然后发生材料的物理解体。

由于陶瓷生物侵蚀的发生主要是由于其与水的相互作用，因此调控腐蚀速率的因素包括以下几点：材料的化学敏感性；结晶水的量；介质（水）的量；材料的比表面积。

研究发现陶瓷的化学组成对其降解速率有显著影响，含有水合结构（如水合硫酸钙）的腐蚀比没有水合的对照组降解快。另外，羟基磷灰石中 CO_3^{2-}、Mg^{2+} 或 Sr^{2+} 的离子取代会使整体降解速率减缓，而 F^- 取代可以降低材料的溶解敏感性。

陶瓷降解与水的渗透有关，有致密晶体结构外壳的材料在水中的溶解性降低，而非晶态的材料却恰恰相反。多晶材料因其活性边界而比单晶结构的陶瓷降解速率快。基于同样的原因，含有许多较小晶粒的陶瓷材料要比那些含有大晶粒的材料更易于溶解。

降解速率还受溶液量和植入体表面积大小的影响。因此，高孔隙率的材料与环境的作用面积大，因此相比具有低孔隙率的陶瓷溶解更快。

除上述因素外，陶瓷如果处在高应力作用区域，则生物侵蚀会增强。陶瓷溶解性受到生理液体因素的影响，如由于炎症细胞存在而引起的pH下降。

7.4　珊瑚材料的分类、性能与用途

7.4.1　珊瑚材料的分类

珊瑚虫属于腔肠动物门中的珊瑚虫纲，而珊瑚虫纲又分为六放珊瑚亚纲和八放珊瑚亚纲。水螅体是珊瑚虫纲世代交替的体型，即珊瑚虫的体型。水螅体体壁由外胚层及内胚层构成，上端呈圆柱形且中空，下端用于固着于物体上，口周围有触手，触手上有刺丝囊，触手捕食后送入口内（图7.21）。珊瑚由珊瑚虫分泌的外壳堆积而成，同时一些具有钙质骨骼的动植物的存在，也是形成珊瑚礁的重要生态条件。造礁珊瑚为这些动植物提供生存环境，而这些动植物所形成的钙质骨骼又与珊瑚骨骼堆积在一起共同构成了珊瑚礁或珊瑚岛，特别是藻类起着重要的联

结黏合作用。根据珊瑚虫的骨骼质地和水螅体大小，珊瑚分为大水螅体石珊瑚、小水螅体石珊瑚、软珊瑚和海葵等几类。

作为生物材料被加以利用的珊瑚分为天然珊瑚、人工合成珊瑚及其改性产物三类。

1. 天然珊瑚

天然珊瑚由海洋中的珊瑚虫分泌的外骨骼沉积而成，而珊瑚虫属于腔肠动物门的珊瑚虫纲，主要分布于南北纬28°的热带海域。某些种类的珊瑚虫能不断分泌碳酸钙并形成外骨骼，同时珊瑚虫生活在其中，这类珊瑚称为造礁珊瑚。珊瑚群体及骨骼生长的速度由珊瑚种类及环境决定。相同条件下，块状珊瑚生长缓慢，每年仅增加 0.5～2mm 厚

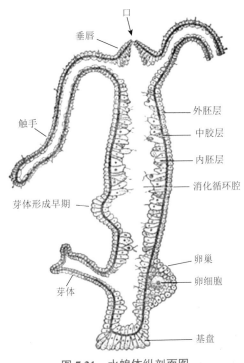

图 7.21　水螅体纵剖面图

度；枝状珊瑚生长较快，每年群体可增高 10～20cm。珊瑚在温暖的夏、秋季节较寒冷的冬、春季节生长快。

天然珊瑚主要成分为非晶碳酸钙，同时含有其他元素和有机物。天然珊瑚为多孔结构，孔隙率为 30%～60%，孔径在一百微米至几百微米。天然珊瑚分为六放（射）珊瑚和八放（射）珊瑚，而其中六放珊瑚中的石珊瑚目最常用作种植材料，包括滨珊瑚、角孔珊瑚、角蜂巢珊瑚、叶状珊瑚、石芝珊瑚和鹿角珊瑚等[61]。现将最常应用于骨修复的天然珊瑚材料滨珊瑚和角珊瑚介绍如下。

1）滨珊瑚

滨珊瑚属（*Porites*）属于石珊瑚目滨珊瑚科，主要分布于南北回归线以内印度洋、大西洋及太平洋的温带及热带浅海水域。其珊瑚虫造礁要求海水年平均温度不低于 20℃，且最适宜的温度范围是 22～28℃。滨珊瑚属是珊瑚虫纲中能形成骨骼的种类。一般滨珊瑚属骨骼都由体表分泌形成，骨骼成分为碳酸钙，骨质坚硬，因此常称为硬珊瑚。它们所形成的石灰质骨骼不断在浅海区堆积，并与其他形成钙质骨骼的动植物，如软体动物、腕足动物、棘皮动物、石灰藻等一起经过地质年代的堆积作用，在海洋中形成了礁石、岛屿，这种滨珊瑚属也称为造礁珊瑚。

滨珊瑚属的骨骼成分为碳酸钙，其骨骼的形成原理为由个体的基盘部及体柱的下端表皮细胞向体外分泌钙质，共同形成杯状骨骼。杯状骨骼形成时，个体的

基盘部分泌钙质形成基板，体柱下端分泌的钙质形成杯槽的四周（称为外壁），基盘的体壁在成对隔膜之间内陷，而其所分泌的钙质形成许多辐射隔板，隔板也随隔膜相应地分为一级隔板、二级隔板等。群体中个体之间也有共肉相连，共肉部分的外胚层分泌的钙质形成共骨。

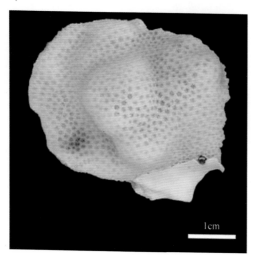

图 7.22　大堡礁滨珊瑚科微孔珊瑚外形特征[63]

以采集自澳大利亚大堡礁的滨珊瑚科微孔珊瑚为例[62, 63]，图 7.22 为微孔珊瑚外形照片。微孔珊瑚是由穹顶形或半圆形族群聚集而成的大型珊瑚，珊瑚单体表面呈 1～1.5mm 半径的微孔，珊瑚杯为 1.8～2.5mm 深，可见轴柱、孔洞、隔壁等，珊瑚单体外部边缘呈齿状。

图 7.23 为大堡礁滨珊瑚科微孔珊瑚内部结构的 SEM 照片。图 7.23（a）为低放大倍数照片，其中方框所示单个珊瑚单体在图 7.23（b）中放大显示，图 7.23（b）中方框所示部分在图 7.23（c）中放大显示。图 7.23（c）和（d）为隔壁（s）、孔洞（p）和轴柱（c）的垂直骨架元素，在珊瑚表面呈现手指状延伸状态。图 7.23（e）中的脊构成了垂直骨架元素间合隔桁的起点，脊也是图 7.23（c）和（d）中所示凸起手指状的延伸。图 7.23（f）展示了抛光蚀刻后珊瑚杯中心轴柱的轴向部分。珊瑚杯底部可见最后形成的隔膜（d）。图 7.23（g）展示了抛光和蚀刻后隔壁的轴向部分。粗黑线指示早期矿化区域（EMZ），其分布在隔壁中且不连续。隔膜（d）上方的区域加厚，表示隔壁上的相邻部分形成更晚。黑虚线指示珊瑚杯形成前的隔壁边缘。白箭头指示隔壁和珊瑚杯边缘被非骨架文石以早期海相水泥形式覆盖的区域，这类文石有着粗糙的纤维质地。图 7.23（h）展示了轴柱中被破坏和蚀刻的横切部分，包含了早期矿化区域和横隔片中的放射状纤维。图 7.23（i）展示了垂直骨架元素中被破坏和蚀刻的横切部分，包含多个早期矿化区域，每个矿化区域包含放射状横隔片，各个横隔片相互毗邻并组成了光滑的外表面。图 7.23（j）展示了抛光和蚀刻后隔壁的指状突起的轴向部分，具有手指状的延伸和多个相邻横隔片。白色箭头指示珊瑚单体的延伸方向。

2）角孔珊瑚

角孔珊瑚属于滨珊瑚科角孔珊瑚属，生长在砂质或泥质的海底，最长可达30～40cm，主要分布于地中海、印度洋沿岸，在我国南沙群岛有分布。从角孔珊瑚中提取的角孔珊瑚毒素具有药用价值，对心脏有正性肌力作用。

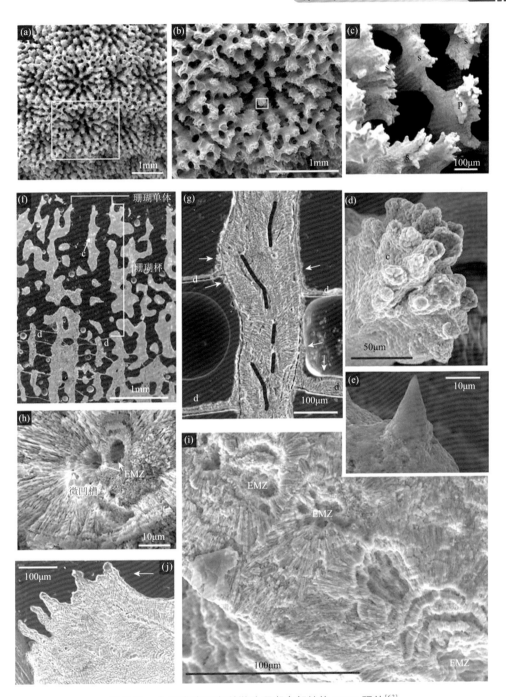

图 7.23　大堡礁滨珊瑚科微孔珊瑚内部结构 SEM 照片[63]

角孔珊瑚的主要成分为文石，通过扫描电镜对角孔珊瑚的断面观察表明其内部为周期性的孔洞结构，孔径约为 600μm，同时其内部包含大量针状结构，直径约为 0.5μm（图 7.24）[64]。

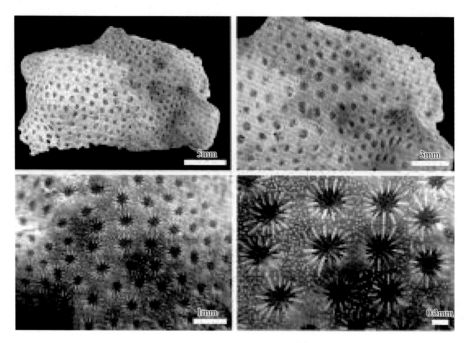

图 7.24　角孔珊瑚显微结构[64]

有研究将无菌天然角孔珊瑚与人成骨细胞复合后植入裸鼠背部皮下，术后 30 天降解（38.7±9.7）%，60 天降解（69.8±12.5）%，90 天降解（86.2±10.4）%。同时人成骨细胞/角孔珊瑚复合材料植入后 30 天、60 天、90 天后的组织切片可见片状新骨形成区。复合材料体内残余与新骨面积百分比为术后 30 天（60.5±18.7）%，60 天（21.3±6.9）%，90 天（4.4±9.6）%[65]。

2. 人工合成珊瑚

人工合成珊瑚指的是通过化学或模仿生物沉积的方法获得的多孔结构碳酸钙。碳酸钙有非晶和结晶型两种形态，其中结晶型包括斜方晶系和六方晶系两种。制备人工合成珊瑚的方法包括模板法、乳状液膜法、共沉淀法、溶剂热/水热法、凝胶结晶法和盐析法等。制备而成的多孔结构碳酸钙可应用于药物载体、生物陶瓷、生物微胶囊、生物传感器、超疏水表面材料和造纸等领域。虽然人工合成珊瑚的方法简便，但其强度和孔隙率都不如天然珊瑚。

3. 珊瑚的改性产物

珊瑚的改性产物主要为珊瑚羟基磷灰石，是将天然珊瑚中的碳酸钙的碳酸根置换成磷酸根而成。具体工艺是将珊瑚在高温高压条件下与磷酸二氢铵反应制备得到。珊瑚羟基磷灰石具有天然珊瑚的多孔结构（图 7.25），且具有比天然珊瑚更高的硬度，与此同时，由于羟基磷灰石是天然骨的主要无机成分，珊瑚羟基磷灰石比天然珊瑚的组织相容性更好，常用于人工骨的制备。

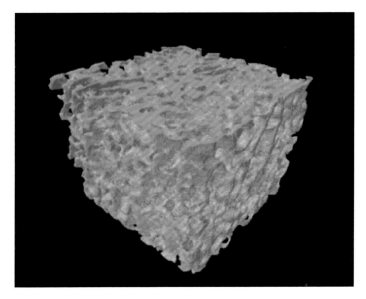

图 7.25 珊瑚羟基磷灰石表面及内部的多孔结构

7.4.2 珊瑚材料的理化性能

珊瑚的主要成分是碳酸钙（$CaCO_3$），含量达 95%，以文石，即方解石的高压形态存在，其他成分包括蛋白质、氨基酸和少量其他元素。珊瑚内部呈多孔状，类似松质骨的结构（图 7.26）。以采集自海南三亚浅水滨珊瑚为例，硬度约为 $65kg/mm^2$，密度约为 $1.9g/cm^2$，孔径为 $179\mu m$，交通孔为 $125\mu m$，孔隙率为 29.8%~36.5%。角孔珊瑚内部管道孔径为 $220\sim260\mu m$[66]，石芝珊瑚内部孔隙不相连通，而鹿角珊瑚孔径约为 $500\mu m$，孔隙率为 12%[67]。天然珊瑚较脆，难以承重，试验测得鹿角珊瑚、菊珊瑚和石芝珊瑚的抗压强度分别为 47.7MPa、32.0MPa 和 22.4MPa，弹性模量分别为 21.5MPa、15.1MPa 和 10.6MPa[68]。

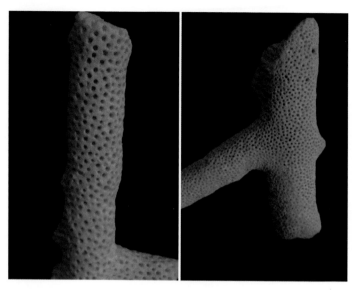

图 7.26　珊瑚形貌

　　碳酸钙是珊瑚材料的主要化学组成成分，在自然界中普遍存在于各类岩石中，也是构成动物骨骼和外壳的主要成分。碳酸钙可分为非晶碳酸钙和结晶态碳酸钙，而结晶态又包括三方晶系（方解石）、六方晶系（球文石）和斜方晶系（文石）。

　　非晶碳酸钙内部原子长程无序排列，具有各向同性、可塑性和可溶解性，是一种热力学上的不稳定相，在一定条件下可转化成结晶态的碳酸钙。非晶碳酸钙在生物矿化过程中起到关键的调控作用，在相变过程中直接参与结晶态碳酸钙的取向和排列的控制[69]。非晶碳酸钙的转化途径包括溶剂调节的溶解再结晶和固相非晶态直接转变为固相结晶态。

　　方解石为三方晶系的晶体结构，是碳酸钙中最为稳定的晶体形态，也是碳酸钙形态中最常见的晶体类别。三方晶系具有四个结晶轴，唯一高次轴方向的三重轴或三重反轴。三方晶系的常见晶型包括菱面体和复三方偏三角面体。球文石为六方晶系的晶体结构，其稳定性不如方解石，溶解度比方解石大。六方晶系的晶体有四个结晶轴，唯一高次轴方向的六重轴或六重反轴。有一个 6 次对称轴或者 6 次倒转轴，该轴是晶体的直立结晶轴 c 轴。另外三个水平结晶轴正端互成 $120°$ 夹角，轴角 $\alpha = \beta = 90°$，$\gamma = 120°$，轴单位 $a = b \neq c$。文石的晶体结构为斜方晶系，其稳定性强于球文石，但不如方解石稳定。斜方晶系中三条结晶轴相互垂直但长度皆不相同，外形为长方柱状或板状。斜方晶系的常见晶型有斜方柱、斜方双锥及两种斜方双锥的聚形（图 7.27）。

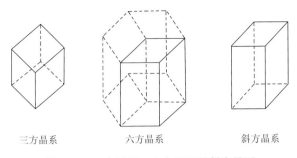

三方晶系　　　　六方晶系　　　　斜方晶系

图 7.27　三方晶系、六方晶系及斜方晶系

7.4.3　珊瑚材料的生物学性能

将成骨细胞与天然珊瑚共同培养，成骨细胞可以附着于珊瑚表面，并伸展繁殖，分泌细胞外间质，甚至生长至珊瑚孔隙深处。珊瑚的生物相容性佳且无明显免疫原性，植入机体后可与骨组织直接结合而不形成纤维组织。珊瑚在体内可被多核巨细胞或破骨细胞降解。珊瑚中的 $CaCO_3$ 在体内环境中解离成 Ca^{2+} 和 HCO_3^-，Ca^{2+} 可参与珊瑚表面的钙磷离子交换，促进新骨生成，而 HCO_3^- 可以参与体液的 HCO_3^-/H_2CO_3 缓冲体系。作为一种骨植入材料，珊瑚的孔隙率大小、含钙密度及植入的部位等均可对其降解吸收产生影响。通常孔隙率越大，珊瑚材料的吸收越快。有研究表明，存在于破骨细胞中的碳酸酐酶参与碳酸盐的脱矿作用，其对珊瑚的降解起到关键性作用[70]。有研究利用羟基磷灰石或聚乳酸包裹珊瑚后植入动物体内，结果表明可减弱碳酸钙的解离从而降低珊瑚的降解速率[71]。有研究表明，珊瑚的吸收及成骨过程包括骨髓来源的肉芽组织和血管通过内部连通的孔隙长入珊瑚材料内部，而破骨细胞吸收珊瑚材料的同时成骨细胞沉积形成编织骨填补被吸收的空间。珊瑚的肌肉组织相容性也很好，有研究将珊瑚人工骨植入大鼠皮下肌肉组织内，连续观察 2～12 周，无明显炎症排斥反应，在珊瑚降解的同时纤维组织和血管不断长入珊瑚的多孔结构内[72]。另外有临床研究将珊瑚人工骨和自体骨髓复合修复颌骨肿瘤术后颌骨缺损 15 例，其中 13 例 I 期愈合，2 例延迟愈合，1 例失败。术后一个月植骨区开始出现核素浓聚，三个月植入材料开始被吸收，至十二个月完全被新生骨组织取代，成功率达 93%。有研究将海南岛滨珊瑚去除有机质后研磨成 0.5cm×0.5cm×0.3cm 的块状，高压灭菌后制备成珊瑚人工骨，植入狗下颌下缘，3～4 周珊瑚人工骨开始降解，术后两个月钙盐沉积钙化形成穿过珊瑚人工骨内部孔隙的纤维状物质。扫描电镜及能谱分析结果显示珊瑚人工骨在降解过程中释放大量钙离子，造成局部钙离子浓度急剧升高，这一现象可促进新骨的形成与钙化。植入后五个月发现珊瑚已被完全吸收，且新骨生成，珊瑚人工骨骨传导性优异，但珊瑚被吸收后的孔隙未被新骨完全填充,说明珊瑚降解过快,与新骨生成不完全同步[73]。这是珊瑚及其衍生物作为骨植入材料的一个主要问题。

综上可知,珊瑚及其衍生材料生物相容性好,力学强度与松质骨相当,且当结缔组织长入后其抗压强度可显著提高,具有骨传导性,无骨诱导性,在植入人体后形成骨性结合,可完全降解并被新生骨组织爬行替代。

7.4.4 珊瑚材料的加工

目前常见的加工方式包括将珊瑚球磨成颗粒状,采用化学方法或超声法去除有机质,并灭菌消毒,之后与其他材料,如羟基磷灰石等复合,作为可植入人工骨材料。或者利用天然珊瑚在去除有机质后通过水热反应转变成羟基磷灰石,同时保留珊瑚原有的内部连通孔隙,后期可再复合其他材料或添加药物并植入。有研究将珊瑚人工骨浸泡在骨髓中使其完全浸透制备自体骨髓复合珊瑚人工骨,并与肋骨复合移植修复颌骨缺损。在修复过程中珊瑚人工骨起到支架作用,其具有良好的生物相容性和骨传导性,但没有骨诱导能力,主要由骨髓起成骨作用。结果显示利用珊瑚人工骨和自体骨髓复合移植可加速颌骨缺损的修复过程[74, 75]。

7.4.5 珊瑚材料的生物医学应用

天然珊瑚的基本成分与人体骨骼成分接近,生物相容性好且易于体内降解,其内部连通的多孔结构适合骨组织、血管和神经的长入,同时来源广泛,且加工处理方式简单,在生物医学领域有很好的应用前景。尤其是珊瑚材料中的三维连通孔隙结构可为成骨细胞的黏附增殖提供较大的表面,且利于营养成分的渗透和血管的形成,是良好的骨科植入支架材料。

在生物医学领域,珊瑚材料及其改性产物的应用以骨修复植入为主。可用于颅骨修复,临床实例包括用于消除直径约 10mm 的颅骨钻孔缺损,移植修复长度为 20~40mm 的大块颅骨缺损,重建颅窝等手术。颧弓骨折修复、人工髋关节置换、人工股骨头置换、唇腭裂患者鼻翼整形、牙周修复骨缺损、鼻小柱整形等手术均可利用珊瑚材料作为修复植入材料。同时珊瑚材料还可应用于脊柱融合术,修复自体骨移植供区的骨缺损,修复长骨缺损等。有研究将颗粒状滨珊瑚植入兔颅骨缺损(直径 1.5cm)处,术后 12 周珊瑚完全降解,而新骨生长至缺损中心区,新生骨量达 36.9%,可知珊瑚的骨传导作用佳,可加速新骨生成,但降解速率过快[73, 75]。临床上将珊瑚人工骨应用于颈椎前路融合术和后路椎管扩大成型术,可达到接近自体骨移植的效果。在前路融合病例中珊瑚人工骨植骨块融合率达58.7%,手术恢复后固定锥高度、前突角和颈椎生理前突均保持良好,JOA(日本骨科协会)评分改善率达 58.7%。而在后路椎管扩大成型术中,珊瑚人工骨植骨块融合率达 70.9%,脊髓后移明显,扁平率从术前的 0.19 升至术后的 0.41,且未见明显后突畸形,JOA 评分改善率达 51%[76]。

　　由于珊瑚仅具有骨传导性而不具有骨诱导性,其作为一种人工骨植入材料,在很多情况下是与其他具有骨诱导性的物质复合植入,如与骨髓、骨蛋白或间充质干细胞复合。这样可以加快新骨生成的速度,缓解珊瑚本身降解速率太快可能造成的新骨替代不完全的现象。将天然珊瑚材料与间充质干细胞复合后用于临床修复颌骨缺损,结果如图 7.28 所示[77],术后两个月的 X 光片显示轴孔珊瑚组 [图 7.28（a）] 中不能明显区分未降解的植入材料和新生骨组织,但滨珊瑚组 [图 7.28（b）] 中已可见部分或全部的材料降解。术后四个月的 Micro CT(微计算机断层扫描)结果显示轴孔珊瑚组的上图样本和滨珊瑚组的上图样本均显示和自体骨组 [图 7.28（c）] 接近的骨组织再生,但轴孔珊瑚组的下图样本和滨珊瑚组的下图样本新生骨组织量有限。术后四个月后轴孔珊瑚组仍存在部分未降解的材料,而滨珊瑚组的植入材料已完全降解。又如,Sciadini 等[78]将天然珊瑚作为骨架,同时复合牛骨蛋白,作为一种人工骨材料植入修复犬节段性骨缺损,在成骨量和修复区域力学强度方面可与自体松质骨移植相当,且复合牛骨蛋白组的试验结果优于珊瑚材料单独植入的对照组。还有研究利用骨髓间充质干细胞与珊瑚人工骨复合,骨髓间充质干细胞能够产生 VEGF,加强血管化并加快新生骨组织替代珊瑚人工骨[79, 80]。除此以外,利用珊瑚材料制备载药人工骨,在修复骨缺损的同时抑制疾病炎症也是目前的一大研究热点。通过水热反应制备珊瑚羟基磷灰石,通过真空冷冻干燥等处理将顺铂载入制备成复合抗肿瘤珊瑚羟基磷灰石人工骨。扫描电镜结果显示复合人工骨仍保留天然珊瑚的孔隙结构,且孔隙内顺铂分布均匀,将复合人工骨浸入模拟体液获得浸提液,前两周顺铂出现快速释放,体外浸提液中顺铂的浓度极高,为（753.01 ± 64.89）μg/mL,至 12 周顺铂浓度为（134.54 ± 9.88）μg/mL。动物植入复合人工骨后局部较长时间内可维持较高顺铂浓度,随着时间的延长及与人工骨的距离增加,局部的顺铂浓度呈下降趋势[81, 82]。邹学农和孙材江的研究利用珊瑚羟基磷灰石吸附负载利福平抗生素植入污染不同毒力金黄色葡萄球菌的兔骨缺损区,观察对骨感染的抑制情况。体内、外药物释放试验显示,载药珊瑚羟基磷灰石在 4 周内持续释放高浓度抗生素,血清浓度明显低于局部浓度,组织炎性反应小,生物相容性好,且较植入空白非载药珊瑚羟基磷灰石对照组的骨感染发病率低[83]。可见珊瑚羟基磷灰石是一种较为理想的药物载体及释放材料。

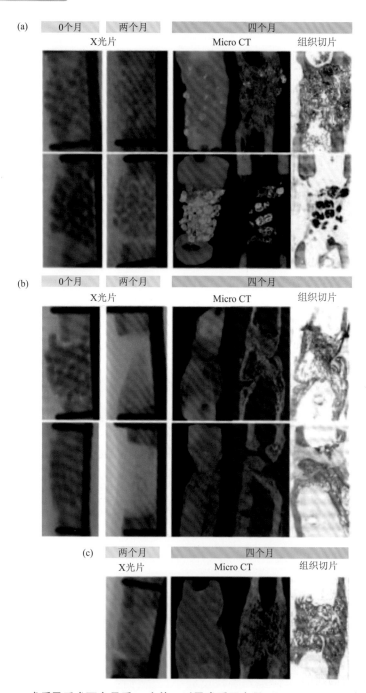

图 7.28 术后及手术两个月后 X 光片，以及术后四个月 Micro CT 和组织切片[77]

（a）轴孔珊瑚＋间充质干细胞修复骨缺损；（b）滨珊瑚＋间充质干细胞修复骨缺损；（c）自体骨修复

7.5　海洋贝壳无机材料的性能与用途

贝壳在软体动物中普遍存在，对动物体主要起保护性屏障作用，其形态千变万化。贝壳主要由无机相和有机相组成，无机相为占壳重 95%～99.9%的 $CaCO_3$（方解石、文石、球文石及非晶型），相同室温条件下，方解石是三种晶型中最稳定的形态，文石相对稳定，球文石则最不稳定。有机相由 0.1%～5%的有机质（蛋白质、多糖和脂质等）组成，主要可以分为酸（水或 EDTA）可溶性组分、酸不溶-变性剂可溶组分和酸不溶-变性剂不溶组分。进一步研究表明，贝壳主要含钙、碳、氧、氢、锶、镁等元素，其中锶和镁的含量主要与贝的种类有关。

7.5.1　海洋贝壳的结构特征

在绝大多数主要无脊椎动物中都发现了钙化组织，其中贝壳最具代表性。作为一种典型的天然生物矿化材料，其构成含有令人佩服的特殊组装方式，因而具有极好的韧性，对其结构和性能的研究将指导仿生材料的研制。长期以来，科研工作者对各种贝壳进行了研究[84, 85]。表 7.3 列出了自然界中存在的 5 种主要类型的贝壳材料，不同的贝壳材料具有不同的成分与结构。

表 7.3　贝壳材料的类型

类型	形状	晶体	蛋白质基体形态（质量分数）	强度/MPa			刚度/GPa	维氏硬度/（kg/mm²）
				拉伸	压缩	弯曲		
棱柱层	多边形柱状	方解石、文石	薄层（5μm），环绕每个棱柱(1%～4%)	60	250	140	30	162
珍珠层	平面层状	文石	层间薄片（1%～4%）	130	380	220	60	168
交叉叠片	胶合板型层片	文石	超薄（0.01%～4%）	40	250	100	60	250
簇叶	长薄晶体叠加成型	方解石	超薄（0.1%～0.3%）	30	150	100	40	110
均匀分布	精细毛石	文石	超薄	30	250	80	60	—

软体动物构建的贝壳具有各种各样的形状和尺寸，但在选择矿物这一点上都非常保守。除了几种古怪的贝壳，如海豆芽中的羟基磷灰石之外，所有贝壳都由纯碳酸钙构成，通常以方解石和文石的形式存在。有意思的是，许多海洋贝类同时含有方解石和文石。但这两种矿物在贝壳中分布于不同的部位。通常贝壳的外

层棱柱层以及生长边缘由方解石大晶体组成，而贝壳的内层珍珠层是由砖墙结构的文石晶体构成的。棱柱层首先形成，珍珠层在贝壳厚度增加时形成。碳酸钙多晶型的控制是由一层紧密排列的细胞，称为外部上皮细胞来进行的，这层细胞与贝壳内层之间隔着一个液体空间——外套膜空间和液体。但是至于这个过程是如何进行的，我们并不知道。而且由于生物对于多晶型结构的选择性在生物矿化中具有关键意义，因此方解石、文石的生物矿化问题是一个目前亟待解决的关键问题。

一般说来，材料的类型及其排列方式与生物体系统一致。同一个生物家族的钙化组织结构具有相同的排列，有时甚至包括一个超级家族。薄壳趋于由棱柱结构构成，同时还带有珍珠层或簇叶结构。超薄壳往往由交叉叠片结构组成，贝壳可能是最原始的薄壳材料，它实际上由低强度的陶瓷组成。Currey 研究了具有交叉叠片结构的贝壳的强度后指出，贝壳的结构是控制其强度的关键因素。

1. 角质层

贝壳由角质层、棱柱层和珍珠层组成。角质层是贝壳的最外层，很薄，由壳质蛋白构成。

2. 棱柱层

棱柱层位于珍珠层与角质层之间，紧贴于角质层内侧，由垂直于贝壳壳面的极细的棱柱状方解石组成，小棱柱彼此平行，组装成整个棱柱层。淡水贝壳的棱柱层一般为文石相，海水贝壳的棱柱层一般为方解石相。棱柱层的力学性能与层间有机质的关系尚未受到关注，但有机无机相复合、层状结构的形成，以及强界面相互作用等，应为棱柱层力学性能的控制因素。贝壳棱柱层断面形貌如图 7.29所示。

3. 珍珠层

珍珠层是贝壳内面的一层，主要由文石结晶和其他一些蛋白质、糖蛋白和多糖等有机质组成。如图 7.30 所示，贝壳珍珠层是由一些平板状文石板片层平行累积而成，就像建筑墙壁的砖块一样相互堆砌镶嵌，呈层排列，形成整个珍珠层，文石板片的叠合规整有序程度高，其片层的厚度基本均匀一致。珍珠层镶嵌在厚约 30nm 的蛋白质-多糖有机基质中。有机基质在限制晶体厚度中起关键作用。观察珍珠层层面，发现这些小平板的板面是很不规则的多边形。珍珠层中文石晶体的形状、尺寸比较均匀，通常为多角片形、假六边形、浑圆形、菱形及不规则多边形等，假六边形居多，晶片厚度为 0.25～0.99μm，长度为 2～3μm。在不同种类的软体动物中，小板片的粒径变化不大，一般直径为 2～10μm。板片在二维方向上排列形成微层，进而形成珍珠层。

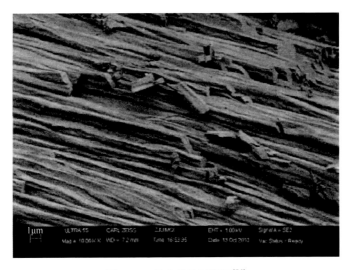

图 7.29　贝壳棱柱层断面[86]

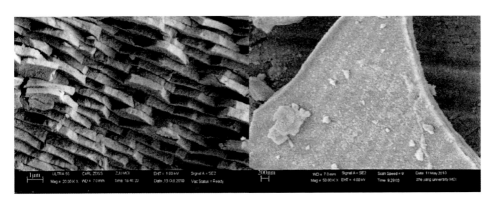

图 7.30　贝壳珍珠层断面和单片结构[86]

　　珍珠层主要有纤维拔出、有机质的黏弹作用等增韧机制。这些增韧机制的协同作用使珍珠层可在保持较高强度的前提下较大幅度地提高韧性。珍珠层相邻片层凹凸镶嵌互补，多边形文石晶体是由纳米级粉体构成的多晶体。由纳米级粉体组成的多晶体的多边形文石板片上下表面并不是平面，而是有凸有凹，与相邻珍珠层形成镶嵌互补结构，增强了纤维拔出的增韧效果。珍珠层的原位拉伸观察表明，珍珠层这种天然生物复合材料，其成分和独特的微观结构特点决定了裂纹在扩展过程中，裂纹偏转、有机基质桥接、纤维拔出、小孔聚结等多种增韧机制在协同作用，且文石板片层独特的球冠型结构也是导致珍珠层具有超常韧性的机制之一，所有这些使得以脆性材料碳酸钙为主要成分的珍珠层具有较高的韧性。

珍珠层非常有序的多级结构及优异的机械性能，引起人们数十年经久不衰的研究热情。长期以来，人们对珍珠层的研究主要集中在由文石板片和有机质薄层逐层堆垛的微结构，以及出现在片层间的突起、微波纹起伏、矿物桥等次级微纳结构，探讨蕴含于其中的增韧机制：层叠堆垛微结构设计及裂纹偏转、有机质薄层的黏塑性变形和由其引发的片层间的滑移，以及片层相邻界面间的微结构的剪滞作用等。最近，随着纳米技术的发展，在更小尺度上对珍珠层的研究发现，单个文石板片是由纳米粉体和有机质组成的复合材料，并表现出一定的塑性。然而，在微米、纳米尺度，尤其在纳米尺度，尚有大量问题有待探索。例如，通过在纳米尺度下常用的纳米压痕试验方法可以确定文石板片的模量，但是无法获得其断裂韧性以及稳定性；珍珠层在不同尺度下各级结构及其稳定性对整体结构的强度和韧性的影响仍不是很清楚；不同种类软体动物的珍珠层中，文石板片的 c 轴都垂直于珍珠层面，a、b 轴平行于层面，但关于珍珠层中不同文石板片 a、b 轴间的关系仍未取得一致意见；等等[87]。

贝壳珍珠层最优异的力学性能是它的高韧性，因此珍珠层的增韧机制及其对材料设计制备的指导作用值得深入研究。在绝大多数情况下，裂纹是在有机层中扩展的，据此可以认为，有机基质在贝壳力学性能设计中具有结构上的重要性，它减少了贝壳壁上孔的数量，因而阻止了裂纹的传播。通过消耗能量，使缺陷沿着有机层扩展，而不是穿过无机晶体，这使得珍珠层的韧性大约是文石的 3000 倍。

根据裂纹扩展试验和裂纹形貌观察结果，贝壳珍珠层中主要存在三种增韧机制，它们分别是裂纹偏转、纤维拔出以及有机基质桥接[88]，下面分别解释。

1）裂纹偏转

裂纹偏转是珍珠层中最常见的一种裂纹扩展现象，尤其当裂纹垂直于文石层扩展时，这一现象最为明显。裂纹首先沿着文石层间的有机层扩展一段距离，然后发生偏转，穿过文石层，再二次偏转进入与之平行的另一有机层。这种裂纹的频繁偏转必然导致材料韧化。主要有两个原因：首先，与直线扩展相比，裂纹的频繁偏转造成扩展途径的延长，从而吸收的断裂能增加；其次，当裂纹从一个应力状态有利的方向转向另一个应力状态不利的方向扩展时，将导致扩展阻力的明显增加，引起外力增加，材料因而韧化。

2）纤维拔出

纤维拔出通常与裂纹偏转同时存在。在珍珠层中，"纤维"指的是文石晶片。裂纹穿过有机层后，上下两层晶片仍保持紧密接触。此时，有机相与文石层的结合力与摩擦力将阻止晶片的拔出，从而增加扩展的阻力和材料的韧性。

3）有机基质桥接

珍珠层发生变形与断裂时，文石层间的有机基质发生塑性变形且与相邻晶片黏结良好，这是珍珠层中的一种普遍现象，表明生物大分子与文石晶片间具有较强的结合能，因此这种现象在韧化过程中的作用是不容忽视的。首先它提高了相邻晶片间的滑移阻力，因此强化了"纤维拔出"增韧机制的作用；其次，发生塑变后仍与文石晶片保持良好结合的有机层在相互分离的晶片间起到桥接作用，从而减小了裂纹尖端的应力场强度因子，增加了裂纹扩展阻力并提高了韧性。这种增韧机制称为有机基质桥接。

在上述三种增韧机制中；第三种机制，即有机基质桥接，是珍珠层这种材料所特有的。从以上分析可知，贝壳珍珠层这种生物复合材料具有高韧性主要是裂纹偏转、纤维拔出以及有机基质桥接等多种增韧机制协同作用的结果，而这些增韧机制又与珍珠层的特殊组成、结构密切相关[89]。

虽然自然界的生物体是利用极其普通的陶瓷材料（碳酸钙或磷酸钙等）来构成其承力的硬组织的，但它们能使所获得的材料，无论是由单晶还是多晶构成，均具有极好的韧性。究其根本原因，是生物体利用其自身对于材料构筑中的强大控制能力，通过细胞的调制作用，在无机矿物内或者矿物晶体间有规律地嵌入生物大分子，虽然其比例很小，但从根本上改变了材料的断裂特性，从而大大提高了韧性。自然界生物材料的这种形成过程与组成、结构机理，对于现代材料的设计和制备无疑是一个重要的启发。

珍珠层中文石晶体的形状、尺寸比较均匀，通常为多角片形、假六边形，晶片厚度为 $0.25 \sim 0.99 \mu m$，长度为 $2 \sim 3 \mu m$，无机相约占 95%，有机基质是以柔韧的有机片层形式出现的。每个有机片层均为几种组元的复合物[90, 91]，由 3 种生物大分子组成：①不可溶的多糖甲壳素，呈折叠片结构，位于有机基质的中心；②一种富含甘氨酸和丙氨酸的不可溶蛋白，具有反平行 β 折叠片二级结构，X 射线衍射发现其结构和组成与丝纤维相似，因此被称为丝蛋白，位于 β-甲壳素的上下表面；③一种富含天冬氨酸等酸性氨基酸的可溶蛋白，同样是折叠片结构，直接接触珍珠层，在珍珠及贝壳珍珠层的生物矿化过程中，酸性蛋白质对文石晶体的形成起至关重要的作用，其中的酸性侧链与钙离子有强烈的亲和作用，从而成为文石晶体的结晶核心[92, 93]。

可溶蛋白和不可溶蛋白在晶体间以多层的形式存在。不可溶蛋白作为预组装的构架蛋白提供珍珠层的分层结构，其表面带有一些正电荷，可溶蛋白由于表面带有负电荷而吸附在不可溶蛋白表面，另一面与晶体表面直接接触，诱导碳酸钙的晶型和形核长大。Levi-Kalisman 等[94]最早提出了层间有机基质的五层结构认为 β-甲壳素在中部，两侧为类丝纤胶体，再外层为酸性大分子即可溶蛋白，可溶蛋白与无机晶体表面接触，Levi-Kalisman 等在最近的研究中使用低温透射电镜观察了层间基质的结构，并没有发现类丝纤胶体的存在，因此推测在晶片生长之前应该是以凝胶状态存在，酸性大分子则处于凝胶环境中，在甲壳素表面组装成膜，以诱导晶体形核长大，如图 7.31 所示。

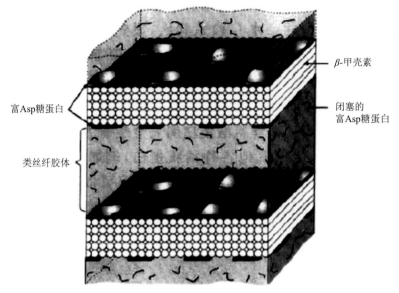

β-甲壳素

闭塞的
富Asp糖蛋白

富Asp糖蛋白

类丝纤胶体

图 7.31　层间有机质的结构示意[94]

　　一般来说，对贝壳珍珠层中疏水的大分子定性分析不是一件容易的事，如果将它们从贝壳中萃取出来加以分析，它们倾向于形成一个相互作用的有机系统沉积在试管的底部。然而，借助于分子克隆技术，目前已经获得了一些从珍珠层中分离出来的蛋白质的详细数据。最近，一种日本珍珠牡蛎 *Pinctada fucata* 的珍珠层中的两种构架大分子已经被确定了。一种是 MSI60，它是富含谷氨酸和丙氨酸的丝纤维状大分子，另一种是 N16。这两种蛋白质的分子量分别是 60000 和 16000。N16 的完整氨基酸序列现在已经知道了，试验证明，仅蛋白质 MSI60 对不溶性的有机构架是必需的。因此，当把不可溶的大分子置于 pH 为 8.5 的 NH_4OH 溶液中处理时，N16 能够作为可溶性的大分子被萃取出来。N16 大分子中的 4 个区域含有酸性氨基酸，重复单元是[Asn-Gly]，它是极性的而不是带电的，因为含有天冬酰胺（Asn），它是天冬氨酸盐的非电性的派生物，N14 是一种类似的蛋白质，用类似的方法从珍珠牡蛎 *Pinctada maxima* 的珍珠层中萃取出来，它是日本珍珠牡蛎的近亲。

　　一般来说，蛋白质 N16 和 N14 似乎酸性不强，不足以在碳酸钙形核过程中扮演重要的角色，它们的疏水性也不强，不能单独作为结构基体。它们可能在丝蛋白和高度酸性的大分子的界面上产生一些作用，例如，它们可以作为连接蛋白将这些组分配对在一起。

　　另一种称为 lustrin A 的蛋白质被认为具有新的作用，它可以从一种红鲍鱼 *Haliotis rufescens* 外壳珍珠层的不溶性基体中分离出来。这种蛋白质的序列非常复杂，并且含有多重区域组成的复合结构。其中一些类似于各种各样的细胞外蛋白质，由此可以认为 lustrin A 在生物矿化中的作用是多方面的，尤其是靠近 C 端的区域有一个序列非常类似于在蛋白酶抑制体中发现的那些蛋白质。因此，lustrin A 的一个重要的作用可能是阻止有机基体遭受存在于周围环境中的酶的攻击。

就像描述珍珠层中的酸性大分子一样，定义不溶性的疏水架构的组元也非常难。虽然蛋白大分子是可溶性的，但它们经常带有很高的负电荷，所以能很强地黏附于任何可见的表面。在羧酸盐残基（典型的是 30% Asp 和 17% Glu）、丝氨酸残基（带或者不带共价结合的磷酸根基团）、硫酸化的多糖侧链中富含这类大分子。分子克隆技术已经提供了一些大分子中存在的重复单元序列的信息。例如，Gly-Asp-Asn、Gly-Glu-Asn、Gly-Asn-Asn 序列已经从 nacrein 中鉴别出来。nacrein 是从日本珍珠牡蛎中萃取出来的一种聚阴离子大分子。已有证据表明，很多这类大分子就像它们的疏水性配对物一样，在局部区域具有反平行的 β 折叠片二级结构。

另外一种水溶性的大分子 N66 也已经被研究过了。其氨基酸序列的一个引人注目的地方在于其分子的一部分类似于含碳脱水酶中的一部分。含碳脱水酶是一种在 CO_2 和 HCO_3^- 相互转变过程中涉及的一种酶。这显示了基体中的一些大分子在过饱和水平的化学控制方面会起到重要的作用。

贝类珍珠层中的有机基质是由结构和功能大分子组成的。结构大分子由疏水性大分子丝蛋白构成，具有反平行的 β 折叠片结构，如 MSI60（富含谷氨酸和丙氨酸）。与此相反，功能大分子是高度酸性的糖蛋白，如富含天冬氨酸、谷氨酸和丝氨酸的 nacrein，它们与疏水性大分子框架结合，可能在文石晶体的形核过程中起关键作用。其他的大分子（N14、N16、N66、lustrin A）介于两者之间，可能具有多种功能。β-甲壳素纤维有时位于疏水性蛋白质之间。

7.5.2　海洋贝壳无机材料的理化、生物学性能

贝壳独特的微结构造就了其优异的力学性能，贝壳的增韧机制有纤维拔出、有机质黏弹作用、剪滞增韧、裂纹偏转、文石塑性变形、矿物桥、微观缺陷不敏感等。有机质和文石通过以上多种形式使贝壳珍珠层中的应力、应变分布得更加均匀，有效增强了贝壳的断裂韧性。将贝壳珍珠层增韧机理有效应用于复合陶瓷材料，通过优化结构参数，整合界面结合强度，提高复合陶瓷材料的力学性能，是制备轻质层状高强超韧材料的关键。贝壳粉中含有大量的无机离子，是一类能够激活人体内源性凝血途径的物质。

7.5.3　海洋贝壳无机材料的应用

贝壳以其特殊结构和优异的性能引起了研究者们的极大兴趣，人们试图通过揭示其结构特征和形成机制，从而更高效地开发利用。

贝壳中含有大量的碳酸钙,少量的无机微量元素、可溶蛋白、不可溶蛋白及其他有机成分。同时贝壳珍珠层具有独特的结构、极高的强度和良好的韧性,是一种天然的无机/有机层状生物复合材料。虽然碳酸钙本身是脆性材料,并不具有良好的强度、韧性、硬度等力学性能,但整个贝壳体系有着非常好的力学性能,其抗张强度是地质矿化碳酸钙的 3000 多倍。近年来贝壳广泛应用于医药、抑菌剂、吸附材料、补钙制剂、药物载体、人工骨材料、生物文石填料、仿生材料等领域。

1. 医药价值

贝壳是重要的中药材,可治疗多种疾病。贝壳中的蛋白质含有人体能合成的和不能合成的氨基酸,如甘氨酸、精氨酸、丙氨酸等。角壳蛋白经酸水解生成氨基酸,大部分可参与人体酶系统的新陈代谢。碳酸钙能中和胃酸,钙离子能使血液中的纤维蛋白原形成纤维蛋白而使血液凝固,钙离子进入人体能提高人体细胞中 ATP 酶的活性,调节血液酸碱性,对人体健康十分有益,尤其能延缓衰老。牡蛎壳能治疗眼疾,可以明目解毒。文蛤壳能治疗慢性气管炎、淋巴结核等。贝壳珍珠层粉具有安神定惊、清热益阴、明目解毒、消炎生津、止咳祛痰的功能;适用于胃及十二指肠溃疡、失眠、神经衰弱、肝炎、咽喉肿痛等症状,对高血压、癫痫、风湿性心脏病等有一定疗效,现已制成小儿回春丹、六神丸、复方哮喘散等 20 余种中成药。

现代临床上通过配伍扩大了贝壳的应用范围,如牡蛎壳经配伍用于治疗更年期综合征、功能失调性子宫出血、儿童多动症、小儿多汗症、尿毒症、消化性溃疡等。用大珠母贝珍珠层粉喂养高脂小鼠,发现其具有明显的减少内脏脂肪量的作用,可导致体重、内脏脂肪量、血甘油三酯水平下降,而对摄食量、体长及肌肉组织量无任何影响。贝壳廉价易得,是天然药材,可进一步提取有效药物成分,进行深加工,更好地发挥药效。从牡蛎壳中直接提取出的一种生物糖蛋白,具有收敛、镇静、镇痛等作用。以贝壳为原料用有机溶剂提取剂从贝壳溶解滤液中提取得到的富含$(Asp-Y)_n$序列(任何氨基酸)或$(Asp-Pro-Thr-Asp)_n$序列的贝壳多肽具有潜在的药用价值。

2. 抑菌剂

贝壳粉具有吸附性、生物矿化性、无毒性等特点,可以作为各类抗菌剂的优良载体。并且由于其特殊的物质结构,多种有害菌类无法存活,加之贝壳粉富含碱性触媒和甲壳素,对大肠杆菌、沙门氏菌、金黄色葡萄球菌等,具有显著的抑菌和杀菌作用。废弃贝壳中的碳酸钙经过热处理(煅烧)可以转换成氧化钙,而且转化率高达 95%,Miham 研究发现,贝壳煅烧后制备出一种复合材料,该复合材料具有持续性和长效性的抗菌效果,成天荣一研究发现经过煅烧粉碎后的微米级贝壳粉也具有高效持久性的抗菌作用，Oikawa 研究发现，牡蛎、扇贝和文蛤壳的煅烧物对一般细菌都具有明显的抑菌作用，魏巍通过将扇贝壳二次煅烧，以得到的粉体做抑菌试验，结果显示抑菌效果显著且稳定持久。

贝壳粉的抗菌性与温度、pH 等因素有关。高温处理后，贝壳粉的抗菌性只是轻微减弱，这表明贝壳粉具有较好的热稳定性。贝壳粉的抗菌性随 pH 的下降而明显减弱，因此，贝壳抗菌剂不宜在酸性条件下使用。关于贝壳粉的抗菌机理，目前尚未见报道。随着人们对食品保鲜与防腐要求的重视，以贝壳为原料开发绿色、天然保鲜剂和防腐剂是贝壳资源高附加值产品开发利用的一种重要途径。

3. 吸附材料

贝壳具有丰富的天然多孔表面，因而具有一定的吸附性。以贝壳为原料制备的无毒无害的内墙涂料，能够吸收装修过程中释放出来的甲醛等挥发性有毒气体。贝壳经过高温煅烧后具有优异的微观结构，对体积大的细菌和有机物具有较强的吸附功能，因此被用作吸附各种有毒气体和细菌的吸附材料。由于贝壳具有吸附性，也可用于污水处理。陈立新等研究发现，贝壳粉对水中的铜、锰、锌、镉等重金属离子具有较好的吸附作用，可以作为污水处理剂。关于贝壳作为吸附载体方面的研究，胡学寅等研究表明，经过酸洗和高温煅烧后的贝壳粉，其比表面积比活性炭还大，孔径分布以中孔为主，为 20~50nm，具有优良的吸附特性，对一些有机大分子、无机物和细菌皆具有较强的吸附能力。迄今为止，国内外关于用贝壳粉负载纳米 ZnO 和纳米 TiO_2 制备抗菌剂的研究报道并不多见。纳米 ZnO 和纳米 TiO_2 载体的种类非常多，目前，大部分研究集中在用沸石、海泡石、稀土、膨润土等作为载体负载各类金属离子（元素）。煅烧贝壳在吸附方面的优良特性和无毒性，使其具有纳米材料载体的潜在应用价值。关于贝壳用作吸附材料的研究，邹晓兰利用贝壳负载纳米 Cu_2O 制备了复合光催化材料，研究表明，煅烧后贝壳粉的多孔结构，具有十分优越的吸附作用，能够把纳米 Cu_2O 吸附在其表面或者镶嵌进其孔洞中。李秀芹也利用贝壳的特殊结构，以贝壳作为载体制备了贝壳基 Fe^{3+}-TiO_2 纳米复合材料。陈闽子等研究了贝壳粉对铅的吸附性能，他们研究表明，贝壳粉的吸附性随着贝壳粉粒径减小而增强。

4. 补钙制剂

贝壳中的碳酸钙含量高达 95%左右，可应用于补钙制剂。将贝壳加工后可直接制成碳酸钙制剂，也可将其作为钙源，反应合成乳酸钙和葡萄糖酸钙等补钙制剂。史文军等以废弃花蛤贝壳和柠檬酸为主要原料，经置换反应生产柠檬酸钙，研究表明，在 0.80 钙酸比、35%固液比、2.5h 反应时间和 35℃反应温度的工艺条件下，柠檬酸钙产率达到 92.13%，纯度达到 93.48%，产品质量稳定。

李云姣等将海湾扇贝壳经清洗、烘干、粉碎和 $1000℃$ 下灰化后用盐酸溶解得到氯化钙钙源溶液，再经与 L-赖氨酸的螯合反应，成功制得赖氨酸螯合钙，试验结果显示在最优条件下，产品的螯合产率达 82.16%，钙含量达 9.58%。

5. 药物载体

贝壳中含有大量的微孔结构，经处理后可产生多种不同功能的孔穴结构，能容纳一定粒径大小的分子，使其具有较强的吸附能力、交换能力和催化分解能力等。应用生物工程和高分子加工技术对贝壳粉改性，改性后的贝壳粉可作为药物吸附剂和包合材料。

李泳等用可溶性淀粉对牡蛎壳粉进行掺杂改性制备了维生素 C 包合材料，以提高维生素制剂的抗氧化性能和缓释性能，试验表明该包合材料对维生素 C 具有良好的包合性能，利用率为 88.56%，包合率为 78.72%，收率为 88.46%。苗艳丽等以牡蛎壳粉和羧甲基纤维素钠为复合载体，研制了阿司匹林胃漂浮片，研究显示该阿司匹林片剂具有优良的体外漂浮和体外释药特性。

6. 人工骨材料

贝壳天然的有机无机复合结构使其可应用于人工骨材料，并具有优异的生物相容性和成骨活性。Flausse 等用含珍珠贝壳珍珠层粉体的海藻酸盐水凝胶培养人骨髓间充质干细胞，发现贝壳珍珠层粉体可促进细胞外基质、胶原纤维组织和羟基磷灰石晶体的生成，从而促进人骨髓间充质干细胞的成骨分化和矿化。Liu 等制备了贝壳珍珠层粉体/聚乳酸复合材料支架并用其培养大鼠骨髓间充质干细胞，试验结果表明贝壳粉体的添加可提高聚乳酸支架的压缩强度和压缩模量，促进成骨细胞的增殖并提高细胞中碱性磷酸酶的活性。Pascaretti-Grizon 等将贝壳珍珠层人工骨植入绵羊活体，发现植入骨表面被巨细胞侵蚀而呈梳齿状，植入骨和原骨组织的界面处为磷酸盐富集层，植入骨周围有新生骨的发育，其羟基磷灰石含量升高而碳酸钙含量降低，骨质逐渐改善。Atlan 等研究发现，植入羊股骨上端松质骨部位的珍珠层体，在术后 10 个月仍保持着大小和形态一致的完整性，未出现明显的降解迹象。Silve 等将珍珠层与骨组织置于人体成骨细胞上培养，发现有不同类型的矿物生成，陈斌等评估了贝壳多孔羟基磷灰石基骨修复材料和该材料与骨形态发生蛋白-2 联合应用引导比格犬牙周组织再生的效果，材料植入后未见材料溢出，植入局部和全身均未见明显的不良反应，再生组织明显增多。

7. 生物文石填料

在塑料及橡胶应用方面，片状碳酸钙比立方体形碳酸钙具有更佳的补强效果，可显著提高树脂材料的拉伸强度、拉伸模量及刚性。若片状碳酸钙能在高分子基材中形成自组装结构，则可形成高性能仿生材料。贝壳粉是一种廉价易得的天然生物文石板片状材料，具有独特的交叉层状结构，贝壳内含有大量特征尺寸在亚微米级至纳米级的结晶无机物，并通过有机物将上述无机物黏结起来，保证了贝壳具有很高的硬度和强度，同时又具有很好的韧性，是一种天然的有机/无机杂化材料。贝壳片状生物文石填充到基体树脂之间结合紧密，界面黏结性好，能提高体系的硬度和刚性，产生良好的增强效果。将贝壳生物文石填料填充到环氧树脂中制备的环氧树脂复合材料能在更低的温度下发生固化反应，反应更平稳，在韧性提高的同时保持了较高的强度，最低摩擦系数和最低磨损率比纯环氧树脂分别下降了 33% 和 16%。

碳酸钙、滑石、二氧化硅等未改性物填料与树脂相容性差，在树脂中分散不均匀；而有机改性会使成本大幅度升高。生物文石型碳酸钙是一种生物矿物材料，含有少量有机物，具有天然亲油疏水性和优异的力学性能，作为填料易于在聚合物基体中均匀分散，与聚合物界面黏结良好。制备用作树脂功能性填料的生物文石是贝壳开发利用最有前途的方向之一。

8. 仿生材料

从材料学角度看，贝壳珍珠层是一种优异的有机/无机界面复合材料，其微结构尤其是文石晶体的结晶学取向性是珍珠层具有优异力学性能和珍珠光泽的重要原因，而珍珠层的形成过程就是纳米材料的自组装聚合过程，因此对珍珠层形成机制的研究将为开发叠层复合材料和以有机大分子为模板模拟生物矿化过程合成新材料提供新思路。贝壳的断裂韧性比地质矿化形成的单一方解石或单一文石的断裂韧性要高 2~3 个数量级。有机质使贝壳具有高强度和高韧性，这为陶瓷/有机质和金属/有机质复合材料的发展提供了一个新的仿生研究方向。

7.6 ▶ 其他海洋无机生物材料

7.6.1 二氧化硅基硅藻硅质壳的理化性能及生物材料学研究

所有活体生物体内都含有硅；自然界中从单细胞生物（如硅藻和放射虫）、多细胞动物（如海绵）到高等植物（如水稻）等许多生物体系都能够从外部环境主动吸收硅酸，在体内积累并形成富集二氧化硅的生物组织或结构[95]，为其提供机械力学支持（硅藻硅质壳）、抵御捕食者（海绵骨针）或进行传感（生物硅光纤）等功能。这种生物二氧化硅是第二大类生物合成矿物，在数量和分布上仅次于生物碳酸盐矿物[96]。典型的生物硅化材料包括硅藻硅质壳、海绵骨针等，其中受到最广泛关注与研究的是硅藻，是生物二氧化硅的主要贡献者，年产量可达 $2.4×10^{14}$mol。此外，硅藻固定的碳约占全球总量的 20%，其光合作用与全球所有雨林光合作用的总和相当[97]；硅藻特有的光合捕光天线蛋白具有出色的蓝绿光捕获能力和极强的光保护能力，且最近首次解析的硅藻光合膜蛋白结构为人工模拟光合作用提供了新的理论依据[98]。因此，硅藻对于硅和碳的生物地球化学循环意义重大。

硅藻是浮游微藻类单细胞真核生物，其细胞尺寸通常在 5µm～5mm 之间。硅藻种类繁多，目前世界上现存超过 10^5 个硅藻物种，广泛分布于全球海洋及淡水环境。硅藻最显著的特点即是其硬质细胞壁（又称硅质壳），具有复杂、精妙、各式各样的图案结构，如图 7.32 所示[99]。硅藻硅质壳的主要成分为非晶二氧化硅，展现出孔隙和颗粒的多层级结构：微米尺度的细胞、介观尺度的孔隙和二氧化硅颗粒组装体、纳米尺度的初级粒子等。这样的生物二氧化硅结构是在温和的形成条件下合成的，包括近中性 pH、常温常压及全水相环境等，并且受硅藻基因的精准调控，例如，具有种属特异性的硅藻硅质壳结构，其后代能够精确产生相同的图案。

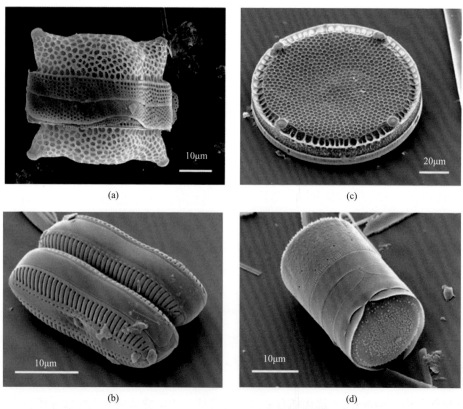

图 7.32　不同硅藻的扫描电镜照片[99]

（a）网状盒形藻（*Biddulphia reticulata*，一种中心纲硅藻）；（b）双壁藻（*Diploneis* sp.，一种羽纹纲硅藻）；（c）辐射乳头盘藻（*Eupodiscus radiatus*，一种中心纲硅藻）；（d）变异直链藻（*Melosira* var.，一种中心纲硅藻）

　　结合生物化学、细胞生物学及分子遗传学等可以在分子水平上探明硅藻硅质壳二氧化硅的形成过程，揭示关键的控制基因、参与成分及其作用机制，进而在体外合成仿生物硅化的超精细纳米硅材料，包括温和、绿色、可控的合成条件，具有相似的优异性能，在载药缓释、催化剂、传感器、复合材料等领域具有广阔的应用前景。

　　硅藻硅质壳主要由上壳（epitheca）、下壳（hypotheca）及中间的环带（girdle bands）构成，如图 7.33 所示，包裹内部的原生质体[100]。上壳由上壳面和环带组成，下壳同理。每个壳面呈现复杂精细的多层级孔结构，如图 7.34 所示圆筛藻的孔室结构：壳面表面有规则排布的直径约 1μm 的大孔（foramen），大孔下方有孔室（areolae），其底层分布有直径约 200nm 的二级孔（second-level pore），而二级孔底部密布多个三级孔，称为筛孔（sieve pore，直径约 40nm）[101]。圆筛藻的环带上也有纳米级的孔结构。这些多层级孔结构使硅藻从环境中滤入含氮营养素（NH_4^+ 等）并滤除有害的细菌和病毒等物质。根据硅藻硅质壳的纹饰和孔结构的对称性，可分为中心轴对称的中心纲硅藻（centric diatom）和左右对称的羽纹纲硅藻（pennate diatom）。

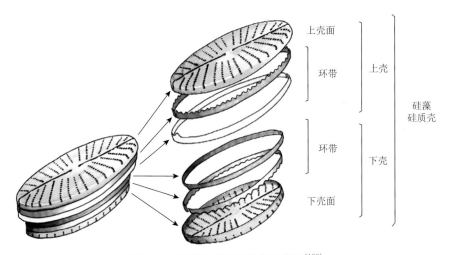

图 7.33　硅藻硅质壳的结构示意图[100]

　　硅藻硅质壳的主要成分为非晶二氧化硅（～97%），还包括多糖、长链聚胺及蛋白质与多肽等有机质，是一种天然的复合材料。虽然刚度（硅藻硅质壳杨氏模量为 22.4GPa）不如方解石（天然碳酸钙矿物，杨氏模量约为 76GPa），但韧性好，且拉伸强度（540MPa）优于碳酸钙（100MPa）[102]。硅藻硅质壳对于硅藻的生命活动具有重要的作用：一方面提供良好的韧性和机械稳定性，保护其免受捕食者攻击；另一方面其结构有助于获取环境中的 CO_2、过滤营养素以及进行光合作用。

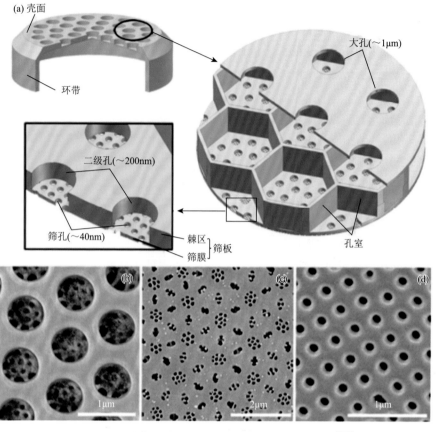

图 7.34　硅藻硅质壳壳面上的多层级孔结构示意图[101]

(a) 3D 模型；(b)～(d) 大孔、二级孔和筛孔阵列

硅藻硅质壳的有机成分虽然含量少，但对于其生物硅化过程具有重要的作用，受到了广泛深入的研究。硅藻硅质壳含有的多糖类物质，可能保护其二氧化硅稳定存在（非晶二氧化硅直接暴露于自然水体中将会自发溶解），影响调控二氧化硅的成核能及其形貌，以及影响细胞内硅的存在形式及运输。长链聚胺是硅藻硅质壳的特征成分，在生物硅化初期起到催化作用，在随后沉淀过程中影响硅酸的聚合度，参与二氧化硅的沉淀和硅质壳图案的形成过程。蛋白质与多肽在硅藻硅质壳的形成过程中具有重要作用，其中研究较深入的是亲硅蛋白（silaffins），包括在体外试验条件下沉积二氧化硅和调节或修饰长链聚胺等分子而沉淀二氧化硅两类[103]。

　　硅藻硅质壳结构的形成过程复杂，许多细节与调控机理仍是目前相关领域的研究重点，由现有的研究可知有以下几个阶段：①硅转运子（silicon transporter，SIT，一种膜蛋白，受基因调控）将细胞外的硅转运到细胞内[104]；②硅在硅转运囊泡（silicon transport vesicle，STV）中形成二氧化硅颗粒（直径 30～50nm）；
③二氧化硅颗粒被运至硅沉积囊泡（silicon deposition vesicle，SDV），持续沉
积进而形成硅质壳内层[134]，直至形成完整的硅质壳和环带结构[105]。

　　从硅藻硅质壳中提取出的有机质（长链聚胺）在体外试验条件下可以诱导二
氧化硅颗粒的沉淀，尚未获得复杂有序的多层级硅质壳图案结构。进一步的研究
表明，除蛋白质与长链聚胺外，硅沉积囊泡膜（硅质囊膜，silicalemma）与二氧
化硅紧密相贴，对硅化过程有重要的影响。通过基因工程实现对硅藻硅质壳结构
与形貌的完全控制，进而获得根据特定需求而定制的生物硅化结构，具有极大的
潜力和应用前景。例如，Dunahay 等采用微颗粒轰击法将外源 DNA 引入硅藻细胞
内对其进行基因改造而影响形成的硅质壳的结构图案，Armbrust 等测定了假微型
海链藻的全部基因组序列，尤其是发现并确定了运输硅酸及控制硅质壳形成的基
因，基于已知的基因序列并结合相关的处理和同步观察分析手段，可以调控假微
型海链藻硅质壳的纳米结构，如图 7.35 所示[106]。

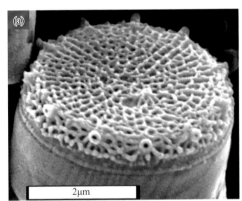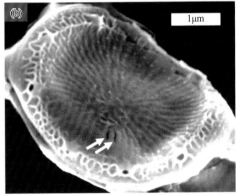

图 7.35　聚胺合成抑制剂 DAPDH（1, 3-二氨基丙烷二盐酸盐）对假微型海链藻
硅质壳结构的影响[106]

（a）未处理培养基的硅藻壳面；（b）DAPDH 处理培养基的硅藻壳面（箭头指向未硅化区域）

　　对于硅藻硅质壳的研究与应用，除生物学研究（包括其形成机理、基因测序
等）和生物化学研究（包括体内和体外不同化学成分对硅质壳形成过程的影响等）
之外，从材料与微纳结构应用角度的研究已成为近年来的热点和前沿。例如，制
备仿硅藻硅质壳微纳结构，以及仿生矿化合成；通过合理选用成分以及合适的试
验条件体外合成具有复杂图案结构的硅质纳米材料等。其中对硅藻硅质壳的微纳结
构的研究已形成"硅藻纳米技术"这一跨学科的研究方向[107]。硅藻硅质壳韧性好，
其微纳级孔结构具有极大的比表面积和多种光学特性，在吸附净化、药物缓释、新
能源储能、生物传感、光子器件等领域具有广阔的应用前景。目前的研究有直接

利用硅藻硅质壳,例如,基于直链硅藻硅质壳的气体传感器和基于圆筛藻硅质壳的生物监测载体等;将硅藻硅质壳进行加工的生物制造,包括对硅质壳提取、改质并连接装配,在微纳制造及生物制造技术领域极具潜力;硅质壳结构仿生及功能器件制造,以硅藻硅质壳为模板,采用化学合成及微纳加工等手段制备获得具有多级精细微纳结构的材料。

7.6.2 碳酸钙基卵壳和珍珠的理化性能及生物材料学研究

1. 碳酸钙基卵壳

海洋脊椎动物,如海龟、鳄鱼等爬行动物,海鸟以及之前的恐龙等,其卵壳通常是生物钙化产物(碳酸钙基),是胚胎最早和最重要的腔室,具有保护其免受外力及捕食者攻击、抵御细菌等微生物侵袭、调控气体和水分交换以及供应钙元素用以生命发育等功能。由于不能运动且无法亲代养育,卵是爬行动物一生当中最脆弱最易受到攻击的时期,因而提供保护和必需物质的卵壳极其重要。硬质卵壳因其卵的孵化不完全依赖于水环境,往往标志着爬行动物的进步;羊膜脊椎动物可以在陆地产卵是生物进化中一个重要进展,使得其可以适应陆地环境。爬行动物胚胎发展期已开启了卵壳的矿化过程,卵壳的成分、结构、性能及形成过程均受基因调控[108]。

卵生动物卵壳中对鸟卵卵壳的研究最广泛深入,而针对海洋龟类卵壳的研究较少,其成分、结构及性能与鸟卵壳有所不同,本小节先总体介绍,然后以龟卵壳为代表阐述海洋脊椎动物卵壳。

基于卵壳的物理性能,可分为以下三类:硬质卵壳,主要是碳酸钙成分,矿化较好,如恐龙、鳄鱼、一些海龟和壁虎以及鸟类的卵壳;软质卵壳,有机成分含量高于无机钙质,如蛇、蜥蜴类等爬行动物的卵壳;柔韧卵壳,无机钙质成分介于前两者之间,如一些蛇、蜥蜴和海龟。卵的钙质成分是碳酸钙,以方解石、文石或球文石相存在[109]。其中鸟卵壳均为硬质卵壳,主要成分为碳酸钙(体积分数96%~98%,以方解石相为主),其典型微结构如图7.36所示[110]。从内到外依次为壳膜层、钙质层(又细分为乳头层、栅栏层、表面晶体层)和角质层,其中壳膜是纤维状有机物,从此膜上形核点处生长锥状方解石晶体,并向外形成柱状方解石晶体,且卵壳内有孔隙。鸟卵壳的形成是在卵黄进入输卵管被卵白及卵壳膜包覆后,壳腺体中上皮细胞使血钙及二氧化碳在酶的作用下产生碳酸钙,在卵壳膜纤维上开始矿化成核并增厚,最终形成卵壳。目前对鸟卵壳的研究主要从生物学、生物化学及材料学角度,以其为典型生物矿化模型,并且在禽类饲养、生物医用及仿生结构设计等方面有潜在应用。

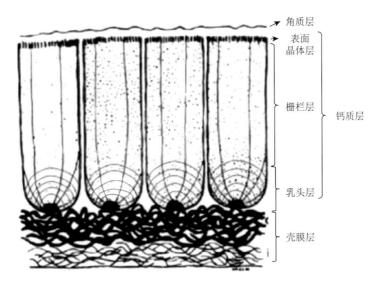

图 7.36 鸟卵壳结构示意图（截面），从壳内到壳外分别为壳膜层、钙质层（乳头层、栅栏层和表面晶体层）及角质层[110]

龟卵壳通常是钙质层和壳膜层的双层结构，如图 7.37 所示[111, 112]；钙化程度比鸟卵、鳄卵卵壳低一些。钙质层主要成分为文石晶体，由许多轮廓清晰的壳单位构成，每个壳单位由很多从同一中心向外辐射的针状晶体形成，壳单位之间有气孔。钙质层的壳单位底端包埋在壳膜层的纤维中，使得壳单位与壳膜结合紧密，壳膜层是纤维状有机物，对于其成分的研究较少，有报道从中华鳖卵壳膜中分离出一种富集甘氨酸的肽（pelovaterin），可以在体外诱导球文石的形成。钙质层的外表面局部区域会存在有机物层。

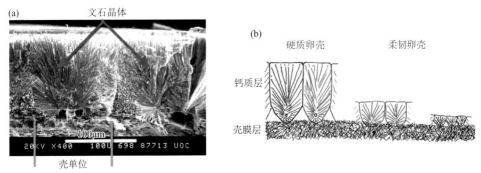

图 7.37 （a）硬质龟卵壳扫描电镜照片；（b）不同龟卵壳的结构示意图[111, 112]

目前的研究表明野生或圈养龟卵壳的矿化过程没有差异，野生和圈养榄蠵龟卵壳的钙质层和壳膜层无显著差异。不同种类龟的卵壳结构会有不同，例如，红海龟卵壳具有三层结构：最外层是钙质层，具有松散结合的壳单元（99%的文石和1%的方解石）；中间层是62%文石和38%方解石构成的紧凑层状区；最内部是壳膜层，呈现网状纤维且含有岩盐（NaCl）和钾盐。也有报道称具有三层结构的龟卵壳包括最外部的钙质片层、中间的文石晶体层以及内部的纤维有机层[113]。

卵壳为卵及胚胎孵化过程提供了生命必需的钙元素；而卵壳的成分和结构在卵孵化前后不同。新鲜未孵化卵卵壳的钙质层内壳单位轮廓清晰，钙质层与壳膜结合紧密，壳单位末端呈锥形插入壳膜并包埋在壳膜纤维内；即使经过干燥，壳膜与钙质层也不分开。孵化后的卵壳、钙质层的壳单位轮廓模糊，卵壳总厚度降低了33.3%（150μm降到100μm），卵壳中的钙含量由191mg降低至69mg；壳单位之间孔隙增大并形成狭长裂缝，并且壳膜层与钙质层分离，在卵壳干燥后壳膜从钙质层脱落（携带部分钙质壳单位），龟卵壳整体更脆，卵壳表面易出现龟裂而碎开，有利于幼龟从卵壳内部出来。目前认为龟卵壳在孵化前后成分、结构及性能的变化是由于胚胎发育过程中吸收卵壳中的钙，与鳄卵壳、鸟卵壳类似[114]。

根据龟卵壳钙化程度不同，从而软硬程度不同，可以将龟卵壳分为柔韧龟卵壳（海龟科、革龟科、水龟科和鳄龟科）和硬质龟卵壳（陆龟科、鳖科和泥龟科）。硬质龟卵壳的形成过程与鸟卵壳相似，先是在有机质壳膜层出现多个球形成核点，以此处为中心开始钙沉积并生长针状文石晶体，一小部分长入壳膜并包埋在纤维中，而主要的生长方向是向上和周边，进而形成呈结节状的壳单位。生长过程中的钙质层与柔韧卵壳的钙质层形貌很像，生长完全后的钙质层才呈现硬质卵壳钙质层的形貌。这意味着硬质卵壳和柔韧卵壳的形成机理相同，但最终形成的是硬质还是柔韧卵壳主要取决于卵壳钙质层钙化程度的高低。

可以看出，龟卵壳与鳄卵壳及鸟卵壳有显著不同：钙质成分以文石晶体为主（鸟卵壳是方解石晶体），并且不同科种龟的卵壳钙化程度不同（硬质卵壳和柔韧卵壳）。龟卵壳种类与卵壳厚度及钙质层厚度相关，如图7.37（b）所示。近期的一份研究根据对200只不同种类龟的硬质卵壳及柔韧卵壳的系统发育分析来探讨产生这一不同的原因[112]。该研究发现龟卵壳的厚度反映了一窝卵数量和单个卵大小之间的相互关系，以及可用钙元素量及体内钙沉积影响一窝卵数量及卵大小。例如，大龟产一窝卵的数量较少，但其卵壳钙质层较厚，是硬质卵壳；当其产一窝较多数量的卵时，卵壳的钙化程度降低，是柔韧卵壳。考虑卵壳的主要功能是物理防御，该研究认为，龟卵壳的钙质层厚度不同并不反映其生殖生物学特征（如骨盆大小等），而是与该物种龟生存环境的酸度有关。生存在低pH环境的龟，其卵壳较厚，呈现硬质卵壳，能够较好地抵御环境腐蚀；而生存在中性环境的龟，其卵壳钙化程度降低，呈现柔韧卵壳，且一窝卵的数量增大。

2. 碳酸钙基珍珠

珍珠是一种具有美丽光泽的生物矿化产物，是由珍珠贝、珠母贝等贝类外套膜细胞分泌的珍珠质形成的球粒。我国是最早发现和采收珍珠的国家之一，且人工养殖珍珠起源于我国，早在宋代即有民间将珠粒投入蚌蛤而获取珍珠的记载。珍珠具有极高的宝石学价值，被誉为"宝石皇后"，自古以来备受人类青睐，因而形成了珍珠养殖等一系列相关产业。此外，珍珠含有多种氨基酸和微量元素，在我国已有2000 多年的药用历史，根据《中华人民共和国药典》（2015 年版）记录，珍珠具有安神定惊、明目消翳、解毒生肌等功效[115]，是名贵的中药材，并且珍珠层具有良好的生物相容性和促进成骨分化特性，可用作天然骨组织修复材料[116]。另外，珍珠层同时具有高强度和高断裂韧性，是性能优异的天然生物复合材料，为制备仿生高强高韧复合材料提供重要启发，已成为近年来的研究热点[117]。

珍珠的宝石价值、医药应用以及高强高韧力学性能均源自其组成成分和微观结构。珍珠的成分主要有碳酸钙（95%）、有机质和微量水（低于 2%），以及金、钴、铜、铁、镁等微量元素。其中碳酸钙具有方解石、文石和球文石三种晶型。对珍珠的研究从 19 世纪末至今在我国和日本等国家有很大发展，包括明晰其成分和微结构的基础研究以及珍珠养殖应用等方面的进展。

珍珠分为天然和养殖两类，养殖珍珠分为有核珍珠（海水）和无核珍珠（淡水）。无核珍珠整体为碳酸钙晶体与有机物形成的层状球体，有核珍珠一般由珠核和珍珠层组成，而珍珠层由内至外呈现无定形基质层、棱柱层和珍珠质层的结构[118]，如图 7.38 所示。也有报道海水养殖珍珠在珍珠质层和棱柱层之间存在以有机质为主的过渡层。其中无定形基质层贴于珠核表面，可能混有文石结晶颗粒；棱柱层（有些珍珠没有此层）可能由方解石、文石、球文石中的一种（仅淡

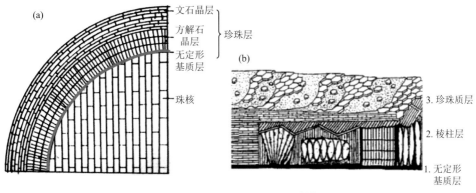

图 7.38　珍珠的结构示意图[118]

（a）珠核与珍珠层；（b）包括珍珠质层、棱柱层和无定形基质层的珍珠层

水无光珠内）或者方解石和文石组成，由垂直于珠核排列的柱状晶组成，晶间有纤维状有机质；珍珠质层由平行于珠核的薄片状微晶文石片组成，粒径为 $3 \sim 8 \mu m$，厚度为 $200 \sim 500 nm$，片间和层间具有蛋白黏结。

珍珠的宝石光泽与润感是由其表面或内表层对光的反射、折射以及干涉、衍射等综合作用的结果，与珍珠质层的文石晶体结构相关。文石结晶度越高，排列越紧密有序，微晶大小、厚度越均匀，珍珠光泽越强，并且珍珠质层内部微晶之间的有机质过薄或无有机质也会影响光泽[119]。对于棱柱层，随其厚度增大和靠近表面，珍珠品质降低，且内部没有棱柱层或者呈现极薄的细针状文石棱柱层时，珍珠的光泽和润感较好。

珍珠与贝壳属于同源物质，珍珠的珍珠层与贝壳珍珠层均为贝类外套膜上皮细胞分泌形成，成分与结构相似（图 7.39），且贝壳与珍珠都具有柔和绚丽的光泽，但贝壳试样更易获取而研究较多，因而可通过研究贝壳珍珠层来推知珍珠的珍珠层的结构及形成过程。根据贝壳珍珠层微晶文石片的生长方式，可将其分为砖墙型和堆垛型[120]：砖墙型主要在双壳纲贝类，新生文石晶体在较老晶片的边缘沉积并横向生长延伸，层层叠覆；而堆垛结构主要在腹足纲，新生晶体在塔状堆垛结构的顶端不断沉积并由中心向外生长。与此相关的生长模型及理论有隔室理论（有机质先形成隔室而调控文石片晶的形成）、矿物桥理论（与堆垛型生长文石晶一致）和模板理论等（有机质的调控作用），且近年来也有很多新的进展，如前期凝胶成核以及压力引发相变[121]等。

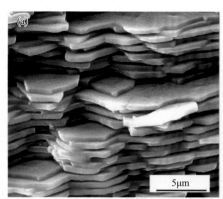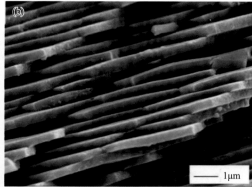

图 7.39　（a）鲍鱼贝壳珍珠层的文石片层结构[122]；（b）海水养殖珍珠珍珠层的文石片层结构[119]

与其他受基因调控的生物矿化过程一样，珍珠的矿化过程也是涉及基因、蛋白质、基质和细胞等逐级调控的复杂过程。珍珠内部碳酸钙晶体的成核位点及晶体生长和取向取决于细胞分泌的有机质在矿化过程中的调控作用。珍珠内的有机质是以片层形式存在于晶体之间，成分是生物大分子构成的复合物，如多糖甲壳素、可溶性蛋白等。研究珍珠层矿化过程可为体外矿化碳酸钙的制备提供重要的指导信息。在体外仿生矿化试验中，有通过生物方法，如血细胞介导的生物矿化[208]以及珠母贝外套膜细胞和其分泌物介导制得碳酸钙晶体，有通过化学方法添加不同的生物分子，如氨基酸、珍珠提取蛋白、多糖等诱导并调控不同晶型碳酸钙的沉积与生长，也有采用添加的 Mg^{2+} 来诱导文石生长以及以珍珠层为基底并添加氨基酸诱导文石的结晶[123, 124]。

　　作为有机质参与调控形成的碳酸钙基生物矿化复合材料，珍珠层虽然仅含有极微量的有机质，但由于形成特征的砖泥结构，珍珠层的断裂韧性值较其文石晶片提高了三个数量级[125]。对于珍珠及贝壳的珍珠层结构与力学性能研究表明，虽具有同样的文石片层嵌于有机基质结构，但前者是球面片层而后者是平面片层，如图 7.40 所示。并且压缩力学结果分析显示，由于片层几何形状不同，贝壳珍珠层

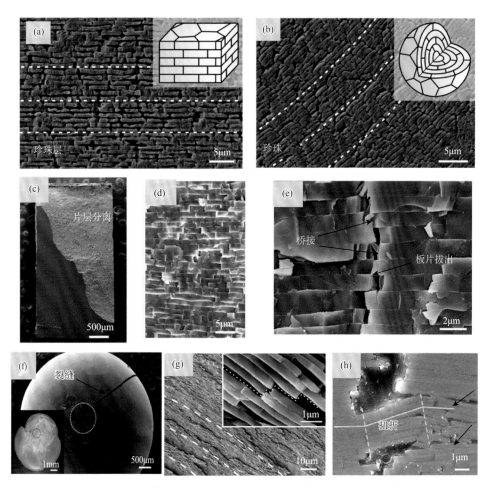

图 7.40　经 EDTA 处理部分脱钙后贝壳珍珠层（a）与珍珠的珍珠层（b）的结构；压缩测试后贝壳珍珠层[（c）～（e）]以及珍珠的珍珠层[（f）～（h）]的力学失效及增韧机制[126]

的力学失效机制是片层分离，具有裂纹转向与桥接、板片拔出等裂纹前端屏蔽机制；而珍珠的珍珠层除具有与之相同的增韧机制外，还有扭折、脱层等机制以抑制裂纹扩展[126]。基于此高强高韧的珍珠层结构而制备高性能复合材料有很大进展，例如，采用冷冻干燥法，将组装和仿生矿化相结合，制备出可以规模化生产的仿生珍珠层复合材料，以及仿珍珠层结构的 TiC/Al 多层膜等。

7.6.3 磷酸钙基鲸齿的理化性能及生物材料学研究

1. 海洋脊椎动物与陆生动物牙齿的对比

牙齿是动物天生的自卫武器，根据其形状不同，具有撕裂、咀嚼等功能。动物牙齿可以分为表皮牙和真正牙两类，表皮牙由表皮角化而成，也称为角质齿，如圆口类寄生动物盲鳗，具有吸附性的口漏斗，其中的角质齿可以刺破寄主的皮肤，帮助其吸食血肉；真正牙是动物口腔中具有一定形态的高度矿化的组织，包含牙釉质、牙本质、牙骨质和牙髓等，如图 7.41 所示。真正牙是脊椎动物所独有的，尽管许多无脊椎动物也具有通常被称为牙齿的类似结构。

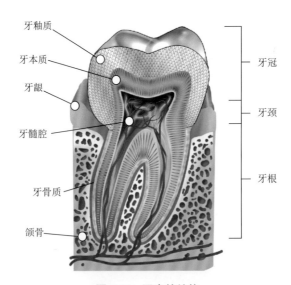

图 7.41 牙齿的结构

对于人类来说，牙齿是最坚硬的结构，它主要由无机矿物羟基磷灰石组成。牙釉质是牙齿中无机矿物含量最高的部分，无机矿物的含量（质量分数）高达 96%，还包括 1%的有机基质和 3%的水。组成牙釉质的羟基磷灰石晶体具有特殊的形貌，呈纳米纤维状，如图 7.42 所示，其具有很大的长径比，长度可达 1000nm，但是截面的直径仅为 20～40nm[127]。釉柱是牙釉质的基本构成单位，具有细长的柱状结构。牙釉质表层的釉柱相互平行呈放射状排列，并与牙齿咬合面垂直。在牙釉质内层的 2/3 处，釉柱的取向出现了显著的变化，形成取向相互交叉的釉柱层。由于很高的无机矿物质含量和有序的结构，牙釉质是生物体中硬度最高的组织，其硬度仅次于金刚石[128]。

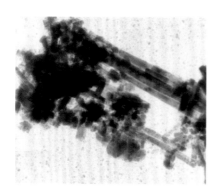
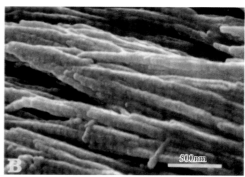

图 7.42　牙釉质中羟基磷灰石晶体的 TEM 和 SEM 照片[126]

牙本质是牙齿最主要的组成部分，由 70wt%（质量分数）的无机矿物质、20wt% 的有机物和 10wt% 的水组成。由于无机矿物质含量低于牙釉质，牙本质的硬度也稍低于牙釉质。牙本质由牙本质小管构成，如图 7.43 所示，牙本质小管从牙髓壁处辐射到牙釉质或牙骨质的边缘[129]。牙本质小管的直径和密度在牙髓处最大，且直径从牙髓处到牙釉质或牙骨质的边缘逐渐变小，在牙髓处的直径约 2.5μm，在牙本质的中间区域为 1.2μm，而在牙本质和牙釉质的交界处只有 0.9μm。牙本质小管的密度同样呈现出这种规律，在牙髓附近的密度为 59000～76000 个/mm²，而在牙釉质附近的密度仅为牙髓处的一半。因为牙本质比牙釉质软且具有弹性，

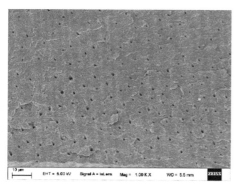
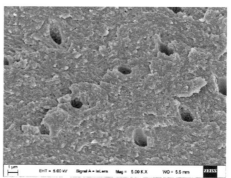

图 7.43　人牙牙本质小管[129]

所以对牙釉质起到很好的支撑和吸收能量的作用,防止牙釉质脆性破裂;同时,如果处理不当,牙本质也会更易被破坏甚至导致严重的蛀牙。

牙骨质比牙本质略软,由45%~50%(质量分数)的无机矿物质和50%~55%的有机物与水构成。它是牙周组织的一部分,通过牙周韧带中的沙比纤维(Sharpey fiber)嵌入牙骨质和牙槽骨,以将牙齿附着在牙槽骨上。牙骨质在整个生命过程中不断形成,当其浅层老化时,新的牙骨质层将会沉积以保持牙齿附着的完整性。

2. 海洋哺乳动物与其他海洋动物的牙齿

海洋动物种类繁多,形体各异,捕食和进食方式不同,因此海洋动物的牙齿也生得千奇百怪。

鱿鱼是食肉动物,口腔中具有尖锐的角质齿,主要由甲壳素和交联蛋白构成[130]。其角质齿非常坚实,但不含矿物质,由于交联蛋白质富含组氨酸和甘氨酸,角质齿的硬度高于大多数有机材料。七鳃鳗也具有角质齿,其主要功能是帮助七鳃鳗附着在猎物上;该牙齿有一个中空的核心,为在旧牙齿下生长的替代牙齿提供空间。锯齿鱼最显著的特征是其锯状牙齿,像小钢锯一般锐利;这些牙齿是经过进化的真皮齿,并非传统意义上的牙齿。螃蟹胃内部也长有牙齿,在贲门胃中具有类似骨板的结构,在其末端存在像牙齿一样的角质化结构,起到咀嚼磨碎食物的牙齿功能。海龟的牙齿长在食管里,这些牙齿称为喙,是朝向胃部生长的,可以防止猎物逃脱并帮助食物下咽[131]。海象最突出的特点是其牙齿很长(长度达1m),质量达5.4kg。其根部生于上颌,尖部从两边的嘴角垂直伸出嘴外,形成獠牙。雄性海象的牙齿略长且较厚,可用于战斗、统治和展示,还可以在冰面上挖掘洞穴,帮助海象从冰面下爬出来。

关于牙齿的起源,学术界目前的初步共识是,人类以及其他高等脊椎动物的牙齿起源于远古鱼类祖先的盾鳞[132]。这一观点可以在现存的鲨鱼身上得到印证。在海洋动物中,鲨鱼的牙齿是非常特殊的,因为它们有两种"牙齿"。一为皮肤牙齿,鲨鱼的表皮上布满了牙齿样结构的盾鳞,这些鳞片和牙齿有近乎相同的组织结构:鳞片由棘和基板两部分组成。棘的主要成分和牙本质相同,表面同样有一层釉质;基板埋在真皮内,内有髓腔,有神经和血管通入腔内。二为真正的牙齿,鲨鱼牙齿是嵌入牙龈中而不是直接固定在牙颌上,鲨鱼的口腔内有5~6排牙齿,真正起到牙齿功能的是最外排牙齿,其余几排都是"仰卧"备用,一旦最外层的牙齿脱落,里面一排的牙齿就会向前移动,用来补足脱落牙齿的位置,鲨鱼一生中常常需要更换数以万计的牙齿。

羟基磷灰石是人类牙齿的主要矿物成分,在水中有微弱的溶解,这是牙齿损坏的主要原因。鲨鱼牙齿覆盖的矿物质主要是氟磷灰石,纯净的含氟磷酸盐要比人类牙齿外层牙釉质中的羟基磷灰石更坚硬,并且其溶解度更小,因而鲨鱼不存在蛀牙的困扰[133]。坚固的牙齿使得鲨鱼具有强大的咬合力，并且有的鲨鱼牙齿边缘为锯齿状，如虎鲨，如图 7.44 所示，使其能够更容易捕获和撕咬猎物，成为海洋中的霸主。

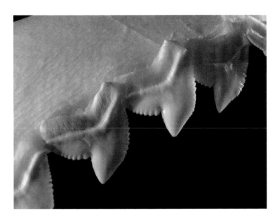

图 7.44　虎鲨的牙齿

对于海洋哺乳动物，其中鲸目（包括齿鲸亚目和须鲸亚目）中仅齿鲸亚目具有牙齿，除此之外，其他种类，包括海牛目、鳍脚目和食肉目中的海獭，都具有牙齿。

3. 鲸齿的理化性能与生物材料学

齿鲸是鲸类的亚目，目前世界上存在 73 种齿鲸，其特征在于具有牙齿。这些物种的牙齿差别很大。一些齿鲸的下颚有 100 多颗牙齿，而另一些齿鲸，如独角鲸仅有一个巨大的牙齿；这种牙齿含有数百万条感觉通路，用于在喂食、导航和交配等期间进行感知，是已知神经最复杂的牙齿[134]。喙鲸有较长的喙，但是幼鲸和雌鲸几乎没有牙齿，其牙齿包埋在齿槽和牙龈之中，难以观察到，而雄性会有发育到突出牙床的奇怪牙齿。虎鲸的口很大，上、下颌长着锐利且向内后方弯曲的牙齿，不仅使被擒之物难以逃脱，还利于撕裂、切割猎物。

齿鲸中的抹香鲸，其牙齿很大（图 7.45），却只有下颌长有牙齿，上颌则只有被下颌牙齿"刺出"的一个个洞。其牙齿与人类牙齿不同，人类牙齿露出牙龈的部分主要由牙釉质构成，而抹香鲸的牙齿在牙龈外的部位包覆有牙骨质层，只有在较大的鲸鱼中，牙齿尖端表层的牙骨质被磨损后，牙釉质才会显露出来。观察抹香鲸牙齿纵切面结构及轮纹特征，切片外缘白色的部分是牙骨质，内缘浅米黄色的部分是牙本质，如图 7.46 所示。齿冠上端的牙本质部分具有一条几乎透明的新生线（neonatal line），把鲸齿牙本质分成先天牙本质（prenatal dentine）和后生牙本质（postnatal dentine）。先天牙本质内的纹层不易辨认，后生牙本质内的纹层比较清晰，是由许多可透光的半透明带（translucent zone）和不易透光的遮光带（opaque zone）组成，一条半透明带和一条遮光带组成一个生长层组（growth layer group，GLG），构成一个年轮标志，可以通过对后生牙本质的年轮进行计数来分析抹香鲸年龄的大小[135]。

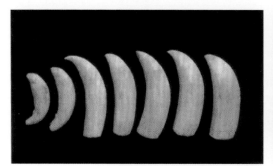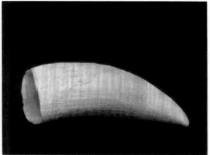

图 7.45　抹香鲸的牙齿[135]

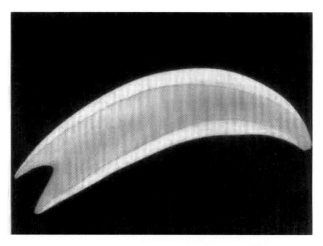

图 7.46　抹香鲸牙齿的牙骨质和牙本质[135]

　　抹香鲸牙齿的牙本质和人类牙齿类似，同样是由放射状排列的牙本质小管构成，牙本质小管的密度从牙髓腔外壁到牙釉质或牙骨质的交界处逐渐减小。与人类牙齿相比，抹香鲸牙本质小管的直径更小，大约为 600nm。抹香鲸牙骨质的孔洞比人类牙齿的更多，直径约为 5μm。这些差异可能是由人类和抹香鲸不同的食物来源造成的，相对于人类精细的食谱来说，抹香鲸的猎物包括身长 12～20m 的大王酸浆鱿，猎物对抹香鲸牙齿的撞击力不容小觑，而牙骨质的孔洞可以在一定程度上耗散能量并提供牙骨质生长所需的营养物质，有利于牙骨质的沉积再生。

　　通过对不同生物牙齿结构和成分的深入研究，进而制备出的结构和功能近似天然牙齿的再生牙是牙缺损的理想修复材料，也是口腔医学和生物材料领域的研究重点。在正常的生理情况下，牙体硬组织矿物存在脱矿和再矿化的动态化学平衡，这个平衡影响着牙体组织、口腔功能乃至整个机体的健康。目前，利用仿生矿化法促进再矿化的研究成为牙齿修复的研究热点。研究人员利用仿生矿化技术制备出氟磷灰石（FHA），沉积于牙齿的表面，如图 7.47 所示，FHA 溶解度比羟基磷灰石小，并且硬度更大，可以使牙齿减少龋坏或减小由酸蚀造成的脱矿风险[136]。

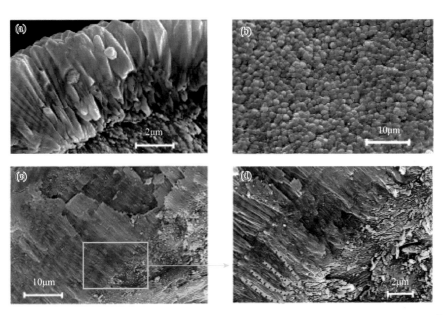

图 7.47　不同凝胶循环交换次数后制备得到的 FHA（蓝色）沉积于牙釉质（黄色）表面[136]

参 考 文 献

[1]　Weiner S，Dove P M. An overview of biomineralization processes and the problem of the vital effect. Rev Mineral Geochem，2003，54：1-29.

[2]　Stanley G D. The evolution of modern corals and their early history. Earth-Sci Rev，2003，60（3-4）：195-225.

[3]　Sethmann I，Worheide G . Structure and composition of calcareous sponge spicules：a review and comparison to structurally related biominerals. Micron，2008，39（3）：209-228.

[4]　Kuhne J H，Bartl R，Frisch B，et al. Bone formation in coralline hydroxyapatite. Effects of pore size studied in rabbits. Acta Orthop Scand，1994，65（3）：246-252.

[5]　Braye F，Irigaray J L，Jallot E，et al. Resorption kinetics of osseous substitute：natural coral and synthetic hydroxyapatite. Biomaterials，1996，17（13）：1345-1350.

[6]　Preidler K W，Lemperle S M，Holmes R E，et al. Coralline hydroxyapatite bone graft substitutes evaluation of bone

density with dual energy X-ray absorptiometry. Invest Radiol, 1996, 31 (11): 716-723.

[7]   Roy D M, Linnehan S K. Hydroxyapatite formed from coral skeletal carbonate by hydrothermal exchange. Nature, 1974, 247 (5438): 220-222.

[8]   Kamenos N A, Cusack M, Huthwelker T, et al. Mg-lattice associations in red coralline algae. Geochim Cosmochim Ac, 2009, 73 (7): 1901-1907.

[9]   Sethmann I, Worheide G . Structure and composition of calcareous sponge spicules: a review and comparison to structurally related biominerals. Micron, 2008, 39 (3): 209-228.

[10]   Lemos A F, Rocha J H G, Quaresma S S F, et al. Hydroxyapatite nano-powders produced hydrothermally from nacreous material. J Eur Ceram Soc, 2006, 26 (16): 3639-3646.

[11]   Heinemann F, Treccani L, Fritz M. Abalone nacre insoluble matrix induces growth of flat and oriented aragonite crystals. Biochem Biophys Res Commun, 2006, 344 (1): 45-49.

[12]   Guo Y P, Zhou Y. Transformation of nacre coatings into apatite coatings in phosphate buffer solution at low temperature. J Biomed Mater Res Part A, 2008, 86 (2): 510-521.

[13]   Boutinguiza M, Lusquinos E, Comesana R, et al. Production of microscale particles from fish bone by gas flow assisted laser ablation. Appl Surf Sci, 2007, 254 (4): 1264-1267.

[14]   Waish P J, Buchanan F J, Dring M, et al. Low-pressure synthesis and characterisation of hydroxyapatite derived from mineralise red algae. Chem Eng J, 2008, 137 (1): 173-179.

[15]   Boutinguiza M, Comesana R, Lusquinos F, et al. Production of nanoparticles from natural hydroxylapatite by laser ablation. Nanoscale Res Lett, 2011, 6: 255.

[16]   Schroder H C, Wang X H, Tremel W, et al. Biofabrication of biosilica-glass by living organisms. Nat Prod Rep, 2008, 25 (3): 455-474.

[17]   Aizenberg J, Weaver J C, Thanawala M S, et al. Skeleton of *Euplectella* sp.: structural hierarchy from the nanoscale to the macroscale. Science, 2005, 309 (5732): 275-278.

[18]   Weaver J C, Pietrasanta L I, Hedin N, et al. Nanostructural features of demosponge biosilica. J Struct Biol, 2003, 144 (3): 271-281.

[19]   Brutchey R L, Morse D E. Silicatein and the translation of its molecular mechanism of biosilicification into low temperature nanomaterial synthesis. Chem Rev, 2008, 108 (11): 4915-4934.

[20]   Kubisz L, Ehrlich H. Temperature dependence of electric conductivity of bamboo coral skeleton and glass sponge spicules, the marine origin biomaterials. J Non-Cryst Solids, 2007, 353 (47-51): 4497-4500.

[21]   Lopez-Alvarez M, Rial L, Borrajo J P, et al. Marine precursors-based biomorphic SiC ceramics. Mater Sci Forum, 2008, 587-588: 67-71.

[22]   Sarikaya M, Fong H, Sunderland N, et al. Biomimetic model of a sponge-spicular optical fiber-mechanical properties and structure. J Mater Res, 2001, 16 (5): 1420-1428.

[23]   Silva T H, Alves A, Ferreira B M, et al. Materials of marine origin: a review on polymers and ceramics of biomedical interest. Int Mater Rev, 2012, 57 (5): 276-307.

[24]   Ye F, Guo H F, Zhang H J, et al. Polymeric micelle-templated synthesis of hydroxyapatite hollow nanoparticles for a drug delivery system. Acta Biomater, 2010, 6 (6): 2212-2218.

[25]   Jacovella P F. Calcium hydroxylapatite facial filler (Radiesse[TM]): indications, technique, and results. Clin Plast Surg, 2006, 33 (4): 511-523.

[26]   Albert K, Huang X C, Hsu H Y. Bio-templated silica composites for next-generation biomedical applications. Adv Colloid Interfac, 2017, 249: 272-289.

[27] Vasani R B，Losic D，Cavallaro A，et al. Fabrication of stimulus-responsive diatom biosilica microcapsules for antibiotic drug delivery.J Mater Chem B，2015，3（21）：4325-4329.

[28] Delalat B，Sheppard V C，Ghaemi S R，et al. Targeted drug delivery using genetically engineered diatom biosilica. Nat Commun，2015，6：1-11.

[29] Cunningham E，Dunne N，Walker G，et al. Hydroxyapatite bone substitutes developed via replication of natural marine sponges. J Mater Sci Mater Med，2010，21（8）：2255-2261.

[30] 崔福斋等. 生物矿化. 北京：清华大学出版社，2007.

[31] 王夔. 生物无机化学. 北京：清华大学出版社，1998.

[32] 李金亭，段红英. 现代生命科学导论. 北京：科学出版社，2009.

[33] 李涵，姚奇志，周根陶. 纳米尺度下的生物矿物与生物矿化：基于介晶的视角. 地球科学，2018，43（5）：1425-1438.

[34] Brown P W，Constantz B，Brown P W，et al. Hydroxyapatite and Related Materials. Boca Raton：CRC Press，2017.

[35] Elliott J C，Mackie P E，Young R A. Monoclinic hydroxyapatite. Science，1973，180（4090）：1055-1057.

[36] Venkatesan J，Kim S K. Effect of temperature on isolation and characterization of hydroxyapatite from tuna (*Thunnus obesus*) bone. Materials，2010，3（10）：4761-4772.

[37] Driessens F C. Relation between apatite solubility and anti-cariogenic effect of fluoride. Nature，1973，243（5407）：420-421.

[38] Gardner T N，Elliott J C，Sklar Z，et al. Acoustic microscope study of the elastic properties of fluorapatite and hydroxyapatite，tooth enamel and bone. J Biomech，1992，25（11）：1265-1277.

[39] Kitano Y，Hood D W. Calcium carbonate crystal forms formed from sea water by inorganic processes. J Oceanogr Soc Japan，1962，18（3）：141-145.

[40] Tong H，Ma W，Wang L，et al. Control over the crystal phase，shape，size and aggregation of calcium carbonate via a L-aspartic acid inducing process. Biomaterials，2004，25（17）：3923-3929.

[41] 王杰，张覃，邱跃琴，等. 方解石晶体结构及表面活性位点第一性原理. 工程科学学报，2017，39（4）：487-493.

[42] Bhushan B. Biomimetics：lessons from nature-an overview. Phil Trans R Soc A，2009，367：1445-1486.

[43] Chakoumakos B C，Pracheil B M，Koenigs R P，et al. Empirically testing vaterite structural models using neutron diffraction and thermal analysis. Sci Rep，2016，6：1-8.

[44] Qiao L，Feng Q L，Li Z. Special vaterite found in freshwater lackluster pearls. Cryst Growth Des，2007，7（2）：275-279.

[45] 李卓，冯庆玲. 淡水野生鲤鱼耳石的晶型研究. 稀有金属材料与工程，2007，36（2）：47-49.

[46] Towe K M. Trilobite eyes：calcified lenses *in vivo*. Science，1973，179（4077）：1007-1009.

[47] Aizenberg J，Tkachenko A，Weiner S，et al. Calcitic microlenses as part of the photoreceptor system in brittlestars. Nature，2001，412（6849）：819-822.

[48] Losic D，Mitchell J G，Voelcker N H. Diatomaceous lessons in nanotechnology and advanced materials. Adv Mater，2009，21（29）：2947-2958.

[49] Saraswati P K，Srinivasan M S. Micropaleontology：Principles and Applications. New York：Springer，2016.

[50] Woodruff D P. How does your crystal grow？A commentary on Burton，Cabrera and Frank（1951）'The growth of crystals and the equilibrium structure of their surfaces'. Phil Trans R Soc A，2015，373：20140230.

[51] Mann S. Principles and Concepts in Bioinorganic Materials Chemistry. Oxford：Oxford University Press，2001.

[52] Yao S，Jin B，Liu Z，et al. Biomineralization：from material tactics to biological strategy. Adv Mater，2017，

29（14）：1605903.

[53] 黄立学. 香蕉体内草酸钙晶体的形貌、结构及有机小分子对其成核和生长的体外调控. 武汉：华中农业大学，2013.

[54] Moeller C W. Some thermodynamic aspects of inorganic chemistry（Johnson, D. A.）. J Chem Educ, 1969, 46（6）：A448.

[55] Mullin J W. Crystallization. Cambridge：Cambridge University Press，2001.

[56] Rodriguez-Blanco J D，Shaw S，Benning L G . The kinetics and mechanisms of amorphous calcium carbonate（ACC）crystallization to calcite，viavaterite. Nanoscale，2011，3（1）：265-271.

[57] Wang L，Nancollas G H. Pathways to biomineralization and biodemineralization of calcium phosphates：the thermodynamic and kinetic controls. Dalton Trans，2009，（15）：2665-2672.

[58] 翟哈雷. 基于磷酸钙的有机-无机复合材料. 杭州：浙江大学，2013.

[59] Kashchiev D. On the relation between nucleation work，nucleus size，and nucleation rate. J Chem Phys，1982，76（10）：5098-5102.

[60] Markov I V. Crystal Growth for Beginners：Fundamentals of Nucleation，Crystal Growth and Epitaxy. Singapore：World Scientific Publishing Company，1995.

[61] 苗林. 珊瑚人工骨的研究现况. 国际口腔医学杂志，1994，（2）：91-94.

[62] 王大志，杨兰，罗毅，等. 海珊瑚在不同酸性条件处理下的微结构研究. 电子显微学报，1999,18（6）：600-605.

[63] Nothdurft L D，Webb G E. Microstructure of common reef-building coral genera *Acropora*，*Pocillopora*，*Goniastrea* and *Porites*：constraints on spatial resolution in geochemical sampling. Facies，2007，53（1）：1-26.

[64] 谢露华，韦刚健. 南海北部滨珊瑚微结构的 SEM 分析及其对气候记录重建的意义. 海洋地质与第四纪地质，2008，28（3）：1-8.

[65] 曹罡，陶凯，毛天球，等. 生物降解性骨组织工程支架材料——可吸收性珊瑚羟基磷灰石. 医学研究生学报，2005，18（3）：212-214.

[66] Guillemin G，Meunier A，Dallant P，et al. Comparison of coral resorption and bone apposition with two natural corals of different porosities. J Biomed Mater Res，2010，23（7）：765-779.

[67] Chamberlain J A，Jr. Mechanical properties of coral skeleton：compressive strength and its adaptive significance. Paleobiology，1978，4（4）：419-435.

[68] Eggli P S，Moller W，Schenk R K. Porous hydroxyapatite and tricalcium phosphate cylinders with two different pore size ranges implanted in the cancellous bone of rabbits. Clin Orthop Relat Res，1988，232：127-138.

[69] 徐旭荣，蔡安华，刘睿，等. 生物矿化中的无定形碳酸钙. 化学进展，2008，20（1）：54-59.

[70] 吴凡，杨维东，雷德林，等. 成骨细胞接种于珊瑚-羟基磷灰石构建骨组织的研究. 解放军医学杂志，2001，26（4）：246-247.

[71] Ohgushi H，Okumura M，Yoshikawa T，et al. Bone formation process in porous calcium carbonate and hydroxyapatite. J Biomed Mater Res，1992，26（7）：885-895.

[72] 苗林，刘宝林. 珊瑚人工骨皮下肌肉种植的组织学观察. 实用口腔医学杂志，1995，（2）：86-88.

[73] 张炳新，张继平，蔡自力，等. 珊瑚人工骨的实验研究. 南京军医学院学报，1997，14（4）：87-88.

[74] 郑有华，任材华，陈伟良，等. 珊瑚人工骨和自体骨髓复合移植修复颌骨缺损临床应用研究. 华西口腔医学杂志，1996，（2）：111-113.

[75] 苗林，刘宝林. 珊瑚人工骨修复兔颅骨缺损的骨组织形态测量学研究. 中国修复重建外科杂志，1997，（3）：132-135.

[76] 田伟，王永庆，刘波. 珊瑚人工骨在颈椎外科应用的临床研究. 中华外科杂志，2000，38（11）：827-830.

[77] Decambron A，Manassero M，Bensidhoum M，et al. A comparative study of tissue-engineered constructs from

Acropora and *Porites* coral in a large animal bone defect model. Bone Joint Res, 2017, 6(4): 208-215.

[78] Sciadini M F, Dawson J M, Johnson K D, et al. Evaluation of bovine-derived bone protein with a natural coral carrier as a bone-graft substitute in a canine segmental defect model. J Orthop Res, 1997, 15(6): 844-857.

[79] Geiger F, Lorenz H, Xu W, et al. VEGF producing bone marrow stromal cells(BMSC)enhance vascularization and resorption of a natural coral bone substitute. Bone, 2007, 41(4): 516-522.

[80] Yuan J, Zhang W J, Liu G, et al. Repair of canine mandibular bone defects with bone marrow stromal cells and coral. Tissue Eng Part A, 2010, 16(4): 1385-1394.

[81] 杨进城, 张余, 尹庆水. 自制抗肿瘤珊瑚羟基磷灰石人工骨的制备及性能评价. 广东医学, 2010, 31(24): 3160-3163.

[82] 杨进城, 尹庆水, 林骏, 等. 顺铂-自制珊瑚人工骨缓释体系的制备及体外实验. 南方医科大学学报, 2007, 27(3): 283-285.

[83] 邹学农, 孙材江. 利福平-珊瑚羟磷灰石复合物预防骨感染的实验研究. 中华骨科杂志, 1998, (10): 610-614.

[84] Falini G, Albeck S, Weiner S, et al. Control of aragonite or calcite polymorphism by mollusk shell macromolecules. Science, 1996, 271(5245): 67-69.

[85] Wu W, Nancollas G H. The relationship between surface free-energy and kinetics in the mineralization and demineralization of dental hard tissue. Adv Dent Res, 1997, 11(4): 566-575.

[86] 李海晏. 废弃贝壳高附加值资源化利用——兼论中国贝类养殖对海洋碳循环的贡献. 杭州: 浙江大学, 2012.

[87] Weiner S, Traub W, Wagner H D. Lamellar bone: structure-function relations. J Struct Biol, 1999, 126(3): 241-255.

[88] Feng Q L, Cui F Z, Pu G, et al. Crystal orientation, toughening mechanisms and a mimic of nacre. Mat Sci Eng C-Bio S, 2000, 11(1): 19-25.

[89] Jackson A P, Vincent J F V, Turner R M. The mechanical design of nacre. Proc R Soc Ser B-Bio, 1988, 234(1277): 415-440.

[90] Simkiss K, Wilbur K M. Biomineralization: Cell Biology and Mineral Deposition. San Diego: Academic Press, 1989.

[91] Weiner S, Addadi L. Design strategies in mineralized biological materials. J Mater Chem, 1997, 7(5): 689-702.

[92] Jiang J H, Kucernak A. The electrochemistry of platinum phthalocyanine microcrystals II. A microelectrode observation of nucleation-growth controlled solid-solid phase transformations in non-aqueous solvent. Electrochim Acta, 2001, 46(8): 1223-1231.

[93] Elliott J C. Biomineralization: chemical and biochemical perspectives. FEBS Lett, 1990, 265(112): 149.

[94] Levi-Kalisman Y, Falini G, Addadi L, et al. Structure of the nacreous organic matrix of a bivalve mollusk shell examined in the hydrated state using Cryo-TEM. J Struct Biol, 2001, 135(1): 8-17.

[95] Hildebrand M. Diatoms, biomineralization processes, and genomics. Chem Rev, 2008, 108(11): 4855-4874.

[96] Lowenstam H A. Minerals formed by organisms. Science, 1981, 211: 1126-1131.

[97] Field C B, Field C B, Behrenfeld M J, et al. Primary production of the biosphere: integrating terrestrial and oceanic components. Science, 1998, 281: 237-240.

[98] Wang W D, Yu L J, Xu C Z, et al. Structural basis for blue-green light harvesting and energy dissipation in diatoms. Science, 2019, 363(6427): 1-8.

[99] Bradbury J. Nature's nanotechnologists: unveiling the secrets of diatoms. PLoS Biol, 2004, 2(10): 1512-1515.

[100] Zurzolo C, Bowler C. Exploring bioinorganic pattern formation in diatoms. A Story of Polarized Trafficking. Plant Physiol, 2001, 127(4): 1339-1345.

[101] Zhang D Y，Wang Y，Cai J，et al. Bio-manufacturing technology based on diatom micro- and nanostructure. Chinese Sci Bull，2012，57（30）：3836-3849.

[102] Hamm C E，Merkel R，Springer O，et al. Architecture and material properties of diatom shells provide effective mechanical protection. Nature，2003，421（6925）：841-843.

[103] Dickerson M B，Sandhage K K，Naik R R. Protein-and peptide-directed syntheses of inorganic materials. Chem Rev，2008，108（11）：4935-4978.

[104] Hildebrand M，Volvani B E，Gassmann W，et al. A gene family of silicon transporters. Nature，1997，385：688-689.

[105] Hildebrand M，Lerch S J L. Diatom silica biomineralization：parallel development of approaches and understanding. Semin Cell Dev Biol，2015，46：27-35.

[106] Frigeri L G，Radabaugh T R，Haynes P A，et al. Identification of proteins from a cell wall fraction of the diatom *Thalassiosira pseudonana*. Mol Cell Proteomics，2006，5（1）：182-193.

[107] Nassif N，Livage J. From diatoms to silica-based biohybrids. Chem Soc Rev，2011，40（2）：849-859.

[108] Hincke M T，Nys Y，Gautron J，et al. The eggshell：structure，composition and mineralization. Front Biosci，2012，17：1266-1280.

[109] Lakshminarayanan R，Chi-Jin E O，Loh X J，et al. Purification and characterization of a vaterite-inducing peptide，pelovaterin，from the eggshells of *Pelodiscus sinensis*（Chinese soft-shelled turtle）. Biomacromolecules，2005，6（3）：1429-1437.

[110] Wu T M，Fink D J，Arias J L，et al. The molecular control of avian egg shell mineralization//Slavkin H C，Price P. Chemistry and Biology of Mineralized Tissues. New York：Elsevier，1992：133-141.

[111] Wilson L，Chin K，Jackson F，et al. Fossil eggshell：Ⅰ. Introduction to eggshells. https://ucmp. berkeley.edu/science/eggshell/eggshell1.php[2020-07-01].

[112] Deeming D C. Nesting environment may drive variation in eggshell structure and egg characteristics in the Testudinata. J Exp Zool Part A Ecol Integr Physiol，2018，329（6-7）：331-342.

[113] Kitimasak W，Thirakhupt K，Moll D L. Eggshell structure of the Siamese narrow-headed softshell turtle *Chitra chitra* Nuphand，1986（Testudines：Trionychidae）. Sci Asia，2003，29（2）：95-98.

[114] Sahoo G，Mohapatra B K，Dutta S K. Structural changes in olive ridley turtle eggshells during embryonic development. Herpetol J，2009，19（3）：143-149.

[115] 国家药典委员会. 中华人民共和国药典（2015 年版）. 北京：中国医药科技出版社，2015.

[116] Alakpa E V，Burgess K E V，Chung P，et al. Nacre topography produces higher crystallinity in bone than chemically induced osteogenesis. ACS Nano，2017，11（7）：6717-6727.

[117] Mao L B，Gao H L，Yao H B，et al. Synthetic nacre by predesigned matrix-directed mineralization. Science，2016，354（6308）：107-110.

[118] 马红艳，黄蓓，张蓓莉，等. 中国珍珠内部综合结构模式图的一些新认识. 矿物学报，2013，33（1）：45-48.

[119] 李倩，张恩，涂小琼. 海水养殖珍珠光泽与其微结构的关系. 矿物学报，2016，36（2）：225-230.

[120] Wise S W. Microarchitecture and deposition of gastropod nacre. Science，1970，167（3924）：1486-1488.

[121] 张妮，郭继春，张学云，等. 淡水珍珠中文石球粒的发现与成珠机制探讨. 矿物学报，2005，25（3）：307-311.

[122] Gopalan H，Chokshi A H. The mechanical behavior of nacre across length scales. J Mech Behav Biomed Mater，2018，78：96-107.

[123] Mount A S，Wheeler A P，Paradkar R P，et al. Hemocyte-mediated shell mineralization in the eastern oyster. Science，2004，304：297-300.

[124] Ma Y，Qiao L，Feng Q. *In-vitro* study on calcium carbonate crystal growth mediated by organic matrix extracted

from fresh water pearls. Mater Sci Eng C，2012，32（7）：1963-1970.

[125] Wegst U G K，Bai H，Saiz E，et al. Bioinspired structural materials. Nat Mater，2015，14（1）：23-36.

[126] Jiao D，Liu Z Q，Zhu Y K，et al. Mechanical behavior of mother-of-pearl and pearl with flat and spherical laminations. Mater Sci Eng C，2016，68：9-17.

[127] 葛俊. 牙釉质和骨的分级结构和纳米力学性能研究. 北京：清华大学，2005.

[128] Nishikawa S. Correlation of the arrangement pattern of enamel rods and secretory ameloblasts in pig and monkey teeth：a possible role of the terminal webs in ameloblast movement during secretion. Anat Rec，2010，232（4）：466-478.

[129] Ross M H，Kaye G I，Pawlina W. Histology：A Text and Atlas：With Correlated Cell and Molecular Biology. Philadelphia：Lippincott Williams & Wilkins，2003.

[130] Tan Y，Hoon S，Guerette P A，et al. Infiltration of chitin by protein coacervates defines the squid beak mechanical gradient. Nat Chem Biol，2015，11（7）：488-495.

[131] Moldowan P D，Brooks R J，Litzgus J D. Turtles with "teeth"：beak morphology of Testudines with a focus on the tomiodonts of Painted Turtles（*Chrysemys* spp.）. Zoomorphology，2016，135（1）：121-135.

[132] Vladimír S，Hans-Henning E，Ivan H，et al. Dual epithelial origin of vertebrate oral teeth. Nature，2008，455（7214）：795-798.

[133] Chang H，Chien M，Kao C，et al. Structural characterization of fluoride species in shark teeth. Chem Commun，2017，53，3838-3841.

[134] Dalebout M L，Steel D，Baker C S. Phylogeny of the beaked whale genus *Mesoplodon*（Ziphiidae：Cetacea）revealed by nuclear introns：implications for the evolution of male tusks. Syst Biol，2008，57（6）：857-875.

[135] 唐文乔，郭弘艺. 北海抹香鲸的年龄鉴定. 动物学杂志，2005，40（3）：41-45.

[136] Susanne B. Regeneration of human tooth enamel. Angew Chemie Int Ed，2010，43（11）：1428-1431.

关键词索引